国家自然科学基金资助项目（编号：81473547、81673829）

中医药临床大数据研究

颜正华 / 主审　　张 冰 / 名誉主编　　吴嘉瑞 / 主编

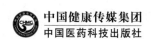

中国健康传媒集团
中国医药科技出版社

内 容 提 要

　　本书是一部全面反映中医药临床大数据研究理论和实践成果的学术著作，综合阐述了循证医学、数据挖掘、网络药理学、生物信息等技术与方法在中医药中的实践应用。全书分为理论篇和实践篇两部分：其中理论篇共 3 章，全面阐述了当前中医药领域大数据研究的常用研究思路和方法；实践篇包括中医药各类型大数据研究实例 40 余个，涉及中药处方用药规律数据挖掘研究、中药上市后再评价数据分析研究、中医药生物信息大数据研究等内容。希冀本书为中医药大数据研究的深化与拓新提供有益参考。

图书在版编目（CIP）数据

中医药临床大数据研究 / 吴嘉瑞主编 . — 北京：中国医药科技出版社，2020.7
国家自然科学基金资助项目
ISBN 978-7-5214-1862-0

Ⅰ．①中…　Ⅱ．①吴…　Ⅲ．①中国医药学—医学统计—数据处理—研究　Ⅳ．① R2-32

中国版本图书馆 CIP 数据核字（2020）第 093811 号

美术编辑　　陈君杞
版式设计　　也　在

出版　**中国健康传媒集团** | 中国医药科技出版社
地址　北京市海淀区文慧园北路甲 22 号
邮编　100082
电话　发行：010-62227427　　邮购：010-62236938
网址　www.cmstp.com
规格　787 × 1092 mm $\frac{1}{16}$
印张　27
字数　545 千字
版次　2020 年 7 月第 1 版
印次　2020 年 7 月第 1 次印刷
印刷　三河市万龙印装有限公司
经销　全国各地新华书店
书号　ISBN 978-7-5214-1862-0
定价　**148.00 元**

获取新书信息、投稿、为图书纠错，请扫码联系我们。

编 委 会

主　　审　颜正华

名誉主编　张　冰

主　　编　吴嘉瑞

副主编　李国正　张俊华　王永华　张华敏　商洪才
　　　　　杨洪军　付长庚　史渊源　田金徽　谢　琪
　　　　　荆志伟　郭宇博　曾宪涛　冯秋红　姜　迪

编　　委（按姓氏笔画排序）

于　河　王苗苗　王英姿　王凯欢　王郝嘉
方东军　厉伟兰　朱　威　朱映黎　刘　施
刘永刚　刘闰平　刘思鸿　刘莹莹　刘殊羽
刘铁钢　刘瑞新　刘鑫馗　许　博　许海玉
许黎珊　孙　凤　李　兵　李佳霖　李柄辉
李修洋　李鹰飞　杨丰文　杨树谊　杨艳平
吴若蕾　何志高　宋京美　张　丹　张　英
张　硕　张文娟　张加余　张晓朦　张润顺
张景媛　范　璐　林　红　金燕萍　周　唯
郑文科　郑春丽　孟子琦　赵　旭　赵明娟
赵奎君　赵振营　段贤春　段笑娇　倪梦蔚
徐　涛　郭子湖　郭进建　郭位先　唐仕欢
黄际薇　曹卉娟　盛晓光　康　琛　董　燕
程国良　童荣生　游蓉丽　游雷鸣　谭　迪
翟　兴　黎海清

当前我国信息化和大数据发展迅猛,大数据已经成为国家战略。习近平同志曾指出:"大数据发展日新月异,我们应该审时度势、精心谋划、超前布局、力争主动……推动实施国家大数据战略。"在这一科学技术发展的背景下,推动中医药大数据研究,具有重要价值和意义。中医药是中华文明的瑰宝,在数千年的医疗实践中发挥着重要作用。当前,随着网络信息技术的迅猛发展和大数据时代的到来,中医药传承创新发展的研究理念、方法和模式同样将发生深刻变化,在既往临床研究、文献研究和实验研究基础上,基于生物信息大数据的网络药理学研究,以及基于临床大数据的循证医学研究和流行病学研究,已逐渐为中医药的科学发展注入了新的活力。充分利用信息与大数据手段开展中医药研究对中医药的学术传承创新和产业化发展,具有重要理论和实践意义。

北京中医药大学吴嘉瑞教授长期专注于中医药临床大数据研究,应用以大数据为主的研究方法在中药上市后再评价和中药配伍性效规律研究中取得创新成果,先后获得中国药学会科学技术奖一等奖和中国民族医药学会科学技术奖一等奖。2017年吴嘉瑞教授发起成立了中国民族医药学会信息与大数据分会,为中医药大数据研究和资源共享搭建了良好平台,国医大师颜正华教授与本人联合担任分会名誉会长。本部《中医药临床大数据研究》既是吴嘉瑞教授团队多年来研究成果的凝练和升华,也是中国民族医药学会信息与大数据分会作为中医药大数据学术交流团体奉献的学术研究成果。为此,在书稿付梓之际,谨应邀为吴嘉瑞教授专著题序。

《中医药临床大数据研究》一书以中医药临床科学问题为切入点,综合阐述循证医学、流行病学、网络药理学、数据挖掘等知识、技术与方法,以使中医药临床数据研究方法学体系完整展现。同时,本书既有数据分析的方法学探讨和拓新,更有大量对临床具有指导价值的中医药大数据研究实例,是一部系统阐述中医药临床大数据理论与实践且顺应时代进步发展的优秀学术著作。

我深信《中医药临床大数据研究》一书的出版,将为中医药临床和基础研究提供有益的参考,希望吴嘉瑞教授及其团队继续锐意进取,勇攀新的学术高峰!

中国科学院院士

国医大师　陈可冀

2020年1月于北京

中医药学是中华民族的瑰宝，也是打开中华文明宝库的钥匙。中医药学术长青、历久弥新的根本在于临床疗效，特别是在慢性病疾病负担急剧增加和医学模式转向维护健康的新阶段，中医药学发展面临着新的机遇与新的挑战。

20世纪末世界卫生组织召开的传统医学大会提出：世界要以开放的头脑接受传统医药，而传统医药被广泛接受依赖于疗效的肯定，其中的关键环节在于研究方法的科学性。中医药在数千年的临床应用中积累了丰富的经验，但基于严谨科学设计的临床试验数据相对不足，高质量临床研究证据欠缺，导致中药临床有效性和安全性受到质疑，不仅影响临床服务能力提升，也阻碍了中药产业发展和国际化进程。而推动中医药临床疗效科学评价需要建立符合中医药特点的评价体系，迫切需要方法学和研究模式创新。在第二十一届中国科协年会闭幕式上，中国科学技术协会发布了2019年20个对科学发展具有导向作用、对技术和产业创新具有关键作用的前沿重大科学问题和工程技术难题，"中医药临床疗效评价创新方法与技术"是中医药领域唯一入选的方向，可见这个问题得到了行业内外的共识。

20多年来，循证医学在中医药领域得到应用，推动了中医药临床研究方法学的发展和证据产出，但也存在许多需要完善的地方。如随机对照试验成本不断增长，实施难度也在加大，特别是对于中西药并用的复杂干预、基于辨证的个体化诊疗方法动态调整、基于治未病理论的长期干预效应评价等等均有一定的局限性。另外，对现有临床数据的二次研究和转化应用也存在效率低、成本高等问题，不能满足中医临床诊疗、卫生政策制订对证据的大量和及时供给的需求。

大数据、云计算、人工智能等新兴信息技术发展日新月异，正在深刻影响着社会生产生活的各个方面。在大数据时代背景下，中医药应该主动拥抱信息技术，为我所用。如何将现代信息技术运用到中医药领域，是一个新的具有重要意义的科学命题。经过10年的探索，基于大数据的中医药真实世界研究方法取得了初步成绩，且方兴未艾。

北京中医药大学吴嘉瑞教授在国医大师颜正华教授等专家指导下，积极探索中医药临床大数据研究，相关成果获得中国药学会科学技术奖一等奖和中国民族医药学会科学技术奖一等奖。他们团队组织全国从事中医药大数据研究方面的专家学者，汇集当前研究方法和成果，编撰成《中医药临床大数据研究》一书。该书较详尽地介绍了循证大数据研究理念与方法、基于系统药理学的生物信息大数据研究手段和经典数据库与数据挖掘技术，且理论与实践并重，分享了中医药临床大数据研究案例，既有数据分析的方法学探讨和拓新，又有丰富实例解析。本书所体现的中医药临床大数据研究思路和创新研究思维对今后研究的深入开展具有重要参考价值。

　　书将付梓，邀我作序，欣然应允以表支持与鼓励！也希冀中医药大数据研究取得更多新成果，推动中医药高质量发展，更好服务健康中国建设。

中国工程院　院士

天津中医药大学　校长

中国中医科学院　名誉院长

2020 年 1 月

大数据通常是指无法在一定时间范围内用常规工具进行捕捉、管理和处理的数据集合，是需要新处理模式才能获得更强决策力、洞察发现力和流程优化能力的海量、高增长率和多样化的信息。中医药临床实践中伴随着数以百万计甚或更多的数据，如中医处方数据、中药临床评价数据、中药不良反应监测数据、中药相关生物信息数据等等。这些海量数据具有大数据的基本特性，深入分析和挖掘这些数据对于探究中医用药规律、揭示中医药理论奥秘、科学评价中药疗效与安全性和分析中药作用机制具有重要指导意义。

本书主编吴嘉瑞教授自 2004 年以来一直从事中医药数据挖掘研究，运用多种数据挖掘方法开展了中药上市后再评价研究和名老中医经验传承研究。近年来在大数据理念指导下，他综合运用临床大数据和生物信息大数据相关研究方法开展了多项国家自然科学基金和北京市自然科学基金课题研究，相关研究成果获得中国药学会科学技术奖一等奖和中国民族医药学会科学技术奖一等奖等多项科研奖励，并与中国科学院计算所、中国中医科学院中药研究所和兰州大学循证医学中心等形成合作研究团队。

本部《中医药临床大数据研究》以吴嘉瑞教授团队多年来开展中医药大数据研究的科研成果为主要素材，并联合了多位具有较高学术影响的中青年优秀学者进行编撰，内容涉及数据库和数据挖掘技术、循证医学临床评价方法、系统药理学方法等与中医药研究密切相关的大数据研究方法，并精选收载了大量具体研究实例，是一部理论与实践并重、全面反映中医药临床大数据研究最新成果的高水平学术著作。书稿付梓之际，我欣然作序以表鼓励，希冀本部著作的出版为中医药大数据研究提供理论支撑和学术指导，希望吴嘉瑞教授为中医药临床科研特别是临床中药学与中药临床大数据研究做出新的贡献，期盼在大数据背景下中医药研究取得更加丰硕的成果。

中国科学院院士

2020 年 1 月

徐安龙校长序

中医药的学术与临床源远流长，古今文献与临证医案中蕴涵着海量数据信息。充分挖掘研究中医药海量数据信息对于传承中医药学术精华和推动中医药学术创新至关重要。当前，随着大数据理念的深入与渗透，大数据技术在中医药研究中的重要性和必要性日益凸显。数据挖掘技术与生物信息学技术应用正在中医药各个学科和研究方向发挥着关键作用，如中医证候研究、名老中医经验研究、中药药性研究和中药复杂作用机制研究等。应用大数据技术，隐秘化、个性化和经验性的中医知识可得以科学呈现和系统分析。中医药各研究领域已经或正在形成一系列系统化、集成化的大数据平台，相信依托这些平台开展数据挖掘将会产出一系列具有重要价值的研究成果，为中医药学术的传承与创新提供重要支撑。

《中医药临床大数据研究》一书的主编吴嘉瑞教授是北京中医药大学临床中药学科和国医大师颜正华名医工作室核心成员，兼任中国药学会药物流行病学专业委员会副主任委员和中国民族医药学会信息与大数据分会副会长等职务。他自 2004 年以来在国医大师颜正华教授和岐黄学者张冰教授指导下，一直从事中医药临床大数据研究，研究内容涉及名老中医用药规律数据挖掘研究、中药不良反应与临床疗效评价研究和中药作用机制生物信息研究等，先后主持国家自然科学基金和北京市中医药科技发展基金等数据挖掘相关研究课题多项，成果荣获中国药学会科学技术奖一等奖和中国民族医药学会科学技术奖一等奖等荣誉。

本书立足学术发展前沿，重点阐述了中医药数据库和数据挖掘研究的基本理论和方法、循证医学网状 Meta 分析方法、网络药理学方法等中医药大数据研究中常用的方法和手段，并全面展示了大量具体研究实例，是一部理论与实践并重、经典与现代融合、具有中医药学术特色的专著。

书稿付梓之际，主编吴嘉瑞教授邀我作序，我欣然应允，并乐之为序。

北京中医药大学校长

2020 年 1 月于北京

前　言

　　大数据通常是指无法在一定时间范围内用常规工具进行捕捉、管理和处理的数据集合，是在新处理模式下具有决策力、洞察发现力和流程优化能力的海量、高增长率和多样化的信息。在当前国家实施大数据战略和《中共中央、国务院关于促进中医药传承创新发展的意见》发布实施的背景下，作为中华民族灿烂文明中的瑰宝中医药学与大数据研究理念结合必将助力其学术传承与创新。中医药在数千年的理论传承和临床实践中积累了海量的数据信息，如中医处方大数据、中医经典文献大数据、中药材信息大数据、中成药信息大数据、中医药临床研究大数据、中医药生物信息大数据等等。这些数据资源蕴含着丰富的中医药信息与知识且具有复杂系统和黑箱特点，经典统计学方法难以驾驭和解析这些数据。采用大数据理念和方法可以使中医药的海量信息得到全面、高效的采集、存储、分析和利用，对中医药知识的深入挖掘、系统传承和守正创新具有重要理论意义和实践价值。

　　笔者自 2004 年以来，一直在国医大师颜正华教授和岐黄学者张冰教授的指导下，依托国家级名医工作室和国家级重点学科建设平台，运用大数据方法开展中药上市后再评价和中药配伍性效规律研究。近年来，笔者与中国科学院、中国中医科学院、兰州大学等单位相关领域专家形成联合研究团队，致力于深入开展中医药大数据研究，完成了多项国家自然科学基金、北京市自然科学基金和北京市中医药发展基金等研究。基于多年从事大数据研究的经历与积淀，笔者于 2017 年发起成立了中医药领域第一个以"大数据"为核心称谓语的学术组织——中国民族医药学会信息与大数据分会，2018 年笔者作为第一完成人的学术成果《基于大数据的中药注射剂上市后再评价及方法学研究》荣获中国药学会科学技术奖一等奖，2019 年笔者作为第一完成人的学术成果《基于多维数据挖掘的中药民族药配伍性效规律与临床评价研究》荣获中国民族医药学会科学技术奖一等奖。正是在以上学术积淀和研究基础之上，笔者构思并动议编写《中医药临床大数据研究》一书，并得到中国医药科技出版社和有关专家的认可与支持。

　　《中医药临床大数据研究》一书汇聚国内中医药大数据领域多位专家的高水平研究成果编写创作而成。全书分为理论篇和实践篇两部分：其中理论篇共 3

章，全面阐述了当前中医药大数据研究领域的常用研究思路和方法，包括基于循证中医药学的临床大数据研究方法、基于系统药理学的生物信息大数据研究方法和中医药领域相关数据库及数据挖掘技术等；实践篇共分 4 章，详细列举了中医药领域各类型大数据研究实例 40 余个，涉及中医处方用药规律数据挖掘研究、中药上市后再评价数据分析研究、中医药生物信息大数据研究等内容。本书主要特点包括三个方面：其一，本书是首部全面反映中医药临床大数据研究理论和实践成果的学术著作；其二，本书以中医药临床科学问题为切入点，综合阐述循证医学、数据挖掘、网络药理学、生物信息等技术与方法在中医药中的实践应用，使中医药临床数据研究方法形成体系并完整展现；其三，本书理论与实践并重，既有数据分析的方法学探讨和拓新，也有大量对临床具有指导和参考价值的中医药大数据研究实例。

本书付梓之际，感慨万千，鞠躬致谢陈可冀院士、张伯礼院士、仝小林院士、徐安龙校长对本书编写给予的关怀并为本书作序。鞠躬致谢百岁高龄的国医大师颜正华教授为本书题写书名并担任主审。

特别感谢岐黄学者张冰教授在编写过程中给予的关心和指导；特别感谢商洪才教授、李国正教授、王永华教授、张俊华教授、张华敏教授对本书创作和编写给予的指导和鼎力协助。感谢编委会全体同仁的辛勤劳动和无私付出。感谢中国医药科技出版社领导和编审专家的厚爱与支持。

希冀本书的问世为中医药大数据研究的深化与拓新提供有益参考。鉴于笔者水平有限且大数据研究领域日新月异，新问题、新方法、新思路不断涌现，书中未尽完善之处敬请同道斧正指导。

教授、博士研究生导师

2020 年元旦于北京

理论篇

实践篇

理论篇

第一章
基于循证医学的临床大数据研究方法

随着科学研究的进步和学科的交融与发展，中医药学与循证医学、流行病学等临床研究学科的衔接与联系日益紧密。特别是近 20 年来随着循证医学在我国的引进和普及，基于大数据的中医药临床评价形成了新的研究领域，产生了新的研究思路和方法，推动了中医药临床评价的发展与创新。本章重点介绍循证中医药学的相关概念、循证医学的常用研究方法、中医药循证研究常用数据源、中医药循证研究（系统评价）现状和高阶 Meta 分析方法——网状 Meta 分析，力求较完整地系统呈现中医药循证大数据研究的基本概念和方法。

第一节　循证中医药学概述

一、循证医学与中医药学的融合

1992 年 Guyatt 牵头成立了循证医学工作组，并在 JAMA 发表《Evidence-based medicine. A new approach to teaching the practice of medicine》一文，标志着循证医学正式诞生。1996 年，循证医学的先驱之一大卫·劳伦斯·萨基特（David Lawrence Sackett，1934~2015 年）等定义循证医学为"慎重、准确、明智地应用所能获得的最好研究证据来确定个体病人的诊治方案。实施循证医学意味着医生需综合参考研究证据、临床经验和病人意见进行实践"。2000 年 Sackett 在《Evidence-Based Medicine：How to Practice and Teach EBM》一书中定义循证医学为"慎重、准确和明智地应用当前所能获得的最好研究依据，同时结合医生的个人专业技能和多年的临床经验，并考虑患者的价值和愿望，将三者完美结合制定出治疗措施"。该定义综合考虑了临床经验和患者的意愿，明确了任何一项决策都必须包括三要素：当前最佳的研究证据、医生的临床经验和患者的意愿。但什么是最好的研究证据并未明确定义。2014 年 Guyatt 进一步完善循证医学的定义为"临床实践需结合临床医生个人经验、患者意愿和来自系统化评价和合成的研究证据"，该定义明确了什么么是最佳的证据。

循证医学与中医药学在实践中从碰撞走向融合，经历了理念认同、实践探索和创新发展三个阶段。1998 年国家中医药管理局举办中医药科研究所学术带头人高级培训班，邀请了著名流行病学专家王家良教授和著名循证医学专家李幼平教授分别介绍临床流行病学、循证医学的知识和进展，会后讨论了中医药系统学习和引进循证医学的想法和计划。1999 年，李幼平教授等发表题为《循证医学与中医药现代化》的论文，指出："采用国际公认的方法学和标准去重新认识和解释中医药，评价中医药的疗效，用国际公认的学术语言和理论帮助传统中医走出国门，临床流行病学和循证医学应是目前最好的方法之一。"这一观点得到学术界的广泛认同。陈可冀院士、王永炎院士、张伯礼院士等知名学者均发表观点，讨论循证医学对推动中医药发展的重要性、可行性及实施计划，形成了"一要学、二要用、三要知道局限性、四要创新中医药循证评价方法"的指导思想。2006 年，李廷谦团队评价了中医药 RCT（随机对照试验）质量，发现了一系列方法学和报告质量问题，特别是在随机序列产生及分配隐藏、盲法实施、样本估算、对照的选择、疗程合理性等方法学层面问题突出。这一研究结果在中医药界引起了强烈反响，对推动中医药循证评价实践和临床研究质量提升起到了促进作用。2004~2010 年，在国家"十五"科技攻关计划和中医药行业专项资助下，张伯礼院士组织完成了第一个在 WHO 临床试验平台注册以终点事件为评价指标的中医药大规模随机对照试验——芪参益气滴丸对心肌梗死二级预防的临床研究（MISPS-TCM），这一研究获得国家科技进步二等奖，是中医药循证评价实践的一个标志性成果，为中医药大规模临床研究开拓了道路，为建立中医药循证评价技术体系和质量控制方法，起到了示范作用。2018 年张俊华教授、孙鑫教授主编的《循证中医药学》的出版揭开了中医药与循证医学融合的新篇章，标志着循证中医药学的理论与实践已日趋成熟。同年吴嘉瑞教授主编的 88 万字著作《中药注射剂临床应用系统评价研究》的问世体现了中医药循证研究在具体领域的实践已成系统化。

二、循证中医药学的基本概念

循证中医药学被定义为：借鉴循证医学的理念和方法，收集、评价、转化中医药有效性、安全性和经济性证据，揭示中医药临床作用特点和规律，并指导临床指南和卫生决策制定的一门应用学科。经过近 20 年的融合，符合中医药理论和实践特点的循证评价技术方法不断发展，循证中医药学逐步形成，成为循证医学学科和研究领域的重要分支。循证中医药学的主要任务包括 9 个方面：①开展系统评价研究，系统收集评价中医药临床研究报告，建成中医药临床研究证据库；②开展证据转化研究，为制定中医药临床诊疗指南和临床路径，为基本药物目录和医保目录遴选及中医药相关政策制定提供参考；③开展中医药优势和作用规律评价研究，形成中医药疗效证据链；④开展中医药安全性评价研究，为临床安全用药提供证据支撑；⑤开展循证中医药学方法研究，为获取高质量证据提供方法学保障；⑥开展中医药行业标准和规范制定研究，形成方法、标准、规范和技术体系；⑦搭建中医药循证评价数据管理平台，推动实现数据共享；⑧搭建国际学术交流平台，促进循证中医药研究的国际合作和互认；⑨开展循证评价方法的普及教育活动。

三、循证中医药实践的基本步骤

循证中医药学实践遵循"查证用证"和"创证用证"的基本思路，涉及中医学、临床流行病学、统计学、信息学等多学科的技术方法，大数据理念贯穿始终。循证中医药实践通常分 5 个步骤：①问题的构建；②证据的检索；③证据的评价；④证据的转化与应用；⑤实践效果的评价。每个步骤均按照科学原则规范开展，每个环节实施的质量均会对循证实践的效果产生影响。循证决策是一个螺旋上升的模型，随着问题和证据的变化不断完善决策过程，以期达到最优化的目标。

（一）评价问题的构建

明确需要解决的问题是循证中医药实践的起点，只有把问题阐述清楚，才能保证后续工作方向正确，提高工作效率，避免不必要的时间和资源浪费。中医药循证评价涉及的问题包括临床问题和政策问题两个层次，前者主要是回答干预措施的临床价值及安全性，后者主要是评估某种中医药干预是否物有所值。

（二）研究证据的检索

循证中医药实践的重要基础是系统、全面获取关于某一个研究主题的资料。信息技术和文献数据库的快速发展完善，大大缩短了研究者收集资料的时间，提高了研究的效率和质量，使循证实践成为现实。要尽可能全面系统检索所有相关文献资料，需遵循以下 3 个基本原则：①系统性：要从研究类型、文献类型和干预措施等方面系统考虑，为了获取更多有价值信息，除了检索随机对照试验，有时也考虑非随机对照试验、队列研究等文献。②全面性：为了提高文献收集的全面性，需要考虑文献数据的覆盖范围，包括文摘和全文数据库，也包括中文、英文及其他语种可及的数据库资源。文献来源不局限于已经发表的文献资料，也需要从企业或相关研究者获取未发表的灰色文献。干预措施的检索，不仅仅局限在药名或方名，还要考虑到药方成分相关药理学研究背景的检索。③规范性：为保障资料检索的全面性和可溯源，需要制定规范的检索策略。根据不同数据库的特点，采用主题词检索、关键词检索、题名检索、著者检索、引文检索等综合方法，并保存检索策略和检索历史。

（三）证据质量的评价

按照临床流行病学和循证医学的规范和标准，不同研究类型其证据强度不同，评价的方法和工具也有不同。证据评价重点围绕证据的真实性、重要性和实用性三个方面。真实性评价主要围绕研究方案设计的科学性及实施过程偏倚的控制；重要性主要关注临床问题和评价指标是否满足实际需求；实用性重点评价研究对象的异质性、应用环境的差异，并考虑具体应用的经济性和可及性。

（四）证据的转化应用

经过评价的证据可以运用到临床诊疗实践中，或写入临床指南、临床路径，或指导医保目录、基本药物目录的修订。在临床诊疗实践中，在证据的基础上，需要结合医生的经验和患者的特征和意愿，同时考虑医疗环境的可行性。

（五）实践效果的评价

循证实践的效果需要进行检验以评估决策是否正确合理，这是循证医学实践与经验医学模式的重要差异。循证决策的效果是否满意，或存在哪些不足，通过认真分析总结经验和教训，可以进一步推动循证决策的科学性。

第二节 常用的临床循证研究方法

在全球相关专家、学者的努力下，循证医学已经发展为循证科学（Evidence-Based Science，EBS），在各个领域得到了广泛的研究、传播与应用。就方法学而言，循证医学方法学体系可以分为一次研究、二次研究和转化研究，具体包括随机对照研究、系统评价、队列研究、病例对照研究、真实世界研究等。图 1-1 展示了循证研究的方法学体系。

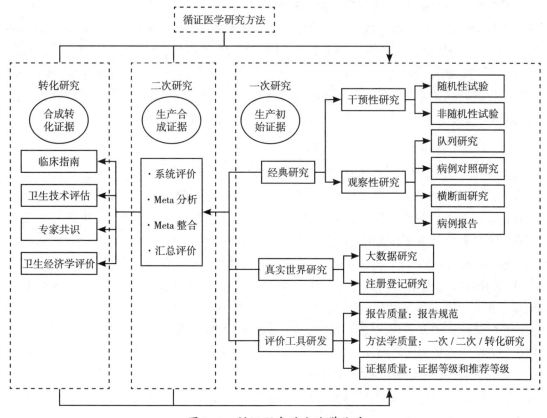

图 1-1 循证研究的方法学体系

一、系统评价 /Meta 分析

（一）系统评价 /Meta 分析的概念

2008 年牛津大学出版的第五版《A Dictionary of Epidemiology》对系统评价的定义为：The application of strategies that limit bias in the assembly，critical appraisal，and synthesis of all relevant studies on a specific topic. Meta-analysis may be，but is not necessarily，used as part of this process。中文可表述为：系统评价是针对某一具体问题的所有相关的研究，运用限制偏倚的策略进行严格评价和综合。Meta 分析可能是，但不一定是这个过程的必需部分。可见，系统评价是针对某一具体临床问题，系统、全面地收集所有已发表或未发表的临床研究，采用循证医学的原则和方法对研究进行严格的评价，筛选出符合纳入标准的研究，进行定性或定量（Meta 分析）合成，从而得出可靠的结论。

《A Dictionary of Epidemiology》对 Meta 分析的定义为：A statistical analysis of results from separate studies，examining sources of differences in results among studies，and leading to a quantitative summary of the results if the results are judged sufficiently similar to support such synthesis。中文可表述为：Meta 分析是一种对单独研究的结果进行统计分析的方法，其对研究结果的来源差异进行检验，并对具有足够相似性的结果进行定量合成。由定义可以看出，Meta 分析是将多个具有相同研究主题的研究进行定量综合分析的一个过程，包括提出问题、检索相关研究文献、制定纳入和排除标准、描述基本信息、定量统计分析等。

系统评价和 Meta 分析均被公认为是最好的二次研究方法。从系统评价与 Meta 分析的定义总结出两者具有如下关系：①系统评价并非必须要对纳入的研究进行统计学合并（即 Meta 分析）；②是否开展 Meta 分析主要根据纳入的研究是否具有足够的相似性；③包含有 Meta 分析的系统评价称为定量系统评价；④若纳入的研究因同质性不足而无法进行 Meta 分析，仅进行描述性分析的系统评价称为非定量系统评价；⑤系统评价与 Meta 分析之间不能画等号，在生物医学领域，广义的系统评价可以包括 Meta 分析。

（二）系统评价 /Meta 分析的优势

传统综述是主观的，其极少说明如何纳入研究、如何（是否）进行质量评价、如何从众多研究中对结果进行合成从而得出结论，易导致偏倚和错误。相反地，系统评价是一种设计更为严谨的科学研究方法。与传统综述相比，系统评价通过预先设定的方法来鉴别、评判和综合现有研究中的证据，从而对证据做出更客观的评价。1995 年，Chalmers 在《Systematic Reviews》一书中指出：系统评价在全面收集所有相关研究的基础上，对所有纳入的研究逐个进行严格的评价，并对所有研究结果进行综合分析和评价，必要时进行 Meta 分析，以得出尽量客观、审慎的结论，从而为卫生决策提供尽可能减少偏倚、接近真实的科学证据。因此，相比传统综述而言，系统评价 /Meta 分析具有以下 7 大优点：①有明确的方法学避免偏倚的出现；②结论更加可信和精确；③大部分信息能够迅速被卫生人员、研究者和政策制定者采用；④缩短了从研究发现到有效的诊断和治疗策略实施之间的时间；⑤不同研究的结果能够得到科学比较并产生概括性与一致性的结果；⑥如遇明确异质性，对特定亚组产生新的分析结果；⑦ Meta 分析增加了结果的精确性。

系统评价 /Meta 分析的数据通常来自已发表的文献，另外，还可以通过与原始研究作者联系来进一步获取更多数据。目前，一种通过与众多原始研究调查者合作的基于个体病例数据（Individual patient data，IPD）的 Meta 分析技术越来越得到重视和应用。相较于基于文献的系统评价 /Meta 分析而言，它更能减少偏倚。

（三）Cochrane 系统评价

Cochrane 系统评价被视为"金标准"，其从选题开始就要进行注册。因此，制作 Cochrane 系统评价的第一步就是与相应的 Cochrane 系统评价小组（Cochrane Review Group，CRG）联系，获得他们对某个系统评价题目的批准。CRG 的入口可以从 Cochrane 图书馆官方网站中的"Browse Reviews"进入。当前并非所有的 CRG 都有官方网站，没有官方网站的可使用邮箱进行联系。不少 CRG 对中医药较友好，支持中医药干预性系统评价与 Meta 分析注册。

一个题目经过 CRG 的编辑讨论后才可能被注册，如果注册成功就需要提交计划书。计划书完成后要送给 CRG 的编辑和工作人员进行同行评审。当计划书被接受后，该系统评价才可在 Cochrane 系统评价数据库上发表和传播，但系统评价作者要先承诺按时发表和及时更新，否则计划书仍不会被发表。Cochrane 系统评价的一个重要特征是作者需要持续保持系统评价的更新。如果计划书发表后两年全文没有完成，该计划书将会从 Cochrane 系统评价数据库撤销。其具体规定是：① Cochrane 系统评价需要在两年内更新，或解释为何没有更新；② Cochrane 系统评价的修改视为更新或修订，更新需包括检索新的研究，否则称为修订；③更新 Cochrane 系统评价除了检索新的研究，还包括修改系统评价问题和采用新的方法；④除了新出现的证据外，还有一些其他的原因导致要对系统评价进行更新，例如使用更好的治疗方法，或采用了新的结局指标。

（四）制作步骤及要点

《Cochrane Handbook for Systematic Reviews of Interventions》中将系统评价的制作分为了 10 个步骤：第一步，提出要评价的问题；第二步，制定研究的纳入及排除标准；第三步，制定检索策略并检索；第四步，筛选研究和收集资料；第五步，评估纳入研究的偏倚风险；第六步，分析数据并在适合的情况下进行 Meta 分析；第七步，解决报告偏倚；第八步，陈述结果和制作结果摘要表格；第九步，解释结果与得出结论；第十步，完善和更新。研究中的关键环节及要点包括八个方面：

1. 研究计划书的准备

与其他研究一样，系统评价 /Meta 分析也需要提前准备一份详细的研究计划书，或称"研究方案"。按照事先设定好的研究纳入标准来制作计划书可以减少受研究结果影响而产生的选择偏倚。计划书应明确需要评价的问题、阐述实施评价的理论依据、制定合理的研究纳入标准、描述实施全面检索的方法、阐明评价研究有效性和关联性的方法、说明是否计划进行 Meta 分析以及开展分析所使用的方法。

2. 制定研究的纳入及排除标准

进行系统评价 /Meta 分析时，应当预先设定合理的纳入标准及排除标准，Gordon 教授等对纳入 / 排除标准的定义为"是指决定候选人是否可以进入研究的医疗或社会标准，一般应基于年龄、性别、疾病的类型和分期、既往史和其他一些与诊断、病因、预后、治疗等相关的情况制定。需要注意的是，纳入 / 排除标准并不是用来拒绝候选人的，而是为了筛选出合适的参与者并保证他们在研究过程中的安全"。因此，简言之，合格标准就是针对相应的研究主题，在符合伦理道德及实际情况前提下所制定的一种研究对象所应具备的条件。

3. 检索合适的研究

系统评价 /Meta 分析的一个重要特性是进行综合全面的检索。仅从 MEDLINE（或 PubMed）中检索文献是远远不够的，原因有如下两点：首先，任何限于已发表文献的研究，因其仅包括了部分有用结果，极可能出现发表偏倚，因此，还应当查找其他未发表的资源。其次，即使在已发表的文献之中，由于持不同研究结论的研究是发表在不同类型的期刊上的，它们亦可能存在报告偏倚。MEDLINE 只是文献信息的主要来源之一。在某种程度上，通过对其他资源库的可用信息进行综合全面的搜索可以减少这些偏倚。其他可供查找的资源还包括研究报告和综述的参考文献、网站、论文、书籍和网上数据库等。相关网络检索资源将在第三节中详细介绍。

4. 降低人为误差

应当采用合理有效的措施防止引入误差及个人偏见。系统评价 /Meta 分析的一个重要特征是预先对研究的纳入标准进行明确的设定。这可能是传统综述与系统评价最显著的区别。在进行系统评价 /Meta 分析时，进行独立重复的步骤，如研究选择、数据提取、方法评价等，可以尽可能地减少偏倚和误差。

5. 评价每项研究的真实性

一项系统评价 /Meta 分析的真实性取决于其所纳入研究的真实性，因此，在纳入前对研究内容进行评价是非常重要的。在实际操作中，对潜在偏倚进行评估是比较困难的，不仅是因为无法确定哪些研究特性更为重要，同时也因为研究本身所使用的方法在报告中并不完整或存在变化。

6. 整体评估合成中的偏倚

除了单个研究的潜在偏倚外，还应从整体上注意资料收集过程中存在的偏倚，特别需要关注报告偏倚。报告偏倚包括发表偏倚与选择性报告偏倚，发表偏倚通常指研究证据发表与未发表的偏倚，选择性报告偏倚指仅选择性报告最感兴趣的结果所引起的偏倚。报告偏倚只有在有用研究的所有有用数据均可获得的情况下才可以被忽略。消除这种偏倚最可靠的方式是提前获取原始数据，例如可通过与原始研究作者联系等方式获取。

7. Meta 分析

在开展系统评价时使用 Meta 分析是值得提倡的。Meta 分析是多个研究结果的统计汇总，是一种了解多种研究结果相似性和差异性的非常有效的工具。通过对证据的完整利用，Meta 分析可以更好地探讨其中的关联性并提高关联大小估计的精度。同时，要特别关注评价时源于已发表文献的报告偏倚。另外应该关注的是，纳入 Meta 分析的每一项研究都代表了一个独立的样本数据。因此，具有相同研究目的的多个研究在进行 Meta 分析前应进行合并以获得"最佳"结果。大多数的 Meta 分析是通过计算多个研究效应估计值的加权平均数来进行的。为确保分析在统计上具有足够的合理性，应当设定一个度量标准。例如，对数比值比常被用于病例对照研究（其次是比值比）。若多个研究的计量资料采用的是不同的测量方法，那么在分析前还需对其进行标准化处理（通常为标准差）。应当对多个不同研究结果的一致性进行评价，可以通过异质性检验和对研究间的变异进行量化来实现。

8. 结果展示与解释

所有有效证据的系统性总结应当明确其优点和不足、同时提出解决这些不足的建议。同时，还需要对研究的质量和方法进行评价。在表格中，应当列出每个研究的相关信息。在进行 Meta 分析时，可以通过森林图的形式进行展示。同时，也应当对表示异质性的统计指标（如研究间变异、I 和可信区间）进行展示。在结果讨论部分应当探讨一些问题：证据集的综合数量与质量、潜在的发表及选择性报告偏倚、关联间因果关系的可能性、以及在公共卫生领域可能存在的应用价值。

二、随机对照试验

随机对照试验（radomized controlled trial, RCT）是在人群中进行的、前瞻性的、用于评估医学干预措施效果的实验性对照研究。其基本原则包括随机原则、对照原则、重复原则、盲法原则、均衡原则和伦理原则。具体而言：①随机原则就是在抽样或分组时必须做到使总体中任何一个个体都有同等的机会被抽取进入样本以及样本中任何一个个体都有同等机会被分配到任何一个组中去。实现随机化的方法有多种，如抽签、查随机数字表或随机排列表。②通过对照可以抵消或减少非试验因素对结果的干扰和影响，充分显露出干预因素对结果的影响。常用设立对照的方法有：标准对照、安慰剂对照、自身对照和交叉对照。其中自身对照是在同一受试对象的不同时间、不同部位或对称部位、不同器官采取不同处理措施的对照。自身对照的特点是既节省病例数、又易控制实验条件。因此适合于有些不便于另设对照组的临床研究。③由于个体差异等影响因素，同一种处理对不同的受试对象所产生的效果不尽相同，其具体指标的取值必然有高低之分，只有在大量重复试验的条件下，该处理的真实效应才会比较确定地显露出来，因此，必须坚持重复的原则。"重复"一词在随机对照试验中至少有三层含义：重复取样、重复试验和重复测量。④盲法可以避免研究者与受试者的主观因素（特别是心理作用）对试验结果的干扰。根据设盲的程度分为非盲（开放性试验，open label）、单盲、双盲和三盲。除开放性试验和某些不宜设盲的试验如外科手术、引起生活方式改变等干预试验外，一般均应采用盲法。⑤均衡就是在单因素试验研究中，设法使对照组与试验组中的非试验因素尽量达到均衡一致，使试验因素的试验效应能更真实地反映出来。⑥临床试验应优先考虑到人的利益以及相关伦理道德的问题，必须符合《赫尔辛基宣言》和国际医学科学组织委员会颁布的《人体生物医学研究国际道德指南》的道德原则，即公正、尊重人格、力求使受试者最大限度受益和尽可能避免损害。同时，必须得到有关药品监督管理部门或所在医疗单位伦理委员会的批准及得到受试对象或其家属、监护人的知情同意。

三、队列研究

队列研究（cohort study）是指选择一个尚未发生所研究疾病的人群，根据是否暴露于所研究的病因或暴露程度而划分为不同组别，然后在一定期间内随访观察不同组别的该病（或多种疾病）的发病率或死亡率。如果暴露组的数据显著高于未暴露组的数据，则可认为这种暴露与疾病存在联系，并在符合一些条件时有可能是因果联系。队列研究的研究对象必须是未患某病的人群，且暴露组与对照组除暴露因素不同外，其他条件均可比（性别、年龄等）。但并不要求除暴露状况外一切方面都可比，这在观察性研究中实际上是做不到的。队列研究所观察的结局是可疑病因引起的效应（发病或死亡）。

根据作为观察终点的事件在研究开始时是否已经发生，可将队列研究分为前瞻性和回顾性两大类。前瞻性队列研究首先根据研究对象在加入研究时的暴露情况分组，以后通过直接观察或其他信息渠道确定其中在某段时间内（对慢性病通常为 10 年至 20 年）发生的病例或死亡，最后比较各组的发病率或死亡率。回顾性队列研究的研究对象是根据其在过去某时点的特征或暴露情况而入选并分组的，然后从已有的记录中追溯从那时开始到其后某一时点或直到研究当时为止这一期间内，每一成员的死亡或发病情况。亦有研究同时采用前瞻性和回顾性队列研究，可称之为双向性队列研究。

四、病例对照研究

病例对照研究（case-control study）的基本原理是以某人群中一组患有所研究疾病的人群作为病例组，以未患该病的人群作为对照组，通过调查既往病历、询问、实验室检验等方式，测量并比较两组人群在各暴露因素中的暴露比例和暴露水平的差异，以研究该疾病与这些因素的关系。病例对照研究从时间上讲是从现在是否患有某种疾病出发，回顾过去可能的原因（暴露），在时间顺序上是逆向的，即从"果"推"因"。因此，病例对照研究也称回顾性研究。

五、横断面研究

横断面研究／现状研究（cross-sectional study/ prevalence study）是在特定时间点与特定范围内，以个人为单位收集并描述人群中的有关变量（因素）以及疾病或健康状况的分布情况；并分析有关因素与疾病之间的关系。其目的有：①描述疾病或健康状况、因素的分布特点；②研究人群的有关因素与疾病或健康状况之间的关系，提供病因线索或建立病因假设；③疾病监测；④确定高危人群；⑤建立某些人体生理指标的参考值范围。横断面研究包括普查和抽样调查。普查即全面调查，在一定的时间内，对特定范围人群的每一个成员进行调查。抽样调查是从总体中用一定方法抽出一部分研究对象作为样本，对样本人群进行调查，根据样本的结果来估计总体人群的特征。抽样调查时，样本要有代表性，即保证抽样随机化和足够样本含量。

六、生态学研究

生态学研究（ecological study）是描述性研究的一种类型。它是在群体水平上研究某种因素与疾病之间的关系，以群体为观察和分析的单位，通过描述不同人群中某因素的暴露状况与疾病的频率，分析该暴露因素与疾病之间的关系。疾病测量的指标可以是发病率、死亡率等。

七、真实世界研究

真实世界研究（real world study，RWS）是指围绕相关科学问题，基于真实世界的数据，综合运用流行病学、生物统计学、循证医学、药物经济学等多学科方法技术，整合多种数据资源而开展的研究。真实世界研究在较大的样本量下，采用观察性或实验性设计方案来对不同干预措施在真实医疗实践环境中的实际疗效进行长期评价，强调外部有效性，是对 RCT 的进一步补充和验证。RWS 现已受到越来越多医疗卫生领域工作者的关注和支持，属于观察性研究的注册登记研究（registry study）在临床实践中运用尤其广泛，是实现 RWS 的重要手段。RWS 的基本设计既包括观察性研究，还包括实验性研究设计方案。RWS 常用的研究设计类型有：横断面研究、病例对照研究及其衍生类型、队列研究（前瞻性、回顾性或双向性）、自适应设计临床试验、前后对照试验、非随机对照试验、基于注册登记研究的随机对照试验（registry-based randomized controlled trials，RRCT）、PRCT 等。

第三节　中医药循证研究常用检索数据源

一、常用国际数据源

（一）Cochrane Library

1. 简介

Cochrane Library（http://www.thecochranelibrary.com）是一个提供高质量证据的数据库，也是临床研究证据的主要来源，主要包括：① Cochrane 系统评价库：由系统评价全文和研究计划书两部分构成，主要收集由 Cochrane 系统评价各专业工作组在协作网注册后发表的研究计划书和系统评价全文；②疗效评价文摘库：包括非 Cochrane 协作网成员发表的普通系统评价的摘要，是对 Cochrane 系统评价的补充。其特色是唯一收录经过评选的系统性评论摘要，每篇摘要包括评论的概要及质量评语；③ Cochrane 临床对照试验中心注册库：由 Cochrane 协作网临床对照试验注册中心进行管理，向 Cochrane 协作网系统评价工作组和其他制作系统评价的研究人员提供信息。信息的收集来自 Cochrane 协作网各中心、各工作组及志愿者等，他们通过手工检索和计算机检索，从医学杂志、会议论文集和其他来源收集随机对照试验或对照临床试验资料，并按规定的格式送到 Cochrane 协作网的对照试验资料库注册中心。计算机检索数据库包括从 MEDLINE 和 EMBASE 数据库等收集的随机对照试验或对照临床试验资料。大多数文献有摘要，是制作系统评价的必检数据库；④ Cochrane 协作网方法学文献注册数据库：搜集关于方法学应用于对照试验的文献信息，包含从 MEDLINE 数据库或人工查找的期刊文献、图书和会议论文集等；⑤卫生技术评估数据库：提供全世界已完成和进行中的健康技术评估数据（研究关于医学、社会学、伦理学和卫生医疗的经济性），目的是改善医疗质量和卫生保健的成本效益；⑥英国国家卫生服务部卫生经济评价数据库：可协助决策者从全世界搜集系统性的经济性评估，并鉴定其质量及优缺点；⑦ Cochrane 协作网的其他相关信息：收录 Cochrane 协作网、协作网各工作组、网络和中心等的相关内容。

2. 检索方法与示例

Cochrane Library（图 1-2）提供浏览功能，包括按主题（By Topic）和 Cochrane 系统评价协作组（CRG）（A-Z，By Review Group）等浏览，以及基本检索、高级检索和主题检索功能，这里主要介绍高级检索和主题检索。

（1）高级检索

点击图 1-2 右上角"Advanced Search"进入高级检索界面，选择检索字段（Search All Text、Record Title、Author、Abstract、Keywords、Title，Abstract，Keywords、Table、Publication Type、Source、DOI 和 Accession Number），输入检索词，点击"Run search"执行检索，在检索结果界面点击"Send to Search Manager"将本次检索添加到检索历史中，方便组配检索。也可根据检索词的数量增加和减少检索行，点击检索项前的➕和➖，分别增

加和减少一检索行。在高级检索界面可实现对检索条件进行选择和限定，进一步提高查准率。

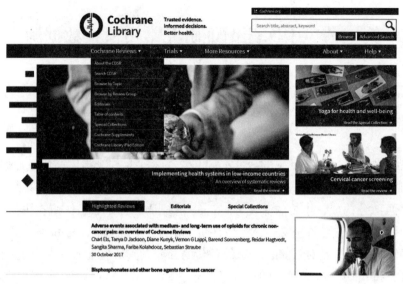

图 1-2　Cochrane Library 主界面

（2）主题检索

点击高级检索界面"Medical Terms (MeSH)"进入主题检索界面，在"Enter MeSH term"检索框内输入检索词，在检索词输入框后选择副主题词（需要时才选择），点击"Lookup"可查看输入检索词的主题词及其定义和树状结构，若想要移到 MeSH 树状结构的上位词，则只需点选位于树状结构上层的上位词即可。选好要查询的主题词后，选择"Explode all trees"选项会自动扩大检索结果。有些主题词不止一个树状结构，可选择是否包括所有的树状结构，或者只选择所需的树状词汇进行检索。点击"Add to Search Manager"将执行的主题检索添加到检索历史中，以便组配检索。

（3）组配检索

在高级检索界面点击"Search Manager"进入检索历史界面，可显示已进行检索的检索策略和结果。在检索框内，可使用逻辑运算符将多个检索结果的检索序号组合在一起进行二次检索。

（4）案例检索

①针刺治疗高级检索：在高级检索界面输入"acupuncture"及其同义词，点击"Run Searh"执行检索，点击"Add to Search Manager"将"acupuncture"的高级检索结果添加到检索历史中。

②针刺治疗主题检索：在主题检索界面输入"acupuncture"，点击"Lookup"查看"acupuncture"的主题词"Acupuncture"，点击"Add to Search Manager"将"Acupuncture"的主题检索添加到检索历史中。

③针刺治疗组配检索：在检索历史界面，将"acupuncture"的主题检索结果与高级检索结果以 OR 的形式组合。

④疼痛检索：操作方法与针刺治疗检索操作方法相似，这里不再赘述。

⑤针刺治疗与疼痛组配检索：在检索历史界面，将针刺治疗的检索结果与疼痛的检索结果以 AND 的形式组配。

在最终检索结果界面，逐篇阅读 Cochrane Reviews 和 Other Reviews 的标题，点击满足要求的标题进入摘要界面，浏览摘要（Abstract）和概要（Plain language summary）进行临床决策，若需浏览全文，点击 "View Full Article（HTML）" 或 "Full" 即可。

（二）PubMed

1. 简介

PubMed（http://www.pubmed.gov）由美国国家医学图书馆（National Library of Medicine，NLM）、国家生物技术信息中心（National Center for Biotechnology Information，NCBI）及国家卫生研究院（National Institutes of Health，NIH）开发，是一个由 MEDLINE、In Process Citations 和 Publisher Supplied Citations 三部分组成的基于 Web 的检索系统，包括医学文献的定购、全文在线阅读的链接、专家信息的查询、期刊检索以及相关书籍的链接等。其中 MEDLINE 收录自 1949 年以来出版的 52 000 种生物医学期刊，其中 90% 为英文期刊，78% 有英文摘要，数据每周更新，年报道量约 67 万条，内容涉及基础研究和临床医疗、公共卫生、卫生政策的制定及相关的教育研究。

2. 检索方法

PubMed 主要检索方法：基本检索（Search），主题词检索（MeSH Database），刊名检索（Journals Database），单引文匹配检索（Single Citation Matcher），批引文匹配检索（Batch Citation Matcher），高级检索（Advance Search），专业询问（Special Queries）和临床查询（Clinical Queries）等。这里只介绍高级检索、主题词检索和临床查询。

（1）高级检索（Advance）

在 PubMed 主页（图 1-3），点击 "Advanced" 进入 PubMed 高级检索界面，该界面提供了 Search Builder、Builder 和 History 三种功能。

① Search Builder：点击 Search Builder 下方的 Edit，可在 Search Builder 输入框中直接编写检索表达式，然后点击下方的 "Search" 进行检索。一般情况下，Search Builder 与 Builder 是联合使用的。

② Builder：在 All Fields（全部字段）下拉列表中选择检索字段，在检索框输入检索词后，可从输入框右侧的 "Show index list"（系统提供的与所输检索词相关的索引表）中选择具体的索引词或词组，并自动进入检索词输入框，此时系统会自动加双引号（""）进行精确短语检索。若检索词为多个，可通过布尔逻辑运算符 AND、OR、NOT 进行逻辑运算。检索表达式会自动添加到 Search Builder 输入框，点击其下方的 "Search" 执行检索。如检索标题或摘要中含有 "hepatitis" 或 "hypertension" 的文献时，先在第一个检索项的 ALL Fields 下拉列表中选择 Title/Abstract 字段，检索输入框中输入检索词 hepatitis，以同样的方式在第二个检索项中选择 Title/Abstract 字段，输入 "hypertensionr"，两个检索项由左侧的运算符 OR 进行逻辑或的运算。可根据检索词的数量增加和减少检索行，点击检索词输入框后的 ➕ 和 ➖，分别增加和减少一检索行。

③ History：检索历史主要用于查看检索策略，也可用于查看检索结果记录数量。显示

内容包括：检索号、检索式、检索结果数量和检索时间。要查看检索到的记录，直接点击检索结果数即可。在该状态下，可以通过点击检索序号，选择逻辑运算符，实现检索式的逻辑运算。点击"Download history"可下载检索史，点击"Clear history"可清除检索史。

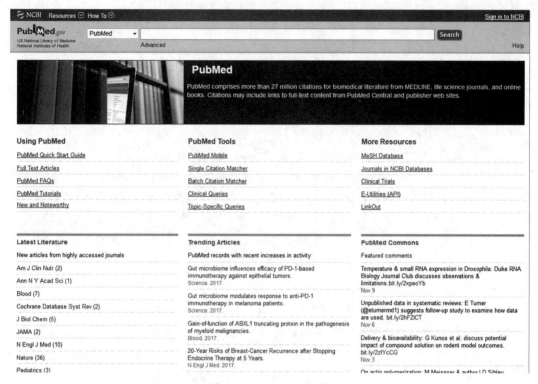

图 1-3 PubMed 主页

（2）主题词检索（MeSH Database）

主题检索是指通过 MeSH 提供的词汇进行的检索，MeSH 检索可以帮助用户查询该词表的主题词，并供用户在检索文献时选择和使用。通过 MeSH 检索，可以从款目词引见到 MeSH 词，可看到 MeSH 词的定义和历史注释。进入主题词细览页面，还可以组配副主题词，选择上位词或下位词检索，同时也可进行加权或非扩展等检索选择。

①单个主题词检索 点击主页"MeSH Database"，在检索框内输入检索词，点击"Search"，返回页面中第一个词一般即为该词的主题词，其下有该词的定义。若仅对该主题词所涉及文献进行检索，可直接在该词前的复选框中打"√"，然后点击右侧的"PubMed Search Builder"下方的"Add to search builder"，这时，检索框中即出现检索式，点击"Search PubMed"执行检索。

②多主题词检索 首先点击"MeSH Database"，在检索框输入第一个检索词，点击 Search 返回页面确认和选择输入词的主题词，在该主题词前的复选框中打"√"，点击右侧的"PubMed Search Builder"下方的"Add to search builder"，其次在检索框中输入第二检索词，点击 Search 返回页面确认和选择输入词的主题词，在该主题词前的复选框中打"√"，根据第二个主题词和第一个主题词的逻辑关系选择 AND，OR 或 NOT，点击右侧的"PubMed Search Builder"下方的"Add to search builder"返回检索式，此时可进一步修改，

若确认无误，则点击"Search PubMed"执行检索。

③主题词/副主题词组配检索　首先点击"MeSH Database"，在检索框中输入检索词，返回页面确认输入词的主题词，直接点击该主题词的链接，进入该主题词的副主题词组配界面，在预选择的副主题词前方框内打"√"，点击"Add to search builder"后即在检索框中显示检索式，点击"Search PubMed"执行检索。

在副主题词的组配界面中，还可通过勾选"□ Restrict to MeSH Major Topic."限定为加权检索，即找到以输入的主题词或主题词/副主题词为主要论点的文献；通过勾选"□ Do not include MeSH terms found below this term in the MeSH hierarchy."可终止 PubMed 默认的扩展功能，扩展是指将主题词及其下位词的文献一同检出。此外，还可以根据该页面下方显示的树状结构表进一步选择更为确切的主题词进行检索。

（3）临床询问检索

点击图 1-3 的"Clinical Queries"进入临床询问界面，提供临床研究类目检索（Search by Clinical Study Category）、系统评价检索（Find Systematic Reviews）和医学遗传学检索（Medical Genetics Searches），在检索框输入检索式，点击"Search"执行检索，浏览题目和摘要进行临床决策。

（4）限制检索

PubMed 限制检索是对原有检索结果的进一步限定，使缩小检索范围和精确检索结果。限制条件选择位于检索结果页面的左侧，通过一系列过滤条件来实现此功能。使用限定检索后，检索新课题时需点击最终检索结果页左侧栏上方或检索结果数下方的 Clear all，清除检索条件，否则已限定的内容会继续保留。

当点击限定检索区域上方或下方的 Show additional filters，会显示更多的过滤器种类，选中所需过滤器种类，点击"Show"按钮即可。

系统默认显示的过滤器有以下几类：

① Article types：文献类型限定。可检索某一特定出版类型的文献，包括临床试验（Clinical Trial）、综述（Review）、病例报告（Case Reports）、比较研究（Comparative Study）、Meta 分析（Meta-Analysis）、临床实践指南（Practice Guideline）、随机对照试验（Randomized Controlled Trial）等。

② Text availability：文本类型限定。可对检索结果从可获取摘要（Abstract）、可与免费全文链接（Free full text）或可与全文链接（Full text 免费和需付费才能查看的全文）进行选择。

③ PubMed Commons：主要提供读者评论。

④ Publication dates：出版日期限定。可限定检索结果仅为最近 5 年、10 年内或某一具体时间范围内发表的文献。限定检索结果为具体时间范围内发表的文献时，点击 Custom range，在 YYY MM DD to YYY MM DD 中输入具体时间，点击"Apply"即可。

⑤ Species：研究对象限定。包括人类（Humans）和其他动物（Other Animals）

⑥ Languages：语种限定。包括英、法、德、日、俄、意、中文、西班牙语等 58 种语言。

⑦ Sex：性别限定。对于临床研究文献为男性（Male）和女性（Female）的选择，对

于动物实验则为雄性（Male）和雌性（Female）的选择。

⑧ Subjects：主题限定。提供艾滋病（AIDS）、医学伦理学（Bioethics）、癌症（Cancer）、补充替代医学（Complementary Medicine）、膳食辅助治疗（Dietary Supplements）、医学史（History of Medicine）、系统评价（Systematic Reviews）、毒理学（Toxicology）和兽医学（Veterinary Science）主题的选择。

⑨ Journal categories：期刊类别限定。包括临床核心期刊（Core clinical journals）、护理学期刊（Nursing journals）、牙科期刊（Dental journals）、MEDLINE 期刊的选择。

⑩ Ages：年龄组限定，可限定从新生儿到老年人各年龄组。

⑪ Search fields：检索字段限定。系统默认在所有字段中检索，利用字段限定可将检索词限定在特定字段检索。

（5）检索示例

①针刺治疗主题检索：在主题检索界面输入"acupuncturer"，点击"Search"查看"acupuncturer"的主题词"Acupuncture Therapy"，在"Acupuncture Therapy"前的复选框中打"√"，接着选择右侧"PubMed Search Builder"下方"Add to search builer"，检索框中即出现检索式："Acupuncture Therapy"［Mesh］，点击"Search PubMed"执行检索，点击"Acupuncture Therapy"可以查看树形结构和组配副主题词。

②针刺治疗高级检索，在高级检索界面输入"colorectal cancer"及其同义词，即 acupuncture［Title/Abstract］OR pharmacoacupuncture［Title/Abstract］OR acupotomy［Title/Abstract］OR acupotomies［Title/Abstract］OR electroacupuncture［Title/Abstract］OR meridians［Title/Abstract］OR moxibustion［Title/Abstract］OR auriculotherapy［Title/Abstract］，点击"Add to history"返回检索历史界面。

③针刺治疗主题检索与高级检索组合检索：在检索历史界面进行组合检索，将"acupuncturer"的主题检索结果与高级检索结果以 OR 的形式组合。

④疼痛检索：操作方法与针刺治疗检索操作方法相似，这里不再赘述。

⑤ Meta 分析与系统评价检索：操作方法与针刺治疗检索操作方法相似，这里不再赘述。

⑥针刺治疗、疼痛和 Meta 分析与系统评价组配检索：在检索历史界面，将针刺治疗的检索结果与疼痛的检索结果以及 Meta 分析与系统评价的检索结果以 AND 的形式组配。

（三）EMBASE.com

1. 简介

EMBASE.com（http://www.embase.com）是 Elsevier（爱思唯尔）公司 2000 年推出的生物医学网络检索平台，其前身是 1946 年荷兰阿姆斯特丹国际性非营利机构医学文摘基金会编辑出版的印刷型出版物《医学文摘》（Excerpta Medica，简称 EM），EM 于 1972 年并入 Elsevier 出版社。1974 年，荷兰《医学文摘》推出 EMBASE 光盘版和联机检索版本。

EMBASE.com 收录 1974 年以来的全球与生物医学和药物主题有关的信息（偏重于收录欧洲和亚洲文献），包括基础医学、临床医学、药物研究、药理学、配药学、药剂学、药物副作用、毒物学、生物工艺学、保健策略与管理、药物经济学、医疗公共政策管理、卫生经济学、公共职业与环境卫生、药物依赖性及滥用、精神科学、替代与补充医学、医学管理学、法医学和生物医学工程学等。收录 1947 年以来 95 个国家和地区 8500 种生物医学期刊（独家收录 2900 多种期刊）的 3200 多万条记录（含 1950 年以来的 Medline 数据库数据），每工作日新增 6000 多条记录（每年新增记录超过 150 万条）。

2. 检索方法

EMBASE.com 主要的检索方法有：PICO（PICO 检索）、Quick（快速检索）、Advanced（高级检索）、Drug（药物检索）、Disease（疾病检索）、Device（设备检索）、Article Search（文章检索）、Emtree（主题词检索）和 Journals（期刊检索）等。这里只介绍 PICO 检索、高级检索和主题词检索。

（1）PICO Search（PICO 检索）

点击主界面（图 1-4）的 PICO 即可进入 PICO 检索界面。通过 Population（研究人群）、Intervention（干预措施）、Comparison（对照措施）和 Outcome（结局）以及 Study design（or miscellaneous）（研究设计）5 个方面进行检索。系统默认匹配最佳主题词，扩展检索。

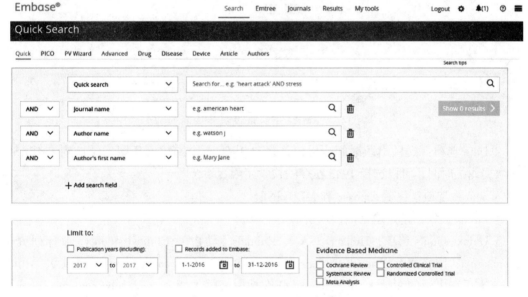

图 1-4　EMBASE.com 主界面

（2）Advanced（高级检索）

高级检索（图 1-5）提供 Mapping、Date、Source、Fields、Quick limits、EMB、Pub. typyes、Languages、Gender、Age 和 Animal 限定选项。

①Mapping 选项：提供 "Map to preferred term in Emtree" "Search also as free text in all fields" "Explode using narrower Emtree terms" "Search as broadly as possible" 和 "Limit to terms indexed in article as major focus" 复选框项，系统默认复选 1~4 项。

Map to preferred term in Emtree：根据输入的检索词，计算机系统将其与 Emtree 中的轮排索引进行比对，自动转换为 Emtree 索引中相对应的优先词（preferred terminology）检索。

Search also as free text in all fields：按照输入的检索词检索。

Explode using narrower Emtree terms：按照 Emtree 进行扩展检索（即包括被检索词及其

所有下位词的检索）。

　　Search as broadly as possible：既可将输入的检索词转换成 preferred terminology 并扩展检索，同时查找检索词的所有同义词。

　　Limit to terms indexed in article as major focus：代表限定检索主要主题词，即加权检索，提高检索结果的关联性。

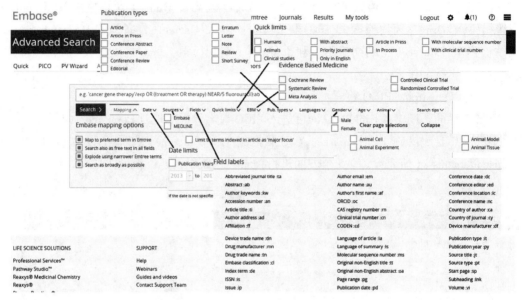

图 1-5　EMBASE.com 高级检索界面

　　② Date 选项：提供出版时间，可以选择 < 1966 至今的检索年限；添加到 EMBASE.com 数据库的时间，可以选择 1945 至今的检索年限。

　　③ Source 选项：包括 Embase 和 MEDLINE。

　　④ Fields 选项：输入检索词，点击限定字段。

　　⑤ Quick Limits 选项：Humans（人）、Animals（动物）、Clinical studies（临床研究）、With abstract（限文摘）、Priority journals（专家评审刊）、Only in English（限英文）、Article in Press（正在出版的文献）、In Process（正在标引文献）、With molecular sequence number（限分子序列号）、With clinical trial number（限临床试验号）

　　⑥ EMB 选项：Cochrane reviews（Cochrane 系统评价）、Controlled Clinical Trial（临床对照试验）、Randomized Controlled Trial（随机对照试验）、Systematic Review（系统评价）和 Meta Analysis（Meta 分析）。

　　⑦ Pub typyes 选项：Article（论文）、Article in press（正在出版的文献）、Conference Abstract（会议文摘）、Conference Paper（会议论文）、Conference Review（会议综述）、Editorial（社论）、Erratum（勘误）、Letter（通信）、Note（札记）、Review（综述）、Short Survey（短篇调查）。

　　⑧ Languages 选项：提供 61 种语言供选择。

　　⑨ Gender 选项：Male（男）、Female（女）复选框选择。

　　⑩ Age 选项：提供 13 个年龄组供选择。

⑪Animal 选项：Animal Cell（动物细胞）、Animal Experiment（动物实验）、Animal Model（动物模型）和 Animal Tissue（动物组织）。

（3）Emtree（主题词检索）

Emtree 主题词检索是 EMBASE 常用的检索途径，主要提供三种检索功能。

①构建检索式（Query Builder）（图 1-6）：用来将多个主题词或者主题词/副主题词组合检索，按照 EMBASE 检索规则构建检索式，可点击"Search"直接显示检索结果。也可根据检索需求，将构建好的检索式填入检索框后，点击"Take this query to AdvanEVDS Search"，将检索式跳转到高级检索中作进一步修饰和限定后显示检索结果；

②找主题词（Find Term）（图 1-6）：显示有关被检索术语的记录，将检索术语与其他查询词通过逻辑运算符进行组配检索；显示有关该术语本身在树状结构中的位置及其同义词。如输入"hypertension"，点击"Find Term"，系统则按字顺显示包含 hypertension 的款目词和主题词，其中黑色字体的词为款目词，蓝色字体带有超链接的为主题词，点击任一主题词可打开新的页面，显示该主题词的 EMTREE 树级结构和具体注释。

③浏览主题词（Browse by Facet）（图 1-6）：点击"Browse by Facet"选项后，显示出 EMTREE14 个大类和相应文献记录条数，再点击任意所需浏览的术语，将进一步显示该术语的下位类，可层层点击浏览。此外，还有两种查看该术语检索结果的方式：选定术语后，可直接点击该术语进行扩检或专指检索，也可将该数据发送到高级检索中进一步修饰和限定，显示结果；另一种是，直接点击该术语后的相应文献记录条数，直接显示检索结果。

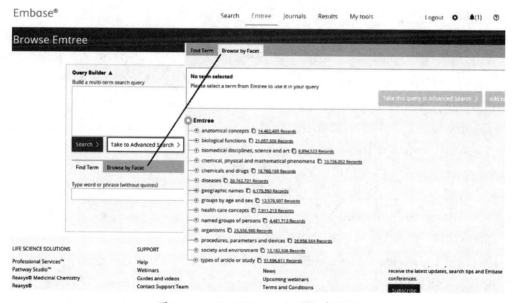

图 1-6　EMBASE.com 主题检索界面

每个主题词默认检索方式为扩展检索（Explosion），加权检索（As major focus）为可选项。获得检索结果的方式有三种：①点击主题词后"Records"链接，直接显示有关该受控叙词标引的所有文献记录结果；②点击"Take this query to Disease Search"链接，添加到"Disease Search"检索界面，方便选择对应的副主题词进一步组配，提高检索的专指度；③点击"Add to Query Builder"链接，检索词添加到"Query Builder"（提问构建框），方便多检索词的检索表达式构建，同时在"Query Builder"边框提供"Take this query AdvanEVDS Search"的切换，提供"AdvanEVDS Search"进一步限定检索。

（4）检索示例

①针刺治疗主题检索：在主题检索界面输入"acupuncture"，点击"Find Term"查看主题词，点击主题词"acupuncture"链接，进入该主题词界面，然后点击"Take this query to Disease Search"执行主题检索。

②针刺治疗高级检索：在高级检索界面输入 OR 连接"acupuncture"及其同义词，即（acupuncture OR pharmacoacupuncture OR acupotomy OR acupotomies OR electroacupuncture OR meridians OR moxibustion OR auriculotherapy），然后选择字段 ti 和 ab，最后点击"Search"实施检索。

③针刺治疗主题词检索与高级检索组合检索：在检索历史界面进行组合检索，将"acupuncture"的主题检索结果与高级检索结果以 OR 的形式组合。

④疼痛检索：操作方法与针刺治疗检索操作方法相似，这里不再赘述。

⑤ Meta 分析与系统评价检索：操作方法与针刺治疗检索操作方法相似，这里不再赘述。

⑥针刺治疗、疼痛和 Meta 分析与系统评价组配检索：在检索历史界面，将针刺治疗的检索结果与疼痛的检索结果以及 Meta 分析与系统评价的检索结果以 AND 的形式组配。

（四）Web of Science

1. 简介

Web of Science 数据库收录了 12000 多种世界权威的、高影响力的学术期刊，学科范围涵盖了自然科学、工程技术、生物医学、社会科学、艺术与人文等领域，数据内容最早可回溯到 1900 年。Web of Science 收录了论文中所引用的参考文献，并按照被引作者、出处和出版年代编成特定的引文索引。通过 Web of Science 可以直接访问 Science Citation Index Expanded（SCIE，科学引文索引扩展版）、Social Sciences Citation Index（SSCI，社会科学引文索引）和 Arts & Humanities Citation Index（A&HCI，艺术人文引文索引）三大引文数据库和化学数据库以及会议录索引 – 科学版（Conference Proceedings Citation Index – Science，CPCI–S）和会议录索引 – 社会科学与人文科学版（Conference Proceedings Citation Index – Social Science & Humanities，CPCI–SSH）。

2. 检索方法

通过网址 http://isiknowledge.com 进入"WEB OF SCIENCE"平台，点击"所有数据库 √"进入数据库选择界面，选择"Web of Science"进入 Web of Science 数据库检索界面（图 1–7）。提供检索方法主要有：基本检索、被引参考文献检索、高级检索、作者检索和化学结构检索等。这里只介绍高级检索。

（1）高级检索

点击图 1–7 的"高级检索"，进入高级检索界面。高级检索提供更灵活的组合查询条件，使文献的检索定位更加准确。检索步骤：①在检索框直接输入由布尔逻辑运算符、检索字段简称和检索词构成的检索表达式；②限制检索语种、文献类型和时间跨度等；③点击"检索"进行检索。在高级检索结果上还可以继续进行二次检索。在检索结果界面"精炼检索结果"下面的输入框中输入检索词，点击 🔍 完成检索。

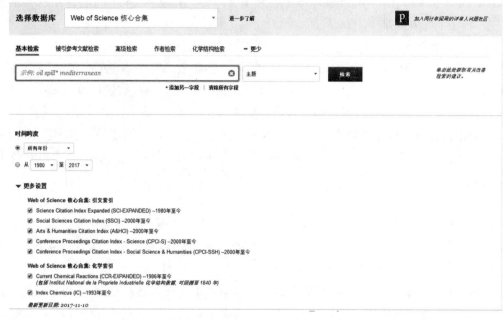

图 1-7　Web of Science 主界面

（2）检索示例

①针刺治疗检索：在高级检索界面输入"acupuncture"及其同义词，即：TS=（acupuncture OR pharmacoacupuncture OR acupotomy OR acupotomies OR electroacupuncture OR meridians OR moxibustion OR auriculotherapy），点击"检索"实施检索。

②疼痛检索：操作方法与针刺治疗检索操作方法相似，这里不再赘述。

③ Meta 分析与系统评价检索：操作方法与针刺治疗检索操作方法相似，这里不再赘述。

④针刺治疗、疼痛和 Meta 分析与系统评价组配检索：在检索历史界面，将针刺治疗的检索结果与疼痛的检索结果以及 Meta 分析与系统评价的检索结果以 AND 的形式组配。

（3）检索结果处理

①精炼检索结果：在检索结果界面首先设置出版年、Web of Science 类别、文献类型、机构扩展、基金资助机构、开放获取、作者、来源出版物名称、丛书名称、会议名称、国家/地区、编者、团体作者、语种和研究方向等的下级复选框，然后点击"精炼"即可实现对检索结果进行精简，达到缩小检索范围。

②分析检索结果：通过分析检索结果功能，可以发现某研究领域隐含的发展趋势、把握学科领域的最新动态、了解某特定课题在不同学科的分布情况和获取某学科领域的核心研究人员的信息。在检索结果界面点击"分析检索结果"按钮即可。提供 14 个分析入口，包括作者、丛书名称、会议名称、国家/地区、文献类型、编者、基金资助机构、授权号、团体作者、语种、机构、机构扩展、出版年、研究方向、来源出版物和 Web of Science

类别。

③排序检索结果：通过"排序方式"旁下拉列表中选择排序方式，可限定检出结果按出版日期（降序、升序）、最新添加、被引频次（降序、升序）、相关性、使用次数（最近180日、2013年至今）、第一著者（降序、升序）、来源出版物（降序、升序）、会议标题（降序、升序）等方式排序。

④显示检索结果

a. 简要记录显示：每页以题录格式（包括著者、题名、出处）显示10条记录。可对需要的文献作标记，也可标记全部检出文献。点击"查看摘要"按钮可查看摘要。点击"出版商处的全文"按钮可查看出版商提供的全文。

b. 全记录显示：点击文献题名，可浏览该文献全记录（包括摘要等所有字段），并可标记文献或清除标记。若订购了Web of Science，就可以直接链接到这篇记录的参考文献、施引文献和相关记录。

⑤输出检索结果

a. 打印：在检索结果界面点击⎙，选择记录数（"⦿页面上的所有记录"或"⦿记录 ☐ 至 ☐"），然后选择记录内容（"作者、标题、来源出版物"或"作者、标题、来源出版物、摘要"），最后点击"打印"按钮即可。

b. 通过电子邮件发送记录：在检索结果界面点击电子邮件图标✉，选择记录数（同打印），其次选择记录内容（同打印），然后填写电子邮箱并选择电子邮件样式（纯文本、HTML），最后点击"发送电子邮件"按钮即可。

c. 保存：首先选择保存的格式（保存至EndNote online、保存至EndNote desktop、保存至ResearcherID–我撰写了这些出版物、保存到InCites、保存为其他文件格式），其次选择记录数、记录内容和文件格式等信息，最后点击相应的按钮完成检索结果保存。

二、常用国内数据源

（一）中国生物医学文献数据库

1. 简介

中国生物医学文献数据库（China Biomedical Literature Database，CBM）（http://www.sinDmed.ac.cn）作为中国生物医学文献服务系统（SinoMed）数据库之一，是中国医学科学院医学信息研究所开发研制的综合性中文医学文献数据库。收录1978年以来的1800多种中国期刊以及汇编资料、会议论文的文献题录，全部题录均进行主题标引和分类标引等规范化加工处理。年增长量约50万条，每月更新。覆盖了基础医学、临床医学、预防医学、药学、中医学及中药学等生物医学的各个领域。

2. 检索规则

① 布尔逻辑运算符：用于组配检索词和检索结果，分别为AND，OR和NOT。

② 通配符：可检索词根相同词尾不同的检索词。"?"替代任一半角字符或任一中文字符，如"血?动力"，可检出含有"血液动力""血流动力"等检索词的文献；"*"替代任意个字符，如"肝炎*疫苗"，可检出含有"肝炎疫苗""肝炎病毒基因疫苗""肝炎减毒活疫苗""肝炎灭活疫苗"等检索词的文献。

③检索词含有特殊符号"–""("时，需要用英文半角双引号标识检索词，如"1，25–（OH）$_2$D$_3$"。

④检索注意事项

a.快速检索：检索词不超过5个时，在全部字段执行智能检索。如输入"艾滋病"，系统将用"艾滋病""获得性免疫缺陷综合征"等表达同一概念的一组词在全部字段中进行智能检索。

b.高级检索：构建表达式：每次只允许输入一个检索词，同一检索表达式里不支持逻辑运算符检索；常用字段：由中文标题、摘要、关键词、主题词4个检索项组成；智能检索：实现检索词及其同义词（含主题词）的扩展检索；精确检索：检索结果与检索词完全匹配的一种检索方式，适用于关键词、主题词、作者、分类号、刊名等字段；限定检索：可以对文献的年代、文献类型、年龄组、性别、研究对象等特征进行限定。

3. 检索方法

提供快速检索、高级检索、主题检索、分类检索、期刊检索、作者检索、机构检索、基金检索和引文检索等，这里主要介绍高级检索和主题检索。

①高级检索：点击CBM主页的"高级检索"进入高级检索界面，首先在常用字段后面的检索框输入检索词，点击"↑发送到检索框"，其次按照同样的方法输入其他检索词，选择检索词之间的逻辑关系（AND、OR、NOT），点击"↑发送到检索框"，输完检索词后，点击"检索"即可。

②主题检索：点击CBM主页的"主题检索"进入主题检索界面，在"检索入口"后的下拉菜单选择中文主题词或英文主题词，输入检索词，点击"查找"进入主题词选择界面，点击输入词对应的主题词进入该主题词界面，可选用主题词的同义词、相关词、上位词、下位词，显示含该检索词的主题词轮排表。在主题词轮排表中，浏览选择主题词，在主题词注释表中了解主题词注释信息和树形结构，选择是否扩展检索、加权检索以及副主题词和副主题词扩展检索选项，点击"↑发送到检索框"，最后点击"主题检索"即可。

③检索式组配检索：点击"检索历史"进入检索史界面，可显示已进行检索的检索策略和检索结果。在检索框内，使用布尔逻辑运算符将多个检索结果的检索序号组合在一起进行检索。

④检索示例

a.针刺治疗主题检索：在主题检索界面输入"针刺治疗"，点击"查找"查看"针刺治疗"的主题词"针刺疗法"，点击"针刺疗法"链接，进入该主题词界面，点击"↑发送到检索框"，最后点击"主题检索"完成检索。

b.针刺治疗高级检索：在高级检索界面依次输"针刺治疗"及其同义词构建检索表达式，即"针刺"［常用字段：智能］OR"温针"［常用字段：智能］OR"手捻针"［常用字段：智能］OR"气针"［常用字段：智能］OR"火针"［常用字段：智能］OR"锓针"［常用字段：智能］，点击"检索"即可。

c.针刺治疗主题词检索与高级检索组合检索：在检索历史界面进行组合检索，将针刺治疗的主题检索结果与高级检索结果以OR的形式组合。

d. 疼痛检索：操作方法与针刺治疗检索操作方法相似，这里不再赘述。

e. Meta 分析与系统评价检索：操作方法与针刺治疗检索操作方法相似，这里不再赘述。

f. 针刺治疗、疼痛和 Meta 分析与系统评价组配检索：在检索历史界面，将针刺治疗的检索结果与疼痛的检索结果以及 Meta 分析与系统评价的检索结果以 AND 的形式组配。

⑤ 检索结果处理

a. 显示：在检索结果界面，可以设置显示格式、显示条数和排序方式。可以标注题录，显示或保存被标注的题录，同时可以索取全文。

显示格式：题录格式：标题（中文、英文）、作者、作者单位、出处、相关链接；文摘格式：标题（中文、英文）、作者、作者单位、摘要、出处、关键词、相关链接；详细格式：标题（中文、英文）、作者、作者单位、出处、ISSN、国内代码、关键词、摘要、学科分类号、主题词、特征词、基金和参考文献等。

显示条数：提供 4 个选项（20，30，50 和 100）。

排序方式：可按入库、作者、年代、期刊和相关度。

b. 输出：提供四种输出方式：分别为保存、打印、Email 和写作助手。

c. 聚类分析：提供检索结果聚类分析包括：主题聚类、学科聚类、期刊聚类、作者聚类、时间聚类和地区聚类 6 个内容。通过聚类可以了解检索结果内容中热点研究主题、涉及学科门类、热点研究期刊、高发文作者、文献发表的主要年份以及文献发表的主要地区。

（二）中国知网

1. 简介

中国知网始建于 1999 年，其数字出版平台由中国学术期刊（光盘版）电子杂志社和同方知网（北京）技术有限公司共同创办，集成整合了各类型数据资源，收录了学术性期刊、硕博学位论文、工具书、会议论文、年鉴等。主要数据库有中国学术期刊网络出版总库、中国重要报纸全文数据库、中国博硕士学位论文全文数据库、中国重要会议论文全文数据库、中国年鉴网络出版总库等。其中中国学术期刊网络出版总库（China Academic Journal Network Publishing Database，简称 CAJD），是目前世界上最大的连续动态更新的中国学术期刊全文数据库，收录了 1994 年至今（部分刊物回溯至创刊）国内出版的 8000 多种学术期刊，分为 10 个专辑（基础科学、工程科技Ⅰ、工程科技Ⅱ、农业科技、医药卫生科技、哲学与人文科学、社会科学Ⅰ、社会科学Ⅱ、信息科技、经济与管理科学），10 专辑进一步分为 168 个专题。

2. 检索方法

通过中国知网主页（http://www.cnki.net）或镜像站点登录。购买了使用权的单位可免费检索和下载资源。提供快速检索、高级检索、专业检索、作者发文检索、句子检索和一框式检索等，这里主要介绍高级检索和专业检索。

（1）高级检索

点击主页的高级检索进入高级检索界面，点击高级检索界面的期刊进入期刊的高级检索界面。

①选择文献分类目录：可"全选"，也可选一个或几个学科领域。

②输入检索条件：选择检索字段：系统提供的检索字段有主题、篇名、关键词、摘要、全文、参考文献、中图分类号、DOI、栏目信息、作者和第一作者等；输入检索词：在相应检索框内输入检索词，并选择该检索词的匹配方式（精确或模糊）。当检索条件有多个时，可以根据检索条件增加和减少检索行：点击**+**增加检索行，点击**—**减少检索行，最多可以增加到7行；合理选择检索条件之间的逻辑关系（并且、或者和不含）进行组合检索。它们的优先级相同，即按先后顺序进行组合。

③其他检索条件：包括发表时间区域（在本刊正式发表的时间区域）；限制来源类别（全部期刊、SCI来源期刊、EI来源期刊、核心期刊和CSSCI，可复选）；限制支持基金；限制网络首发、增强出版、数据论文、中英文扩展和同义词扩展等。

不同检索条件在检索过程中具有不同的价值和作用，若将其合理利用，就可以全面地利用各种检索条件构造检索式，提高查准率。

④添加完所有检索条件后，点击"检索"按钮执行检索。

（2）专业检索

专业检索使用逻辑运算符和关键词构造检索式进行检索，用于图书情报专业人员查新、信息分析等工作。点击高级检索界面的"专业检索"链接进入中国学术期刊网络出版总库高级专业界面。

①检索步骤：选择检索范围；填写检索条件；点击"检索"进行检索。

②构造检索条件注意：用专业检索语法表中的运算符构造表达式，同一个检索字段可以有几个检索词，它们之间用"*"（并且包含）、"+"（或者包含）、"–"（不包含）连接；多个检索项的检索表达式可使用"AND""OR""NOT"逻辑运算符进行组合，且三种逻辑运算符的优先级相同，可用英文半角圆括号"( )"改变组合顺序；所有符号和英文字母，都必须使用英文半角字符；逻辑运算符前后要空一个字节。

（3）二次检索

在当前检索结果内进行的检索，主要作用是进一步精选文献。当检索结果太多，想从中精选出一部分时，可使用二次检索。检索词输入与限定条件设置与文献检索完全相同，添加完所有检索项后，点击"结果中检索"进行检索。

（4）检索示例

在专业检索界面输入 SU=（针刺 + 温针 + 手捻针 + 气针 + 火针 + 锃针）*（疼痛）*（Meta 分析 + 系统评价 + 荟萃分析 + 系统综述 + 整合分析 + 元分析），点击"检索"即可。

（5）检索结果处理

①分组：可以根据学科、发表年度、基金、研究层次、作者、机构这6项条件对检索结果进行分组。

②排序：检索结果可以按照主题排序、发表时间、被引（次数）和下载（次数）4种方式进行排序。

③显示：每页显示条数：提供3个选项（10，20和50）；显示格式分为列表显示和摘

要显示，列表显示包括篇名、作者、刊名、发表时间、被引、下载和阅读；摘要显示包括篇名、作者、作者单位、刊名及年/期、摘要、引用频次、下载频次和发表时间。

④题录保存：保存题录操作步骤是：选择题录（全选、单选、多选）→点击"导出/参考文献"→进入"文献管理中心 – 文献输出"页面，最后，可以根据需要选择输出方式，提供的选项有：复制到剪贴板、打印、导出、xls、doc 以及定制到个人机构馆。

⑤全文下载及浏览：CAJD 允许授权用户浏览和下载全文数据，在检索结果页面，点击█可以下载全文，点击█或"HTML"可以在线预览全文。

点击文献的标题链接到这篇文章的知网页面，分别点击"HTML 阅读""CAJ 下载""PDF 下载"实现在线阅读、下载 CAJ 格式全文和下载 PDF 格式全文。

（三）万方数据知识服务平台

1. 简介

万方数据知识服务平台（Wanfang Data Knowledge Service Platform）是由中国科技信息研究所万方数据股份有限公司于 1992 年 8 月推出的数据资源系统，全面覆盖各学科、各行业，汇集期刊、学位、会议、外文文献、科技报告、专利、标准、地方志、成果、法规、机构、图书、专家、学者、刊名库、会议名库和志书名库等数据库。其中《中国学术期刊数据库》（China Science Periodical Database，CSPD）是万方数据知识服务平台的重要组成部分。目前收录了理、工、农、医、经济、教育、文艺、社科、哲学政法等学科的 7600 多种各学科领域核心期刊 1998 年至今的内容，其中核心期刊 3000 余种，每周更新两次。截止 2017 年 11 月 10 日，收录论文总数 38192524 篇。

2. 检索方法

可通过万方数据知识服务平台主页（http://www.wanfangdata.com.cn）进行检索，提供基本检索、高级检索和专业检索，这里主要介绍专业检索。

点击主页的"高级检索"进入高级检索界面，选择文献类型为"期刊论文"，然后点击"专业检索"进入专业检索界面，输入检索式之前，检索者需熟悉 PQ 语言语法构建检索策略，每个 PQ 语言表达式由多个空格分隔的部分组成，每个部分称为一个 Pair，每个 Pair 由冒号分隔符"："分隔为左右两部分，"："左侧为限定的检索字段，右侧为要检索的词或短语，即"检索字段：检索词"。PQ 语言中的符号（空格、冒号、引号、横线）可任意使用全角、半角符号及任意的组合形式。逻辑关系：逻辑"与"：and 或星号（＊）；逻辑"或"：or 或加号（＋）；逻辑"非"：not 或减号（－）。优先顺序为从左到右，可通过（）提高优先级。针对本案例，构建的检索表达式为"（主题：（"针刺"）＋主题：（"温针"）＋主题：（"手捻针"）＋主题：（"气针"）＋主题：（"火针"）＋主题：（"锟针"））＊（主题：（"疼痛"）＋主题：（"Meta 分析"）＋主题：（"Meta 分析"）＋主题：（"系统评价"）＋主题：（"荟萃分析"）＋主题：（"系统综述"）＋主题：（"整合分析"）＋主题：（"元分析"）），并输入检索框，点击"检索"实施检索。

3. 检索结果处理

（1）显示

检索结果以题录列表的形式显示，检索结果页中可选择按相关度和新论文进行排序，每篇文献的题录下方还提供"查看全文""下载全文"和"引用通知"等选项，也可选择每页显示的检索结果数和按出版年来筛选文献。

点击文献标题可显示文献的详细信息，包括摘要信息，其中作者、期刊、年卷（期）和关键词等内容均有超链接，可链接到数据库中相应信息所对应的内容；此外还提供一系列扩展信息的链接，包括参考文献、相似文献、相关博文以及相关学者和相关检索词。在详细信息页中还提供"查看全文""下载全文""导出"和"添加到引用通知"等标签，可对文章内容进行进一步处理。

（2）下载

对于选中的检索结果，用户可以对文献信息进行批量保存，可选择的保存格式包括：导出文献列表、参考文献格式、NoteExpress、RefWorks、NoteFirst、EndNote、自定义格式和查新格式。可通过点选文献标题前的复选框将文献加入导出文献列表中，一次最多可保存 100 条记录。

在各种显示模式下，通过点击文献标题前的"📄"或"下载全文"按钮即可下载 PDF 格式全文。

第四节　基于循证理念的中医药系统评价研究现状

从 1992 年循证医学正式诞生迄今已 27 年。中国循证医学的发展紧随国际趋势，也已发展近 20 年。循证医学虽起源于西医，但并不排斥传统医学。1999 年，循证医学理念被引入中医药领域，为中医药研究提供了一种重要的科学方法，循证中医药也成为循证医学在中国发展的特色之一。系统评价（SR，systematic review）/Meta 分析作为循证医学的重要组成部分，在中医药领域得到了广泛推广与应用，笔者本节中对中医药系统评价 /Meta 分析进行综述。

一、中医药系统评价文献的基本情况

1997 年国立台湾大学发表了第一篇中医药系统评价（英文），1999 年中医杂志发表了第一篇中文 meta 分析，开创了中医药系统评价 /Meta 分析的先河。此后中医药系统评价 /Meta 分析数量逐年增加，截止到 2015 年 3 月，中医药系统评价 /Meta 分析的总数已达 2460 篇，中英文发表文献比例约为 4：1（1971/489）。以 1997~2014 年 18 年间发表的 2442 篇文献为例，文献数量的增长主要分为两个阶段，前 7 年间（1997~2003 年）发表文献数量仅呈缓慢增长，发表量仅占发表总数的 1.91%（47/2460），此阶段每年中英文发表数量相差无几（26/21）。后 11 年间（2004~2014）文献数量迅速增加，约 98%（2413/2460）的文献都在此阶段发表，但约 4/5（1934/2395）都是中文文献。2008 年首次突破全年累计发表数量过百，2013 年发表量达顶峰，全年共发表中英文文献 499 篇，相当于当年每天都有 1.4 篇被刊出，见图 1-8。

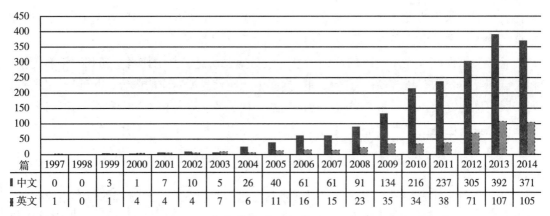

图 1-8 1997~2014 年中英文系统评价 /Meta 分析发表文献数量

其中中文文献来源期刊 363 种，主要来源期刊前 10 位为中国循证医学杂志（107，5.43%）、辽宁中医杂志（80，4.06%）、中华中医药杂志（58，2.94%）、中国药房（57，2.89%）、中国实验方剂学杂志（50，2.54%）、中国中医急症（49，2.49%）、辽宁中医药大学学报（49，2.49%）、时珍国医国药（41，2.08%）、中国中医药信息杂志（36，1.83%）和现代中西医结合杂志（35，1.78%）。英文中医药系统评价 /meta 分析共发表于 178 种杂志上，来源期刊前十位依次为 Evidence-Based Complementary and Alternative Medicine（64，13.09%）、Cochrane Database of Systematic Reviews（56，11.45%）、Plos One（26，5.32%）、Complementary Therapies in Medicine（19，3.89%）、Journal of Alternative and Complementary Medicine（18，3.68%）、Journal of Traditional Chinese Medicine（18，3.68%）、Journal of Ethnopharmacology（16，3.27%）、American Journal of Chinese Medicine（14，2.86%）、Chinese Journal of Integrative Medicine（9，1.84%）和 European Journal of Integrative Medicine（9，1.84%），除了 PloS One 为综合期刊外，余 9 种期刊都属于补充替代医学领域。这 10 种期刊的发表文献总量与其他 168 种期刊发表的文献总数不相上下（50.92%，249/489），可视为提供中医药疗效与安全性证据的重要窗口（表 1-1）。

表 1-1 中英文中医药系统评价 /Meta 分析来源期刊前十位

中文			英文		
期刊名称	篇数 n	n/1971 （%）	期刊名称	篇数 n	n/489 （%）
中国循证医学杂志	107	5.43	Evidence-Based Complementary and Alternative Medicine	64	13.09%
辽宁中医杂志	80	4.06	Cochrane Database of Systematic Review	56	11.45%
中华中医药杂志	58	2.94	Plos One	26	5.32%
中国药房	57	2.89	Complemetary Therapies in Medicine	19	3.89%
中国实验方剂学杂志	50	2.54	Journal of Alternative and Complemetary Medicine	18	3.68%
中国中医急诊	49	2.49	Journal of Traditional Chinese Medicine	18	3.68%
辽宁中医药大学学报	49	2.49	Journal of Ethnopharmacology	16	3.27%

中文			英文		
期刊名称	篇数 *n*	*n*/1971 （%）	期刊名称	篇数 *n*	*n*/489 （%）
时珍国医国药	41	2.08	American Journal of Chinese Medicine	14	2.86%
中国中医药信息杂志	36	1.83	Chinese Journal of Integrative Medicine	9	1.84%
现代中西医结合杂志	35	1.78	European Journal of Integrative Medicine	9	1.84%
合计	562	28.51	合计	249	50.92%

这些系统评价研究的注册情况并不理想。2000 年北京中医药大学注册了第一个中医药领域的 Cochrane 系统评价，2011 年 1 月 1 日中美研究者在 PROSPERO 共同注册了第一个非 Cochrane 系统评价。同年 8 月，中国研究者独立注册并完成了另一个系统评价的方案，这些对中医药系统评价 /meta 分析的规范化具有里程碑式的意义。目前，已发表的系统评价 /Meta 分析注册研究达 54 个，全部为英文文献，其中 43 个研究来源于 Cochrane，11 个来源于 PROSPRO。中文文献全部未注册。

二、中医药系统评价文献的作者信息

所有中英文文献共涉及作者 6961 位，其中中文系统评价 /meta 分析的作者数量达 6361 位，全部为国内作者（含港澳台），不难推测参与研究的人数可能更多。发表中文文献最多的前十位作者累计共著 256 篇，占总发表量的 10.40%（259/2460），平均每人发表 25.6 篇，个人最多发表 75 篇。489 篇英文系统评价 /meta 分析作者数量为 1713 位，国外作者 600 位，国内作者 1113 位。发表英文文献数量最多的前十位作者中 5 位是国内作者，5 位是国外作者，累计共著 182 篇，占英文发表量的 37.22%（182/489），平均每人发表 18.2 篇。其中英国埃克赛特大学 Ernst Edzard 在 1997~2003 年间共参与发表 10 篇文献，占当时此阶段英文发表量的 52.38%（11/21），堪称国外早期最活跃的中医药循证研究领域学者。中英文所有文献中，国内作者总人数约为国外作者的 10 倍（6361/600）。撰写英文系统评价 /Meta 分析的作者中约 80%（1369/1713）仅有 1 次发表经历，其中国内外作者比例为 1.78 : 1（876/492）。余下 20% 的作者中有 306 位已发表 2~5 篇，6~10 篇 25 人，10 篇以上 13 人，个人最多发表 47 篇。此外，英文文献的作者组成也反映了英文研究的国内外合作情况，489 篇文献中仅由国内作者完成者占 50.31%（246/489），仅由国外作者完成者占 24.34%（119/489），由国内外作者共同完成者占 25.36%（124/489）。

2004 年到 2014 年间共有 11 位国内作者单人独立发表过中文系统评价 /Meta 分析，数量多达 148 篇，个人最多发表 21 篇。英文文献中却不存在单一作者成文的现象，系统评价需要两人或两人以上完成以消除筛选和提取信息时产生的主观偏倚，由此推断部分中文系统评价 /Meta 分析尚不规范。

三、中医药系统评价文献的发表机构

若将中医药系统评价 /Meta 分析的通讯作者（若无，则为第一作者）所属单位判定为文献的主要发表机构，其他作者单位均属合作机构，中文系统评价 /Meta 分析来源最多的前 5 位机构全部为中医类院校（含所有附属医院），依次为天津中医药大学（136 篇，6.90%）、广州中医药大学（86 篇，4.36%）、北京中医药大学（86 篇，4.36%）、成都中医药大学（61 篇，3.09%）和中国中医科学院（55 篇，2.79%），此外非中医类院校中四川大学华西医学中心（88 篇，4.46%）及兰州大学（35 篇，1.77%）在此领域中也较活跃。已发表的 489 篇英文文献来源于全球 24 个国家与地区的 68 个单位。除中国大陆（49.69%，243/489）外，前 5 位发表最多的国家和地区依次是中国香港（9.82%，48/489）、中国澳门（8.38%，41/489）、英国（8.18%，40/489）、美国（7.57%，37/489）和韩国（6.13%，30/489）。除去同一国家内部机构间合作，不同国家与地区的合作情况如彩图 1–1 所示，由图可见中、美、英、德、澳大利亚与其他国家合作最频繁，且与澳大利亚的合作全部来自中国。所有合作发表文献的通讯作者主要来自 15 个国家，其余 9 个国家仅为合作方作者的所属国。

国内外前 10 位发表英文文献最多的机构依次是北京中医药大学（9.41%，46/489）、中国中医科学院（7.98%，39/489）、四川大学（6.34%，31/489）、University of Exeter（4.70%，23/489）、RMIT University（3.48%，17/489）、天津中医药大学（3.48%，17/489）、香港大学（3.48%，17/489）、香港中文大学（2.86%，14/489）、香港浸会大学（1.84%，9/489）和澳门大学（1.84%，9/489）。除去同一国家内部机构间合作，与其他单位合作最多的 10 个通讯单位有北京中医药大学（30 次）、中国中医科学院（20 次）、RMIT University（17 次）、香港大学（17 次）、Korea Institute of Oriental Medicine（11 次）、University of Maryland（7 次）、广州中医药大学（6 次）、香港浸会大学（5 次）、University of Exeter（5 次）和第三军医大学（5 次）。合作最频繁的机构组合依次是北京中医药大学与中国中医科学院（18 次）、广州中医药大学与 RMIT University（15 次）、香港大学与 HK Hospital Authority（7 次）、釜山大学与 Korea Institute of Oriental Medicine（6 次）、University of Exeter 与 Korea Institute of Oriental Medicine（5 次）和香港大学与香港浸会大学（5 次）。

四、中医药系统评价研究涉及的病种

纳入的 2460 篇文献中，中文系统评价 /Meta 分析涵盖病种数量 179 种，英文文献中涵盖病种数量 135 种，此外还涉及动物试验、中药药理、中药针刺安全性、中医教育、中医决策及指南制定、成本效益、方法学各个领域。中英文系统评价 /Meta 分析研究的病种既有共性又有不同。中英文发表数量排名前五的病种有以下 4 种相同，脑卒中（中英文合计 235 篇，9.55%）、冠心病（中英文合计 188 篇，7.64%），糖尿病（中英文合计 90 篇，3.66%）及高血压（中英文合计 58 篇，2.36%），集中在心脑血管和代谢性疾病。然而与中文前十位病种都属于内科疾病不同，英文文献报道的前十位疾病中还包括抑郁（11 篇，2.25%）及失眠（9 篇，1.84%）等易受心理情绪影响的疾病。约 1/3 的中英文系统评价 /Meta 分析都集中在 15 种疾病中，中文文献集中发表的前十位种病种总数为 680 篇，占中文文献的 34.50%（680/1971），平均每病种 68 篇，余 169 个病种相关研究的平均数量为 7.64 篇，仅约为前者的 1/10。英文文献集中发表的前 10 种病种总数为 142 篇，占 29.04%（142/489），平均每病种 14.2 篇，其余 125 病种平均发表文献 2.78 篇，不到前者的 1/5，可见病种间研究数量悬殊较大（表 1–2）。此外英文系统评价 /Meta 分析比较关注药理（23

篇，4.70%）与安全性（20 篇，4.09%），且主要由国外学者发表，发表时间集中在早期，中后期逐渐开始报道疗效评价。早期英文系统评价 /Meta 分析涉及的疾病多为抑郁、HIV 等，晚期才逐渐拓展到内外科疾病。

本研究显示中文文献存在同年发表选题相同的系统评价 /Meta 分析的现象，以脑卒中为例，2008 年出现了 2 篇灯盏花细辛注射液治疗脑梗死的系统评价，2010 年有 3 篇丹红治疗脑梗死的系统评价，2011 年有 2 篇红花黄注射液治疗急性脑梗死的系统评价，2013 年有 2 篇川芎嗪治疗缺血性脑卒中的系统评价。

表 1-4　中英文系统评价 /Meta 分析报道最多的前 10 种疾病

中文			英文		
病种	发表数量（n）	中文占比（n/1971）%	病种	发表数量（n）	英文占比（n/489）%
脑卒中	209	10.60%	脑卒中	26	5.32%
冠心病	165	8.37%	冠心病	23	4.70%
糖尿病	77	3.91%	高血压	14	2.86%
糖尿病肾病	47	2.38%	恶性肿瘤	13	2.66%
高血压	44	2.23%	糖尿病	13	2.66%
类风湿	37	1.88%	慢阻肺	12	2.45%
慢性胃炎	29	1.47%	痛症	12	2.45%
恶性肿瘤	26	1.32%	抑郁	11	2.25%
哮喘	26	1.32%	肠易激	9	1.84%
偏头痛	20	1.01%	痴呆	9	1.84%
总数	680	34.50%	总数	142	29.04%

五、总结与展望

自 1997 年第一篇英文的中医药系统评价发表以来，中医药系统评价 /Meta 分析经历了 22 年。本节对中医药系统评价 /Meta 分析的一般情况进行了回顾与分析，基本展示了其发展全貌。研究显示文献数量迅速增长、研究人员数量不断增多、国内外研究机构合作发表越发频繁、非中医类院校对中医类院校的技术支持更加广泛、研究病种不断拓展、服务对象日益扩大、收稿期刊类别不断更新。可见系统评价和 Meta 分析这种研究方法在中医药领域已被良好融合并得到了快速发展。

对比中文与英文中医药系统评价 /Meta 分析，两者发展又有所不同，主要表现在以下几个方面。首先，2004 年前中英文中医药系统评价 /Meta 分析均呈缓慢增长，数量大致相等，后 11 年间的快速增长主要由于中文文献数量陡增，约达英文的 4 倍。此外中文文献作者数量约为英文的 3.7 倍，来源期刊种类约为英文的 2 倍，可见中文证据在所有证据中占比大，耗费的人力资源多，影响范围广。其次，中文研究不规范、不严谨更加多见。本研究显示中文存在单一作者成文多达 148 篇，最多 1 人发表 21 篇。但系统评价的生产与制作需要两位及两位以上研究者共同参与，单一作者完成的系统评价无法避免主观偏倚，所以被认为尚缺乏严谨性。此外仅脑卒中一个病种，2006~2014 年便有重复选题 9 篇。这些研究不仅重复选题，浪费了研究者的精力与时间，并且由于纳入文献数量不一，结局指标选择混乱，合并后的结果并不吻合，也给用证者带来了一定的困扰。此外注册研究全部为英文系统评价 /Meta 分析，中文研究无一注册，表明中文系统评价 /Meta 分析的规范化尚需提高。中英文系统评价 /meta 分析都显示出研究病种集中的现象，这可能受累于原始研究的数量不均衡，但中文文献中成药品种集中程度更高，可能存在利益冲突。再次，随着年代推移，英文系统评价 /meta 分析显示出三大转变：第一，国外研究者的态度从只关注安全性逐渐转变为有效性安全性并重。第二，干预措施从笼统的"中医药"逐渐变为具体的中成药品种或方剂。第三，英文研究早期较关注药理安全性，病种以抑郁、失眠、艾滋病三大疾病为主，后逐渐关注常见病与慢病。中文文献则正相反，不仅安全性和药理关注较晚，而且早期集中在常见病与慢病，后逐渐延伸到心理障碍性疾病。

综上，中医药系统评价 /Meta 分析发展迅速，但也隐含一些问题，主要集中在中文文献，亟待寻找规范中文系统评价 /Meta 分析的有效途径，如实行方案预先注册、审评制，这一举措需要此领域中的权威专家、机构、杂志期刊、方法学专家等多方配合和鼎力支持，方可实现。

第五节　网状 Meta 分析及其在中医药研究中的应用

如何从众多治疗相同疾病的药品中寻找最适合的干预方案是极具意义的临床研究问题，对上市药品再评价及相关指南制定具有重要价值。以新药 A 与既有药物 B 治疗效果的比较为例，临床上关心的治疗结果可包含疗效、安全性、病患满意度等具有临床意义的指标，但是直接比较不同干预措施之间效果的研究却不一定存在。间接比较方法将原本针对不同干预措施的个别研究，做进一步的整合，在各研究之间的共同对照组基础上间接比较不同干预措施之间的差异，是一个可行的替代方法。在临床评价中，基于严格设计 RCT 的直接比较的系统评价 /Meta 分析已被公认为是评价干预措施疗效的最高级别证据，称之为传统系统评价 /Meta 分析。但是，如果想进行一个系统评价 /Meta 分析，目的是比较两种干预措施效果，而目前没有两者的直接比较研究，却都有共同干预措施的间接比较，此时可以用间接比较证据进行评价和研究。同理，在面对一个具体临床问题时，临床医生或决策者通常需要在众多的干预措施中选择对患者最安全有效的措施，此时传统系统评价 /Meta 分析就显得无能为力，而需要多种干预措施比较，这就形成了间接比较的 Meta 分析或多种干预措施比较的 Meta 分析，即网状 Meta 分析。本节主要介绍网状 Meta 分析的起源发展、概念及其在中医药研究中的应用现状。

一、网状 Meta 分析的起源与发展

1997 年 Bucher 等提出通过共同对照比较两个干预措施间疗效差异，即调整间接比较，并采用这种方法比较磺胺甲氧苄氨嘧啶与氨苯砜 / 乙胺嘧啶预防艾滋病患者中卡氏肺囊虫感染的效果。该方法基于共同对照的结果进行调整，并未破坏随机对照试验的随机性，也没有引入偏倚。

2002 年，Lumley 等采取频率统计方法合并直接比较和间接比较结果，首次提出网状 Meta 分析和不连贯性的概念，比调整间接比较方法更先进，可同时实现多个间接比较和直接比较与间接比较结果的合并。这种网状 Meta 分析本质上是混合治疗效应，相对于直接比较和间接比较结果，具有较高的统计学效能和精确性。2004 年，有学者采用贝叶斯方法合并直接比较和间接比较结果，首次提出混合治疗效应。这种方法主要通过 WinBUGS 软件实现，比较灵活方便，是目前网状 Meta 分析应用最广的方法，开创了网状 Meta 分析新局面。

2009 年，加拿大渥太华大学 Wells 等研发的间接比较软件（indirect treatment comparison，ITC）是最早可进行调整间接比较的软件，可分析多组干预措施间的间接比较结果，最多可以通过 10 个干预措施比较两个干预措施间的效果差异。由于该软件主要基于 Meta 分析的合并结果，因此，首先需对这些干预措施进行 Meta 分析后，才能使用 ITC 软件进行间接比较。2010 年，Dias 等提出两种不一致性的计算方法：后推法和点分法。后推法根据合并结果和直接比较结果计算间接比较结果，分析直接比较和间接比较结果间的不一致性；点分法是将某一对照措施的结果拆分为直接比较和间接比较结果，比较两者间的一致性。这两种方法计算比较麻烦，不容易实施，尤其是点分法需要在 R 软件中建模。

2011 年，White 等更新 Stata 软件中的 mvMeta 程序包，为频率统计方法开展网状 Meta 分析提供程序支持。2012 年，White 发表 Stata 软件的 Network 命令，该命令是目前基于 Stata 实现网状 Meta 分析最为简单的命令，可同时实现一致性和不一致性网状 Meta 分析及采取点分法检测不一致性。2013 年，英国国家卫生医疗质量标准署（National Institute for Health and Clinical Excellence，NICE）提出广义线性模型，并提供亚组分析、Meta 回归、异质性和偏倚风险调整分析模型，至此网状 Meta 分析的统计方法和模型已趋于完善，可分析不同情况下的数据。2013 年，Chaimani 等发表 Stata 软件程序包，可实现以图的形式展示网状 Meta 分析的主要要素：证据关系图、网状 Meta 分析结果、不一致性、结果排序及证据贡献图。2013 年，荷兰格罗宁根大学 Gert van Valkenhoef 等开发的 ADDIS 软件可同时实现直接比较 Meta 分析、网状 Meta 分析和风险收益评估，其界面简单，操作容易。该软件利用贝叶斯方法的一致性或不一致性模型，同时提供检验不一致性的点分法模型。

2014 年，Miladinovic 等开发 Indirect 命令，可同时获取直接比较和间接比较结果，但并不能合并直接比较和间接比较结果。2014 年，加拿大 Brown 等开发的 NetMetaXL 软件基于 Excel 软件 VB 功能调用 WinBUGS 软件进行网状 Meta 分析。该软件基于贝叶斯方法，可同时实现固定效应与随机效应、一致性与不一致性模型下的网状 Meta 分析，一次性实现证据网络的构建、不一致性的检测和收敛性的评估。该软件操作简单，不需贝叶斯法的专业知识，结果以图表形式呈现，较为清晰。然而，该软件只能完成二分类变量数据的分析，不能实现连续变量和生存数据的分析，也不能实现亚组分析、Meta 回归和发表偏倚的检测。2014 年，在网状 Meta 分析中应用证据推荐分级的评估、制订与评价（grading of recommendations assessment，development and evaluation，GRADE）评估证据质量的论文陆续发表，标志着网状 Meta 分析已经初步建立成熟的理论体系。

二、网状 Meta 分析的概念

目前网状 Meta 分析的术语和定义相对混杂，这主要是由于目前并不能够区分网状

Meta 分析、调整间接比较和混合治疗效应之间的关系。调整间接比较和混合治疗效应作为网状 Meta 分析常见的两种研究设计，其命名应该基于证据图中是否含有闭合环进行。当证据图中含有闭合环的情况，某些干预措施间既有直接比较也有间接比较，这样可对两者进行合并，得出合并结果，这样的研究为混合治疗效应研究；当证据图中不含有闭合环，所有干预措施间只有间接比较，这样的研究为调整间接比较（图 1-9）。鉴于此，笔者对所收集网状 Meta 分析定义进行筛选，提取并对其进行对比分析，进而筛选和给出它们最佳的定义。

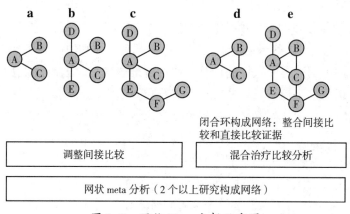

图 1-9　网状 Meta 分析示意图

（一）调整间接比较的定义

调整间接比较通常可以理解为"当不存在直接比较时，基于共同对照评价不同干预措施之间的疗效差异。"然而，不同研究对调整间接比较的定义尚存细微差异，主要体现在：①调整间接比较关注的范围差异。根据疾病的发生和发展，干预措施可分为预防性干预措施和治疗性干预措施。在公共卫生和预防医学领域，干预措施常为预防性的。在临床医学领域，干预措施常为治疗性的。因此，调整间接比较定义中使用"干预措施"优于"治疗措施"。②调整间接比较关注干预措施数量的差异。传统 Meta 分析常常关注两个干预措施，调整间接比较基于传统 Meta 分析的结果进行比较。最简单的调整间接比较是比较三个干预措施的疗效差异，即干预措施 A 和干预措施 B 通过共同对照干预措施 C 得到干预措施 A 与 B 之间的疗效差异。复杂的调整间接比较所关注的干预措施的数量可增加到 4~5个，甚至更多。由此可见，在定义调整间接比较时不应该对干预措施的数量进行限制。因此，调整间接比较定义为"当多个干预措施之间不存在直接比较的情况下，基于其与共同对照干预措施比较的 Meta 分析结果进行比较研究。"

（二）混合治疗效应的定义

Salanti 等指出"混合"指同时存在直接比较结果和间接比较结果，混合治疗效应结果为直接比较结果和间接比较结果的合并结果，这是混合治疗效应的前提条件。这不仅是对多个干预措施效果的比较，还可合并直接证据和间接证据，增加了统计学效能和可信度。从另一个角度讲，混合治疗效应中的混合还指直接比较结果、间接比较结果和合并结果混合存在状态。综合而言，可以将混合治疗效应定义为"同时存在直接比较和间接比较的情况下（同时存在一个或者多个闭合环），基于间接比较结果及间接比较结果与直接比较结果的合并结果同时分析多个（三个及以上）干预措施效果差异的分析。"

（三）网状 Meta 分析的定义

网状 Meta 分析的定义可以分为：①基于直接比较和间接比较的结果比较多个干预措施的 Meta 分析，这种定义和混合治疗效应 Meta 分析的定义相似。这也就是在证据图存在闭合环时，网状 Meta 分析和混合治疗效应可以混用。②网状 Meta 分析在没有直接比较的情况下，通过间接比较实现不同的干预措施的比较。这种定义与调整间接比较的定义相似。通过这两种定义不难看出，网状 Meta 分析应该包括调整间接比较和混合治疗效应。Jansen 等描述了间接比较、混合治疗效应和网状 Meta 分析三者之间的关系：当分析涉及两个以上干预措施的多个研究时，可采用网状 Meta 分析；当证据图中存在闭合环时，可称之为混合治疗效应；当不存在任何闭合环的时候，可称之为调整间接比较。因此，网状 Meta 分析的定义应该至少包括这两个方面。故而，网状 Meta 分析可以定义为"基于多个研究分析两个以上干预措施之间间接比较结果（主要是调整间接比较）或者直接比较结果与间接比较结果的合并结果（混合治疗效应）的 Meta 分析。"

三、网状 Meta 分析的研究步骤

（一）选题

网状 Meta 分析课题的来源大致有两个方面：①基于已发表的传统 Meta 分析 / 系统评价和单个病例数据 Meta 分析；②采用传统 Meta 分析 / 系统评价的选题方法，最佳选题产生在临床需要与临床干预措施内在发展逻辑的交叉点上。

在决定对该选题进行网状 Meta 分析前，应该检索 Cochrane Library 中的 Cochrane 系统评价库（Cochrane Database of Systematic Reviews，CDSR）、疗效评价文摘库（Database of Abstracts of Reviews of Effects，DARE）和国际系统评价注册平台（International Prospective Register of Systematic Review，PROSPERO）（http://www.crd.york.ac.uk/prospero），了解目前是否有发表和正在进行的网状 Meta 分析，如果有，必须考虑你的网状 Meta 分析与发表或正在进行的网状 Meta 分析的异同点和创新之处。

（二）题目组成

在网状 Meta 分析的题目中应该包括：①干预措施或暴露因素；②目标人群或疾病名称；③研究类型：调整间接比较（adjusted indirect comparison）、混合治疗效应 Meta 分析（mixed treatment comparison Meta analysis）或网状 Meta 分析（network Meta analysis）。

如果撰写 Cochrane 系统评价，应该首先登录 Cochrane 协作网，确定该题目是否已被注册；其次，专家评审后，确定是否有必要进行该题目的网状 Meta 分析；最后，如果该题目无人注册且有研究价值，工作小组将通知你填写有关表格，确定你的注册资格。

（三）立题依据与目的

网状 Meta 分析的立题依据应该包括：①拟研究疾病或健康问题的重要性；②目前治疗该疾病的干预措施现状和存在的问题，如果可能，对这些有效干预措施的治疗效果进行

综述；③当前关于这些干预措施已有类似的或相关的系统评价 /Meta 分析的现状及存在的问题，阐述网状 Meta 分析制作的必要性。同时明确阐明网状 Meta 分析的主要目的，包括干预措施涉及的研究疾病或健康问题、患者类型以及场所等，如果可能，同时阐述一些具体目标，如不同剂量和疗程等。

（四）制定检索策略并实施检索

全面、系统、无偏倚检索对网状 Meta 分析非常重要，这就要求多渠道、多语种、获取发表与未发表的文献。网状 Meta 分析检索信息源主要包括：①综合性文献数据库资源，如 PubMed/MEDLINE、EMBASE、Cochrane Library、Web of Science、BIOSIS Previews、SciFinder Web 和 SinoMed 等；②与研究课题相关的专题数据库，如：护理和补充替代医学：AMED、BNI、CINAHL、MANTIS 和 OTseeker 等；③查找其他相关资源，包括搜索引擎、在研临床试验数据库、灰色文献（药厂、会议论文、学位论文）、手工检索相关杂志。此外，还应检索已发表 Meta 分析 / 系统评价和纳入研究的参考文献、相关网站，以及与研究通讯作者和相关制药企业联系。

合理、详细的检索策略既是提高文献查全率、查准率及确保网状 Meta 分析质量的前提，也是检索结果具有可重复性的前提。检索过程中，最好的检索方式是自由词和主题词相结合。网状 Meta 分析应该清楚呈现以下信息：①检索资源：包括检索资源名称和时间范围，如果实施了手工检索，应该详细报告手工检索的信息；②检索词：应该包括自由词和主题词以及自由词的同义词，如果使用了检索滤器，也应该报告；③检索限制：说明限制类型以及原因，如果没有任何限制，也应该明确报告；④检索时间：除了报告检索资源的时间区间外，还应该报告检索的实施时间，如果更新了检索，还需报告更新检索实施时间；⑤检索实施者：检索实施者的名字和资质；⑥检索结果：报告检索的最终结果和各个数据库的检索结果和其他检索结果；其次，检索时不要过分依靠已有的检索策略或检索过滤工具，应注意针对不同的数据库和不同的检索平台选择检索词和制定相应的检索策略；最后，在制定网状 Meta 分析检索策略时若能得到相关信息检索专家或者图书馆相关工作人员的支持和指导，将有益于提高网状 Meta 分析检索的全面性、准确性以及可靠性。

（五）制定纳入排除标准

纳入标准和排除标准的关系为：用纳入标准确定研究的主体，用排除标准排除研究主体中具有影响结果因素的个体，进一步对研究主体进行准确定义。网状 Meta 分析的纳入标准不同，会导致网状 Meta 分析关注的药物相同，结论却不同。网状 Meta 分析纳入和排除标准包括以下内容：①研究类型：根据网状 Meta 分析的目的确定纳入研究类型，一般只纳入 RCT。如果 RCT 太少或缺乏，为了获得一些可能有参考价值的信息，如安全性，或由于伦理和其他原因，不可能实施 RCT 的情况下，也可纳入非随机对照试验。②研究对象：研究主体是患有某种疾病的特定人群。但某些因素会给研究造成影响，则排除患有这种疾病且具有这些影响因素的患者，如存在可能影响研究结果的混杂因素的患者（同时服用了其他药物）；如除了目标疾病，还有合并症的患者；如危重病例（可能因病情恶化导致死亡不能完成治疗）等。③干预措施：包括规定干预方案，也可对各干预方案的各种比较组合都进行详细的规定；如果在采用规定的治疗药物和对照药物之外，给患者采用其他药物或治疗措施，则可因混杂因素影响研究结果，这样的个体需排除。④结果测量指标：终点指标、特异性指标可作为主要指标，通常1~2项，如病死率、心血管事件发生率等。还应根据研究目的选择，如生存质量对于晚期肿瘤患者在评估治疗效果时也许是一个最重要指标，虽然生存质量中的很多项目为主观指标或中间指标，仍应将其设为主要测量指标。一般采用主观指标和中间指标作为次要指标。还有安全性相关指标，如毒副作用或不良事件发生率：网状 Meta 分析既要关注评价干预措施的有效性，也要分析评价其不良事件发生率，权衡利弊关系，以利决策者对干预措施做出抉择。

（六）筛选研究

研究筛选过程需要至少两名评价员独立进行，最好是本专业和非本专业评价员同时评价，这样可大大减少相关文献的误排率，若有意见分歧可讨论解决，必要时需与第三位评价员讨论协商确定。如果可能，应对评价员培训并进行预试验，即对样本文献（10~20篇，其中包括肯定合格的、肯定不合格的和不确定的）预筛选，以保证文献筛选过程的标准化和筛选结果的准确性。具体步骤为：首先利用文献管理软件完成文献去重，然后根据纳入排除标准选择研究，并记录排除文献数量及其原因，在此过程中，一定要注意鉴别重复发表文献和多中心研究，因为重复发表会引起内容偏倚（由于将同一研究重复进行了合并分析）。

（七）评估纳入研究的偏倚风险

对纳入研究进行偏倚风险评估是网状 Meta 分析最重要的工作内容之一，评价纳入研究的方法学质量，是为了判断研究的真实性。研究的真实性指研究的结果与真实情况相差的大小程度，受研究设计和实施过程中所采取的控制系统误差和偏倚措施的影响，包括内部真实性（即研究结果的准确性）和外部真实性（即研究结果的外推应用价值或实用性），应注意真实性与精确性的区别，精确性用于表示由机遇引起的随机误差的大小，疗效的可信区间即反映疗效的精确性，精确性越高的研究获得的权重越大，从而对网状 Meta 分析结果的影响越大。

网状 Meta 分析中纳入研究结果的变异会影响真实性，越严格的研究其结果越趋近于"真实"。如果纳入研究普遍对疗效存在过度估计，则网状 Meta 分析结果就会出现"假阳性"；如果纳入研究对疗效估计过低，则网状 Meta 分析结果就会出现"假阴性"。目前，可使用相关量表和偏倚风险评估工具（如 Cochrane 偏倚风险评估工具）评价纳入研究的偏倚风险，尽可能详细描述评价的具体过程和细节。

（八）提取数据

设计数据提取表非常重要，数据提取表既可保存原始资料，又可作为数据分析的来源，其过程也是对研究资料的核实过程。资料提取是网状 Meta 分析结果分析中的一个关键步骤，直接影响结果的准确性，它是连接原始研究报告和网状 Meta 分析最终报告的一座桥梁。资料提取表的内容至少包括：①发表信息和资料提取信息：题目、第一作者、文献发表的期刊名称、发表国家、发表日期、文献发表类型、提取数据日期等；②研究对象：例数、种族、性别、年龄、对象的来源（门诊、住院、社区）、纳入标准、排除标准、其他分层因素基线状况及失访/退出/脱落人数；③干预措施：具体内容和实施方法（剂量或剂量范围、给药途径、疗程、交叉试验的洗脱期），有无混杂因素以及依从性情况；④测量指标：包括主要结局指标和次要结局指标及其测量方法和判效时间点；⑤偏倚风险评估信息。

（九）分析数据并在合适的情况下进行网状 Meta 分析

统计分析是网状 Meta 分析的灵魂，网状 Meta 分析依据复杂的统计学处理，可得出各个干预措施之间的疗效差异、干预措施排序结果及其可能性。主要包括：效应量选择、随机效应模型和固定效应模型选择、一致性模型和不一致性模型选择、频率学方法和贝叶斯方法的选择、证据网络图、贡献图、发表偏倚、亚组分析、Meta 回归和敏感性分析等。

（十）陈述主要结果

统计结果的呈现是网状 Meta 分析的重要部分，主要包括：直接比较结果和网状 Meta 分析比较结果，针对直接比较 Meta 分析不仅包括统计学结果、统计学异质性，还包括采取的其他分析，如敏感性分析、亚组分析、Meta 回归等。针对网状 Meta 分析，主要包括：干预措施之间比较结果、干预措施排序结果及成为最佳治疗的概率、不一致性评估结果。同时还需注意：①若使用贝叶斯模型，还需评估模型的拟合度和收敛程度；②当纳入研究存在联合用药时，还需对联合用药进行调整分析，并报告其结果。研究间偏倚风险存在差异时，尽量对偏倚风险的影响进行分析。

（十一）撰写讨论与结论

网状 Meta 分析的讨论与结论与传统 Meta 分析没有太大的差别，讨论主要包括：①总结主要结果：首先针对提出的问题进行回答，其次，简单归纳整个网状 Meta 分析所有重要的测量指标，给证据使用者一个关于该网状 Meta 分析结果的轮廓。同时应该总结纳入研究的异质性大小及影响、方法学质量和完整性，直接比较结果、间接比较结果和合并结果的一致性，网状 Meta 分析是否可以解答所有问题及解决其不确定性。如果可能，还应利用大量的文献或数据支持研究假设。解释统计分析结果时，在结合结果排序的基础上，应同时考虑被评价干预措施的利与弊，合并效应量及其 95% 可信/置信区间，点估计主要说明合并效应量的强度和方向，而可信区间主要反映合并效应量的变动范围以及精确性，将二者结合起来进行讨论，有助于解释结果的临床价值。②考虑本网状 Meta 分析有何优势，这种优势可以来自临床问题本身和网状 Meta 分析制作过程的严谨，也可来自与其他研究和系统评价/Meta 分析的比较等；③考虑网状 Meta 分析的局限性：主要包括纳入研究的局限性和网状 Meta 分析本身的局限性；④同时应该说明网状 Meta 分析证据的适用人群，并考虑证据在特定环境下不适用的原因（如生物学差异、文化差异、依从性差异等），并阐明如何使干预措施在患者身上获得利与弊、负担与成本的平衡。帮助读者做出关于实用性的决策。

结论的主要目的是提供与决策相关信息和最新研究信息，而不是提供与决策相关意见和建议，要求从两方面进行总结，一是对临床实践的提示，二是对未来研究的提示。这部分力求简明扼要，应避免缺乏实质信息的套话。

四、网状 Meta 分析研究现状

（一）网状 Meta 分析文献基本情况

检索 PubMed 数据库，截止时间为 2016 年 12 月 31 日，共有 1698 篇网状 Meta 分析发表，第 1 篇方法学论文发表在 2002 年的 Stat Med 上，第 1 篇网状 Meta 分析发表在 2003 年的 JAMA 上，2002 年开始网状 Meta 分析数量逐年增加，但增加数量每年不超过 20 篇，从 2011 年起网状 Meta 分析数量陡增。从国家分布来看，前 5 位国家依次为美国、中国、英国、加拿大和意大利；从城市分布来看，伦敦、多伦多、北京、渥太华和纽约发表网状 Meta 分析数量居前 5 位，而北京、上海、广州、温州和兰州位居我国发表网状 Meta 分析数量的前 5 位；从地域分布看，欧洲发表网状 Meta 分析数量最多，其次为北美洲；发表网状 Meta 分析数量最多的前 3 位期刊分别为 Value Health、Plos One 和 Bmj Open（表 1-3）。

表 1-3　发表网状 Meta 分析前 20 位的期刊一览表

序号	期刊名称	数量（%）	是否被 SCI 收录	影响因子（IF）
1	Value Health	36（2.12）	是	3.824
2	Plos One	33（1.94）	是	3.057
3	Bmj Open	19（1.12）	是	2.562
4	Bmj	19（1.12）	是	19.697
5	Oncotarget	16（0.94）	是	5.168
6	Cochrane Database Syst Rev	15（0.88）	是	6.103
7	Medicine（baltimore）	14（0.82）	否	—
8	Health Technol Assess	14（0.82）	是	4.058
9	Res Synth Methods	12（0.71）	是	2.462
10	Clin Ther	11（0.65）	是	2.925
11	Syst Rev	10（0.59）	否	—
12	Sci Rep	10（0.59）	是	5.228
13	Stat Med	9（0.53）	是	1.533
14	Pharmacoeconomics	9（0.53）	是	2.566
15	J Clin Epidemiol	8（0.47）	是	4.703
16	Curr Med Res Opin	7（0.41）	是	2.643
17	Int J Cardiol	7（0.41）	是	4.638
18	J Med Econ	6（0.35）	是	无
19	J Natl Cancer Inst	6（0.35）	是	11.37
20	Ann Intern Med	6（0.35）	是	16.44

（二）网状 Meta 分析作者和机构合作情况

1. 作者合作情况

2364 名作者参与了网状 Meta 分析撰写，81.09%（1917/2364）和 11.46%（271/2364）

的作者分别参与1篇和2篇网状Meta分析的撰写，只有2.33%（55/2364）的作者参与5~19篇网状Meta分析的撰写。

单篇网状Meta分析作者数量范围为1~29，90.80%（474/522）网状Meta分析的作者数量范围为2~12，其中15.71%（82/522）、14.75%（77/522）和13.79%（72/522）的网状Meta分析分别有4名、5名和6名作者，但只有1个作者的网状Meta分析占1.72%（9/522）。发表网状Meta分析4篇以上的作者主要是大学或医院的科研人员/医生，大部分来自于欧洲和北美洲。

随着网状Meta分析的作者合作度的增加，形成的团队数量也在增加。发表网状Meta分析4篇以上的作者可分为10个研究团队，但6个作者与其他作者间无合作关系。当作者间合作度为2时，这些作者可分为14个研究团队，同时有17名作者与其他作者之间无合作关系；当作者间合作度为3时，这些作者可分为19个研究团队，其中23名作者与其他作者之间无合作关系；当作者间合作度为4时，其中35名作者与其他同级别的作者之间无合作关系。随着合作强度的增加，网状Meta分析作者间的合作关系发生变化，形成的团队数目也在增加，同时出现更多的孤立作者。

2. 机构合作情况

966个机构参与了网状Meta分析撰写，其中，参与1篇的机构有664个、2篇的有150个、参与3~4篇和5~24篇网状Meta分析撰写的机构均为76家，但在这些机构中，医药企业在网状Meta分析的撰写作中扮演着重要的角色，145个医药企业参与网状Meta分析的撰写，占机构总数的15%。

单篇网状Meta分析机构数量范围为1~26，大部分网状Meta分析的机构数量范围为1~7，随着合作度的增加，形成的团队数目也增加。发表网状Meta分析数量大于4的机构为2个团队，可当机构间合作度为1的机构为8个团队，当合作度为2时有15个团队，当机构间合作强度为3时，达到16个团队。

（三）网状Meta分析疾病和干预措施分布情况

1. 疾病分布

笔者对487篇网状Meta分析根据ICD-10进行分类，共涉及17大类疾病，前5位依次为循环系统疾病97篇（16.55%）、骨骼肌肉系统和结缔组织疾病66篇（11.26%）、精神和行为障碍48篇（8.19%）、内分泌、营养和代谢疾病46篇（7.85%）和肿瘤45篇（7.68%），见表1-4。

表1-4　网状Meta分析的研究疾病分类

ICD-10条目	数量及百分比 [n（%）]
某些传染病和寄生虫病	26（4.44）
肿瘤	45（7.68）
血液和造血器官疾病以及某些涉及免疫机能的异常	1（0.17）
内分泌、营养和代谢疾病	46（7.85）
精神和行为障碍	48（8.19）

续表

ICD-10 条目	数量及百分比 [*n*（%）]
神经系统疾病	23（3.92）
循环系统疾病	97（16.55）
呼吸系统疾病	22（3.75）
消化系统疾病	24（4.10）
皮肤和皮下组织疾病	15（2.56）
骨胳肌肉系统和结缔组织疾病	66（11.26）
泌尿生殖系统疾病	20（3.41）
起源于围生期的某些疾病	2（0.34）
先天性畸形、变形和染色体异常	1（0.17）
症状、体征和异常的临床和化验结果	15（2.56）
损伤、中毒和外因作用的某些其他结果	7（1.19）
其他	29（5.95）

2. 干预措施分布

李伦等对 522 篇网状 Meta 分析的干预措施进行了分析，抗风湿 25 篇（4.79%）、抗凝血 24 篇（4.60%）和抗肿瘤 21 篇（4.02%）占据前 3，共有 16 种干预措施出现次数大于 9（表 1-5）。

表 1-5　网状 Meta 分析的研究干预措施分类

干预措施	数量及百分比 [*n*（%）]	干预措施	数量及百分比 [*n*（%）]
抗风湿	25（4.79）	肾上腺皮质激素	10（1.92）
抗凝血	24（4.60）	阿司匹林	9（1.72）
抗肿瘤	21（4.02）	抗菌剂	9（1.72）
血小板聚集抑制剂	17（3.26）	肿瘤坏死因子 –α	8（1.53）
抗高血压	17（3.26）	消炎药	7（1.34）
抗抑郁	17（3.26）	非甾体消炎	7（1.34）
抗肿瘤联合化疗方案	16（3.07）	免疫抑制剂	7（1.34）
降血糖	14（2.68）	膝关节成形术	7（1.34）
支架	13（2.49）	第二代抗抑郁	7（1.34）
噻吩	13（2.49）	关节成形术	7（1.34）
生物制品	13（2.49）	苯并咪唑	7（1.34）
抗病毒药物	13（2.49）	止痛	7（1.34）
抗惊厥	12（2.30）	血管紧张素受体拮抗剂	7（1.34）
支气管扩张	10（1.92）	冠脉球囊血管成形术	7（1.34）
骨密度保护剂	10（1.92）	西罗莫司	7（1.34）

（四）网状 Meta 分析在中医药研究中的应用

1. 基本研究情况

目前中药治疗某一疾病或证候存在多个品种，且部分品种又有多种剂型，欲通过随机对照试验验证这些药物的有效性几乎不可能，这样的试验耗时耗力，且难以获得足够的资金支撑。同时，由于中成药品种异质性较大，且不同厂家存在竞争关系，因而难以对同一品种不同生产厂家的质量进行比较。因此，有必要将网状 Meta 分析引入中医药领域解决这些问题。

为了解目前网状 Meta 分析在中医药领域的应用现状，笔者系统检索了主要中英文数据库。检索结果显示，截止 2016 年 12 月 31 日，共获得 31 篇中医药相关的网状 Meta 分析，其中 10 篇为英文期刊论文，16 篇为中文期刊论文，5 篇为博硕士学位论文。31 篇网状 Meta 分析的一般情况见表 1-6，干预措施主要集中在中药注射剂和针刺，而疾病主要集中在肿瘤和骨关节炎方面。

表 1-6   中医药网状 Meta 分析文献基本情况

项目		英文期刊	中文	
			期刊	学位论文
年代	2016	–	9	1
	2015	5	4	1
	2014	2	3	2
	2013	2	–	–
	2012	–	–	1
	2010	1	–	–
疾病谱		压力性尿失禁 1 篇；骨关节炎 3 篇；偏头痛 2 篇；注意缺陷多动障碍 1 篇；肩撞击综合征 1 篇；认知功能障碍 1 篇；肿瘤 1 篇	腰椎间盘突出症 1 篇；肿瘤 10 篇；膝骨性关节炎 2 篇；放射性肺炎 1 篇；静脉炎 1 篇；辐射损伤 1 篇	肿瘤 2 篇；慢性乙肝 1 篇；辐射损伤 1 篇；原发性高血压 1 篇
干预措施		针刺 6 篇；膳食补充剂 1 篇；行为干预 2 篇；运动疗法 1 篇	针灸/针刺 4 篇；姜黄素 1 篇；中药注射剂 9 篇；痰热清 1 篇；芦荟 1 篇；植物多糖 1 篇	植物多糖 1 篇；中药注射剂 2 篇；中成药 1 篇

第二章
基于系统药理学的生物信息大数据研究方法

近年来，伴随着生物信息学、系统生物学、基因组学等生命科学相关学科与中医药学研究的交叉融合，中医药系统药理学、网络药理学、整合药理学等新概念、新方法、新平台应运而生，为中药作用机制研究提供了新思路和新工具。同时，由于中药成分复杂，作用靶点和通路多样，许多机制的探索难以完全依靠实验室完成，基于信息与大数据的研究策略和方法为中药复杂机制的阐明提供了有力的工具。本章着重介绍中医药系统药理学（网络药理学）研究方法，力求较全面展现中医药生物信息大数据研究的核心理念、主要思路和具体方法。

第一节　系统药理学概述

基因组学、蛋白组学、代谢组学、疾病组学和中医证候组学等一系列组学学科的发展给现代医学及药物研发带来了深刻的变革。一方面，高通量测序技术、微阵列、双向凝胶实验，以及大规模的质谱分析、NMR 谱等技术为药物靶点发现提供了前所未有的技术支持。人类基因组以及小鼠、大鼠、狗等动物，以及大量植物基因组的测序，深刻地影响了人们对药物药效、药动学和药物毒性的认识手段和评价标准，为新药开发提供了重要契机。另一方面，各种高通量技术的广泛应用，也使科学家们面临日益增多的海量数据。例如，序列基因库每 12 个月就增大一倍。事实上，迄今科学家们已成功完成包括病毒、细菌和真核基因组的数千组测序工作（http://www.ebi.ac.uk/genomes）。此外，在药物研发方面，化合物高通量合成和高含量筛选技术也产生了海量具有生物活性的化合物。随之而来的对这些化合物的吸收（absorption，A）、分布（distribution，D）、代谢（metabolism，M）、排泄（excretion，E）、毒性（toxicity，T）以及药效等的评价工作也十分艰巨。因此，为应对"数据爆炸"和解决复杂生物学问题，医学家、生物学家、药物学家正不断向数学和计算机专家求救。由此，一批以计算、模拟为基础工具的学科，如生物信息学、计算生物学、药物信息学、系统生物学、网络药理学以及刚刚兴起的系统药理学等应运而生。

当前，系统药理学尚没有明确的定义，从不同的角度和侧重点可能会给出不同的概念内涵。美国国立卫生研究院（NIH）在 2011 年 10 月举办的系统药理学研讨会上开展了初步的讨论，总结了学术界和产业界对系统药理学的不同认识。专业学者将系统药理学定义为系统生物学技术推动下的经典药理学的延伸（或重新发现）："系统药理学涉及了系统生物学方法的应用，结合了大量的实验研究和基于模型的计算分析，来研究药物的活性、靶点和药效。"该定义强调工程学的应用以及药理学定量分析、药物和生物系统之间的动力学相互作用，其目的是为了从整体角度了解药物和系统的互作关系。将系统药理学和药效动力学，以及药代动力学建模分析紧密联系起来，为从整体的、更加宏观的角度研究药物作用机制提供了新思路。显然，这些理解和认识对药学的发展有着重要的积极影响。

一、系统药理学的概念

系统药理学是从系统水平研究药物与机体相互作用及其规律和作用机制的一门新兴学科。即在一个统一的时间－空间多尺度框架下，从分子、细胞、组织、器官、个体、群体以及环境（自然环境和人群）等不同水平上，研究药物治疗疾病时引起机体机能的变化机制，并建立药物对于机体的从微观（分子、生化网络水平）到宏观（组织、器官、整体水平）各层次间作用及相互关联的学科。定量系统药理学（quantitative SP，QSP）致力于对数学模型的开发和应用，并在结合实验的基础上来发现小分子，确认靶标、研究发病和治疗机制，以提高药物疗效和降低毒副作用，最终实现对生物复杂网络的精确调控及改变病理生理学的目的。

QSP 是多学科交叉的产物，包括经典药理学、化学生物学、生物化学和结构生物学、基因组学、病理学、医学，以及应用数学、计算机技术、生物信息学，同时涵盖了大量的从分子、细胞、组织到器官的实验学科的研究技术。QSP 最大特点是突破了传统的"一种基因、一种受体、一种机制"的研究思路和方法，取而代之的是以"网络和系统"为中心的研究视角，并主要依赖于数学建模和大数据计算分析，来实现数据和理论假设之间的有效整合。QSP 将定量测量的观念运用于整个药物研发过程中，因而能使我们更好地理解影响药物作用机制的多方面因素。系统药理学将为药物靶点网络、疾病网络，以及效应生物标志物、新的治疗策略、个体化医疗提供新的研究工具。

二、系统药理学的研究框架

系统药理学与系统生物学密切相关。系统生物学是从系统水平研究复杂生物体系，揭示生物系统内基因、蛋白质，以及生化网络等各组成之间在时间次序和空间位置上的相互关系和系统功能的学科。系统生物学试图从不同信息层次上理解生物系统的复杂生命行为，从而最终实现在给定条件下对生物系统的干预、改造和修复。定量系统生物学在细胞内分子网络，如细胞色素 P450 催化循环、细菌趋药性的反馈环路、生理节律、部分信号转导途径、细胞周期和血红细胞等研究方面都取得了较大进展。此外，其在更大网络水平上也开展了相关研究，例如对表皮生长因子的信号转导通路动力学模拟，实现了对网络路径的复杂表现的预测。这些工作的最终目的是为建立一个全细胞、全器官模型，乃至一个虚拟人模型提供基础。然而实现具有生理、病理学完善功能的虚拟细胞、虚拟人的模型是一个极具挑战性的复杂工程。为达到这一目的，必须在更大尺度、不同精度、不同形式，以及不同来源的数据上开展系统整合。然而这些数据存在着巨大差异。包括不同组织、遗传背景、疾病状态、治疗阶段，以及样本来源病人的生活方式、环境等因素都会深刻地影响到建模的精度，这些无疑也为数学、计算机等领域的技术发展提出了严峻挑战。

生命体系固有的时间结构、空间结构以及时－空整体的复杂性，决定了传统的单因素、单尺度和孤立系统研究方法的不足。生命体系所呈现的时－空多尺度（multi-scale）特征正在引起科学家们越来越多的关注。研究发现生命行为会呈现出时间上和空间上的大尺度跨越。时间、空间状态的多尺度跨越，使得细胞内、外的信号相互作用表现出显著的环境和尺度动力学效应的差异。例如，一些生化过程在微秒时间内就得以发生，而其他过程却往往需要数个小时乃至数天才能发生。生物系统常常涉及不同过程之间的相互作用，如生化网络与蛋白质转运、染色体动力学、细胞移动或组织的形态学变化的耦合关系。因此，模拟过程常常需要整合多层次模型，而这些模型本身又往往需要整合如基因调控、生化网络、细胞间通讯、组织、器官和病人等不同尺度的信息（彩图 2-1）。这一复杂的模拟过程虽然部分可通过随机计算或微分方程来建模，但多数情况都需要借助诸如结构动力学、分子动力学以及量子力学等不可缺少的工具来进行。

生物系统作为复杂系统的代表，呈现出非线性、非平衡性、开放性、多层次性、动态性、自组织性等一系列特征，这些也给现代科学研究提出了巨大挑战。而复杂系统最本质的特征即多尺度性无疑是复杂性系统研究中一个最核心的内容。显然，对习惯于单一尺度的研究者来说，针对多尺度问题，相应的研究理论和方法均需要更大的突破。

系统药理学正是基于上述观念而建，并结合了来自经典药理学、生理学、基于靶标的药物研发方面的成熟理念，因此可以成为联系药理学或生理学、新的系统级别和组学方法之间的纽带。系统药理学将跨学科的方法用于固有的多维问题，借助高精度的数学建模和复杂计算开展跨越多个空间和时间的尺度来建模，从而实现在生物化学和结构研究、细胞和动物实验、人类临床研究三个学科间的联系和综合。

系统药理学植根于经典药理学和生理学，同时融合了分子和系统等多尺度概念。该方法允许从分子水平的药物复合物、信号传输转录，从网络水平的代谢网络、基因调控网络和蛋白网络，以及从整体水平的患者等各个水平在遗传学和环境方面建立精确的联系和作用机制，从而实现一个整合系统下的药物和机体相互作用的多级、多层次、时－空下的分析和研究。

三、系统药理学和中医药

人体是一个复杂的生物网络系统，包括信号网络、代谢网络、蛋白质相互作用网络和基因调控网络等。如果我们将疾病视为身体原有的网络平衡状态发生了改变，那么使用药物的目的就是使机体能够恢复到原有的平衡状态，即健康状态。由于生物网络的复杂性和稳定性，操作中通常针对网络系统中的多个节点（靶点）同时进行调节，以期达到理想的治疗效果。实际上已有研究表明，药物与作用靶点之间倾向于组成复杂的网络，而不是孤立的一一对应关系。大多数药物通过多靶点发挥作用，且许多药物作用靶点也与多种疾病相关，这样药物与疾病基因之间形成了复杂的交叉网络。有趣的是，中药恰是满足这种要求的一种多组分、多靶点的协同作用体系。中药作为一个系统，与系统生物学的研究理念有许多相似之处。

中药的成分研究已经具有上百年的历史，因为其成分复杂、系统庞大，所以从混合物体系上开展中药对机体作用的研究难度极大。目前药典中收集的常用植物药有 700 多种，其中多数草药的化学成分已基本被阐明。笔者已经搜集、整理并构建了一个包含 31000 多个化合物的中药分子数据库 TCMSP（http://tcmspw.com/tcmsp.php）。定量系统药理学的提出将为中医药的现代发展提供巨大契机。TCMSP 采用系统药理学技术来识别药效物质、药物靶点并揭示疾病治疗机制，其最终目的是从系统水平及整体水平研究和解决中药药效学和中医药基础理论等关键问题。中药系统药理学旨在开发适用于中药复杂体系研究，且整合若干时－空尺度数据的数学和计算模型，建立模型内多个元素（药物分子、靶标、细胞、组织、器官等）间的相互作用，以阐明和预测药物疗效和毒性，并最终构建跨越分子、细胞、组织和人体间差异的多维模型。

第二节　中药系统药理学

经典药理学在药物研发中发挥了极为重要的作用。传统上多采用动物来开展药物活性的检测，在初步获得药理活性的基础上，再深入研究药物作用的靶器官及其毒性等。然而，构建一个好的疾病模型动物往往是其中的最大困难。这一问题在中药研究中尤为突出，例如人体疾病的寒热、虚实等很难在动物模型上再现。此外，在动物模型中，待测化合物的需要量往往很大，若待测的分子数目也较多，其实验费用和耗时将令研究者难以承受。古代先贤在药物开发中，多直接以人体为对象，此时，人体就是一个"黑盒子"，研究者只能观测到药物作用后人体的表现，例如清热、止吐、止血等。显然，以人体作为实验对象无疑具有巨大的风险，所谓"神农尝百草，一日而遇七十毒"。

中医药强调辨证论治且多采用复方和配伍用药。中药复方是中医辨证论治理论精髓的具体表现形式，而配伍又是方剂发挥药效的关键，中医的辨证论治正是通过方剂的配伍变化来实现的。但是，中药的成药过程缺少类似西药的系统药物发现过程。因此，针对中药的深入研究，往往会面临很多问题，例如：①中医理论主要从整体和宏观角度认识中药的临床有效性和安全性，缺少精细的过程分析和监控，药效或毒效机制也缺乏深入研究；②药材产地不同，其组合配伍产生的变化大，质量难以得到有效控制；③不同的配伍决定了药效成分不同的吸收、分布、代谢和排泄以及毒性等性质；④很多中药有效成分尚不明确，药效和毒性的物质基础并未完全解决；⑤由于中药以口服给药为主，经胃肠道和体内发生生物转化，药效成分在体内的量变和质变会导致其疗效和主治证候差异。这些变化过程将如何影响药效和安全性均缺乏基础数据；⑥中药是多成分、多靶标系统。普遍认为中药中多个有效成分之间会产生协同或拮抗作用，然而组分之间的协同作用研究起来困难巨大。

总之，中医药理论所呈现的系统性特征往往表现在其系统的思想或哲学方法，该理论更多来自经验和推论，尚缺乏足够的科学依据。中医药整体论无法为中药研究提供直接的研究思想和策略，因而使中医药研究常常陷入方法学上的困难。幸运的是，系统生物学、网络药理学、系统药理学、整合药理学技术的发展，为中药现代研究提供了新的契机和有效手段。

一、系统生物学

系统生物学（Systems Biology）是从整体上认识生物体，探索生命体系在不同层次上复杂关系的一门学科。它强调通过数学模拟来研究有机体宏观行为和微观行为之间的相互影响。与传统的、针对某个生物局部开展的研究不同，系统生物学试图从全局去理解生物体系的结构和行为，并探索设计和控制细胞或多细胞体系的理论和方法。系统生物学另一个重要目标就是给出可预测性模型，从而促进对疾病机制的深入理解、发现新靶标并检验新候选药物的功能。实际上，系统生物学对高成本、高耗时的生物学实验和临床研究提供了重要的理论支持和技术补充。

一般来说，系统生物学的研究工作包括下列模块：实验研究、数学建模、模拟分析、模型验证和解释预测等，主要涉及生物学、系统论、信息技术和计算机技术等多学科内容。其中生物学负责提供建模假设、实验验证和结果解释；而系统论主要提供建模和分析方法；信息和计算机技术主要提供计算手段，如数据的存储、信息的挖掘，以及数据、模型的可视化等。本质上说，系统生物学是还原论基础上的系统生物学，它与中医理论的整体论是不同的。

中医学认为人体是一个有机的整体，同时也认为人与自然环境、人的机体与精神也是一个整体，这就是所谓的"天人合一"与"形神合一"。这种整体论是以阴阳五行和藏象经络学说等为基础的。因此它和以系统论为基础的系统生物学有本质差别，二者不能混为一谈。整体论对事物的处理，经常带有主观主义和经验主义的成分，在宏观表现上具有一定的科学性，但是因为不了解细节，处理问题的时候又经常出现偏差。这就好比说，人参总体上是有效的，具有多种药理学功能，但是具体到某个人，人参可能就无效，甚至产生毒副作用。而系统论是以还原论为基础的，通过还原分析，将一个整体分解成若干个子系统，进而了解决定事物整体功能状态的细节，再有目的地针对这些细节进行处理，从而最终达到调控、改变和设计大系统整体功能状态的目的。

如今，系统生物学理论正在为西药开发、甚至复方配伍提供强大的动力和支持。在国际上，简单的西药复方早已存在。例如，广为所知的鸡尾酒疗法原指"高效抗逆转录病毒治疗"（HAART），由美籍华裔科学家何大一于1996年提出。该疗法把蛋白酶抑制剂与多种抗病毒的药物混合使用，从而使艾滋病得到有效的控制。迄今该方法还被公认为目前治疗艾滋病最好的方法。然而，该西药复方的产生或许正是受到中医传统理论关于药物配伍理论的启迪。西药开发是以单靶标设计为基础的，在分子水平上的研究基础非常充分。随着生物分子网络的认识、调控和干预技术的不断完善，尤其是当针对多靶标设计技术中的网络/系统综合问题得到解决后，就可以发展一套成熟的多靶标定向或定点改变基因活性的技术，从而产生大规模配伍西药。有人认为，以系统生物学为基础配伍西药可以达到较好的疗效。事实上，采用系统生物学技术开展中药现代化研究已经迫在眉睫，推进实现基于系统水平的中药作用机制的深入认识，以及基于网络/系统靶标的复方中药开发，已经是刻不容缓的任务。

二、中药 ADME/T：分子水平

ADME/T 是指机体对外源化学物质的吸收（Absorption，A）、分布（Distribution，D）、代谢（Metabolism，M）及排泄（Excretion，E）过程，以及化合物对机体的毒性（Toxicity，T）。由于 ADME/T 研究可以反映出药物在动物或者人体内的动态变化规律，其除了可作为药效学和毒理学研究的依据外，也是指导新药研发、先导分子的设计和筛选，以及申报临床研究或进一步申报生产所必须提交的重要资料。如今，中药的药代动力学和毒副作用研究日益受到重视。然而与以单一成分为基础的西药相比，中药的药动学研究无论在方法学上、技术上甚至理论上都面临着更大的挑战，存在的问题更多、更复杂。

中药主要以口服和外用药为主，一次用药可能会有成百上千种化学成分同时进入机体，参与 ADME/T 等一系列复杂生理过程。这些化学小分子及其代谢产物在不同的层次上和机体发生相互作用，发挥药效或毒副作用。西药的研发数据表明，每年在临床实验中有近 90% 的先导化合物被淘汰，而其中约 50% 的分子是由于药物的 ADME/T 性质不良而导致失败。大量研究也表明，先导化合物的 ADME/T 性质优化比起活性优化往往难度更大，甚至成了决定药物能否成功上市的关键。药物的溶解性、渗透性、蛋白质结合、肝微粒体跨种族稳定性、口服生物利用度、血脑屏障以及跨种族代谢、体内半衰期等性质都与药物的 ADME/T 过程有关。我们可以想象，一剂口服的复方中药，尽管其中可能含有数千种化学成分，然而能够真正克服机体 ADME/T 生物屏障的理想分子应该只是少数，更不用说同时具有理想的疗效了。就现状而言，大多中药作用机制尚不清楚、有效成分不明确，中药产品的质量控制标准与有效成分之间不一致的现象十分严重，这一问题在药代动力学的深入研究中尤其突出。药代动力学所监测成分的动力学性质，是否真正反映了中药有效成分的动力学性质，尚缺乏评价标准。所以，开展中药的 ADME/T 研究就显得十分重要，这无疑是中药现代化研究的必经之路。阐明中药成分在人体内的 ADME/T 过程是将现代科技（如系统生物学方法论）引入现代中药研究的前提和关键。

传统的药代动力学方法是利用动物或人的整体实验。由于人体实验的难度，以及其常常存在的伦理问题，多数情况下，动物实验是获取整体药代动力学参数的主要途径。但是，由于动物与人体之间存在巨大的种属差异，动物实验往往造成不准确的 ADME/T 评价。而由此原因导致在新药开发中药物候选化合物的失败率常常高达 60%，可以说，传统的药代动力学方法已经不能满足目前甚至是单体新药研发的需要。此外，在中药研究中，每种中药材中都可能包含数百种组分，其整体实验耗时、耗资巨大，利用整体动物的传统药代动力学实验方法仅仅在定性、定量描述各种影响中药成分的 ADME/T 的关键因素上就已经困难重重，要开展更加深入、精确定量的 PBPK 模拟（physiologically based pharmacokinetic modeling）更是难上加难。然而，值得庆幸的是，早期 ADME 研究可以克服这一壁垒。它利用体外实验并结合计算机技术开展 ADME 研究，改变了传统药代动力学仍主要建立在动物实验基础上的研究现状，实现了研究的高通量、高效率、高准确度，因而大大增强了药物发现的能力。

在中药复方解析、探索和优化研究中开展虚拟 ADME/T 筛选将有利于筛选其中能起到相关疗效的活性成分，并对其进一步优化，形成具有更强药效的新配方，这无疑对提高中药新药研发的成功率具有重要意义。虚拟 ADME/T 可以快速、准确地获得一个复方中具备良好成药性的分子，从而为随后的靶标发现和验证提供指导。

三、中药 PBPK：器官整体水平

在机体中，药物只有在正确时间、正确部位和正确剂量下才安全有效，阐明药物在机

体内的时 – 空动力学特性及其不稳定性、不可控性或毒性是药物研发的主要目的之一。而具有精确时 – 空特性的生理药动学模型（physiologically based pharmacokinetic，PBPK）则为上述目的的实现提供重要的技术支持。PBPK 模型是以生理学、解剖学、生物化学和物理化学为基础所建立的一种更符合药物在体内动态变化具体状况的模型，这样的模型显然不同于传统的、经验式的、静止的经典药代动力学模型。PBPK 理论借助数学建模手段，通过获得与各器官相关的物理和生理参数，模拟机体的各个脏器和组织对药物的处置过程。因而 PBPK 中的房室往往可以代表真实的器官和组织，如肝脏室可以代表代谢器官的肝脏，肾脏室对应作为主要排泄器官的肾脏等。各房室的划分完全遵守生理与解剖学意义。组成各房室的器官 / 组织在结构上为平行关系，房室之间再通过血液循环系统连接起来。通常关注的药动学过程有：药物随血流的转运、药物的透膜过程（如以被动或主动行为透过肠壁或进入器官的细胞中）、药物在组织与血浆中的分配系数、药物的代谢以及排泄过程。PBPK 模型涉及了诸多参数，包括生理解剖参数（如房室参数就包括心输出量、药物溶解度、药物在房室中的代谢速率等），以及组织 – 血液分配系数、代谢速率常数等。其中，绝大多数参数代表了生物体或者药物的自身特性，它们独立于特定的时间 – 浓度数据，可通过实验测定。通过这些参数，研究者可以模拟或预测药物在某器官或组织内的转运过程。

　　由于 PBPK 模型中的参数往往具有药物专属性以及生物体专属性等特征，因此，开发一个适用于所有药物和生物模型的普适 PBPK 模型十分困难。模型中的参数主要分为两类：①只与有机体本身的性质和行为相关的参数；②主要由药物本身性质决定的理化参数。其中，前者主要指生理参数，如器官体积、器官血流速度、药物透膜时靶膜的表面积等。有的模型还需要提供其他的有关信息，如机体不同部位的 pH 值（尤其肠道 pH）、药物在组织 / 器官中的转运速率（如药物在肾、肠道中的转运速率）等。因此，这类参数显然具有生物体的专属性特征，不同的动物模型如鱼、鼠以及狗等动物模型，其参数大多是不同的。因此，如何在不同的物种之间建立一个转换关系，即种属间外推（interspecies extrapolation）是当前 PBPK 研究领域的难点和重点之一。

　　模型中的第二类参数，即药物的理化性质主要由化合物本身性质所决定，如组织 / 血浆分配系数、透膜转运时的透膜能力、主动转运时或代谢时的米氏常数等。这些参数往往可以通过计算的手段获得。但不容忽视的是，化合物的理化参数亦常常受到机体本身状态和性质的影响，进而产生差异。目前，一个比较可行的方法就是采用计算化学和计算药理学等手段，事先建立药物与机体组织作用中的定量结构 – 活性关系（quantitative structure-activity relationship，QSAR）模型，进而再应用到 PBPK 模型的构建中，即最终建立定量结构 – 药代关系（QSPKR）的模型。这样的模型将可预测性的药代参数整合到整体或器官水平的药物吸收、分布、代谢和排泄的系统性模型中，包含了确切的生理学意义。

　　在数学上，生理模型可被表示成一组微分方程组。研究中往往采用数值法对这些方程组进行求解，从而获得在具有明确生理学意义的不同脏器或组织中血药浓度对时间的变化规律。通过这种方式，研究者可将药物的 PK 与 PD（药效动力学）有机结合起来，深入诠释药物在机体内的作用机制，并对药物可能发生的毒性作用、药物在整体下的药效作用，以及药物的剂量效应关系进行预测。

对于中药研究来说，PBPK 模型具有更加重要的作用，总体说来主要有：①有助于发现活性分子。迄今为止，通过高通量技术和研究者的不懈努力，已经有大量的中药化学成分陆续被报道出来。但是，研究者对这些分子是否具有良好的药动学性质和药理学活性却知之甚少。此外，要对这些中药分子的实验模型作出评价也比较困难。而 PBPK 模拟的开展，则为从中药中快速发现活性分子提供了强有力的技术支撑。②促进中药靶标的发现。目前，绝大多数中药活性分子的靶标尚不清楚。因此，从药代、药动学角度，PBPK 模型在辅助药物分子的靶标发现和验证，以及药效机制的研究方面具有重要价值。③完善中药药性（归经）理论。有学者认为归经作为药物作用部位的描述，与 PBPK 研究药物组织的分布具有很强的相似性。采用 PBPK 模型来研究中药归经，不仅继承了以化学成分在组织器官内的分布来预测归经脏腑的理念，而且更强调了化学成分转运的动态变化，其结果将更能反映药物在组织器官中的动态作用。④探索中药复方配伍规律。中药进入人体后，其包含的多达成百上千的成分化合物可以同时进入 PBPK 系统。研究者通过合理地调整模型参数，可以预测药物之间的相互作用，进而探索以混合物入药的中药复方配伍的科学内涵。⑤中药复方的优化和新药发现。中药进入机体后，唯有那些具备良好药代、药动学性质的分子才可能是有效分子。通过确定这些分子就可以反过来确定其来源于哪一种草药，进而可以剔除复方中无用的组分。通过这一方法就可以有效达到复方优化和促进新药发现的目的。

四、网络药理学：网络水平

药物发现的最重要过程就是寻找选择性配体。由于基于还原论的分子生物学技术的发展，传统理性药物设计中贯穿着"一个基因、一种药物、一种疾病"的理念。然而从疾病角度看，许多复杂疾病，如癌症、心血管系统疾病、代谢性疾病等，均为多基因缺陷或功能变异累加所致，并不是单一基因在发挥作用。因此，复杂疾病往往不能通过干预单一靶标而奏效。此外，从药物角度看，很多有效的药物其作用的靶标往往是多个。例如，GPCRs 药效的深入研究表明，存在着具有多向药理学性质的新配体，即所设计的药物在多个受体靶标上都存在着活性。而且，正因为存在多个靶标，药物往往会产生"脱靶"效应，进而引发毒副作用。有趣的是，在多数情况下，低选择性药物往往具有更好的临床效果。中医理论认为中药重在整体调节，作用缓慢而持久，疗效显著，且副反应小。这些来自临床的经验和知识恰恰说明了中药具备多向药理学的特征。

网络药理学（network pharmacology）是一门从生物网络的角度来研究疾病的发生和发展过程，认识药物与机体的相互作用，并指导新药发现的学科。在研究工具上，该学科借助于高通量组学数据、分子网络数据以及计算机模拟分析，来研究药物的作用机制和促进药物创新。其基本思想认为通过干预疾病的病理网络，而非仅干预与疾病相关的个别基因，才能产生综合的防治效应。不可否认，由于当前网络药理学在计算和建模方面受限于现有数据的完整性和准确性，研究者很难对基于网络所建的预测模型（如靶标网络、通路网络、药物组合或多靶标药物等）进行实验验证。因此，网络药理学的发展依然需要新理论、新方法和新技术的开发和突破。

网络药理学的研究主要遵循两个思路：①根据公共数据库和文献数据，构建药物作用或者相关疾病网络，建立分析和预测模型，研究药物作用机制、发现新药和新靶标。②利用高内涵 / 高通量组学技术，获取大量关于药物和实验模型（细胞、组织等）之间相互作用的组学数据，再采用计算生物学方法构建药物 – 靶标网络 – 疾病网络模型，进而阐明待测药物的网络药理学机制。

发现和阐明中药活性物质及发现靶标是中药现代化研究的核心命题。传统的基于还原论的做法是通过分析化学手段获取化学成分，采用分子生物学和生物化学技术开展实验验证，以寻找可能的靶标。显然，从事这方面的研究不仅需要专业的设备，而且样本处理成本高、工作量大、进展缓慢。不仅如此，其研究成果往往不尽如人意，例如：①单纯从事化学分析，虽然可以获得大量的化学成分，但若不结合活性筛选，难以真正找到有效分子。②活性筛选离不开合理可靠的模型。然而，目前适用于中药研究的体外、体内模型，诸如寒热、虚实模型等，几乎都是空白。因此，开展基于中医理论的模型筛选十分困难。③在生化和分子水平上开展靶标寻找和验证工作十分艰巨，犹如大海捞针。特别是有效组分群的多靶标探索从方法学上几乎是不可行的。④还原论方法很难揭示中药方剂的"君、臣、佐、使"配伍规律和其独特的系统特征。因此，开展中药研究迫切需要提出新理论和新技术。

开展中药网络药理学研究，可以从系统水平构建中药成分 – 靶标 – 疾病之间的关系，对中药靶标发现、活性物质确定，以及复杂作用机制的研究具有重要意义。目前，西药在多靶标发现研究上也刚刚起步，突破性成果并不多。西药多靶标发现从方法上主要有两类研究：①从化学小分子角度，以已知小分子（结构和靶标已知）为模版，通过结构比较来寻找未知小分子的靶标，在此基础上构建靶标网络并建立和疾病的关系；②从靶标角度，建立疾病相关网络。以此为基础，获取靶标的结构信息（一级序列或者 3D 结构），进而开展计算机筛选，找到活性化学分子并开展验证。

这两类西药多靶标发现研究中，第一类方法的基本思想为：有相似结构的分子可能具有相同的功能，即作用于相同的靶标。例如，Scaffold Hunter——一个基于 java 的软件包，可以通过分析比较分子的化学空间和活性空间的方法，来判断一个先导分子的特征。类似的研究还有 ChEMBL——一个开源的、包含了大量类药分子的结合能力、功能信息和 ADMET 信息的数据库，和 Binding DB——一个公共的、提供了多达近 7000 种蛋白靶标、45 万小分子的 100 多万个结合能测量数据的数据库，以及基于机器学习的 G– 蛋白偶联受体家族和蛋白激酶家族新的药物的预测分析。也有人直接采用多类别贝叶斯（Bayesian）模型来开展新靶标的预测工作。至于第二类多靶标发现方法，其对开展基于靶标网络的系统分析，以及通过干预蛋白质互作网络的中间环节，来探索疾病机制及疾病治疗具有重要意义。比较著名的例子就是对肿瘤抑制因子 p53 和其负调控子 MDM2 之间的互作关系研究。发现通过调控二者之间的相互作用，就可达到控制肿瘤的目的。相对于传统的以某个酶为靶标的做法，这种调控方法更加精细和专一，也有效地避免了由于脱靶效应或者酶活性的完全抑制而产生的副作用。

针对中药网络药理学研究，我们开展了若干尝试，研究了如甘草、复方丹参方等的网络药理学机制，将在本书下篇中详细介绍。其他学者也开展了一些有趣的研究，例如 Li 等运用文本挖掘、PubChem 小分子化合物检索、临床典型热证 RA 患者外周血的细胞基因组学检测，以及 Ingenuity Pathway Analysis（IPA）网络构建等研究方法，以热证类风湿性关节炎（RA）为切入点，通过构建、分析其对应的分子网络及药物靶标网络，初步探讨了"药－证对应"的机制。李梢等则以网络靶标为基础，将病证、方药映射于生物分子网络。其后，他们在网络上对病证与方药的关系进行了机制性的计算、分析与预测，以阐明其作用机制、阐释方剂配伍规律与方证的关联关系，也取得了一系列成果。吴钉红等采用分子对接和计算机网络分析方法，筛选清热中药中治疗冠心病的活性成分，并构建相关药物－靶标－疾病网络，对清热中药治疗冠心病的有效成分和作用机制开展了一定研究。这些研究都是中药网络药理学研究的有益尝试。

五、时空多尺度动力学：细胞组织水平

如前所述，系统生物学试图从系统水平来揭示生物系统内基因、蛋白质，以及生化网络等各组成之间，在时间次序和空间位置上的相互关系和系统功能，从而在不同层次上理解生物系统的复杂生命行为，最终实现在给定条件下对生物系统的干预、改造和修复。实际上，生命体系所固有的时间结构和空间结构的复杂性，决定了传统的单因素、单尺度和孤立系统理论方法的不足。近年来，复杂生命体系所呈现的时空多尺度（multi-scale）效应和特征正在引起科学家们深刻关注。混合时间尺度、空间状态的跨越，使得细胞内、外的信号相互作用表现出显著的尺度动力学效应的差异。

在单一的微观尺度上（原子尺度）上，采用分子动力学（molecular dynamics，MD）方法可以分析和模拟分子间的相互作用。特别地，全原子 MD 模拟研究在化学、物理学乃至生物学等领域都已经取得了大量的重要研究成果。然而，全原子分子动力学模拟在较大时间、空间尺度上的拓展应用却出现了问题，几乎无法高效开展微秒级别的大分子计算，诸如细胞膜自组装、细胞亚结构以及细胞内外纳米尺度颗粒的动力学分析等。微观尺度的动力学模拟也同时受到在实验上难以进行细致表征的限制。因此，如何实现在大时空尺度上的分子间相互作用模拟已经引起科学家的密切关注。近年来，由于在体系自由度和有限相互作用计算要求方面的显著降低，粗粒化分子动力学（coarse-grained molecular dynamics，CGMD）理论逐渐走上前台。相对于全原子 MD 方法，CGMD 方法以其特殊的多尺度穿越性，大大节省了计算资源、提高了计算速度，而且 CGMD 方法也为所研究对象的实验验证和理论模拟之间构建了重要的实践桥梁。然而，迄今为止，基于形状的（shape-based）或者基于残基（residue-based）的 CGMD 方法，无论在模型上和理论实践上尚存在诸多不足。例如，针对多类体系如蛋白纳米颗粒、糖纳米颗粒以及带电微粒等，至今仍缺乏精确的模型和参数。因此，开发 CGMD 新模型已成为研究分子较大尺度动力学行为的一条必然途径。事实上，全原子和粗粒化分子动力学理论可以有效地研究分子之间的相互作用，或者分子与亚细胞结构（细胞膜）之间的相互作用。但是，它们对网络－网络、组织－组织、甚至器官之间的互作研究却无能为力。

在更大的时空尺度上，系统动力学建模分析已经成为研究细胞内分子网络动力学性质的重要工具。近年来，非线性理论和随机过程等领域的研究，为开展基因调控等生化网络的定性和定量研究提供了重要基础。基于微分方程（常微分方程 ODE、偏微分方程 PDE）的动力学模型已被广泛用于系统生物学建模。与 MD 方法相比，系统动力学方法在模型上

做了更大的简化。它从原理上将分子间的相互作用视为分子反应，从而模拟成分信号的变化（浓度）及其在生物学上的关联。体系中的反应分子被视为均相系统、连续的浓度，并且为不可分质子体系。显然，这些简化相对于真实生命系统还是比较粗糙，经常忽略了：①空间尺度效应的复杂性对生命活动的影响；②真实体系中的表现在时间宏观尺度上的离散事件的生物学效应，如生化振荡和基因调控随机性共振机制；③分子之间的电子、原子尺度的相互作用和影响，以及混合多维组分在尺度上的复杂性。

　　基于系统学的生物技术使得人们逐渐认识到细胞复杂生命行为不仅决定于细胞内分子网络，同时也和细胞环境密切关联，即复杂生命体系宏观行为和分子微观行为之间的关联和耦合的多尺度问题。2007 年以来，流体力学理论、粒子模型等方法已被尝试引入细胞多尺度分析领域。较为成功的模型包括科学家 Anderson 等人在 2007 和 2009 年相继开发的肿瘤细胞生长、入侵的混合多尺度模型，以及 2009、2010 年 Jacobs 等人在组织、器官的形成机制方面的多尺度动力学效应研究。其主要研究成果表现在将高精度的原子模型（小尺度）和系综水平上的（大尺度）分子模型联系起来。这些创新性成果中所发明的多尺度耦合方法，为微观和宏观尺度之间建立了时间和空间上的信息传递和联系，拓展了系统科学研究的视野。然而，如何开展不同尺度下的时间之间、空间之间，以及时－空之间的精确耦合，特别是在建立细胞内外分子网络的微观尺度动力学，以及细胞环境行为的动态时－空耦合方面，仍然缺乏相关研究；在如何体现细胞内外通讯的理论依据方面，也缺乏基本的理论支持，在操作上也陷入了困境。

　　目前，针对生物网络动力学模拟已经有了较多的尝试。其具体方法是，首先，对选择的生物现象建立符合已知的相关生物学知识的逻辑性或统计模型，将其通过参数连接起来，然后开展模拟。该方法适用于大多数基因及其调控关系相对比较清楚的情况，研究的主要目的是构建一个精确的仿真模型。这类方法和 PBPK 模型有着本质的差异。在前者建模中，采用基因和蛋白质作为一个节点（单元），而在后者中使用机体的组织／器官作为一个节点（单元）。因此，前者处在微观／介观水平，而后者则处在宏观水平，可以说这两类模拟是在不同的尺度水平上开展的。

　　针对中药系统来说，通过此类模型我们可以做以下工作：①考察中药作用前后生物系统中整个代谢网络的冗余度情况，进而找到导致疾病产生的关键蛋白或基因；②建立药物组合的理论与原则，筛选具有最大协同增效或减毒作用的中药组合；③由于剂量是药效的基础，也是决定药物配伍后发生药效、药性变化的重要因素，因此可以采用敏感度分析等手段，以及通过改变设定药物浓度来研究药物剂量对系统的影响；④通过代谢控制分析，量化反应过程中各种酶的催化、转化能力，进一步与实验方法相结合，来阐明引起酶活性变化的原因，以及对细胞调控问题提出定量的解释，借此找到限制性步骤和关键酶。此外，还可以通过基因工程手段或加入抑制剂，改变特定的酶的水平或流行性，或者改变环境条件如底物浓度等，考察其对通量分布的影响而求得各个参数；⑤以现代复杂控制系统理论为工具，研究系统多输入、多输出、时变的或非线性系统，其核心是最优控制理论和最优估计理论。构建出的控制论模型系统，以自上至下的方式估计、预测基因的改变，因此，潜在的基因改变能被模拟，以估计它们对系统行为的影响。

　　总之，在系统生物学领域，生物动力学模拟的开展无疑为药物作用动力学提供了重要的基础性支撑。如果该模拟能够成功应用在中药领域，则可以预测方剂药效物质的协同作用类型（包括增效、减毒等），理解化学成分间的互作规律及其与人体的作用方式，从而从一个崭新的角度揭示中医药的科学内涵（彩图 2-2）。

六、中药系统药理学研究框架

中药药效学评价的关键是如何建立和确定中药的活性分子、活性分子的最佳组合、靶标的合理匹配，以及证候与药物疗效之间的相关性等。在此方面，系统生物学则为从整体水平来研究中药复方提供了可行的理论和思路。其不仅可以建立"病证结合"模型，还强调"方证对应"。此外，其科学性还体现在中药（尤其是有毒中药）的毒理学研究上。结合系统生物学研究，陆瑶等就曾提出了一种"证"的新概念，即证是一种有机综合的功能态，其由一个调控中心及其所属众多分子网络所构成，并作为对外界反应与自我调节的基础。

中药药效组分理论认为中药药效是以其药效组分为基础的，药效组分可以诠释中药的药效与物质、物质与品质、品质与临床疗效之间的相关性。通过计算机快速筛选，可以在最快的时间内获得中药药效组分群，从而为下一步工作提供捷径。中药组分中只有克服了ADME/T 屏障的分子才有望发挥药效，也唯有这些分子才可以成为有效成分群候选分子。因此，开展中药系统药理学研究，首先需要阐明中药成分在人体内吸收、分布、代谢、排泄和毒性性质。其后，要继续开展网络靶标建模以及网络药理学分析建模，才能打破传统的中药研究的"黑箱操作"，为中药复方物质的基础研究、寻找中药复方增效减毒作用的最佳组合、确定复方的主要成分或活性物质，以及确定药物的最佳配比关系等研究提供基础。最后，在前述工作基础上，要进一步开展中药作用下的多尺度模拟（图 2-1），建立细胞分子网络和细胞宏观行为的关系，从而深入阐明中药作用机制。同时，这些细胞、组织水平的多尺度分析结果，也可以为器官、整体水平的模拟分析提供参考和依据。

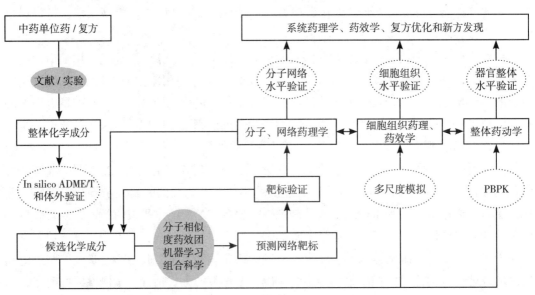

图 2-1　中药系统药理学研究框架

正是基于上述思考，针对中药体系，我们提出了图 2-1 所示的研究策略：①通过文献和实验手段，构建中药化学分子数据库，获得整体化学成分；②通过虚拟 ADME/T 筛选和实验验证，获得 ADME/T 性质优良分子，即候选化学成分；③以候选化学成分为对象，通过药物打靶技术获得其网络、系统靶标；④开展网络结构、关键节点和疾病症候的关联分析，开展药物扰动下的网络静态、动态分析；⑤将网络药理学分析结果和 ADME/T 过筛进行相互验证，开展方证关联、症候关联，以及药物作用机制分析；⑥建立疾病网络演化并开展药物治疗下的多尺度模拟分析和验证；⑦构建 PBPK 模型，分析混合物药动学规律，开展药物靶器官和药理学分析。⑧提供基于 ADME/T、靶标网络、整体药动学的定量分析结果，阐明中药系统药理学机制，开展老方优化和新方发现工作，并通过以上步骤的多次反复，获得优良的中药复方。

上述基于 ADME/T 为基础的中药系统药理学研究，不仅强调中药活性物质组的早期筛选，同时也强调药物不同组合以及剂量对机体系统的综合效应。该研究方法的特点主要表现在：①该方法尽可能地模拟中药进入人体的真实过程，以及人体靶点、组织甚至器官的真实相互作用。这一点和单纯采用一种方法（如网络药理学）来研究药物药理学相比，具有更好的科学性和完整性。②通过预测，可以快速获取复杂中药组分中能够跨越机体屏障的活性分子。③为中药（复方或单味中药）有效组分（或有效部位）分离分析之前，预测对机体的整体作用及其作用机制研究方面开展探索，为中药作用机制的深入认识提供基础。④从网络动力学角度给出中药整合作用机制，为中药复方优化和新药开发提供支撑。⑤确定中药活性成分与机体的量–效关系、时–效关系、量–时–效关系、量–时–空–效关系，为中药药效研究提供理论依据和科学数据。

第三节　系统药理学的研究方法

系统药理学应用理论计算结合实验的方法和技术发现药物小分子，确认新的药物靶标、预测药物不良反应、研究疾病发病和治疗机制，从而为精确调控细胞内复杂网络，阐明疾病病理生理学，提高药物疗效和降低不良反应提供新的策略和工具。本团队建立了跨越微观（分子、生化网络）到宏观（组织、器官、整体）多尺度模拟算法和技术，并成功应用于复方作用机制和新药开发研究，为中药复方解析和中医证候的整体观研究提供新思路。

一、中药的活性成分筛选方法

ADME/T 是指机体对外源化学物质的吸收（absorbtion，A）、分布（distribution，D）、代谢（metablism，M）、排泄（excretion，E）以及化合物对机体的毒性（toxicity，T）。ADME/T 反应药物在动物或者人体内的动态变化规律，是确定中药成分（群）能否发挥药效和毒性的关键因素之一，中药中具有良好的 ADME/T 性质的分子并不多，如何从这些众多的化合物分子中筛选出潜在的活性成分对中药作用机制的研究具有重要的意义。此外，药物的 ADME/T 也可以为新药开发、先导化合物的设计和筛选提供指导。

中药复方主要以口服和外用为主，一次用药通常有成百上千个化合物成分同时进入人体，进而参与 ADME/T 等一系列复杂生理过程。传统的实验方法评估中药复杂体系 ADME/T 需要极大的人力、物力投入。新药研发中，每年在临床试验中有近 90% 的先导化合物被淘汰，其中约有 50% 是由于药物的 ADME/T 性质不佳造成的。大量研究表明，先导化合物的 ADME/T 性质优化比活性优化难度更大，甚至可能成为决定药物能否成功上市的关键因素。药物的溶解性、渗透性、蛋白结合、口服利用度、类药性、血脑屏障、小肠吸收、半衰期等性质都与药物的 ADME/T 过程相关。如何创建适合中药复杂体系特点的 ADME/T 分析评价技术是当前的热点和难点。前期研究中，我们借助系统论方法和计算机技术，针对药物在体内关键过程的共性问题，探讨药物体内过程机制与构效关系，开发了 ADME/T 整合预测系统（SysADME/T）（彩图 2-3），并在中药、复方的解析和成药性快速评价中得到应用。

该 SysADME/T 系统首先从药物的化合物结构出发，借助人工智能、系统论等技术，开发了 P-glycoprtein（Pgp）底物抑制剂识别、小肠吸收、血脑屏障 BBB（Blood Brain Barrier）、血浆蛋白结合预测等 20 多个数学模型，涵盖了 ADME 关键过程。借助现代统计学、化学信息学等技术，建立了一系列的毒性（毒理学）预测分析模型，并得到实验验证。此外，通过整合化学、毒物基因组学和系统生物学技术，建立了大规模涵盖 33800 对毒物 - 靶标互作关系的精确毒靶识别技术 SysTox，为从分子层次揭示毒物靶标提供新技术。针对中药多成分、多靶标、协同作用特点，整合 Pgp 转运和 P450 酶代谢进入数学模型，实现口服药物生物利用度（OB）的精确预测（PreOB），并成功应用于多个中药方的药效物质分析中。针对中药注射液系统，提出了贯穿"血浆蛋白结合 - 跨膜吸收 - 主动转运 - 血脑屏障 - 药物代谢 - 体内半衰期"系统决策模型，实现混合成分的体内半衰期预测（PreHL）。

二、药物靶标识别方法

在药物开发过程中，明确中药作用靶点是中药研究的基础问题之一，也是揭示中药整体性作用的关键。由于靶点三维结构数据难以获得，因此传统的分子对接、分子动力学模拟等方法很难在中药研究上得到广泛应用，亟须开发新方法。为此我们开发了一个系统性的药物靶点识别技术（SysDT），该技术整合人工智能计算方法、系统生物学、化学基因组和结构基因组学等方法，建立了近 100 万对分子 - 靶标作用关系，采用随机森林和支持向量机两种算法进行处理，建立一个高维药物 - 蛋白组互作空间，最后将待测化合物映射到这一空间上实现靶点精准预测（彩图 2-4）。通过对已知的药物 - 靶标关系预测模型进行验证，结果表明，这些模型表现出很好的预测性能，其一致性为 82.83%，灵敏度为 81.33%，精确度为 93.62%。该技术实现了中药分子对人体蛋白的全扫描，为最大限度地确认药物的完整靶标群提供了可靠的分析工具。

为进一步完善药物靶标预测系统和评价药物 - 靶点的结合强度，我们分别于 2015 年和 2016 年先后开发了：①加权系综相似度算法（WES）和② Pred-binding 数学模型（彩图 2-5）。其中，WES 方法是基于"配体群系综特征能精确反映其受体结合模式"的学术思想，通过贝叶斯网络整合特定配体群的系综特征，大大缩减了靶点预测的运算成本。WES 方法可以用来区分药物 - 靶标之间的直接结合关系和非直接结合关系，表现出优良的预测能力：其中 ROC 曲线的 AUC 为 0.85，内部、外部和实验验证的准确率分别为 78%、70% 和 71%，表明 WES 模型在内外数据验证中均有较好的呈现。此外，针对药物和靶点结合强度问题，我们通过构建分子与蛋白质结合的关键物理、化学和药理学参数，开发了 Pred-binding 模型，实现了化合物和靶点的结合强度的精确预测。通过对靶点群的分析，可以通过反向药理学推导出一个复方的整体药效分子。综上，以上三种药物靶点评价模型为中药的靶点确定提供了新的方法。

三、复杂生物网络结构和动力学分析新方法

复方中含有成百上千个药效分子，那么这些分子是如何相互作用构成一个有机整体来治疗疾病的呢？为解决这个问题，我们提出了 PEA（概率系综算法，Probability Ensemble Approach）算法，通过整合药物化学、药理学、基因组学等数据，借助贝叶斯网络进一步整合和评价，提取一个复方中所有能够产生协同、拮抗或者无关的分子集合，最终实现从分子水平分析复方的内部药物 – 药物互作关系，实现了精确的药物组合预测（彩图 2-5）。此外，该算法还被开发成软件 PreDC。

中药是多成分多靶标的复杂体系，研究表明多靶标药物作用于与它相关的靶标时，是通过弱结合作用来调控整个生物网络的配位平衡。为了探索药理学新领域并合理设计弱结合药物，我们开发出一种用于寻找弱结合药物的系统方法，该模型结合通路及网络分析、蛋白组学预测药物 – 靶标相互作用以及药代动力学模型，并预测细胞信号网络对多个节点弱扰动的响应，并提出了"从靶点网络动力学到复方结构动力学"的研究思路（彩图 2-6），开发了一个全新的网络基元动力学模块分析技术（NetSyner）。首先构建人体生化网络中基本的协同 / 拮抗单元（基元结构），对 33 个基元模块进行动力学模拟，研究在多靶药物作用下的网络结构和动力学参数；并将基元模块应用到经典的 MAPK 通路寻找最优靶标组合；进而再将复方的全部靶点映射到这些基元模块上，最后通过动力学方法计算药效分子在所有模块上的相互作用模式（协同、拮抗或无关等）和作用程度（协同指数）。综上，NetSyner 进一步实现了复方中药物分子之间互作模式的定量评价。该技术被应用于大规模筛选草药中与抗炎靶点网络弱结合的化合物，获得了成功验证。

第四节　中药系统药理学的应用

一、构建中药系统药理学软件和数据库

目前，药典中收集的常用植物药有 700 多种，其中大多数草药的化合物成分已经被阐明。前期研究中，我们从 10 万余篇中外文献中人工搜集中药成分，借助高性能计算机平台，采用密度泛函等理论，开展了大规模量子化学计算，建立了中药化学分子精确结构分子库，并开发了一个系统的中药数据库 TCMSP（http://tcmspw.wm/tcmsp.php）及软件，该数据库构建了 3.6 万多个化学分子，形成较完善的中药专属化学成分库；提供 12 种 ADME 关键性质和成药性分析；提供 4000 多个靶标和 1000 种疾病信息，并建立"药 – 靶 – 病"网络药理学分析工具，为发现特定靶标、特定疾病的中药活性分子 / 群提供新技术。在此

基础上，还构建了目前最大的天然产物抗癌系统药理学数据库 CancerHSP，共收录了 2439 种抗癌草药、3575 个抗癌活性化合物，并提供了每种化合物的分子结构和基于 492 种不同细胞系的抗癌活性数据。该数据库所提供的抗癌天然产物及其 ADME 性质、抗癌活性和靶标信息不仅能为抗癌药物作用机制研究奠定基础，而且能为抗癌药物的研发提供基础数据支持。

二、解析中药活性成分的协同组合效应

（一）中药的多靶标协同作用

基于网络药理学方法，可发现中药的多靶标协同作用。例如，Violeta 等人基于高斯整合筛选方法（GES）构建了计算机多相药理学指纹图谱（CPF），这是第一个可用来编码药物多个对应靶标相关信息的靶标指纹图库。该方法成功地揭示了药物能够与多个靶标相互作用，为临床前化合物和临床候选药物的新靶标发现提供了一种新的研究方法。事实上，如果药物靶标有很多个，那么药物分子就可以通过与多个靶标互作从而发挥更好的治疗效果。最近，黄超等人研究了中药多靶标治疗抑郁症的机制，发现很多抗抑郁药物能够结合 20 多个靶标。刘惠等以甘草为例，发现甘草中的甘草素、甘草查尔酮 B、柚皮素、山奈酚等能够同时作用于 22 个与哮喘有关的靶标，如 ADRB1，ADRB2，CALM1，PDE4B，PDE4D，HSP90AA1，HSP90AB1，PPARG，THRB 等。甘草中的异甘草素、甘草素和甘草苷等黄酮类通过调控 HTR2A，PTGS2，F2，CHEK1 和 PTPN1 治疗血栓；甘草查尔酮 A 和甘草异黄酮作用于多个靶标 HTR1A，OPRD1，GSK3B，HRH1，MAPK10，F2，ADRA2A，ACHE 治疗心肌缺血。此外，发现了甘草中有许多新的治疗靶标，比如与糖尿病相关的靶标 5-HT2A（5-hydroxytryptamine 2A receptor）和 AKR1B1（aldose reductase），还发现了甘草中与神经系统相关的靶标 MAOB（monoamine oxidase type B），D2，D3 dopaminergic receptors 和 MAPK10（mitogen-activated protein kinase 10）。甘草次酸的结构和肾上腺皮质激素类似，能够减少毒物吸收，增强机体对毒物的耐受性。甘草能够作用于 PPARG，DPP4，GSK3 等激活免疫系统，从而发挥抗炎，免疫功能。该研究从系统水平详细阐明单味中药如何治疗呼吸系统疾病、心血管疾病、神经系统疾病。

（二）中药的多通路协同互作

为了进一步更加全面的考察中药治疗疾病与所参与的生物学进程之间的相互关系，可以通过构建药物 - 靶标 - 通路网络，该网络有助于阐明生物系统中互作的靶标对及与其相关联的化合物的作用机制。在所有通路网络中，细胞信号通路是最重要的，它们通常交织在一起，不同的刺激信号激活相同的下游靶标，进而发挥相同的细胞功能。例如，多伦多大学的 Gong Yunchen 等基于实验数据发现了替代通路，并且发现它们是在通路水平发挥调节细胞的功能。靶标 - 通路网络中，同时出现在多个通路中的靶标，通常被视为治疗复杂疾病的潜在关键靶标。此外，科学家通过 24 种胰腺癌的综合基因分析，发现有 67%~100% 的肿瘤细胞，参与到 12 种细胞信号通路和癌变过程中。厉秀秀等运用系统药理学方法研究发现，复方丹参方的多个化合物作用于多个信号通路，其中有 58 个化合物作用于糖皮质激素和炎症信号通路，56 个化合物作用于 L- 精氨酸 /NO 信号通路，35 个

化合物能扰乱肾素 – 血管紧张素 – 醛固酮通路，31 个化合物作用于血小板聚集信号通路。由于这些信号通路与炎症、凝血功能等紧密相关，因此复方丹参方可能通过这些信号通路的协同作用治疗心血管疾病。因此，不仅仅是针对单个基因而是靶向于多个替代通路或者生物学进程中多个靶标的药物发现是很有前景的策略。

（三）中药成分是在多个器官上发挥联合作用的组合

整体医学是针对整个人体而非身体某部分的系统性医疗保健。中医学一直是将人作为一个整体用来认识和指导疾病治疗，中药体现了整体医学的概念，但是阐明中药整体医学机制的科学证据仍然十分匮乏，其中存在诸多关键问题需要解决：①见彩图 2-7（A），一个复方可以认为是一个整体，一个人也是一个整体，这两个整体是如何相互作用的？②在整体、系统框架下，体内分子、组织和器官是如何响应一个复方中的不同分子及其分子群的作用的？

为了解决这些问题，前期研究中，我们借助系统药理学方法，系统揭示了心 – 脑、心 – 胃等器官之间相互关联的分子基础，初步阐明了心脑欣丸和三合汤等复方对人体多器官作用的分子机制。剖析中医"心脑同治"和"心胃同治"的科学内涵，同时该方法也将为复杂疾病的治疗和机制研究提供新的借鉴。该系统药理学模型包含四个模块［彩图 2-7（B）］：①开展 ADME 评价，包括口服生物利用度预测、类药性评估、人体肠道吸收、半衰期和血脑屏障渗透性预测；②网络打靶和构建通路；③建立药物 – 器官富集、互作模型。心脑欣丸的研究结果表明，中药在复杂疾病的预防和治疗中具有多成分协同作用多个靶点的特性。心脑欣丸中的一些成分具有良好的血脑屏障通透性，并作用于相关治疗靶点，表明其具有在心脑血管系统中有利的药理学功能；对于复杂疾病，治疗靶点能够作用于多个器官并参与到多个生物学进程中。基于网络分析，发现了心脑欣丸治疗心脑血管疾病的作用方式包括：具有血脑屏障穿透性的分子直接激活或抑制位于大脑中的靶点，并通过抑制并发症进一步促进功能恢复，如阿尔茨海默病和中风后疼痛；而化合物作用于其他非脑定位的靶点，如性激素受体等则能够治疗心血管疾病（如高血压、冠心病等）；中药能够通过调节多通路达到治疗复杂疾病的效果。心脑欣复方治疗心脑血管疾病包括了多种通路的调节，多个治疗模块上同时发挥作用，如炎症、心肌收缩、持续血管新生等模块，最终达到心脑同治。

此外，我们以三合汤为例，通过 ADME 系统评价，筛选出了 59 个活性化合物。通过系统打靶方法，预测这些化合物作用于 70 个靶蛋白。药物的化合物 – 通路网络发现多个药物分子同时参与到多个不同的通路中，表明草药往往是以多靶标的协同或累加效应来发挥作用。通路富集分析表明化合物所参与的通路主要包括：钙离子信号通路，cGMP-PKG信号通路和血管平滑肌收缩等，最终实现心胃同治［彩图 2-8（A）］。靶标的组织分布网络表明，三合汤作用的靶标同时作用于多个组织或器官，这些都是与心血管病 – 胃病密切联系的，从而共同发挥治疗效果［彩图 2-8（B）］。此外，大鼠心肌缺血模型验证理论模型的可靠性表明，服用三合汤后心肌细胞的病变程度明显降低，血清中 SOD 活性显著提高，CK、cAMP 和 cTnI 水平明显降低，从而验证了三合汤对心肌缺血具有一定的保护作用。

综上所示，系统药理学方法为我们探索人类复杂疾病的治疗提供了方法学指导，并且能够帮助我们设计新的药理学模型进而指导新药开发。

（四）中药是通过双向调节作用来治疗疾病

热毒宁注射液处方源于名老中医经验方，由青蒿（*Artemisiae annuae* L.，菊科，蒿属）、栀子（*Ardenia jasminoides* J.Ellis，茜草科，栀子花属）和金银花（*Lonicera japonica* Thunb.，忍冬科，金银花属）三味草药组成。在临床上主要应用于治疗感染类疾病，包括呼吸道发炎或其所引起的其他炎症等。系统药理学分析发现，热毒宁注射液主要通过抑制病毒复制和抗炎的双向调节作用，从而促进机体恢复。靶标网络表明，不同疾病可能具有相同的病变并可被同一种草药组合所治愈。例如，5-花生四烯酸脱氧合酶（arachidonate 5-lipoxygenase，ALOX5）是花生四烯酸形成促炎花生酸的关键酶类之一，必须经过脂肪酸转化成白细胞三烯，而白细胞三烯 B4 则是白细胞趋化反应的有效激活剂。ALOX5 能与多种化合物如 M30（槲皮黄酮）和 M34（木犀草素）等互作。另外，热毒宁注射液也可以通过直接作用于病毒分子，并抑制其 DNA（DNA topoisomerase 2-alpha，TOP2A）的复制来限制病毒感染。细胞实验也发现，热毒宁注射液中的草药成分一方面通过对炎症细胞因子和促炎介质（如 IL-6、IL-8、TNF-α 和 COX2）的调控作用减轻炎症反应；另一方面，通过抑制病毒表达，对病毒起到直接杀灭作用。

三、解析中药复方的君臣佐使配伍规律

（一）复方麻黄汤的君臣佐使配伍机制的解析

"君臣佐使"是中药方剂配伍组成的基本原则之一。中药成分复杂，整体的治疗策略和协同机制是构建中药配方中重要的基本概念。例如在不同的草药甚至同一个草药中，每个成分的结构和生物活性又有明显的不同，而只有少数活性成分具有治疗效果。如此众多的成分混合体，如何解读中药配伍规则是一个很大的难题。

在之前的工作中，姚瑶等以麻黄汤为例，利用系统药理学方法揭示了中药的配伍原则的科学内涵。麻黄汤由麻黄、桂枝、杏仁和甘草四味药组成。我们从药代动力学互作、药物-靶点网络、靶点-疾病网络，从分子和系统水平证实了这四个草药在处方中的不同角色地位（彩图2-9）。主要发现：①通过 ADME 筛选共筛出麻黄汤中的 45 个活性物质，其中麻黄有 14 个，包括麻黄碱、伪麻黄碱、N-甲基麻黄碱、槲皮素等；桂枝有 10 个，包括桂皮醛、桂皮酸、香豆素等；杏仁有 9 个，包括苦杏仁苷、豆甾醇等；甘草有 12 个活性分子，包括甘草酸、18β-甘草次酸、甘草苷等；②君药麻黄在配方中起主导作用，主要通过作用于主药靶肾上腺素受体来刺激机体发热平喘；③臣药桂枝通过作用于与君药相同的靶点来增强君药的药理作用，例如，通过共同作用于 β_1 肾上腺素受体和 β_2 肾上腺素受体以减少君药所需剂量；④佐、使草药杏仁和甘草可提高君、臣药的生物利用度，协调它们各成分的活性。四种草药通过增加生物利用度或促进不同药物的协同作用等来治疗疾病。

（二）郁金方的君臣佐使配伍原则的应用

李伯会等通过分析治疗心脑血管疾病的名方郁金方来阐述中医药"君臣佐使"配伍

机制，郁金方中共收集了 454 个化合物，通过 ADME 筛选获得 58 个潜在活性分子。郁金方的分子靶标网络得出"君"药郁金在活性成分和作用靶点上所占比例最大，并通过作用于心脑血管疾病主要靶点来治疗疾病；"臣"药栀子所含活性成分和作用靶标都少于郁金，与"君"药郁金拥有最多的共同靶标（15 个），能够增强郁金的药理作用；"佐、使"药则通过减少郁金和栀子的毒性和引导药物到达靶器官实现其辅助作用。具体发现：①通过系统药理学分析，我们发现"君"药郁金中的活性成分最多（45/74），并且具有良好的 ADME 性质。比如 curcumenol（姜黄醇，OB=91.1%）和 dihydrocurcumin（二氢姜黄素，OB=65.5%）等。在郁金方的化合物 – 靶标网络中［图 2-10（A）］，9 个高连接度的潜在分子中有 7 个来自郁金，此外，郁金作用于 8 个靶标，靶标数目最多，表明其在治疗心脑血管疾病时作用最为关键。②"臣"药栀子中共有 17 个潜在活性成分，表现出良好的药理学性质，其 OB 分布为 16.5%~100%，DL 分布为 0.10~0.88。虽然个别分子 OB 较低，但是其代谢产物却表现出良好的药理学特性，如 caryptoside_DG（caryptoside 的去糖基化产物）和 gardenoside_DG（gardenoside 的去糖基化产物）的 OB 高达 100%。［彩图 2-10（A）］显示栀子对应的靶标为 5 个，这个结果与"君"药郁金（8 个）有所差别。总体来看，"臣"药在活性成分和作用靶标上都比"君"药少，在疗效上面也对郁金起到了辅助作用。③"佐"药麝香和"使"药冰片中一共有 15 个潜在活性成分，其中麝香 12 个，冰片中 3 个。冰片中包括 borneol（冰片，OB=81.9%），isoborneol（异冰片，OB=87.4%）and camphor（莰酮，68.8%），isoborneol 和 camphor 也是郁金的成分。然而，麝香和冰片的作用靶标也相对较少，表明这两味药可能不是直接治疗心脑血管疾病，而是减少郁金和栀子的毒性和引导药物到达靶器官。结果表明，复方中的四味药有共同的靶标，"君"药郁金与"臣"药栀子共用了最多的靶标（15 个），然而与"佐"药麝香和"使"药冰片共用得比较少，分别为 8 个和 1 个。这表明中药以协同作用的方式来控制复杂的疾病。④通过构建靶标和他们相关的 147 种疾病的靶标 – 疾病网络［彩图 2-10（B）］，我们发现大多数疾病除了属于心血管疾病以外（44/147），其他的都分布在肿瘤（40/147）、神经系统疾病（13/147）和营养代谢病（9/147）。这说明郁金方可能不只是在治疗心血管疾病上有作用，还在治疗肿瘤、神经系统疾病、营养代谢病和其他一些疾病上有一定的作用。

综上，本研究从系统水平和分子水平阐明了君臣佐使丰富的科学内涵，对中药复方配伍机制的系统深入研究具有重要意义。

（三）中药复方驱白巴布期治疗白癜风的作用机制

白癜风是一种易诊断难治疗的皮肤疾病，临床上已经有多种中药方剂在治疗白癜风方面取得了显著的疗效。研究中，通过一种经典的治疗白癜风的复方——驱白巴布期，基于中药系统药理学技术框架，揭示其治疗白癜风的潜在多种作用机制。结果发现：复方驱白巴布期中有 56 个活性成分，其中紫铆素、补骨脂素、山奈酚和胆固醇等在治疗白癜风中发挥着重要作用。这些活性化合物以协同的方式作用于 83 个靶标，例如通过作用于 ADCY1、SCD 和 BCHE 等重要靶标来达到增强机体免疫反应，促进黑色素合成和平衡神经系统这三种生物学过程发挥治疗作用。此外，靶标 – 通路网络与整合的白癜风通路综合分析结果表明，复方驱白巴布期可能同时作用于多种不同的通路对白癜风发挥协同治疗效果，并且这些通路主要分为以下三个模块：免疫相关的模块、神经系统相关的模块、黑色素合成相关的模块。该研究从分子水平、网络水平、通路水平系统分析了中药复方治疗白癜风的潜在分子机制，加深了我们对白癜风发病机制的理解，推动了传统中药在现代医学领域的广泛应用。

四、解析中药的辨证论治和气血理论

辨证论治是指中医采用望、闻、问、切的方法，即使用检查、听诊、嗅觉、询问和触诊，将所收集的临床症状进行一系列系统分析，为疾病的诊断和治疗提供依据的诊断过程。辨证论治一直是指导中药复方配伍的重要原则。由于对证的研究不够深入，因此我们对不同的证、疾病和药物的关系或者它们之间的生物学关联尚不清楚。目前，已经有一些将辨证论治与现代生物医学诊断方法相结合的研究，虽然这些尝试的结果不够理想。许多有名的中药复方，例如六味地黄丸和金匮肾气丸都是在证的指导下所开发的临床治疗药物。然而，由于疾病和疗效之间的关联性的依据非常少，导致证的指导下的治疗策略匮乏。

我们以中医理论为指导，借助系统和网络关联方法，建立了心血管病"药物－基因－靶标－疾病亚型"的网络，阐明了心血管药物、靶标、基因和疾病之间的多层次交互作用，发现了疾病基因－心血管疾病亚型之间的复杂关系。为揭示中医脑血管疾病（Cerebrovascular Disease，CVD）证候的生物学基础，以CVD"气滞血瘀，气虚血虚"等证候为研究对象，结合相关中药、经方，建立了"证候－基因－靶标－药物"关联网络，阐明了气滞、血瘀冠心病的分子网络和通路，揭示了中药治疗的分子基础。

针对气虚血虚证候，我们发现了补气中药在增强免疫、促进能量代谢、促进血液循环的化学、生物学基础，发现了补血中药在改善和促进造血干细胞功能上的活性分子群（彩图2-10）。我们系统总结了补气补血分子的分子特征，进而提出了计算公式，其预测准确率＞80%，从而为中药"气血"的物质基础和新药发现研究提供了新工具。

第三章

基于数据库和数据挖掘的中医药信息研究方法

数据库技术是通过研究数据库的结构、存储、设计、管理以及应用的基本理论，并利用这些理论来实现对数据库中的数据进行处理、分析和理解的技术。数据挖掘是指从数据库的大量数据中揭示出隐含的、未知的并有潜在价值的信息的非平凡过程。中医药在其数千年的理论传承和临床实践中产生了海量的数据，如中医处方大数据、中医经典文献大数据、中药材信息大数据和中成药信息大数据等。这些数据资源中蕴含着丰富的中医药知识，采用数据库技术能使中医药的海量信息得到全面、高效的存储与利用，有利于中医药知识的挖掘和传播。本章着重介绍数据库和数据挖掘基本方法及其在中医药相关领域应用的思路与策略。

第一节　数据库技术的发展现状与趋势

一、基本概念

数据库技术主要研究如何存储、使用和管理数据，是计算机技术中发展最快、应用最广的技术之一。首先介绍几个数据库技术常用的概念。

（一）数据与信息

数据（data）指未经过处理的原始记录，信息（information）指有意义的数据。我国的国家标准《信息技术元数据注册系统（MDR）第 1 部分：框架》（GB/T 18391.1—2009）中对"数据"定义为："信息的可再解释的形式化标志，以适用于通信、解释或处理。"一般而言，数据缺乏组织及分类，无法明确地表达事物代表的意义，它可能是一堆杂志、一大叠报纸、数种开会记录或是整本的病历纪录。信息是通过人的认知能力对数据进行系统组织、整理和分析后，被赋予一定的意义和相关联系的事实。即各种原始记录称为数据，数据通过处理、解释才能成为有用的信息。

（二）数据库及数据库管理系统

数据库（database，DB）存储的是电子文件，是长期存储在计算机内、有组织的、可共享的数据集合。用计算机管理和运用数据时，所搜集到的数据需要按照一定的规则存储，以便很快查找，按一定规则组织存储起来的数据集合就是数据库。这些数据包括文字、数字、声音、图片、视频、信号等。

数据库管理系统（database management system，DBMS）是对数据库进行管理的软件，按一定的格式组织、管理、维护数据。其基本功能主要包括：①提供数据定义语言（data definition language，DDL），对数据库的模式结构、完整性、安全性等进行定义，并将定义存储在数据字典中，是数据库管理系统运行的基础。②提供操作语言（data manipulation language，DML），对数据库进行查询、修改、删除等操作。③统一管理、控制数据库。④数据的组织、存储、管理等。⑤数据库的建立、维护，包括原始数据的输入、转换、恢复等。在明确的语境下，常常也将数据库管理系统简称为数据库。

（三）概念模型

如何将现实世界的客观存在事物以数据形式存储到计算机中？这是一个"现实世界→概念世界→机器世界"逐级抽象的过程（图 3-1），即从现实世界的事物被人认识、概念化，转化为计算机数据库能表示的形式。

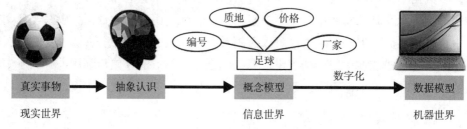

图 3-1   三个世界的示意图

相关概念包括：①概念模型，是为正确直观反映客观事物及其联系，对所研究的概念世界建立的一个抽象的模型。概念模型描述不同信息类型之间的概念关系，不是物理架构。概念模型处理实体及实体之间的关系，可以转换为计算机上某一个数据库管理系统的特定数据模型。②实体（entity），客观存在并可相互区别的事物。实体可以是具体的事物（如树木、房屋），也可是抽象的概念。③属性（attribute），实体所具有的某一特性。一个实体可有多个属性。④域（domain），属性的取值范围称为该属性的域。⑤实体集（entity set），具有相同属性的实体的集合。⑥实体型（entity type），若干个属性组成的集合，可以表示一个实体的类型，如读者（编号、姓名、联系电话）就是一个实体型。⑦联系（relationship），实体集之间的对应关系，包括实体内部各属性之间的联系和实体之间的联系。

（四）实体联系模型

实体联系模型（entity-relationship model）即 ER 模型，也称为实体关系模型、实体联系模式图（ERD），是概念数据模型的高层描述所使用的数据模型或模式图。其用来描述现实世界的关系概念模型，即将现实世界转化成实体、联系、属性等概念及概念间的基本关系，是表示概念关系模型的一种方式。通过由实体、属性与联系组成的 E-R 模型和应用背景，可以设计出数据库的概念模型。E-R 图，即实体联系图，是表示 E-R 模型的图形工具，可以直观地表示概念模型，是描述数据模型的方法。

（五）数据模型

数据库中数据的组织方式称作数据模型，也称为结构数据模型。数据模型应满足三点：能真实地模拟事物；容易为人所理解；便于在计算机上处理。数据模型通常由数据结构、数据操作和数据完整性组成。数据结构研究存储对象的型的集合。如图书馆数据库中，存储对象是书，每本书的基本情况（书名、作者、出版社、出版年等）说明了书的特征，是存储的框架。数据操作指对数据库中各种对象实例的操作，如检索、插入、删除、修改对象实例的值等。数据完整性用来限定符合数据模型的数据库状态及变化，保证数据的正确性、有效性和相容性。数据库管理系统中常用的数据模型有 4 种：层次模型、网状模型、关系模型、面向对象模型。

（六）数据仓库

数据仓库（Data Warehouse）是在数据库已经大量存在的情况下，为了进一步挖掘数据资源和决策需要而产生的，面向主题的、集成的、相对稳定的、随时间不断变化的数据集合，用于支持管理决策分析处理。主要特点包括：①数据仓库是面向主题的，其中的数据按照一定的主题域进行组织。②数据仓库是集成的，其中的数据是在对原有分散的数据库数据抽取、清理的基础上经过系统加工、汇总和整理得到的。③数据仓库一般是不可更新的，数据仓库主要是为决策分析提供数据，所涉及的操作主要是数据的查询。④数据仓库中的数据通常包含历史信息，系统记录了从过去某一时点到当前的各个阶段的信息，可用这些信息对发展历程和未来趋势做出定量分析和预测。

（七）元数据

元数据（Metadata）是对数据进行规范化管理的对象和依据。我国现行国家标准（GB/T 18391.1–2009）中将元数据定义为"定义和描述其他数据的数据"，是描述数据元属性（即语义内容）的信息，并存储在数据元注册系统中。目前，国际上应用最广的元数据标准是都柏林核心元数据元素集（Dublin Core Metadata Element Set, DC），它定义了一组最为核心的术语，通用性强，可用于描述各种资源。元数据简洁和规范，比较全面地概括了电子资源的主要特征，不仅可以用于电子文档，也适用于各类电子化的公务文档，以及产品、商品、藏品目录等，具有很高的实用性。在都柏林核心元数据基础上，又陆续发展出应用于不同领域的元数据标准。

（八）数据元

数据元是通过定义、标识、表示以及允许值等一系列属性描述的数据单元，是数据库中表达实体及其属性的标识符。我国现行国家标准（GB/T 18391.1—2009）中将数据元（data element；DE）定义为："由一组属性规定其定义、标识、表示和允许值的数据单元。"数据元由数据元概念和表示两部分组成。数据元和数据元概念之间存在多对一的关系，也就是一个数据元必须对应一个数据元概念，而一个数据元概念可以有多个数据元。数据元中的"表示"是用以描述数据元概念中的特性的，也就是说在数据元中特性都具有且仅具有一个表示。例如，数据元："患者出院诊断代码"，其中对象类是"患者"，特性是"出院诊断"，表示是"代码"。

二、数据库技术的发展现状

（一）数据库的主要类型

数据库的分类很大程度上受其运行的计算机系统的影响，特别是受计算机架构中的并行、联网或分布等方面的影响，可以按照用户数、数据模型、数据库站点的位置以及用途和使用范围等方式来分类。本部分重点阐述按数据模型分类数据库。

数据库主要采取四种数据模型构建，并可据此分为层次数据库、网络数据库、关系数据库、面向对象数据库。层次数据库和网状数据库在关系数据库之前就存在，但是关系模型是第一个形式化的数据库模型，在关系模型被定义之后，非形式化模型才被用作描述层次数据库（层次模型）和网状数据库（网状模型）。

1. 层次数据库

层次模型（hierchical）是数据库最早采用的模型。IBM于1968年推出IMS（information management system）数据库管理系统是第一个层次模型数据库管理系统，也是最典型的一个。层次模型用树形结构描述实体及实体之间关系，每个结点表示一个记录类型，记录类型之间的联系用结点之间的有向线段来表示，每个记录类型（实体）可包含若干个字段（实体的属性），各个记录类型及其字段都必须命名。

层次模型的主要特征包括：①有且只有一个记录类型没有双亲结点，这个点为根结点。②根结点以外的其他记录类型有且只有一个双亲结点。即双亲结点可有多个子结点，但是每一个子结点只能有一个双亲结点。③一个结点到其双亲结点的映射是唯一的，所以对每一个记录型（除根节点外）只需要指出它的双亲结点，就可以表示出层次模型的整体结构。也就是说定位某个记录时，从树顶端的根结点开始按路径往下查找，才能显示其全部意义。

层次数据库中的优点包括：数据结构简单，容易使用；层次结构清晰，一目了然；访问、查询速度很快。层次数据库的缺点包括：层次结构决定了层次数据库系统只能处理一对多的实体联系；对于描述非层次性的、多对多的关系则很不灵活，不能直接表示两个以上的实体间复杂的联系；查询子结点必须通过双亲结点，限制存取路径；因结构固化，增加或更新记录时，可能需要重新定义数据关系。

2. 网络数据库

网状模型（network model）用有向图结构表示实体类型及实体间的联系，是一种可以灵活地描述事物及其之间关系的数据库模型，最早由美国的查尔斯·巴赫曼发明。通用电器公司基于网状数据模型开发了第一个通用的集成数据存储系统（integrated data store，IDS）。

网状模型的数据结构主要特征：①允许多个结点无双亲。②至少有一个结点可以有多于一个的双亲。③允许两个结点之间有多种联系。网状模型中每个结点表示一个记录类型（实体），每个记录类型可包含若干个字段（实体的属性），结点间的连线表示记录类型（实体）间的父子关系。与层次数据库相似，而每个子记录可有多个父记录。

网络数据库的优势是可表示非层次的关系，能够更为直接地描述现实客观世界；可表示实体间的多种复杂联系；存取效率较高，提供更多的访问路径。网络数据库的缺点包括：数据记录类型之间关系必须在使用数据库之前定义，如果更新数据库记录类型必须重新定义数据记录类型关系；结构比较复杂，其数据定义语言（DDL）、数据操作语言（DML）复杂，用户不容易使用；数据独立性差，由于实体间的联系本质上是通过存取路径表示的，因此应用程序在访问数据时要指定存取路径。

3. 关系型数据库

关系模型（relational model）是基于谓词逻辑和集合论的一种数据模型，广泛用于数据库之中。关系型数据库模型是把复杂的数据结构归结为简单的二元关系（即二维表结构），使用关键字字段或者公共数据元素将不同文件的数据进行关联。数据元素存储在不同表或者由行和列组成的文件中。表被称为关系，行被称为元组，列被称为属性。在关系型数据库中，每一个关系就是一个规范化的二维表，对数据的操作几乎全部建立在一个或多个关系表格上，通过对这些关联的表格分类、合并、连接或选取等运算来实现数据库的管理。

关系型数据库的优势是管理员能使用简单的逻辑轻易地增加、更新、删除、创建记录。主要缺点包括：复杂属性只能拆分成为并列的单一属性；无法表示变长的属性；无法表示嵌套表；某些搜索命令需要比其他数据模型更多的处理时间。常用的关系型数据库包括 DB2、Oracle、MySQL、MariaDB、sqlServer、Access 等。

4. 面向对象的数据库

面向对象是一种认识方法学，也是一种新的程序设计方法学。20 世纪 90 年代以来，把面向对象的方法和数据库技术结合起来，在关系型数据库基础上，引入面向对象技术，发展成为一种新型的面向对象关系型数据库。面向对象的数据库存储对象是以对象为单位，每个对象包含对象的属性和方法。"对象"是面向对象编程中最重要的概念，用"对象"来表示现实世界中的实体。一个对象由文本、声音、图像、对数据的动作指令组成，一个学生、一门课程、一次考试记录都可以看作对象，每个对象又包含一组属性和一组方法。"属性"用来描述对象的状态、组成和特性，是对象的静态特征。一个简单对象如整数，其本身就是其状态的完全描述，不需要其他属性，这样的对象称为原子对象。属性的值可以是复杂对象。一个复杂对象包含若干属性，而这些属性作为一种对象，又可能包含多个属性，从而组成各种复杂对象。"方法"是对数据进行操作的指令，也被存储。

面向对象的数据库，在文件中将对象作为元素使用，其优点很多，比如更能理解系统、更容易升级系统，能够描述"现实世界"；使用表现力强的查询语言使访问和浏览对象更加容易；可以从现有类型中构造新的抽象数据类型；能够捕获数据运行情况和数据结构；具备良好的程序语言和数据操纵语言之间的接口；能够更好地处理应用程序。主要缺点包括面向对象数据库管理系统和客户应用程序之间没有保护屏障；没有普遍认同的数据模型或者定义，缺少理论模型基础；缺少标准等。

（二）数据库技术的发展过程及趋势

1. 数据库技术发展基本历程

数据库技术是计算机科学的重要分支，主要用来对数据进行管理。早期的数据管理采用文件系统。在文件系统中，数据根据内容、结构和用途被组织成独立的文件，利用"按文件名访问，按记录进行存取"的管理技术，可对文件进行增加、删除、修改。文件系统的缺点包括：①文件系统的数据共享性差，冗余度大。②文件系统中应用程序和数据之间缺乏独立性。③文件系统的数据不规范。为了克服文件系统的缺点，计算机学家开发出数据库系统（database system）。数据库系统中的数据由数据库管理系统（DBMS）统一管理，数据面向整个系统，可被多个应用程序共用。统一管理数据，不仅可节约存储空间，避免数据之间的不相容性，还让数据更加规范化和标准化，易于共享。互联网时代，最常见的数据库模型主要是两种，即关系型数据库和非关系型数据库。关系型数据库在上文已经介绍，这里主要介绍非关系数据库。NoSQL（NoSQL = Not Only SQL），意即"不仅仅是SQL"，泛指非关系型的数据库。随着互联网 web2.0 网站的兴起，传统的关系数据库在应付 web2.0 网站，特别是超大规模的 web2.0 纯动态网站已经显得力不从心，暴露了很多难以克服的问题，而非关系型的数据库由于其本身的特点得到了非常迅速的发展。NoSql 数据库作为对传统关系型数据库的一个有效的补充，在特定的场景下可以发挥出高效率和高性能。其主要有以下几种：①键值存储（key-value）数据库：其数据按照键值对的形式进行组织、索引和存储。②列存储（Column-oriented）数据库：列存储数据库将数据存储在列族中，一个列族存储经常被一起查询的相关数据，这种数据库通常用来应对分布式存储海量数据。③面向文档（Document-Oriented）数据库：该类型的数据模型是版本化的文档，半结构化的文档以特定的格式存储，比如 JSON。文档型数据库可以看作是键值数据库的升级版。④图形数据库：允许将数据以图的方式存储。

2. 数据库技术发展趋势

（1）结构化和非结构化的数据共存

计算机信息化系统中的数据分为结构化数据和非结构化数据。结构化数据（structured data）也称作行数据，是由二维表结构来逻辑表达和实现的数据，严格地遵循数据格式与长度规范，主要通过关系型数据库进行存储和管理。其一般特点是：数据以行为单位，一行数据表示一个实体的信息，每一行数据的属性是相同的。结构化数据的存储和排列是很有规律的，便于查询、修改。非结构化数据（Unstructured Data）是数据结构不规则或不完整，没有预定义的数据模型，不方便用数据库二维逻辑表来表现的数据。包括所有格式的办公文档、文本、图片、XML、HTML、各类报表、图像和音视频信息等等。随着网络技术的发展，非结构化数据的数量日趋增大。

传统关系数据库主要面向事务处理和数据分析应用领域，擅长解决结构化数据管理问题。面对数量巨大的非结构化数据，一种思路是将非结构化数据转化为结构化数据以便于分析研究。另一种研究思路是，非结构化数据不需要专业性很强的数据科学团队，正确分析这些数据需要机器计算和人类解释相结合，于是出现了各种非结构化数据管理系统，例如基于传统关系数据库系统扩展的非结构化数据管理系统，基于 NoSQL 的非结构化数据管理系统等。非结构化数据格式多样，标准也是多样性的，而且在技术上非结构化信息比结构化信息更难标准化和理解，需要更加智能化的 IT 技术以分析和使用这些数据，比如海量存储、智能检索、知识挖掘、内容保护、信息的增值开发利用等。随着网络技术和网络应用技术的飞快发展，完全基于 Internet 应用的非结构化数据库将成为继层次数据库、网状数据库和关系数据库之后的重点热点技术。

（2）满足搜索需求的多样性和快速搜索的需求

数据越来越多，搜索不仅仅是能找到需要的数据，还要求速度、安全、精确等。其一，速度方面的需求。当数据库能够容纳几乎所有数据之后，如何快速获得需要的数据？比如在蛋白质研究领域，蛋白质质谱数据呈指数式增长，相关数据库的构建方法和搜索方法是研究人员确定谱图库搜索策略的关键步骤。测序技术的飞速发展积累了大量精准医疗知识，临床医生希望应用大量的数据库，实现精准用药和相关知识的搜索。其二，安全搜索的需求。随着云计算的快速发展，数据安全成为急需解决的问题。对数据进行加密存储，查询时再将密文数据进行解密，会导致搜索效率低。未来将有越来越多的研究在系统模型、加密算法方面推进，以保证数据的安全性和搜索速度和效率。其三，语义搜索的需求。常用的基于关键词、主题词匹配的搜索虽然简单方便，却容易忽略一些相关却不包含关键词数据。因此基于语义的搜索被提出，因为使用语义搜索，可以提高检索的效率和准确度，是未来数据库检索发展的趋势。

（3）传感器数据库技术快速发展

随着微电子技术的发展，传感器的应用越来越广泛。传感器在一定的范围内收集有用的信息，发回到服务器。传感器网络由携带者所捆绑的传感器及接收和处理传感器发回数据的服务器所组成。健康相关领域的应用目前常见的有手机或智能手表记录运动轨迹、心率等。传感器数据库技术在远程医疗、远程监护等方面能提供很大的帮助。尤其是在我国社会老龄化加剧，绝大多数老人居家养老，传感器数据库技术能监测独居老人的健康安全状况。

第二节　中医药数据库建设现状

中医药行业数据库的建设起源于20世纪80年代。1987年原中国中医研究院图书情报研究所（现名中国中医科学院中医药信息研究所）建成了我国第一个综合性的中医药学文献数据库。经过三十多年的努力，中医药行业数据库的建设已经具有一定的规模，内容几乎涉及中医药行业的各个方面。按照中医药行业数据库所涉及的内容，可以大致分为现代文献类、古籍类、中药类、中医临床类、针灸类、特色专题类和其他类，现分别概述各类中医药数据库的建设现状。

1. 现代文献类数据库

现代文献类数据库主要是指以中医药的各类现代文献为内容单元组成的数据库，如图书、期刊、报纸、会议文献、学位论文、档案文献、政府出版物、标准文献、科研报告、专利文献等，其类型包括目录型、题录型、文摘型和全文型。随着文献资源数字化进程不断加深，各种综合性大型数据库大量涌现。如电子图书数据库主要有《超星数字图书馆》等。期刊全文数据库主要有 CNKI、清华同方、维普、万方、ScienceDirect、Wiley、EBSCO、Elsevier、Springer、FirstSearch、ProQuest 等国内外数据库商提供的期刊全文数据库。期刊文摘数据库主要有《中国生物医学期刊文献数据库（SinoMed）》等。另外还有学位论文、会议论文、专利、标准、报纸、引文等方面的数据库，如 CNKI 的《医药卫生博硕士学位论文全文库》《医药卫生报纸全文库》，万方的《中国学位论文全文 / 文摘数据库》

《中国学术会议论文全文数据库》《中国标准全文数据库》《中国专利全文数据库》《方正电子报纸库》。引文数据库主要有《中国引文数据库》《中国生物医学期刊引文数据库》《中国科学引文数据库》、Web of Science 等。

大量的中医药现代文献在这些综合性数据库中存储，然而关于专业的、大型的中医药现代文献数据库目前较少。具有代表性的是中国中医药期刊文献数据库（http://cintmed.cintcm.com/cintmed/main.html），该数据库包含中药文献数据库、中药化学文献数据库、中药药理学文献数据库等在内的 18 个专题数据库，主要收录自 1949 年起至今的有关中医药学的期刊文献信息，涵盖了中国国内出版的生物医学及其他相关期刊千余种，包含中医、中药、中西医结合、针灸、气功按摩、保健等方面的文献题录近 100 余万篇。

2. 古籍类数据库

中医药古籍记录了中医学数千年来积累的丰富理论知识和临床经验，不仅具有珍贵的史学价值，更具有重要的学术价值。中医古籍数量庞大、内容繁杂，据《中国中医古籍总目》记载，目前现存中医古籍有 13455 种。构建中医古籍数据库既可以将中医古籍的原貌永久保存，又可以通过数据库和网络使这些珍贵的文化遗产不受地域和时空的限制得到广泛利用，同时能够避免阅读原时对古籍的损伤，是中医古籍保护和利用的理想方式。

目前，中医古籍数据库主要有书目型、全文型、图片型、图文对照型。①书目型数据库多为有一定中医药古籍藏书规模的医学院校、科研机构、图书馆等藏书机构建设的馆藏目录数据库。如中国中医科学院图书馆建设的"馆藏中医古籍目录数据库"，收录馆藏中医古籍书目信息 10610 条，提供书名、著者等多种检索途径；其他还有各中医药院校、研究机构基于本单位馆藏古籍构建的中医古籍书目数据库。②全文型数据库将古籍转变为全文文本，这种方式非常便于检索和阅读，但由于古籍中存在着大量的异体字、通假字，数字化难度大。如《中华医典》数据库，收录了中国历代医学古籍 1156 部，共计 4.5 亿字，涉及中医学的各个学科，其对古籍内容进行重新录入，实现对单个字符的文本化，从而完成任意关键字、词、句的检索。③图片型数据库是将古籍以图像格式扫描存储，这种形式能保存古籍原貌，有助于专业研究，但检索功能相对全文数据库较弱。为解决这一问题，中国中医科学院中医药信息研究所历时 10 年，对中医古籍图片进行了深度标引，并构建了可以实现语义检索的中医古籍后控词表，其建设的国医典藏数据库（http://www.gydc.ac.cn:81），收录了中医古籍 500 种，2500 册，能够实现中医古籍的原貌展现。④图文对照型数据库是指古籍图像化的基础上，将古籍全文与其对照起来。这种数据库能再现古籍原貌，方便检索，是目前古籍数字化的最佳方式。如《中医典海》数据库（http://www.er07.com），收录历代中医药典籍一千种，采用还原式页面，左图右文逐页对照，眉批、夹注、图表、标记等无障碍录入和非嵌入式显示，可做到毫秒级全文检索，可编辑、下载和打印。

此外，还有一些大型的综合类古籍数据库也包含了一部分中医古籍，如瀚堂典藏古籍数据库、《文渊阁四库全书》、雕龙中国古籍数据库、中华经典古籍库、古今图书集成等。

3. 中药类数据库

（1）收录中药基本信息的数据库

指收录了中药材、中成药、中药方剂的功效、主治、性味归经等基本信息的数据库，目前，除纯文本型的中药数据库外，国内已出现了包含高清图片的中药数据库，并出现了大型的数据库集群。如中国中医科学院中医药信息所开发的中国中药数据库（http://cintmed.cintcm.com/cintmed），其收录 8173 种中药，对每味中药进行了性味、归经、功效、主治、用法用量、产地、化学成分、药理作用、毒理学、药材基原、资源分布、栽培或养殖、采集加工、炮制方法、药材鉴别等多方面描述。此外，中国中医科学院中医药信息所还开发了中国中药药对数据库、中国中药化学成分数据库、中药药理实验数据库、中药化学实验数据库、中国藏药数据库、蒙药数据库、维吾尔药数据库、中药非处方药数据库等多个数据库。香港浸会大学中医药数字化项目（https://scm.hkbu.edu.hk/sc）包含药用植物图像数据库、中药材图像数据库、中草药化学图像数据库、中药方剂图像数据库、中药标本数据库和中医药趣味练习数据库，提供中药材、中药方剂等高清图像。本草风物志中草药主题数据库（http://www.gzzcybk.com）收载中草药近 6000 种，图像资料 9000 多张，从药物类别、临床科目、性味、主治功效等多个维度归类，对每一味中草药的介绍涉及其各种命名、基原、形态、资源、性味、用法、考证、临床应用、药理学研究等多方面，内容丰富，图文并茂，是全面介绍中草药信息的参考工具型数据库。药智数据的中药材数据库（https://db.yaozh.com），包含了药材标准、中药饮片炮制规范、中成药处方数据库、中药方剂数据库、中药材基本信息库、中药保护品种、中药材图谱、药材辞典与现代化研究、中华本草数据库等多个数据库。

（2）基于中药资源普查数据的数据库

我国经历了 4 次全国性的中药资源普查，获得的基础数据资料均为我国中医药事业和中药产业发展提供了重要的依据。如全国中药资源普查及种质共享数据专题服务依托中国中医科学院中药资源中心，基于第四次全国中药资源普查工作，面向公众和政府提供中药资源相关数据共享服务，建立中药资源相关数据共享平台，包括药用植物种质资源、中药资源普查数据、中药资源动态监测数据、中药材种子种苗繁育基地、重点药用植物保存圃、中药材产业扶贫和其他科研数据。其中"药用植物种质资源标准化整理、整合及共享试点"平台项目整合了 20 个省 57 家研究院所和大专院校的药用植物种质资料，共 324 种、1.8 万份，制定了 150 种药用植物种质资源保存规范，构建了统一的描述标准和数据库，包括 3 万张照片、160 万个描述数据等。

（3）收录中药化学成分的数据库

中药药效物质基础及作用机制研究一直是中药研究的重点和难点，科学阐释中药有效成分及作用机制是开发安全有效、稳定可控的现代中药的基础。近年来，国内外许多科研院所、课题组已成功建设了一批数据多元化、涉及内容广的中药、天然药物化学成分数据库，并广泛应用于中药及方剂的药效物质基础及作用机制研究。目前常用的中药成分数据库有：

中医药资料库 @Taiwan（Traditional Chinese Medicine Database@Taiwan，http://tcm.cmu.edu.tw/zh-tw）是目前全世界最大可以提供免费下载的中草药化合物数据库。西北农林科技大学开发的中药系统药理学数据库和分析平台（TCMSP，Traditional Chinese Medicine Systems Pharmacology Database and Analysis Platform，http://tcmspw.com/tcmsp.php）是一种独特的中草药系统药理学平台，它能捕捉药物、靶标和疾病之间的关系。该数据库包含了

499 味草药（中国药典 2010 版）以及每味草药的化合物成分（共计 29000 余个），针对每个化合物提供了较全面的人体吸收、分布、代谢数据，同时提供了潜在活性分子的靶标及其疾病信息，形成了针对每味草药的药物－靶标－疾病网络，为从系统水平研究中药作用机制提供了一个新的平台。

（4）以中药临床应用研究为主题的数据库

如北京中医药大学临床中药学科构建的"中药注射剂安全信息数据库"，数据库内容丰富，功能全面，在集成化平台的基础上，数据库共包括 6 个子数据库——"中药注射剂不良反应个案数据库""中药注射剂不良反应群案数据库""中药注射剂基本信息库""中药注射剂组方药物基本信息库""中药来源的化学注射剂基本信息库"和"中药注射剂配伍禁忌信息库"，包含 1 万余例中药注射剂不良反应案例，150 余种中药注射剂的药品信息等，总文献量 100 余万字。数据库具有以下显著特点：①突出中医药学特色：数据库不仅包含有注射剂组方药物的四气、五味、归经等基本中药药性信息，还包括摘录自数十部古今本草医籍的传统药物警戒论述，为中药注射剂的安全性评价提供了中医药学素材，也体现了本数据库的中医药学特色。②病案信息明细：在充分考虑不良反应病案信息实际情况和注射剂特点的基础上，数据库设置了与患者、药物、不良反应相关的详细字段，可进行病案的多字段匹配查询，为不良反应信息的检索和分析提供了良好的平台。③涵盖内容全面：本数据库不仅包括中药注射剂的不良反应信息，也包括穿琥宁、葛根素等中药来源却按化学药物审批的注射剂相关安全性信息，亦包括注射剂基本情况介绍和部分品种的配伍禁忌信息，使数据库用户可以全方位地了解中药注射剂的相关信息。④文献依据翔实：本数据库所有不良反应病案均详列文献来源并设定有不良反应病案报告单位字段，数据库使用者可依据信息追根溯源，对病案进行深入调查分析。

4. 中医临床类数据库

临床类数据库涉及中医临床治疗的各个方面，目前较多的是中医疾病专题数据库、医案类数据库。大型中医疾病专题数据库，如中国中医科学院信息所研发的中医疾病诊疗数据库（http://cintmed.cintcm.com/cintmed），其收集中医诊法诊断、辨证及中药、针灸、按摩等方法治疗各类疾病的相关数据，共 3776 条，主要整合中医病因、中医辨证、中医诊断方法、中医诊断指标与中医治疗等相关数据。同时，其还包括了各类疾病专科数据库，如中医防治呼吸系统疾病数据库、中医防治中风病数据库、中医防治肾病数据库、中医防治高血压病数据库、中医防治消化系统疾病数据库、中医防治神经系统疾病数据库、中医防治肿瘤数据库等。大型医案类数据库，如中国中医科学院中医药信息所开发的古今医案云平台（http://www.yiankb.com），收集了 20 万余条古今中医医案，集成多类数据挖掘方法，提供大数据分析，并支持个性化医案录入，提供工作组内的医案共建共享。

5. 特色专题类数据库

如福建中医药大学创建的闽港澳台中草药图谱数据库，收录《香港中草药》《台湾原住民药用植物汇编》及《台湾常用药用植物图》中 3400 余种中草药的图谱，并提供药名、学名、别名、科名、形态、分布、生长环境、成分、药理等十余字段检索。云南中医药大学开发的云南地产中草药（民族）数据库，内容包括云南地产中草药（民族药）相关的图书、期刊、研究成果、专利、医药产品、学位论文、会议论文、图片等，全面反映云南地产中草药（民族药）的概况。此外，还有广西中医药大学和泰国孔敬大学合作建设的中国－东盟药用植物信息库，南京中医药大学构建的江苏特色医学流派数据库，广州中医药大学开发的岭南医籍数据库，成都中医药大学图书馆的巴蜀中医药名家、杏林名师、巴蜀中医药典籍数据库，黑龙江中医药大学构建的"龙江医派"名医数据库等等。

6. 针灸类数据库

如中国中医科学院中国医史文献研究所研发建设的古籍针灸数据库（http://192.168.200.176:8080），选取15部具有代表性的中医针灸古籍，在此基础上对针灸古籍进行深度解析标引，将带有各种标引信息的针灸古籍，建成具有全文检索、基于知识元、叙词及基于知识元间关系检索的古籍针灸数据库，实现基于知识层面的内容检索和信息管理。该数据库录有古籍15部，190余万字，包括病证知识1254条、腧穴知识8152条、经络知识3162条、刺灸法知识6852条。

7. 其他类

其他类数据库主要指研究内容不在上述类别之中，主要包括中医机构类、中医药信息统计类、中医教育类等内容的数据库，如中国中医科学院中医信息研究所研发的中国医药企业数据库、国外传统医学机构数据库等，国家中医药管理局的中医药统计摘编等数据库。

中医药行业数据库经历了30多年的研究，取得了较大的成绩和进步，构建了涵盖中医药行业各个方面的数据库，已经出现了大型数据库集合，如：中国中医科学院中医药信息研究所研制的"中医药多库融合平台"，目前包含48个数据库，数据总量达120余万条；数据类型日益多元化，如图文关联的中医古籍数据库，中药材图像数据库，中医药多媒体资源数据库等。

第三节 数据挖掘的基本概念和方法

一、数据挖掘的定义

数据挖掘（data mining）又称数据库知识发现（knowledge discover in database，KDD），是指从数据库的大量数据中揭示出隐含的、未知的并有潜在价值的信息的非平凡过程，也是一个利用各种分析方法和分析工具在大规模海量数据中建立模型和发现数据间关系的过程，该过程从大型数据库中挖掘先前未知的、有效的、可实用的信息，并使用这些信息做出决策和预测。在信息时代，如何快速、准确地从大量的数据中发现有用的知识，已成为人们迫切需要解决的问题。数据挖掘（也称数据库知识发现）正是为满足这种需求而诞生的一种新兴技术。数据挖掘的过程定义描述如图3-2所示。

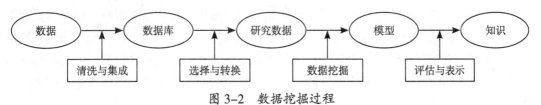

图 3-2 数据挖掘过程

二、数据挖掘的过程

数据挖掘是一个利用各种分析方法和分析工具在大规模海量数据中建立模型和发现数据间关系的过程，该过程从大型数据库中挖掘先前未知的、有效的、可实用的信息，并使用这些信息做出决策和预测，包括多个互相联系的步骤，如定义和分析主题、数据预处理、算法的选取、提取规则、评价和结果解释、知识表示以及应用。通常来说，数据挖掘步骤包括：确定目标、数据准备、数据挖掘和结果分析。

（一）确定目标

进行数据挖掘，首先必须分析数据的应用领域，熟悉背景知识，了解用户的数据和业务问题，明确数据挖掘的目标。这是数据挖掘的第一步，也是数据挖掘成功的关键要素。数据挖掘的目标在数据挖掘过程中是可修正的，但其基本原则内容要保持稳定，该目标决定此后数据挖掘的各种操作。每一个目标对应一个宏观的分析领域，面对不同的用户，应制定不同的目标。

了解用户的目标后，首先对现有资源进行评估，确定是否能够通过数据挖掘技术来解决用户的需求，然后进一步确定数据挖掘的目的和制定数据挖掘计划，如确定数据挖掘所需要的具体数据，对数据进行描述以及检查数据的质量等。

（二）数据准备

根据统计，在一个完整的数据挖掘过程中，数据准备工作要花费 60% 左右的时间，而后的挖掘工作仅占总工作量的 10% 左右。所以，数据准备工作在数据挖掘过程中占有至关重要地位，数据准备主要包括数据选择、数据清理、数据集成、数据变换和数据归约。

1. 数据收集与选择

数据的收集与选择是根据确定的数据分析对象，然后选择合适的收集方法，将收集到的数据存入数据库。大数据背景下，数据经常以杂乱无序的方式呈现，给数据的分析带来了极大的挑战，数据质量成为大数据分析过程中需要考虑的重要因素。因为有些数据可能会影响挖掘效率，甚至导致挖掘结果的偏差。数据选择是在对处理任务和数据本身内容理解的基础上，寻找有助于发现目标的、表达数据的有用特征，以缩减数据规模，从而最大限度地精简数据量，使得数据的规律性和潜在特性更加明显。在缩减数据规模的同时，数据选择应不破坏数据的完整性，覆盖业务目标所涉及的相关数据。

2. 数据集成

数据集成是把不同来源、不同格式和不同特点性质的数据在逻辑上或物理上有机的集中，从而提供全面的数据共享。数据集成涉及 3 个问题：①模式集成：涉及实体识别，即如何将不同信息源中的实体匹配来进行模式集成。通常借助于数据库或数据仓库的元数据进行模式识别；②冗余：数据集成往往导致数据冗余，如同一属性多次出现、同一属性命名不一致等。对于属性间冗余可以用相关分析检测到，然后删除；③数据值冲突的检测与处理：由于表示、比例、编码等的不同，现实世界中的同一实体，在不同数据源的属性值可能不同。

3. 数据归约

数据归约又称数据缩减或数据浓缩，是在数据选择的基础上对挖掘数据的进一步简约。数据归约技术可以用来得到数据集的归约表示，它保持原数据的完整性，但数据量比原数据小得多。与非归约数据相比，在归约的数据上进行挖掘，所需的时间和内存资源更少，挖掘更有效。数据归约主要包括以下几个方面：①数据聚集：指采用数据仓库中的切换、旋转和投影技术，对原始数据进行抽象和聚集。数据聚集技术可聚集数据集现有字段的数值，或对数据字段进行统计。如将月销售量聚集为年销售量等。②数据压缩：应用数据编码或变换，得到原数据的归约或压缩表示。数据压缩分为无损压缩和有损压缩。③维归约：通过删除不相关的属性（或维）减少数据量。不仅压缩了数据集，还减少了出现在发现模式上的属性数目。通常采用属性子集选择方法找出最小属性集，使得数据类的概率分布尽可能地接近使用所有属性的原分布。④属性值归约：属性值归约通过选择替代的、较小的数据表示形式减少数据量，包括连续值属性的离散化和符号型属性的合并。连续值属性的离散化是指在属性的值域范围内，根据某种评价标准，设定若干个划分点，用这些划分点将属性的值域划分为若干个子区间，然后用特定的符号或整数值代表每个子区间。连续值属性离散化使原始数据获得了简化，缺点是如果分割点集选择不当，会导致原始数据集中有用信息的丢失。符号型属性的合并则主要检验两个相邻属性值之间对决策属性的独立性，然后判断是否应将其合并。⑤数据抽样：数据抽样用数据的较小样本表示大的数据集。它主要利用统计学中的抽样方法，如简单随机抽样、等距抽样、分层抽样等。

4. 数据清理

在数据库中有些数据是不完整的、含有噪声且不一致的数据，清理主要是针对数据源中这样有问题的数据进行相应的清理操作，从而将完整、正确的数据存入数据仓库中。数据清理主要包括处理空缺值、噪声数据等：①空缺值处理：空缺值对于数据挖掘来说非常有害，处理起来也比较麻烦，但在实际的情况中却经常发生。目前最常用的方法是使用最可能的值填充空缺值，比如可以用回归、贝叶斯计算公式或判定树归纳等确定空缺值。这类方法依靠现有的数据信息来推测空缺值，使空缺值尽可能地保持与其他属性之间的联系。还有比如用一个全局常量替换空缺值、使用属性的平均值填充空缺值等。②噪声数据处理：噪声是一个测量变量中的随机错误或偏差，包括错误的值或偏离期望的孤立点值。可以用分箱、回归、聚类等数据平滑技术来平滑噪声数据，识别、删除孤立点。

5. 数据转换

数据转换主要是对数据进行规格化操作，包含以下内容：①平滑处理：帮助去除数据中的噪声，主要技术方法有：bin 方法、聚类方法和回归方法。②合计处理：对数据进行总结或合计操作。③数据泛化处理：所谓泛化处理就是用更抽象或更高层次的概念来取代低层次的数据对象。④规格化：将有关属性数据按比例投射到特定的小范围之中，以消除数值型属性因大小不一而造成挖掘结果的偏差。⑤属性构造：根据已有属性集构造新的属性，以优化数据挖掘过程。对于有些实数型数据，通过概念分层和数据的离散化来转换数据也是重要的一步。

（三）数据挖掘

在数据挖掘分析中，常用的模式有以下几种：①分类模式：分类模式是发现每一数据与既定类别间映像函数的过程，能够把数据映射到某个既定的类上，从而可以应用于数据预测。②回归模式：回归模式与分类模式相似，其差别在于分类模式的预测值是离散的，回归模式的预测值是连续的。③聚类模式：聚类模式是把数据划分到不同的类中，要求类之间的差别尽可能的大而类内的差别要尽可能的小。与分类模式不同，进行聚类前并不知道所聚的类的特征。④关联模式：关联模式是数据项之间的关联规则。⑤序列模式：与关联模式相似，但是数据间的关联性事件发生的顺序联系起来。⑥时间序列模式：时间序列模式是根据数据随时间变化的趋势预测将来的值。与序列模式相比，时间序列模式不仅需要知道事件发生的顺序，而且需要确定事件发生的时间。

使用模式出现错误的数值与总数之间的比，称为错误率。类似地，正确的数量与总数的比称为准确率。训练和测试数据挖掘模式需要把数据至少分成两个部分：一个是训练数据，主要用于模式训练，另一个是测试数据，主要用于模式测试。模式准确性的测试分为两类：①封闭测试：训练模式的训练数据即为测试模式的测试集。封闭测试可以测试模式的稳定度，但无法验证模式的推广能力，即对未知数据的准确度。②开放测试：测试模式的数据是模式先前未见的数据。开放测试可以很好地度量模式的准确性。

建立模式的最后一步是验证模式。数据挖掘得到的模式有可能是没有实际意义或没有实用价值的，必须评价其结果，解释其价值。在实际应用中，模式的准确率会随着应用数据的不同发生变化。在这个阶段需要引入更多层面和背景的用户进行测试和验证，通过对几种模型的综合比较，产生最后的优化模式。模式的验证需要对数据挖掘过程进行一次全面的回顾，从而决定是否还存在一些重要的问题仍未得到充分的考虑。验证模型是处理过程中的关键步骤，可以确定是否成功地进行了前面的步骤。模式的验证需要利用未参与建模的数据进行，这样才能得到比较准确的结果。

（四）结果分析

数据挖掘是一个反复循环的过程，每一个步骤如果没有达到预期的目的，都要重新回到前面的步骤重新执行，但以上所列出来的步骤并非每一步都是必需的。例如，如果待挖掘的数据源只有一个的话，那么数据集成便可以省略。可视化技术可以使用户直观地看到数据处理的全过程，监测并控制数据挖掘的整个过程，因此必须融入数据挖掘的每一个步骤中：从数据选择、数据预处理、数据挖掘到分析评估，数据挖掘过程的可视化不仅有助于数据挖掘结果的表示，而且有助于数据挖掘本身的成功实施。

数据挖掘的可视化包括以下内容：①数据的可视化：将数据的不同粒度或不同的抽象级别用多种可视化方式进行描述。对被挖掘的原始数据的可视化有助于确定合适的模型进行数据挖掘处理。②数据挖掘结果的可视化：将数据挖掘后得到的知识和结果用可视化形式表示出来。知识表达、解释和评估的可视化有助于理解所获得的知识并检验知识的真伪和实用性。③数据挖掘过程的可视化：用可视化形式描述各种挖掘过程，用户通过可视化方式了解数据的来源、数据的抽取过程、具体的挖掘计算和推理过程等。

三、典型数据挖掘算法

数据挖掘算法是根据数据创建数据挖掘模型的一组计算方法。为了创建模型，算法将首先对数据进行分析，并查找特定类型的模式和趋势。典型的数据挖掘算法主要包括回归分析、聚类分析、决策树、贝叶斯分类、神经网络等。

（一）回归分析

在大数据分析中，回归分析是一种预测性的建模技术，它研究的是因变量（目标）和自变量（预测器）之间的关系。这种技术通常用于预测分析，通过对已有数据的分析，确定数据间相关性，可以有效预测数据的发展方向，为预测提供决策支持。特别是在数据产生量较大或数据要求精度高的行业，可以运用分析产生的模型方法对新数据进行预估或者验证。

回归分析（regression analysis）是确定两种或两种以上变量间相互依赖的定量关系的一种统计分析方法，运用十分广泛。目前，回归算法已经有很多种，可从不同的角度对他们进行分类：①按照涉及的变量的多少，分为一元回归和多元回归分析；②按照自变量的多少，可分为简单回归分析和多重回归分析；③按照自变量和因变量之间的关系类型，可分为线性回归分析和非线性回归分析。现将常见的回归算法介绍如下：

1. 线性回归算法

线性回归是利用数理统计中回归分析，来确定两种或两种以上变量间相互依赖的定量关系的一种统计分析方法，运用十分广泛。在医学和生物学现象中，许多变量间存在近似 Y 与 X 的线性关系，这种关系有着某种不确定性，针对这种情况，只能根据大量实测数据，寻找出其规律性，用一个直线方程来描述两个变量之间的依存变化的数量关系，这样得出的直线方程叫线性回归方程。线性回归方程的形式为：

$$b = \frac{l_{XY}}{l_{XX}} = \frac{\sum (X-\bar{X})(Y-\bar{Y})}{\sum (\bar{X}-X)^2} = \frac{\sum XY - \frac{(\sum X)(\sum Y)}{n}}{\sum X^2 - \frac{(\sum X)^2}{n}}$$

$$a = \bar{Y} - b\bar{X}$$

式中，$\bar{Y}$——给定 X 时 Y 的估计值；b——回归系数。

回归系数 b 和常数项 a 是方程中两个待定的参数，计算这两个参数的数学原理是最小二乘法，该方法的原则是保证各实测点到回归直线的纵向距离的平方和最小，并使计算出的回归直线最能代表实测数据所反映出的直线趋势。

2. logistic 回归

Logistic 回归在流行病学中应用较多，比较常用的情形是探索某疾病的危险因素，根据危险因素预测某疾病发生的概率等。其回归模型为：

设有一个二值应变量 Y，数值为：

$$Y = \frac{1,\ 出现阳性结果（发病、有效、死亡）}{0,\ 出现阴性结果（未发病、无效、生存）}$$

另有 m 个影响 Y 取值的自变量 X_1，X_2，$\cdots$，X_m，观察到 n 例样本数据，记在 m 个自变量作用下阳性结果发生的概率为：

$$P = P(Y = 1 \mid X_1, X_2, X_3 ..., X_m)$$

则 logistic 回归模型可表示为：

$$P = \frac{1}{1 + \exp[-(\beta_0 + \beta_1 X_1 + \beta_2 X_2 + ... + \beta_m X_m)]}$$

式中，β_0——常数项或截距；$\beta_1, \beta_2, ..., \beta_m$——模型的回归系数。

若用 Z 表示 m 个自变量的线性组合：

$$Z = \beta_0 + \beta_1 X_1 + \beta_2 X_2 + ... + \beta_m X_m$$

（二）聚类分析

聚类分析（cluster analysis）指将对象的集合分组为由类似的对象组成的多个类的分析过程，是一组将研究对象分为相对同质的群组（clusters）的统计分析技术。它是一种重要的人类行为，它的目标就是在相似的基础上收集数据来分类。常用的聚类算法包括以下几种：①基于划分的聚类算法：基于划分的聚类算法是给定一个包含 n 个数据对象或元组的数据库，基于划分的聚类算法是要生成数目为 k 的簇。划分标准（或者称相似度函数）通常为欧氏距离，对分类属性的数据可以使用 Jaccard 系数。代表算法有 K-MEANS、K-MEDOIDS 算法。②分层聚类算法：分层聚类算法是对给定数据对象集合按层次进行分解，算法的结果是形成一棵以数据子集为节点的聚类树，它表明了类之间的相互关系。根据层次分解是自底向上还是自顶向下形成，分层聚类的方法可以进一步分为凝聚的和分裂的。分层聚类方法对样本的输入次序敏感，而且一旦一个步骤（合并或分裂）完成，它就不能被撤销，因此在合并或分裂时必须慎重。改进层次方法的聚类质量可将层次聚类和其他聚类技术进行集成，形成多阶段聚类。③基于密度的聚类算法：提出了基于密度的聚类方法是为了发现任意形状的聚类结果。该算法基于样本的邻域条件，整个样本空间被低密度区间划分开，且不需要预先知道聚类的数目，只需一遍扫描就可完成聚类任务，代表性的算法有 DBSCAN、OPTICS 和 DENCUE 等。④基于网格的聚类算法：基于网格的聚类算法采用一个多分辨率的网格数据结构。它首先将数据空间划分成有限个单元（cell）的网格结构，并且所有的处理都是以单个的单元为对象。常用的方法有基于小波变换的聚类算法（WaveCluster）以及聚类高维空间法（CLIQUE）等。⑤基于模型的聚类算法：基于模型的聚类算法是给每个簇假定一个模型，然后去寻找能够很好地满足这个模型的数据集。常用的有 COBWEB 算法和自组织特性影射（SOFM）等算法。

（三）贝叶斯分类算法

贝叶斯分类算法是统计学的一种分类方法，它是一类利用概率统计知识进行分类的算法。在许多情况下，朴素贝叶斯分类算法可以与决策树和神经网络分类算法相媲美，该算

法能运用到大型数据库中，而且方法简单、分类准确率高、速度快。贝叶斯定理几乎是所有分类算法的基础，它解决了现实生活里经常遇到的问题：已知某条件概率，如何得到两个事件交换后的概率，也就是在已知$P(A|B)$的情况下如何求得$P(B|A)$。这里先解释什么是条件概率：

$P(A|B)$表示事件 B 已经发生的前提下，事件 A 发生的概率，叫做事件 B 发生下事件 A 的条件概率。其基本求解公式为：

$$P(A|B)=\frac{P(AB)}{P(B)}$$

贝叶斯定理之所以有用，是因为我们在生活中经常遇到这种情况：我们可以很容易直接得出$P(A|B)$，而$P(B|A)$则很难直接得出，贝叶斯定理为我们打通了从$P(A|B)$获得$P(B|A)$的道路。

下面给出贝叶斯定理：

$$P(B|A)=\frac{P(A|B)P(B)}{P(A)}$$

朴素贝叶斯分类是一种十分简单的分类算法，其思想是：对于给出的待分类项，求解在此项出现的条件下各个类别出现的概率，哪个最大，就认为此待分类项属于哪个类别。

整个朴素贝叶斯分类分为三个阶段：①第一阶段——准备工作阶段。这个阶段的任务是根据具体情况确定特征属性，并对每个特征属性进行适当划分，然后由人工对一部分待分类项进行分类，形成训练样本集合。这一阶段的输入是所有待分类数据，输出是特征属性和训练样本。这一阶段是整个朴素贝叶斯分类中唯一需要人工完成的阶段，其质量对整个过程有重要影响，分类器的质量很大程度上由特征属性、特征属性划分及训练样本质量决定。②第二阶段——分类器训练阶段。这个阶段的任务就是生成分类器，主要工作是计算每个类别在训练样本中的出现频率及每个特征属性划分对每个类别的条件概率估计，并将结果记录。其输入是特征属性和训练样本，输出是分类器。这一阶段可以由程序自动计算完成。③第三阶段——应用阶段。这个阶段的任务是使用分类器对分类项进行分类，其输入是分类器和待分类项，输出是待分类项与类别的映射关系。

（四）决策树

决策树（decision tree）是在已知各种情况发生概率的基础上，通过构成决策树来求取净现值的期望值大于等于零的概率，评价项目风险，判断其可行性的决策分析方法，是直观运用概率分析的一种图解法。由于这种决策分支图形很像一棵树，故称决策树。其中每个内部节点表示一个属性上的测试，每个分支代表一个测试输出，每个叶节点代表一种类别。常见的决策树算法如下：

1. ID3 算法

ID3 算法是一种经典的决策树算法，它的基本思想是：在构造决策树的时候，决策树的节点表示的是一个非类属性，边表示的是这个非类属性可能的取值。选取属性进行划分的依据是信息熵的下降速度，也就是说选择的测试属性是在根到当前节点之间的路径中从未考虑过的有着最大信息增益的条件属性。对于非终端的后继节点，用相同的过程选择一个新的属性分割训练样本，直到满足条件。

2. C4.5 算法

C4.5 算法使用信息增益率作为属性选择的标准，可以处理连续型数值，增加了可处理数据的范围；并且能够处理不完整的数据，增强了数据的自适应性；在建树过程中以及建树完成后进行剪枝操作，从而避免决策树的不平衡；决策树所表示的知识可以用 IF-THEN 形式的分类规则来表示。

3. CART 算法

CART 算法是一种二叉决策树算法，选取具有最小基尼系数的属性对节点进行分裂，基尼系数越小，训练样本集的纯净度就越高，同样分类的效果也就越好。该算法不仅能够处理高度倾斜和多态的数值数据，而且可以处理有序或无序的类别型属性数据。由于CART 形成的是一棵二叉决策树，这就需要在每个分支节点进行布尔测试，如果判定条件是真则划分给左分支，否则就划分给右分支。

4. SLIQ 算法

SLIQ 是一种高速可伸缩的基于决策树的分类算法，它可以同时处理离散属性和连续属性。该算法利用属性表、类表以及类直方图这三种数据结构来构造树，建立属性表和类表之间的关联，其中类表是常驻内存的，属性表是驻留磁盘的，类直方图是附在叶节点上来描述某属性的类别分布。由于 SLIQ 算法采用"预排序"技术和"广度优先策略"，这就使得它在一定范围内是可伸缩的，但是排序算法的复杂度与训练集的样本数并不是成线性关系的，也就是说 SLIQ 算法达不到随记录数增长的可伸缩性。

（五）神经网络

人工神经网络是模拟人思维的非线性动力学系统，其特色在于"信息的分布式存储"和"并行协同处理"。虽然单个神经元的结构极其简单，功能有限，但大量神经元构成的网络系统所能实现的行为却是极其丰富多彩的。现将几种常见的神经网络算法介绍如下：

1. BP 神经网络算法

BP（back-propagation）模型具有学习、联想和容错功能，能进行大规模并行信息处理，对非线性系统具有很强的模拟能力，是目前应用最为广泛的人工神经网络算法。BP模型是典型的多层网络，有输入层，一个或者多个隐藏层和输出层，层间多为全互联方式，同层单元之间不存在相互联接。其基本思想是：①向网络提供训练例子，包括输入节点模式和期望的输出节点的模式。②确定网络的实际输出与期望输出之间允许的误差。③改变网络中所有联接权值，使网络产生的输出更接近于期望的输出，直到满足确定的允许误差。B-P 学习算法的实质，是把一组样本输入输出问题转化为一个非线性优化问题，并通过梯度算法利用迭代运算求解权值问题的一种学习算法。

2. SOM 神经网络算法

自组织映射神经网络，即 self organizing maps（SOM），可以对数据进行无监督学习聚类。它的思想很简单，本质上是一种只有输入层和隐藏层的神经网络。隐藏层中的一个节点代表一个需要聚成的类。训练时采用"竞争学习"的方式，每个输入的样例在隐藏层中找到一个和它最匹配的节点，称为它的激活节点，也叫"winning neuron"。紧接着用随机梯度下降法更新激活节点的参数。同时，和激活节点临近的点也根据它们距离激活节点的远近而适当地更新参数。所以，SOM 的一个特点是，隐藏层的节点是有拓扑关系的。这个拓扑关系需要我们确定，如果想要一维的模型，那么隐藏节点依次连成一条线；如果想要二维的拓扑关系，那么就行成一个平面。既然隐藏层是有拓扑关系的，也可以说，SOM 可以把任意维度的输入离散化到一维或者二维（更高维度的不常见）的离散空间上。

拓扑关系确定后，开始计算过程，大体分成几个部分：

① 初始化：每个节点随机初始化自己的参数。每个节点的参数个数与 Input 的维度相同。

② 对于每一个输入数据，找到与它最相配的节点。假设输入是 D 维的，即 X={x_i，i=1，…，D}，那么判别函数可以为欧几里得距离：

$$d_j\left(x\right) = \sum_{i=1}^{D}\left(x_i - w_{ji}\right)^2$$

③ 找到激活节点 $I\left(x\right)$ 之后，我们也希望更新和它临近的节点。令 S_{ij} 表示节点 i 和 j 之间的距离，对于 $I\left(x\right)$ 临近的节点，分配给它们一个更新权重：

$$T_{j,I(x)} = exp\left(-S_{j,I(x)}^2 /2\sigma^2\right)$$

简单地说，临近的节点根据距离的远近，更新程度要打折扣。

④ 接着按照梯度下降法更新节点的参数：

$$\varDelta w_{ji} = \eta(t) \cdot T_{j,i(x)}(t) \cdot (xi - wji)$$

迭代，直到收敛。

3.GMDH 神经网络算法

GMDH 神经网络学习算法通过对活动神经元的大量产生，选择，不断进化和筛选，最后建立具有最优复杂性的树形网络模型，模型输出结果能用多项式函数表达式表达，建模过程中模型结构和变量的层层自动筛选保证了系统的收敛速度，避免了模型结构的过拟合和不足拟合，同时也使主观因素对最终网络结构的影响大大减少，实验结果表明，该算法能在很大程度上使模型更加接近系统真实情况，并使其收敛于全局最优，从而具有较高的预测可靠性，表现出较好的泛化能力和稳定性。GMDH 模型已广泛地应用于非线性系统的构建和控制当中，如飞机的控制系统，电力系统的负荷预测，还有经济、生态、人口等领域的中长期预测等。

第四节　数据挖掘技术在名老中医临床经验研究中的应用

名老中医是中医药学术发展的杰出代表，是联系传统和实现中医发展的灵魂，名老中医经验的总结和传承不仅能丰富中医学的理论体系，还能对中医药学术进步产生巨大的推动作用，也是培养造就新一代名中医的重要途径之一。因此，总结名老中医的临床经验、用药规律和学术思想，对中医药的薪火相传具有重要的理论意义和应用价值，也是中医药创新发展的源泉。采用数据挖掘技术对名老中医学术思想和临证经验进行研究，可以全面解析其中的规律，分析名老中医个体化诊疗信息特征，提炼出临证经验中蕴藏的新理论、新方法、新知识，实现名医经验的有效总结与传承。自从基于信息和数据技术的名老中医临床诊疗经验研究思路提出以来，利用多种数据挖掘技术对病案进行分析的研究报道与日俱增，在名老中医经验传承领域发挥着重要作用。

一、应用现状

（一）关联规则的应用

关联规则（association rules）是从大量的数据中挖掘发现项集之间有意义的关联，并寻找给定的数据集中项之间的有趣联系的一种算法。常用的关联规则算法包括 Apriori 算法、FP- 树频集算法等。吴荣等采用关联规则算法对名老中医治疗冠心病的用药规律进行数据挖掘。结果显示，治疗冠心病处方中最常用的中药是丹参、瓜蒌、川芎，最常用的方剂是瓜蒌薤白类方、活血通脉剂及生脉散。刘晓怡等采用关联规则方法对李佃贵教授辨治慢性萎缩性胃炎医案进行数据挖掘，得出李佃贵教授诊治慢性萎缩性胃炎最常用的药物是茵陈、黄连。田琳等采用关联规则算法对名老中医诊疗眩晕病辨证思维模式进行数据挖掘，得出眩晕病的证候多为风阳上扰、肝肾阴虚、痰浊上蒙、肝肾阴虚、气血两虚等，病因病机多为虚、风、痰、瘀等，发病与肝、肾、脾三脏关系密切。笔者采用关联规则方法对国医大师颜正华教授治疗胃脘痛用药规律进行数据挖掘，得出颜正华教授在治疗胃脘痛过程中常用药物为陈皮、佛手、香附、白芍、煅瓦楞子、赤芍、当归、丹参等，使用频率前三位的药对是佛手 – 陈皮、陈皮 – 香附、佛手 – 香附。作为在名老中医处方规律研究中使用最广泛的数据挖掘算法，关联规则具有明显的优点，如它可以产生清晰有用的结果等。但是，关联规则也有其不足，如计算量增长相当严重，容易忽略稀有的数据等。

（二）贝叶斯网络的应用

贝叶斯网络（Bayesian network）是一种以贝叶斯公式为基础的概率网络，是一个有向无环图，由代表变量结点及连接这些结点的有向边构成。贝叶斯网络可以将具体问题中复杂的变量关系在一个网络结构中表示，通过网络模型反映问题领域中变量的依赖关系。吴荣等利用贝叶斯网络技术对名老中医治疗冠心病辨证规律进行数据挖掘，提取出名老中医诊疗冠心病、心绞痛的 8 个证候要素。须义贞等采用贝叶斯网络和方剂智能分析软件对沈仲理教授诊疗子宫肌瘤医案进行数据挖掘，得出沈仲理教授诊疗子宫肌瘤善用活血化瘀、清热软坚法，常用治疗药物包括三棱、莪术、丹参、半枝莲、蚤休等。贝叶斯网络具有分类、聚类、因果分析等功能，面对大规模数据有其独特的优势，具体包括：①学习机制高效灵活，可发现潜在的、有用的模式或者联系，实现对数据实例的分类、聚类、预测。②语义清晰，易于理解和接受，具有良好的预测能力。③有效避免对数据的过度拟合。④贝叶斯网络可将先验知识、样本，主观、客观有机结合起来，更加全面反映数据对象内在的联系和本质。

（三）神经网络的应用

人工神经网络（artificial neural network，ANN）是由大量处理单位（即神经元，

neurons）广泛连接而成的网络，是人工建立的以有向图为拓扑结构的动态系统，通过对连续或断续的输入作状态响应而进行信息处理。陈肇文利用人工神经网络建立名老中医方剂系统和中医方证医学诊疗系统，可在线根据患者症状自动进行处方。白云静等利用人工神经网络技术对中医证候非线性建模研究，在充分辨识证候表征信息的基础上，建立证候与症状之间的非线性映射函数。陆萍等基于面诊的证素辨证建立面诊－证素辨证神经网络，对 64 个病例进行证型辨别，结果表明，神经网络模型构建的中医面诊系统能根据样本值对网络构造和训练，证型辨证结果准确率比较高，是可行的。作为最常用的数据挖掘方法之一，神经网络具有很强的非线性拟合能力，可映射任意复杂的非线性关系，而且学习规则简单，便于计算机实现，具有很强的鲁棒性、记忆能力、非线性映射能力以及强大的自学习能力。

（四）决策树算法的应用

决策树（decision tree）模型是一种自上而下的预测模型，其基本运算原理属于分类规则，也就是说每个决策或者事件都能引出两个或者多个事件，继而产生不同的后果，这种决策分支的图像就像一棵树的枝干，称其为决策树。决策树以样本的根节点开始，如果样本在同一个类，则该结点为树叶，算法选择最有分类能力的属性作为决策树的当前结点，根据信息增益进行分裂，直到给定节点的所有样本属于同一类或没有剩余属性可供划分为止。瞿海斌等采用决策树方法对血瘀证的诊断规则进行归纳，得到血瘀证决策分类模型，结果表明决策树提取的诊断规则与传统的医学统计方法相比，更为简单、方便，为从病例中自动归纳诊断规则提供了一种新的方法。谢雁鸣等从临床流行病学的角度用决策树等方法对原发性骨质疏松症的中医基本证候进行研究，得出原发性骨质疏松症的阴虚和阳虚诊断模型。徐蕾等用信息熵的决策树方法对慢性胃炎的中医辨证进行研究，构建以信息熵减少为特征的决策树分类模型。

（五）复杂系统熵方法的应用

2004 年，有学者发表了《"熵"在中医方证研究中的运用》一文，在总结熵理论的基础上，首次提出运用熵理论进行中医方证相关研究的设想，并探讨了证、熵、方结合的原理与前景。随后，该研究组成员以中风病为范例，通过实践表明，该方法不仅可以应用于证候与方剂之间的相关性研究，还可以研究证候与证候之间、证候与症状之间、方剂中药物与药物之间、配伍中成分与成分之间的关系。其后，提出了复杂系统熵聚类的算法，并在疾病、证候、方剂的相关性研究中得到了应用。复杂系统熵聚类方法是一种非监督的模式发现算法，它能自组织地从海量的数据中提取出信息量最大的组合，同时，此方法特别适用于高度离散性类型的数据。相比于经典的统计方法，它有以下几个优点。①不需要数据的一致性，对于各类数据都适合。特别适合具有随机性、模糊性、非平衡性、非遍历性、多维性特点的中医药数据。②它客观地反映数据的情况，聚出来的组合内元素的相关度特别大，是最优的组合，这些组合为新药发现中候选处方的筛选奠定了基础。③相关是不对称的，为定义贡献度奠定了基础。④算法收敛速度快，对于处理大量的数据有优势。此方法具有两方面的显著优势：一方面，不仅可以定性、还可以定量挖掘出药物之间、病－证－症－药之间的相关性；另一方面，不仅可以挖掘出名医名家经验的核心组合，还可以挖掘出隐藏于方剂配伍之中的、没有被临床医家所重视的核心组合。笔者采用该方法对国医大师颜正华教授治疗胃脘痛、失眠等用药规律进行挖掘，得出颜正华教授治疗胃脘痛、失眠的潜在药物组合和新方，为深入研究和药物开发奠定了基础。

二、应用展望

如上所述，关联规则、贝叶斯网络、神经网络、决策树等数据挖掘方法在名老中医经验传承研究中发挥着重要作用，是深入挖掘、继承名老中医的学术思想和临床经验的有力工具。然而，每种数据挖掘方法都有其局限性和不足，均有其适应范围，且对数据有一定的要求。中医药数据挖掘的对象是中医药领域中积累的海量数据，这些数据的属性既有离散型的，又有连续型和混合型的特点，挖掘过程需要人机交互、多次反复，在中医药专业背景知识引导下，针对具体问题，选择合适的数据挖掘方法。同时，数据挖掘是从大量的数据中，抽取出潜在的、有价值的知识的过程，融合了数据库、人工智能、机器学习、统计学、知识工程、面向对象方法、信息检索、高性能计算以及数据可视化等最新技术的研究成果，是一个多学科交叉研究领域。因此，数据挖掘具体方法需要有计算机、统计学等多学科交叉人员才能熟练应用，不易被中医药临床人员和学术继承人所掌握，这给数据挖掘方法在名老中医经验传承中的应用带来困难和挑战。名老中医经验的传承最终的目的是老专家临床经验和学术思想的总结和传播，数据挖掘方法的应用是有力的辅助手段，如何将相关挖掘方法进行集成并形成相应的软件，是数据挖掘方法在名老中医经验传承领域应用的重要方向。

中医药的传承经过了口传心授、纸质文献、电子文献的过程，但是，尚不能有效满足传承的需要。中医传承包括丰富的内容，有多种传承模式，无论何种模式，收集整理临床医案是必不可缺的，因此，基于临床数据的循证传承是核心模式。中医药信息非标准化与个性化的特点，是中医的一大特色，但同时也是中医药传承信息化工作面临的重要瓶颈。数据的零散性与非标准性，从根本上制约了中医药传承信息化工作的效率与质量，为此，中国中医科学院中药研究所与中国科学院自动化研究所联合开发了中医传承辅助系统（Traditional Chinese Medicine Inheritance Support System）软件。在全面客观地对中医药传承模式及方法特点进行分析的基础上，该软件采用基于个性化需求的自助式服务平台的构建思路进行系统架构，以人工智能、数据挖掘、网络科学等学科的方法和技术为支撑，围绕临床诊疗和中医传承工作中的继承、发展、传播和创新四个方面的核心需求，分别构建面向临床数据的中医诊疗信息采集模块、面向中医药本体的知识管理和服务模块，以及面向传承创新的隐性知识挖掘模块等几大功能模块，有效地解决了上述问题，从而保证了系统功能需求的有效实现。

第五节　数据挖掘技术在药物疗效预测中的应用

一、整体应用情况

传统中医药的疗效评价有一定的准则，比如中医证候标准使用定量或者半定量的方法进行评价。根据中医辨证论治的诊疗特点，这种方式达到可重复性评价的难度很大，还需探讨其循证医学评估方法。一般而言，这种评估方式很难直接应用机器学习和数据挖掘的方法进行处理。再者，如果需要时刻预测药物的疗效，这种评估方式并不适用。传统的回归算法处理此类型数据，采用的是直接拟合的方式，效果并不理想。

药物疗效预测作为药学研究的热点之一，国内外学者已经积累了大量的经验。从研究的数据来源出发，可以分为药物血药浓度数据、细胞或分子靶向数据以及病例文本数据；从使用的方法来看，可以分为基于聚类、回归、分类以及关联规则分析等数据挖掘方法。

赵晓东通过分析个体肿瘤组织的常规化疗药物疗效预测分子表达情况来对临床常规化药物进行选择，选择预测比较敏感的药物，避开预测结果比较耐药的药物。当下还没有出现有效的方法来彻底治愈 HIV，但通过多类抗逆转录病毒药物的组合可以进行控制，Wenster 等采用从抗病毒谱数据产生的蛋白质化学模型来预测 HIV 抑制剂的功效。赵丹梅等构建了数学模型对艾滋病疗法进行评价。由于人类免疫系统中的 CD4 细胞在抵御 HIV 的入侵中有着重要作用，王展青等构建了 CD4 与 HIV 变化率的评价函数，并采用 leader-follower 算法进行聚类，通过指定阈值创建分类器，进而预测疗效。苏帆采取将 CD4 当作预测目标，来判断药物疗效，先利用 K-means 算法对已有病例的初始状态进行聚类，再对数据进行回归预测，从而得到药物疗效的最优终止时间。Thusitha 和 Jim 提出了一个通用计算框架，根据病人的临床电子病例发现高血压与糖尿病病情的好转与否与坚持用药的程度有关，并且发现了一种鉴定病人不坚持用药的方法。基于此，王军亮首先以病人是否坚持用药这一特点来对处方进行筛选，再利用关联规则分析挖掘潜在的关系。实验结果表明大部分病人无法有效控制血压和是否坚持用药有关联。南京大学的李仁泽先将症状与药物的数据集进行规范化，然后对该数据集进行关联规则分析来发现"证药映射关系"，从而为医生进行诊断和处方提供参考。中南大学的汤井田等使用遗传算法对 BP 神经网络的权值进行优化，然后创建数据模型对异丙酚血药浓度进行预测，发现基于 GA-BP 网络的平均误差要低于 BP 神经网络和非线性混合模型的误差值。南华大学的吴文博等人对比 ARIMA 模型和 ARIMA-BP 模型对于手足口病的发病情况的预测结果，发现经过遗传算法优化的 ARIMA-BP 模型比常规模型预测精度更高，可以为其他传染病的预测提供参考。刘洁等研究了结肠癌患者血浆中微小 RNA-21 表达对化疗药物疗效的影响。曹小凤将模糊理论引入到高血压药物疗效预测中，建立用于预测分析的 β 分布模型对患者药物疗效进行预测，表明大多数高血压病人只有通过长期的药物治疗，才能够控制住血压。Yamada 等研究了西妥昔单抗治疗 Sjögren 综合征患者的疗效预测，采用多元回归分析临床和免疫因素的相对贡献。陈弢等使用潜在树模型挖掘中药配方数据，对肝脾不和证处方数据进行了分析。

二、多目标回归算法应用展望

多标记学习近来受到从事机器学习和数据挖掘的研究人员的广泛关注，主要有两个原因。第一个原因是在多媒体信息检索、标签推荐、查询分类、基因功能预测、医学诊断、药物发现等应用领域中，都存在着大量的多标记数据。另一个原因是大量的研究问题都包含多标记学习，比如从大量的类标中发现类标之间的相关性。多目标回归和多标记学习有一定的相关性，多目标回归也被称之为多变量或者多输出回归，主要用于预测多个实值的目标变量。应用多目标回归可以研究药物疗效预测。多目标回归方法主要包括两类：①问题转化方法，也称之为局部方法，该方法将多目标问题转化为独立的单目标问题，使用单目标回归算法进行解决；②算法适应方法，也称全局或者 big-bang 方法，即利用特定的单目标算法，如决策树或者支持向量机，来直接处理多目标数据集。算法适应性方法被认为更具挑战性，因为它不仅需要预测多个目标，也需要建模并阐述这些目标之间的依赖性。下面对问题转化法和算法适应法进行介绍。

（一）问题转化方法

这些方法主要是将多目标问题转化为单目标问题，然后为每个目标建立一个模型，最后连接所有模型对目标的预测。该方法主要缺点是目标间的关系被忽略了，各目标均独立预测，可能会影响预测的整体质量。

近来，Spyromitros-Xioufis 等提出对多标记分类进行拓展，通过将多标记方法转化来处理多目标回归问题，并对目标进行相关性建模。受多标记分类方法的启发，他们提出了两种新的方法处理多目标回归，即多目标回归堆叠和回归链。

1. 单目标方法

在单目标方法中，一个多目标模型由 d 个单目标模型组成，每一个模型使用变换后的训练集 $D_i = \{(x_i^1, y_i^1),...,(x_i^N, y_i^N)\}$, $\in\{1,...,d\}$ 进行训练，然后预测单目标变量 Y_i。通过这种方式可以对目标变量进行独立预测，但目标之间的潜在关系不能被发现。单目标方法在文献又被称为 binary relevance 方法。

由于多目标回归预测问题被转化成若干个单目标回归问题，所以任一主流的单目标回归算法都能被使用，例如岭回归，支持向量机回归、回归树、随机梯度提升。

此外，Hoerl 和 Kennard 提出分离的岭回归方法来处理多变量回归问题，它使用分离的岭回归来预测变量 $X = (X_1,...,X_m)$ 的每个独立目标，回归系数估计为 $\hat{a}_{ij}$，其中 $i\in\{1,...,d\}$, $i\in\{1,...,m\}$, 对应的最小平方惩罚标准为

$$\{\hat{a}_{ij}\}_{j=1}^m = \arg\min_{\{a_j\}_{j=1}^m} \left\{ \sum_{l=1}^N \left(y_i^{(l)} - \sum_{j=1}^m a_j x_i^{(l)}\right)^2 \right\} + \lambda_i \sum_{j=1}^m a_i^2, \ i\in\{1,...,d\},$$

其中 $\lambda_i > 0$ 表示岭参数。

2. 多目标回归堆

多目标回归堆（multi-target regression stack，MTRS）训练有两个过程。首先，d 个单目标模型在 ST 中被训练。然而，MTRS 并不是使用这些模型直接预测，它多了一个额外的训练步骤，即在第二阶段为每个目标 Y_i, $i\in\{1,...,d\}$ 学习 d 个元模型。

每一个元模型通过对变化后的训练集 $D_i^* = \{(x^{*(1)}, y_i^{(1)}),..., (x^{*(N)}, y_i^{(N)})\}$ 进行学习得到，其中 $x^{*(l)} = (x_i^{(l)},...,x_N^{(l)}, \hat{y}_1^{(l)},..., \hat{y}_d^{(l)})$ 是变换后的输入向量，由训练集中的原始输入向量和通过第一阶段模型预测得到的目标预测值两个部分组成。MTRS 基于第二阶段的模型预测来对第一阶段模型的预测结果进行矫正。

通过第一阶段模型得到的预测向量 $\hat{y}^{(N+1)} = (\hat{y}_1^{(N+1)},..., \hat{y}_d^{(N+1)})$ 来得到新的特征 $x^{(N+1)}$ 的预测，然后基于变换后的特征向量 $\check{x}^{(N+1)} = (\hat{x}_1^{(N+1)},..., \hat{x}_m^{(N+1)}, \hat{y}_1^{(N+1)},..., \hat{y}_d^{(N+1)})$ 得到第二阶段

的模型，最后生成多输出目标值$\hat{y}^{(N+1)} = (\hat{y}_1^{(N+1)},...,\hat{y}_d^{(N+1)})$。

3. 回归链

回归链（Regressor Chains，RC）方法是受到了多标记链分类的启发。RC 是另一个问题转化方法，基于将单目标模型串连起来的想法。RC 的训练过程由下面几部分组成，先选择一个目标集合的随机链，然后根据选择链的顺序对每个目标分别构建回归模型。

假设选择如下顺序集合或全链$C = (Y_1, Y_2,..., Y_d)$，第一个模型只和Y_1有关。然后对于变换后的数据集$D_i^* = \{(x_i^{*(1)}, y_i^{(1)}),...,(x_i^{*(N)}, y_i^{(N)})\}$进行训练得到子序列模型$Y_{i,s,t,i>1}$，其中$x_i^{*(l)} = (x_1^{(l)},...,x_m^{l}, y_1^{(l)},...,y_{i-1}^{(l)})$是变换后的输入向量，由训练集中的原始输入向量和链中前面所有目标真实值组成。Spyromitros–Xioufis 等人又介绍了矫正回归链（regressor chain corrected，RCC）方法，在数据变换这步利用交叉验证估计代替实际值。然而，RC 和 RCC 方法的主要问题是它们对链顺序的选择比较敏感。为了避免这一问题，Spyromitros–Xioufis 等人提出使用不同顺序链的回归链模型：如果不同链的数目少于 10，他们创建和不同目标链相同的数目；否则，他们随机选择 10 个链。最后的方法被称之为集成回归链（ensemble of regressor chain，ERC）和矫正集成回归链（ensemble of regressor chains corrected，ERCC）。

（二）算法适应性方法

这些方法使用一个模型同时预测所有目标，并能挖掘目标之间的依赖关系和内部关系。和问题转化方法相比，这种方式有更多优点：首先阐述一个多目标模型比多个单目标模型要更容易，其次，在目标相关的时候能保证更好的预测性能。下面介绍统计方法和支持向量机等。

1. 统计方法

统计方法被认为是处理同时预测多个目标问题的第一次尝试。传统的处理方法是对每个变量进行独立回归操作，与此相比，他们的目标是利用目标变量之间的相关性以提升预测精度。Izeman 提出降秩回归方法，通过对估计回归系数矩阵进行秩约束来实现。考虑下面的回归模型

$$y_i = \sum_{j=1}^{m} a_j x_j + \varepsilon_i, \ \ i \in \{1,...,d\},$$

目标是确定系数矩阵$\tilde{A}_r \in \mathfrak{R}^{d \times m}$，它的秩为$r \leq \min\{m, d\}$，得到

$$\tilde{A}_r = \arg \min_{rank(A)=r} E[(y-Ax)^T \sum^{-1}(y-Ax)],$$

其误差估计$\sum = E(\varepsilon\varepsilon^T)$，$\varepsilon^T = \{\varepsilon_1,...,\varepsilon_d\}$，上述等式可以有如下方程解决$\tilde{A}_r = B_r\hat{A}$，

其中$\tilde{A} \in \mathfrak{R}^{d \times m}$是普通最小二乘估计矩阵，$B_r \in \mathfrak{R}^{d \times d}$由如下等式得到$B_r = T^{-1}I_r T$，

其中$I_r = diag\{1(i \leq r)\}_{i=1}^{d}$和$T$是标准协方差矩阵，它的作用是使$d$维向量$y$和$m$维向量$x$的关系最大。

此外，处理多输出回归问题最突出的方法之一是由 Breiman 和 Friedman 提出的 Curds and Whey（C&W）方法。先给出d个目标$y = (y_1,...,y_d)^T$及独立最小二乘回归$\hat{y} = (\hat{y}_1,...,\hat{y}_d)^T$，$\bar{y}$和$\bar{x}$是向量$x$和$y$的均值，基于此对每一个$y_i$可以得到更为精确的预测值$\tilde{y}_i$，对应线性组合

等式如下

$$\tilde{y}_i = \bar{y}_i + \sum_{k=1}^{d} b_{ik}(\hat{y}_k - \bar{y}_k), \quad i \in \{1, \ldots, d\},$$

Simila and Tikka 在研究多响应线性回归的输入选择和搜索问题时，提出了一个同时变量选择方法（Simultaneous Variable Selection）称为 L_2-SVS，其中一个模型输入的重要程度是由和输入相关的回归系数的 L_2 范数来衡量。

Abraham 等将线性回归和分位数进行耦合映射到最小残差并捕获变量间的联合关系。该方法在双变量和三变量输出空间上测试后显示，能够在保持输出变量的联合分布的同时，减少残差。

2. 多输出支持向量回归

传统的支持向量回归（SVR）可处理单目标变量问题。它主要从给定的训练集 D_i 中确定输入向量 x 和单输出 y_i 间的映射关系，这一过程通过找到回归权值 $w \in \Re^{m \times 1}$ 和偏置项 $b \in \Re$ 来使得如下代价函数最小

$$\frac{1}{2}\|w\|^2 + C\sum_{l=1}^{N} L(y^{(l)} - (\Phi(x^{(l)T}w + b)),$$

其中 $\Phi(\cdot)$ 是高维 Hilbert 空间的非线性变换，C 用来权衡泛化性能和训练误差，L 是 Vapnick ε –insensitive 损失函数，在满足 $|y^{(l)} - (\Phi(x^{(l)})^T w + b)| < \varepsilon$ 时，它的值为 0，当满足 $|y^{(l)} - (\Phi(x^{(l)})^T w + b)| \geq \varepsilon$ 时它的值为 $|y^{(l)} - (\Phi(x^{(l)})^T w + b)| - \varepsilon$。

因此，为了处理多输出问题，单输出 SVR 能够很容易地独立应用于每个输出。但由于它并没有考虑输出间的潜在关系，存在着不少缺点。一些方法已经被提出来拓展传统的 SVR 来对多输出值进行更好的控制。最后，通常都会转变成如下最小化问题

$$\frac{1}{2}\sum_{i=1}^{d}\|w\|^2 + C\sum_{l=1}^{N} L(y^{(l)} - (\Phi(x^{(l)T}w + b)),$$

其中 $m \times d$ 维矩阵 $W = (w_1, w_2, \ldots, w_d)$ 和 $b = (b_1, b_2, \ldots, b_d)^T$。

Vazquez 和 Walter 使用 Cokriging 方法对 SVR 进行了扩展，它是 Kriging 的多输出版本。通过这种方式，在协方差和互协方差模型上进行适当选择，发现多输出 SVR 比独立预测输出效果要好。Sanchez-Fernandez 介绍了一种 SVR 的泛化方法 multiregressor SVR（M-SVR）。该方法基于一个迭代再加权最小二乘（IRWLS）步骤来迭代地估计权重 W 和偏差参数 b 直到收敛，比如直到再也没法对损失函数进行改善，达到一个固定点。同样，Brudnak 从标量值案例中拓展估计、损失函数和正则化函数的概念，提出了向量实值 SVR。Tuia 等提出了多输出 SVR 方法，该方法通过拓展单输出 SVR 到多输出并使用代价函数保持稀疏解或紧凑解的优点。随后，Deger 等使用了 Tuia 等的方法来处理来自多光谱照相机输出的反射率的问题，并通过相应的经验结果证明，它具有比基于标量值的方法更简单、更快速的优点。Liu 等在文献中将输出空间视为黎曼流形，将其几何结构嵌入到回归过程中，然后他们提出局部线性变换（locally linear transformation，LLT）机制，在输出流形中定义损失函数。他们提出的方法称为 LLT-SVR，通过使用欧氏距离来定义每一个输出的 k 最近邻，然后获得局部坐标系，最后通过解凸二次规划问题训练回归模型。此外，Han 等

人使用多输出最小二乘支持向量机来对 Linz Donawitz 转炉煤气系统的储气罐水平进行实时预测。他们考虑了单输出和多输出的拟合误差。对于模型的求解，在训练时使用了基于粒子群的优化方法，并给出了一个满秩方程来确定所需参数。Xu 等最近提出了另一种方法，将最小二乘 SVR 拓展到多输出情形，被称为多输出 LS-SVR（MLS-SVR）。

综上所述，预测时对每个目标进行独立预测效果往往不是很理想，所以在进行多目标回归预测的时候考虑目标和特征以及目标与目标之间的相关性，有利于提升回归预测的精度。

第六节　面向数据挖掘的中医临床术语本体构建

中医临床诊疗过程所形成的数据是临床研究的基础，掌握大数据的技术和方法、充分利用海量临床数据是现代医学研究发展的必然趋势。近年来，中医临床研究领域注重单病例系统评价、观察性研究、效果比较研究、真实世界临床研究、临床病例注册登记等多种利用医疗卫生与健康数据的研究，更直接、更紧密地以临床实践为基础进行数据采集，从整体、动态和个体化的层次进行健康状态与诊治规律的研究，更有提出中医临床科研的发展就是以数据为导向、以问题为驱动的医学实践与科学计算相交替的过程。中医临床常用术语是临床数据的一种表现形式，是中医数据的一种基础资源，对电子病历的结构化和中医数据挖掘等起到决定性的作用。

中医临床常用术语需要适应临床数据采集所需要解决的多样化的需求。同时，医学数据是富知识型的，不结合领域知识的数据分析是不可靠的。数据中的概念不可能是孤立的，需要语义关系进行概念的界定和鉴别，大规模语义关系是术语本体的主要内涵，是领域知识的主要体现，数据挖掘需要结合知识推理形成创新的知识发现结果，因此，可靠和创新的数据挖掘发现更依赖于高质量的具有概念化定义的医学数据。

一、中医临床常用术语质量基本要求

中医临床数据的质量应以完整性、规范性、真实性、准确性进行衡量，其中真实性和准确性是对数据质量的基本要求。中医临床数据是医生在临床诊疗过程中所采集的与医疗活动相关的患者健康信息，以及医生对健康与疾病状态做出的诊断及采取的诊疗措施，是医生诊疗工作的客观记录。我国卫生主管部门建立了全面的医疗管理制度，通过规范与监督医疗行为，从临床诊疗数据的时效性和可溯源等方面保证了数据的真实性和准确性，其完整性及规范性具体要求如下。

（一）中医临床常用术语的完整性

中医临床数据的完整性包含两个层面，一方面，解决临床研究问题所需要的各项数据都具备，即实体完整性（Entity Integrity），由数据模式中的隐含约束所确定。中医临床研究问题可概括为：①发病与临床特征，揭示疾病的危险因素与病因，分析疾病与证候的临床症状特征，调查疾病的流行病学特征；②疾病诊断与证候分型，建立疾病诊断模型，探索、建立中医证候分类识别、诊断预测模型，揭示证候的生物学基础；③疗效评价研究，探索疗效影响因素，寻找疾病治疗时间窗，治疗方案的经济学评价；④预后与转归研究，基于临床观察，分析研究相关影响因素，进行继发症/并发症的发生预测分析；⑤药物研究，分析临床用药规律，进行药物临床应用特征和安全性评价。

另一方面，中医临床数据的内容或赋值，必须满足某种特定的数据类型或约束，即域完整性（domain integrity）。《国际疾病分类》（International Classification of Diseases，ICD）、《中医病证分类与代码》（GB/T15657—1995）、《中医临床诊疗术语》（GB/T16751—1997）、《中医基础理论术语》（GB/T 20348—2006）、《中医药学名词》等为中医药临床数据规范确定了标准。通常，结构化数据采集系统，如结构化电子病历系统、临床病例注册登记系统、临床科研数据管理系统，嵌入式地应用标准术语集，通过限定性的数据采集，满足临床数据赋值的域完整性，进而实现临床数据的规范化。中医临床常用术语表达多样，如证候痰热，就有痰热内蕴、痰热蕴结、痰热壅盛、痰热互结、痰热互阻、痰热内生等15种之多，能够在繁忙的医疗实践中高效、便捷地记录下来的诊疗数据，蕴含在极丰富的临床常用术语中，难以进行数据整理和分析，使临床数据缺乏完整性。

（二）中医临床常用术语的规范性

数据的规范性要求中医临床常用术语具有逻辑的一致性、正确性、有效性和相容性。中医临床常用术语具有动态性、多样性和流通性的特点，临床医生作为医疗活动的主体，以患者作为研究对象的客体，疾病随时间发展将呈现不同的临床表现和规律，患者表现出外在的临床表征信息，由医生（主体）通过四诊和医学检查获取到患者（客体）信息，分析处理，赋予其"证"的特定中医诊断，形成治疗策略，在这一过程中所产生的中医临床常用术语表达了客观事物在人脑中反映的抽象概念；而语义可以简单地看作是现实世界中的事物所代表的概念的含义，以及这些含义之间的关系，是数据在某个领域上的解释和逻辑表示。因此，从语义层次上理解概念的含义及含义之间的关系，分析中医临床常用术语的特点和结构，将促进中医临床数据的共享和互操作性，体现中医临床数据的应用价值。

（三）中医临床常用术语概念关系

中医临床常用术语兼具临床实践的科学性、具体性，和语义表达上的哲学抽象性、宽泛性。中医临床常用术语有中医内涵特征，需要以中医药基础理论为指导，中医临床常用术语概念关系具有以下四个特征：①注重整体观念指导下脏腑功能的相互作用。整体观念是中医学的基本特点，以此为指导，各脏腑的功能活动都是整体活动的组成部分，生理功能上相互制约、相互依存、相互为用，以经络为联系通道，气血津液输布周身，形成协调统一的整体，中医的概念关系更注意相互作用的状态，如营卫不和、水火既济。②注重功能关系的表达，而物理、时间、空间、概念关系较少。中医涉及形态结构的藏象、经络的描述，与生理、病理功能密切相关，如"脾阳根于肾阳"，生理上是后天与先天的关系，相互滋养，相互促进，在病理上亦常互为因果，相互影响。③中医的概念关系相对稳定，表达形式具有文学色彩。相对于现代医学从严密的逻辑概念出发的语言描述不同，中医概念和概念关系常应用拟人、隐喻、类比、象征的表达形式，如"肝喜条达"的"喜"，"心恶热"的"恶"。④具有中医特色的概念关系。如在脏、在体、在音、在声等，基于五行相同属性事物之间的类比，是概念相关与功能相关的复合，难以用其任何一个下位关系表述说明，具有整体性、方向性和层次性，是中医概念关系的独特价值。体现中医理论及临床实践经验的中医临床常用术语，需要以中医学理论为指导，利用计算机技术进行解读，从语义层进行概念描述与知识表达，使中医临床常用术语所蕴含的丰富知识能够得到高效、准确的采集、存储与利用。

本体是概念模型的明确规范说明，因此，从本体的角度对中医临床常用术语进行概念识别与描述，建立概念之间的关联关系，消除中医概念及其关联关系的不明确性，是中医药领域迫切需要解决的关键问题。

二、中医临床常用术语本体构建的关键环节

利用本体技术建立中医临床常用术语具有适用性，本体能建立概念之间的语义关系，从而消除中医概念的不确定性，确保中医常用术语的完整性、规范性、真实性、准确性。建立中医临床常用术语本体关键环节包括以下几个部分。

（一）构建临床常用术语应用技术体系

中医临床术语应用体系由中医临床术语集、中医临床术语字典、临床诊疗模板及相关的技术与管理规范构成，用以保障临床研究数据的可用性。其中，中医临床标准术语集在中医基础理论的指导下借鉴医学系统命名法–临床术语（SNOMED CT）的方法，发展了原理与结构，从本体论的角度分析中医辨证论治的诊疗过程，构成了中医临床术语分类框架，整合了现有的中医学及医学领域的标准术语；中医临床术语字典面向临床诊疗数据采集以及数据挖掘工作重构中医临床术语的分类框架，建立与中医临床术语集框架的映射关系，以疾病为中心，用人工方式遴选常用的、更丰富的临床术语；临床诊疗模板实现中医电子病历文档的结构化，建立起与中医临床术语字典的连接，通过规范化术语的应用支持数据挖掘分析；临床诊疗模板则全面、准确地展现了中医临床诊疗知识本体，能够辅助医生遵循中医诊疗思路进行电子病历书写，促进具有中医内涵的诊疗信息获取。目前，为支持中医临床术语字典，全国25家中医临床科研单位220位临床科研人员历时2年，通过人工方式整理了中医临床常用术语188629条，用于支持创建了临床诊疗电子病历模板6200种。

（二）建立中医临床术语标准规范

目前中医临床常用术语规范化研究仍采用人工方法，技术问题突出表现在以下方面：第一，术语的人工规范化研究的效率极低，如乙型肝炎相关性肝衰竭需要广泛选取关于研究病种1949~2012年出版的所有中医内科教材与权威性著述、近10年国内核心期刊公开发表的中医文献、近1年的临床研究病历，人工阅读量极大；此外，上述全国25家中医临床科研单位220位临床科研人员开展的大规模的中医临床常用术语研究，虽初具规模，但离满足应用需求还有较远的距离。第二，标准术语之间由于缺少概念关系而没有互操作性，如关于症状，《中医诊断学》记载症状信息1373条，《中医症状鉴别诊断学》记载623条，《中医药学名词》记载了456条，相互之间没有联系。第三，术语的规范化研究本身缺乏技术规范。临床常用术语规范化研究的主要步骤有：选取并确定术语来源和范围，确定术语的分类框架，遵循科技术语的命名原则即单义性、简明性、约定性、系统性、国际

性，以《标准化法》《确立术语的一般原则与方法》《中医药学名词审定原则与方法》等文件为依据进行规范化整理加工，专家论证与修订。因此，规范化的术语加工标准主要由主观评估所确定，即便通过专业培训也难以完全统一，使之缺少质量控制而造成质量差异。第四，中医临床常用术语规范化是应用基础研究，由于缺少有效的技术方法而主要由临床医生进行术语的收集与整理，与临床医生的主要职责有错位。第五，中医临床常用术语内部的概念关系缺乏梳理，临床常用术语与标准术语难以建立映射关系，虽实现了数据的多样性，却遗留了数据规范性的问题。

中医药领域经过多年研究已经形成了中医临床术语的相关标准规范，尤其是《中医临床术语集》，借鉴了代表国际先进水平的临床医学术语集 SNOMED CT 的模式并结合国内外标准化术语集构建思路和方法，以中医自身独特理论为核心，组织了国内 10 多家参研单位近百名专家，以已有中医药国家标准、行业标准以及各种辞典、教材等为术语源，采用成熟的本体论工程和术语知识库构建方法，历时近十年完成并动态更新。《中医临床术语集》包括分类框架、概念、术语、编码、属性（时间、程度）、调用方式、状态、语义关联等内容，收录概念 20 余万条，实现了对已有中医标准的整合，可作为中医临床术语规范化应用体系的术语来源。

但是，临床常用术语规范化、规范化术语的概念化、概念化术语的临床应用、从临床应用过程进行常用术语的补充，是实现临床常用术语规范化应用的不同阶段，特别是临床常用术语的补充阶段，能够对整体工作起到验证和完善的作用。

（三）获取中医临床常用术语

中医临床术语的自动抽取有以下几个局限性：①目前自动抽取的方法主要基于统计学方法，而基于统计学方法需要大规模人工标注的训练语言材料；②由于中医术语的多样性、历史性，不但包含古代汉语，而且包含了大量的现代汉语的表达法，这是中医术语自动抽取的一个难点；③目前中医术语的识别都是基于经典中医著作中术语的识别，不是从临床应用的语言材料中进行识别，而大量的新的术语都出现在临床应用中，因此需要从临床病历语言材料库中获取临床常用术语。

随着中医信息化的发展和大数据时代的到来，在临床病历中出现大量的新的术语，医生在临床病历的撰写中，使用大量的临床常用术语，通过传统的人工的方法来收集术语显然已经无法满足中医发展的需要。研究者基于已有的《中医临床标准术语集》，利用规则和统计的方法从临床病历语言材料库中识别新的术语从而实现中医临床术语的自动获取，主要包括以下几个方面：①收集临床病历数据，建立临床病历语言材料库，临床病历一般都是非结构化的自由文本，对临床病历数据进行数据处理（数据清洗、分词、标注等）；②对《中医临床标准术语集》中的已有术语进行特征分析，学习中医临床常用术语的表达模式和构词规则；③对病历语言材料进行统计，建立统计模型，利用规则和统计相结合的方法来识别临床病历语言材料中的新术语；④对新识别的术语进行自动验证。

（四）建立中医临床常用术语本体关系

术语间的语义关系存在于抽象的类型或具体的概念之间，用来表达某个领域中概念之间的重要关系，完整的语义关系可以反映该领域的知识结构。目前各个语言系统的语义关系均以同时期其他系统语义关系为基础，根据自身研发需要，人工添加新的语义关系。《中医临床标准术语集》给出术语的 10 种属性关系：程度、因素、特征、频次、时间、量的变化、性质、分型和分期、部位、阴性判断，主要停留在术语所表达的概念自身特性上，在语义关系体系中，为"属性关系"，而在中医领域中存在大量两个术语之间的关系，如"风热犯肺""气能生津""寒极生热"等。

如何从一定规模的语言材料中抽取出反映某一领域或者某一学科的两两词语间的概念关系即术语关系尤为重要。国内外术语关系的获取技术大体有三种：其一，基于人工获取方法。采用专家参与的方式，对术语进行标注，从语法、句法等方面进行术语关系抽取。该方法人工工作量大、耗时相对较长、效率相对较低，优点是获取的关系最可靠。其二，紧密地将计算机语言与术语相结合，基于模板匹配的方法，通过已知文本等建立一个共性的模板，通过该模板进行语言材料库的检索匹配，以获得大量的进一步信息，经反验证后得到最终的术语关系。该方法对模板表示的依赖性非常强，并且要求模板是无歧义的，抽取效果明显受到模板规模和质量的制约。其三，基于机器学习方法，将关系抽取转化为分类问题，通过构造候选关系，利用机器学习得到的分类器来标注这些候选关系属于哪一类预定义关系。机器学习依赖于一些属性和变量，这些属性和变量用来描述学习模型中的实体，来自语境信息语句或语句部分的实体类型、词、短语、词性、语串及标签等。

在分析以上三种不同术语关系的提取方法的基础上，进行中医临床常用术语的关系抽取方法如下：第一步，确定中医临床常用术语关系抽取的语言材料来源；第二步，提取中医临床常用术语概念的关系词；第三步，中医临床常用术语概念关系词的语义分析；第四步，中医临床常用术语关系的确定，对所得到的术语关系进行审核，建立中医临床常用术语本体关系。

（五）本体验证与可视化

随着本体研究的发展，本体构建与本体验证工具也大量出现，完整的本体构建工具能够完成对本体的创建、解析、存储和验证等工作，但是还没有支持中医本体构建和验证的工具和系统。当前本体构建工具在对中文进行可视化、推理、验证等方面存在很多问题。可视化是反映本体的直观简洁的方式，可以通过图形展示的方法清晰地反映中医本体中概念的层次关系、属性关系等内容，并且可以直观、简便地进行正确性验证等检查工作。因此本体验证与可视化也是目前中医本体研究的一个关键因素。

综上所述，通过建立中医临床常用术语本体，建立概念之间的关联关系，消除中医概念及其关联关系的不明确性，是中医药领域迫切需要解决的关键问题。中医临床常用术语的自动获取以及术语关系的自动获取又是中医临床常用术语建立的关键环节。因此，在《中医临床标准术语集》的基础上，利用中医临床常用术语的构词特点，利用人工智能中自然语言处理的方法和模型以及数据挖掘的方法，识别临床数据中新的术语，从而实现《中医临床标准术语集》的扩展，同时建立和获取临床常用术语之间的语义关系，从而支持中医临床病历模板的构建等中医信息化建设。具体包括以下四个方面：①从《中医临床标准术语集》出发，通过对已有术语的特征分析，自动生成中医术语的表达模式和构词规则、启发式规则等，利用统计和规则相结合的模型，实现中医临床常用术语的识别；

②从中医文本的研究角度出发，分析临床术语之间的语义关系，建立和获取临床术语之间的关系；③利用本体论的方法形成中医临床常用术语知识库，以支持中医临床病历模板的构建、中医电子病历的书写和数据分析等中医信息化建设，为中医诊疗信息化平台（如临床病历模板的构建等）提供基础性的支持；④建立术语自动识别与关系获取平台，为中医学研究和中医信息化建设提供方法和工具。

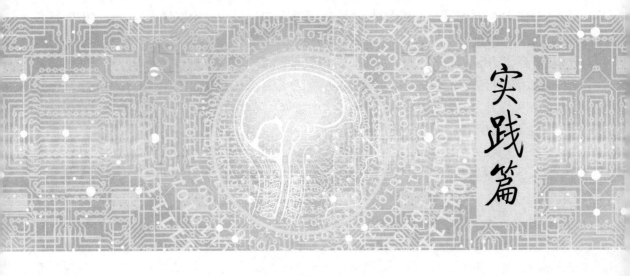

实践篇

第四章
基于临床大数据的中药上市后再评价研究实例

随着循证医学和流行病学在中医药领域应用的日益深化，大量中药临床研究数据涌现，包括随机对照试验、病例对照研究、队列研究、医院集中监测研究、真实世界研究等。这些研究广泛涉及中药安全性和有效性等各个方面，其数据的高质量分析是中药临床评价与合理用药的重要依据。当前，应用 Meta 分析、关联规则和传统统计方法开展临床循证数据分析的研究较多。本章精选应用网状 Meta 分析开展大样本、多品种 RCT 数据分析的相关研究为主要实例，并辅以药品集中监测系统分析案例，以期较全面展示在循证医学理念下的中药临床大数据研究现状。

一、中药注射剂治疗慢性阻塞性肺疾病急性加重期的网状 Meta 分析

慢性阻塞性肺疾病简称慢阻肺，是一种以持续性气流受限和气道异常炎症反应为特征的肺部疾病。当患者呼吸症状的恶化程度超过日常变异范围，并导致用药方案改变时，称之为慢性阻塞性肺疾病急性加重期（acute exacerbation of chronic obstructive pulmonary disease，AECOPD）。频繁发生慢阻肺急性加重会增加死亡率，这给全世界的医疗保健系统带来了巨大的经济负担。支气管舒张剂是现阶段治疗 AECOPD 的首选药物。最近有研究表明，中药在缓解慢阻肺患者临床症状、改善肺功能、减少炎症、缩短急性加重期、改善患者生活质量方面有较好的疗效。本研究为了确定治疗 AECOPD 的最佳中药注射剂种类，采用网状 Meta 分析方法对搜集到的文献数据进行分析，以期为临床治疗 AECOPD 的合理用药提供一定的循证医学证据。

（一）资料与方法

1.纳入排除标准

本研究的纳入排除标准根据 Cochrane 手册中给出的 PICOS 原则制定，即研究对象（patient）、干预措施（intervention/ comparison）、结局指标（outcome）、研究类型（study design）。

① 研究类型：中药注射剂联合西医常规用药治疗 AECOPD 的随机对照试验（randomized controlled trial，RCT），文中提及"随机"即可纳入，不论是否使用盲法。

② 研究对象：纳入患者均被临床诊断为 AECOPD，且有明确诊断标准。患者性别、年龄、种族不限。

③ 干预措施：中药注射剂联合西医常规用药对比仅用西医常规用药，或不同品种中药注射剂联合西医常规用药的对比。其中西医常规用药包括吸氧、止咳平喘化痰、抗感

染、营养支持等措施，常用药物有：氨茶碱、盐酸氨溴索、抗生素等。给药剂量、疗程不限，未使用其他中医相关手段，如汤剂、中成药、针灸、推拿等。

④ 结局指标：临床总有效率、肺功能指标［第一秒用力呼吸量占用力肺活量的百分比（FEV1/FVC）、第一秒用力呼吸量占预计值的百分比（FEV1%）］、血气分析指标［动脉血二氧化碳分压（$PaCO_2$）、动脉血氧分压（PaO_2）、酸碱度］、C 反应蛋白（CRP）水平、白细胞总数、中性粒细胞百分比、不良反应 / 不良事件（adverse drug reactions/adverse drug events，ADRs/ADEs）。临床总有效率 =（总患者数量 − 无效患者数量）/ 总患者数量 × 100%，疗效评价标准根据患者临床症状体征和客观指标变化制定，无效是指治疗疗程后，患者主要症状、体征无变化，客观指标变化不明显或加重。

⑤ 排除标准：a. AECOPD 合并其他疾病的 RCT，如 AECOPD 合并心力衰竭；b. 2 种或 2 种以上的中药注射剂联用；c. 没有说明疗程的 RCT；d. 无法获取全文或数据有误，且联系原作者无果的研究；e. 重复发表的文献。

2. 文献检索

计算机检索 PubMed、Cochrane Library、Embase、中国生物医学文献服务系统（SinoMed）、中国期刊全文数据库（CNKI）、维普期刊数据库（VIP）、万方数据库中所有中药注射剂治疗 AECOPD 的随机对照试验，检索时间为各数据库建库至 2018 年 1 月 2 日。此外检索纳入研究的参考文献，以补充获取相关文献。检索策略包括 AECOPD、中药注射剂、随机对照试验三部分，初检的中药注射剂包括被纳入国家标准的 132 种中药注射剂和 36 种中药来源的化学药品注射剂，经过预检筛选后，确定纳入分析的 12 种中药注射剂为：川芎嗪注射液、喘可治注射液、丹红注射液、黄芪注射液、热毒宁注射液、参附注射液、参麦注射液、生脉注射液、痰热清注射液、喜炎平注射液、细辛脑注射液、血必净注射液。

3. 文献筛选和资料提取

所有检索到的文献均采用 NoteExpress 软件进行管理，排除重复文献后，由 2 位研究者独立地根据纳入排除标准对检索到的文献进行筛选，并提取确定纳入文献的资料。通过阅读题目和摘要排除动物实验、综述等明显不相关文献，然后通过阅读全文筛选出符合纳入标准的文献进行研究。采用预先设计好的资料提取表提取纳入研究文献的资料信息，所有资料信息均在 Microsoft Excel 2016 软件中进行整理，提取内容包括：①研究的基本信息，如第一作者，发表年份；②研究对象的基本特征，如治疗组和对照组的例数、性别组成、平均年龄或年龄范围、干预措施、疗程等；③研究所关注的结局指标及结果测量数据；④研究设计类型以及偏倚风险评价的主要因素。在文献筛选和提取资料过程中，若 2 位研究者之间存在分歧，则讨论决定或者咨询第三人。

4. 纳入研究的偏倚风险评价

由 2 位研究者独立按照 Cochrane 手册 5.1 推荐的偏倚风险评估工具对纳入研究进行偏倚风险评价，评价条目包括：①与随机序列产生有关的选择性偏倚；②与随机序列隐藏有关的选择性偏倚；③实施者和受试者盲法的实施（实施偏倚）；④结果评价者盲法的实施（检测偏倚）；⑤结果数据的完整性（磨损偏倚）；⑥选择性报告情况（报告偏倚）；⑦其他来源的偏倚。每个方面均有"低风险""高风险""不清楚"三个等级。"低风险"

是指该项实施方法正确或不会对结果造成影响；"高风险"是指该项实施方法错误并对结果测量造成影响；"不清楚"指信息不足，无法进行判断。评价过程中若存在分歧，则由2位研究者讨论决定或咨询第三方决定。

5. 统计分析

采用 WinBUGS 1.4.3 软件和 Stata 13.0 软件进行统计分析。采用 WinBUGS 软件对数据进行网状 Meta 分析，利用马尔可夫链蒙特卡罗随机效应模型进行贝叶斯推断，运行 WinBUGS 程序时，设定迭代次数为 200000 次，前 10000 次用于退火以消除初始值的影响。二分类变量指标，计算比值比（odds ratio，OR）及其 95% 置信区间（confidence interval，95%CI）；连续性变量指标，计算均数差（mean difference，MD）及其 95%CI；当 OR 值的 95%CI 不含 1，MD 值的 95%CI 不含 0 时，组间差异有统计学意义。采用 Stata 软件绘制各结局指标中不同干预措施间的网状关系图，呈现中药注射剂直接比较和间接比较的结果。用 Stata 软件调用 WinBUGS 软件的结果，获得各结局指标中不同中药注射剂的曲线下面积（surface under the cumulative ranking area，SUCRA）概率值，SUCRA 越大，排序越靠前，成为最佳干预措施的概率越大。绘制比较 – 校正漏斗图，识别是否存在发表偏倚，若漏斗图中中线两侧的点分布对称，即校正辅助线与中线成直角，则不存在发表偏倚。采用聚类分析的方法对两个不同的结局指标的干预措施进行综合分析对比，得出这两个结局指标的最优注射剂品种，聚类图中距离原点越远，在这两个结局指标中的疗效越好。若存在闭合环路，则做不一致性检验评价各闭环的一致性，计算不一致因子（inconsistency factors，IF）及其 95%CI，当 95%CI 包含 0 则一致性较好，否则认为该闭环存在明显不一致性。

（二）结果

1. 文献检索及筛选结果

初检出文献 4073 篇，经逐层筛选后，共纳入文献 155 篇，均为两臂研究，其中 154 篇的干预措施为中药注射剂 + 西医常规用药 vs 西医常规用药，包含 12 个中药注射剂品种，即痰热清注射液（47 篇）、血必净注射液（22 篇）、丹红注射液（13 篇）、参麦注射液（12 篇）、热毒宁注射液（10 篇）、川芎嗪注射液（9 篇）、喘可治注射液（9 篇）、参附注射液（7 篇）、细辛脑注射液（7 篇）、喜炎平注射液（6 篇）、黄芪注射液（6 篇）、生脉注射液（6 篇）；1 篇的干预措施为中药注射剂 + 西医常规用药 vs 另一种中药注射剂 + 西医常规用药，即痰热清注射液 + 西医常规用药 vs 喜炎平注射液 + 西医常规用药。纳入文献均为中文研究，发表年份范围为 2000 年 ~2017 年。

2. 纳入研究基本特征

纳入的 155 篇研究包括 13220 例患者，使用痰热清注射液联合西医常规用药的有 2166 例，使用血必净注射液联合西医常规用药的有 883 例，使用丹红注射液联合西医常规用药的有 594 例，使用参麦注射液联合西医常规用药的有 616 例，使用热毒宁注射液联合西医常规用药的有 407 例，使用川芎嗪注射液联合西医常规用药的有 414 例，使用喘可治注射液联合西医常规用药的有 342 例，使用喜炎平注射液联合西医常规用药的有 296 例，使用参附注射液联合西医常规用药的有 260 例，使用细辛脑注射液联合西医常规用药的有 366 例，使用黄芪注射液联合西医常规用药的有 224 例，使用生脉注射液联合西医常规用药的有 200 例，仅使用西医常规用药的有 6452 例；除 2 篇研究未报道性别组成外，男性患者 8252 例，占 63.03%（8252/13093）；最大样本量为 120，最小样本量为 15；155 个研究（12 种中药注射剂）报道了临床总有效率，35 个研究（22.58%，10 种中药注射剂）报道了 $FEV1\%$，34 个研究（21.94%，10 种中药注射剂）报道了 $FEV1/FVC$，40 个研究（25.81%，11 种中药注射剂）报道了 $PaCO_2$，40 个研究（25.81%，11 种中药注射剂）报道了 $PaO2$，28 个研究（18.06%，7 种中药注射剂）报道了酸碱度，36 个研究（23.23%，10 种中药注射剂）报道了 CRP，20 个研究（12.90%，6 种中药注射剂）报道了白细胞总数，15 个研究（9.68%，5 种中药注射剂）报道了中性粒细胞百分比，不同结局指标的中药注射剂网状关系图如图 4-1 所示。

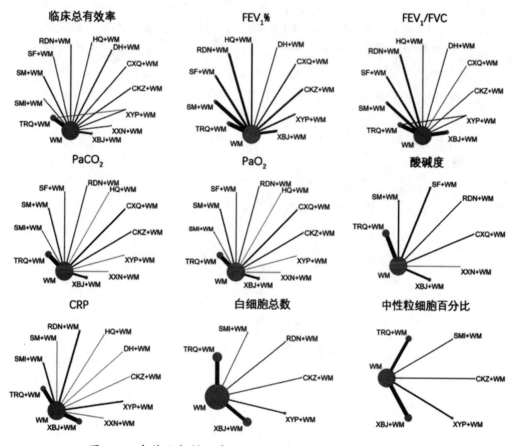

图 4-1　中药注射剂治疗 AECOPD 各结局指标的网状关系图

　　注：CXQ：川芎嗪注射液；CKZ：喘可治注射液；DH：丹红注射液；HQ：黄芪注射液；RDN：热毒宁注射液；SF：参附注射液；SM：参麦注射液；SMI：生脉注射液；TRQ：痰热清注射液；WM：西医常规用药；XYP：喜炎平注射液；XXN：细辛脑注射液；XBJ：血必净注射液

3. 纳入研究的偏倚风险评价

　　①随机序列产生不当导致的选择性偏倚：纳入的 155 个研究中，29 个研究提及使用随机数字表法，1 个研究提及使用掷骰子的方法产生随机序列，故评估为"低风险"，8 个研究采用入院先后顺序的方法进行分组，故评估为"高风险"，其余研究均只提及随机，评估为"不清楚"；②随机序列隐藏不当产生的选择性偏倚：仅 1 个研究提及实施过

程中注意分配隐藏，故评估为"低风险"，其余研究均未提及，评估为"不清楚"；③实施偏倚：2个研究提及使用单盲法，评估为"低风险"，其余研究未提及盲法的实施，故评估为"不清楚"；④检测偏倚：所有研究均未提及是否对结果评价者实施盲法，故评价为"不清楚"；⑤磨损偏倚：所有研究均没有不完整数据，故评价为"低风险"；⑥报告偏倚：所有研究均无法获取研究实施方案，不能判断是否存在选择性报告情况，故评估为"不清楚"；⑦其他来源的偏倚：10个研究未报道分组时基线是否一致，可能会对结果造成一定影响，故评价为"高风险"，其余无法判断是否存在其他影响结果的偏倚来源，故评估为"不清楚"。

4. 网状 Meta 分析结果

①临床总有效率：155个研究报道了临床总有效率情况，涉及12种中药注射剂，13种干预措施，其网状关系图如图4-1。网状 Meta 分析的 OR 值结果显示：与仅用西医常规用药相比，痰热清注射液、血必净注射液、丹红注射液、参麦注射液、热毒宁注射液、川芎嗪注射液、喘可治注射液、参附注射液、细辛脑注射液、喜炎平注射液、黄芪注射液、生脉注射液联合西医常规用药可以更好地提高 AECOPD 患者的临床总有效率，组间差异有统计学意义；与参附注射液联合西医常规用药相比，丹红注射液联合西医常规用药有更好的疗效，组间差异有统计学意义；其余干预措施组间差异无统计学意义。成为最佳干预措施的可能性从大到小依次为：丹红注射液联合西医常规用药＞黄芪注射液联合西医常规用药＞川芎嗪注射液联合西医常规用药＞细辛脑注射液联合西医常规用药＞参麦注射液联合西医常规用药＞痰热清注射液联合西医常规用药＞热毒宁注射液联合西医常规用药＞血必净注射液联合西医常规用药＞生脉注射液联合西医常规用药＞喜炎平注射液联合西医常规用药＞喘可治注射液联合西医常规用药＞参附注射液联合西医常规用药＞仅用西医常规用药。

②肺功能指标：本研究涉及的肺功能指标包括 FEV1% 和 FEV1/FVC 两个，各纳入35个研究和34个研究，均涉及10种中药注射剂、11种干预措施，其网状关系图如图4-1。

FEV1% 网状 Meta 分析的 MD 值结果显示：与仅用西医常规用药相比，参麦注射液、热毒宁注射液和黄芪注射液联合西医常规用药可以更好地改善患者 FEV1% 情况，组间差异有统计学意义；参麦注射液联合西医常规用药与喜炎平注射液联合西医常规用药相比，在 FEV1% 方面有更好的疗效，组间差异有统计学意义；其余干预措施组间差异无统计学意义。各干预措施曲线下面积概率值排序结果为：参麦注射液联合西医常规用药＞热毒宁注射液联合西医常规用药＞黄芪注射液联合西医常规用药＞血必净注射液联合西医常规用药＞丹红注射液联合西医常规用药＞川芎嗪注射液联合西医常规用药＞参附注射液联合西医常规用药＞喘可治注射液联合西医常规用药＞痰热清注射液联合西医常规用药＞喜炎平注射液联合西医常规用药＞仅用西医常规用药。

FEV1/FVC 网状 Meta 分析 MD 值结果显示：痰热清注射液联合西医常规用药较仅用西医常规用药，可以更好地改善患者 FEV1/FVC，组间差异有统计学意义，其余注射剂组间差异无统计学意义。这11种干预措施的优劣排序为：热毒宁注射液联合西医常规用药＞血必净注射液联合西医常规用药＞参麦注射液联合西医常规用药＞痰热清注射液联合西医常规用药＞川芎嗪注射液联合西医常规用药＞参附注射液联合西医常规用药＞黄芪注射液联合西医常规用药＞喘可治注射液联合西医常规用药＞喜炎平注射液联合西医常规用药＞丹红注射液联合西医常规用药＞仅用西医常规用药。

③血气分析指标：本研究涉及的血气分析指标有 $PaCO_2$、PaO_2 和酸碱度，纳入研究的数量分别是 40 个、40 个、28 个。$PaCO_2$、PaO_2 均涉及 11 个中药注射剂品种，12 种干预措施，酸碱度涉及 7 个中药注射剂品种、8 种干预措施，其网状关系图如图 4-1。

$PaCO_2$ 网状 Meta 结果显示，生脉注射液联合西医常规用药比仅用西医常规用药，在改善患者 $PaCO_2$ 方面，效果更明显，组间差异有统计学意义［MD= –14.40，95%CI：（–25.98~–2.96）］。其余干预措施组间差异无统计学意义。其曲线下面积概率值排序结果为：生脉注射液联合西医常规用药＞热毒宁注射液联合西医常规用药＞黄芪注射液联合西医常规用药＞参麦注射液联合西医常规用药＞喜炎平注射液联合西医常规用药＞参附注射液联合西医常规用药＞川芎嗪注射液联合西医常规用药＞细辛脑注射液联合西医常规用药＞痰热清注射液联合西医常规用药＞血必净注射液联合西医常规用药＞喘可治注射液联合西医常规用药＞仅用西医常规用药。

PaO_2 网状 Meta 结果显示，与仅用西医常规用药相比，痰热清注射液联合西医常规用药可以更好地提高患者 $PaCO_2$ 水平，组间差异有统计学意义［MD= 1.16，95%CI：（5.60~10.24）］。其余干预措施组间差异无统计学意义。其曲线下面积概率值排序结果为：细辛脑注射液联合西医常规用药＞热毒宁注射液联合西医常规用药＞黄芪注射液联合西医常规用药＞生脉注射液联合西医常规用药＞喜炎平注射液联合西医常规用药＞参麦注射液联合西医常规用药＞痰热清注射液联合西医常规用药＞参附注射液联合西医常规用药＞川芎嗪注射液联合西医常规用药＞喘可治注射液联合西医常规用药＞血必净注射液联合西医常规用药＞仅用西医常规用药。

酸碱度的网状 Meta 分析结果显示，所有干预措施组间比较的差异均无统计学意义，其曲线下面积概率值排序结果为：热毒宁注射液联合西医常规用药＞细辛脑注射液联合西医常规用药＞参麦注射液联合西医常规用药＞痰热清注射液联合西医常规用药＞参附注射液联合西医常规用药＞血必净注射液联合西医常规用药＞川芎嗪注射液联合西医常规疗法＞仅用西医常规用药。

④炎症指标：本研究包括的炎症指标有 CRP、白细胞总数、中性粒细胞百分比 3 个，分别纳入 36、20、15 个随机对照试验，包括 10、6、5 个中药注射剂品种，其网状关系图见图 4-1。三个指标的网状 Meta 分析结果均显示组间差异无统计学意义。曲线下面积概率值排序结果为：痰热清注射液联合西医常规用药＞黄芪注射液联合西医常规用药＞细辛脑注射液联合西医常规用药＞生脉注射液联合西医常规用药＞热毒宁注射液联合西医常规用药＞丹红注射液联合西医常规用药＞血必净注射液联合西医常规用药＞喜炎平注射液联合西医常规用药＞喘可治注射液联合西医常规用药＞参麦注射液联合西医常规用药＞仅用西医常规用药。

白细胞总数的结果为：热毒宁注射液联合西医常规用药＞血必净注射液联合西医常规用药＞生脉注射液联合西医常规用药＞喘可治注射液联合西医常规用药＞喜炎平注射液联合西医常规用药＞痰热清注射液联合西医常规用药＞仅用西医常规用药。

中性粒细胞百分比的结果为：喘可治注射液联合西医常规用药＞生脉注射液联合西医

常规用药＞血必净注射液联合西医常规用药＞喜炎平注射液联合西医常规用药＞痰热清注射液联合西医常规用药＞仅用西医常规用药。

5. 聚类分析

分别对临床总有效率和肺功能的 FEV1%、临床总有效率和血气分析的 PaO₂、临床总有效率和炎症指标的 CRP 进行聚类分析，以综合比较得出两个不同结局指标的优势中药注射剂品种。结果显示（如图 4-2），综合临床总有效率和 FEV1%，黄芪注射液联合西医常规用药的效果会更好；综合临床总有效率和 PaO₂，细辛脑注射液、黄芪注射液、热毒宁注射液联合西医常规用药的效果更明显；综合临床总有效率和 CRP，黄芪注射液联合西医常规用药疗效更好。

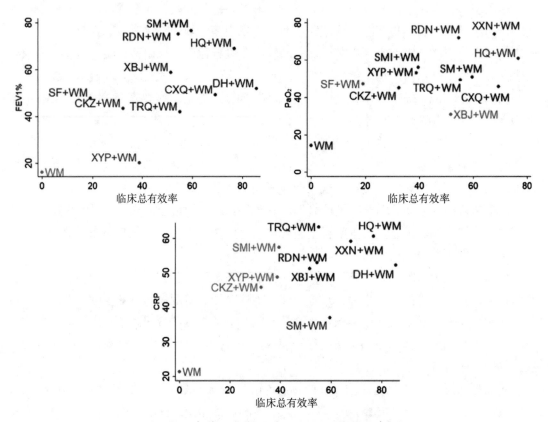

图 4-2　中药注射剂治疗 AECOPD 聚类分析图

注：相同颜色的点表示一类，距离原点越远，成为最佳干预措施的可能性越大。CXQ：川芎嗪注射液；CKZ：喘可治注射液；DH：丹红注射液；HQ：黄芪注射液；RDN：热毒宁注射液；SF：参附注射液；SM：参麦注射液；SMI：生脉注射液；TRQ：痰热清注射液；WM：西医常规用药；XYP：喜炎平注射液；XXN：细辛脑注射液；XBJ：血必净注射液

6. 发表偏倚

针对临床总有效率，用 Stata 软件绘制比较 - 校正漏斗图，评价发表偏倚，如图 4-3 所示，漏斗图中的点以中线为轴，基本对称，且校正辅助线与中线基本垂直，说明本研究的发表偏倚较小。

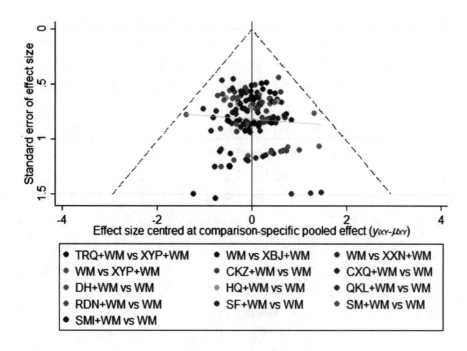

图 4-3　中药注射剂治疗 AECOPD 临床总有效率比较 - 校正漏斗图

注：CXQ：川芎嗪注射液；CKZ：喘可治注射液；DH：丹红注射液；HQ：黄芪注射液；RDN：热毒宁注射液；SF：参附注射液；SM：参麦注射液；SMI：生脉注射液；TRQ：痰热清注射液；WM：西医常规用药；XYP：喜炎平注射液；XXN：细辛脑注射液；XBJ：血必净注射液

7. 安全性

纳入分析的 155 个研究中，91（58.71%）个研究未提及 ADRs/ADEs 发生情况，38（24.52%）个研究明确表明未发生明显 ADRs/ADEs，剩余 26（16.77%）个研究详细报道了 ADRs/ADEs 的发生情况，包括喘可治注射液联合西医常规用药和黄芪注射液联合西医常规用药以外的 11 种干预措施、10 种中药注射剂。

（三）讨论

本研究共纳入 155 个 RCT，涉及 12 种中药注射剂以及 9 个不同的结局指标，对 AECOPD 的临床疗效进行了基于网状 Meta 分析的系统评价。本研究结果显示，这 12 种中药注射剂联合西医常规在治疗 AECOPD 方面有一定的疗效：针对临床总有效率而言，所有的中药注射剂联合西医常规用药都比仅用西医常规用药效果好，且丹红注射液联合西医常规比参附注射液联合西医常规效果好；在改善患者肺功能指标方面，与仅用西医常规相比，参麦注射液、热毒宁注射液、黄芪注射液联合西医常规可以提高患者 FEV1%，痰热清注射液联合西医常规用药可以提高患者 FEV1/FVC，此外，参麦注射液联合西医常规比喜炎平注射液联合西医常规提高患者 FEV1% 的作用好；对于血气分析指标而言，与仅用西医常规用药相比，生脉注射液联合西医常规降低患者 $PaCO_2$ 的效果更明显，痰热清注射液联合西医常规提高患者 PaO_2 的能力更好。基于曲线下面积概率值的疗效排序显示，在提高临床总有效率方面，丹红注射液联合西医常规成为最佳治疗方案的概率最大；热毒宁注射液联合西医常规在 FEV1/FVC、酸碱度、白细胞总数方面疗效最好；参麦注射液、细辛脑注射液、生脉注射液、痰热清注射液、喘可治注射液联合西医常规分别是 FEV1%、PaO₂、PaCO₂、C 反应蛋白、中性粒细胞百分比的最佳干预措施。综合考虑提高临床总有效率和 FEV1%、临床总有效率和 CRP，黄芪注射液联合西医常规疗效更好；针对临床总有效率和 PaO₂，细辛脑注射液、热毒宁注射液、黄芪注射液联合西医常规的疗效更好；但从整体排序来看，综合考虑改善患者肺功能和血气分析指标方面，热毒宁注射液联合西医常规的疗效值得关注。总体来说，丹红注射液、黄芪注射液、热毒宁注射液分别联合西医常规用药疗效较其他干预措施好，但不同中药注射剂疗效各有侧重，临床上应根据不同的治疗目的选择不同的注射剂品种。

在安全性方面，有 58.71%（91/155）的研究未提及不良反应情况，说明在用药过程中对不良反应的监测还有待提高。在提及不良反应监测的 64 项研究中，40.63%（26/64）的研究明确表明治疗过程中发生 ADRs/ADEs，涉及 10 种中药注射剂，大部分与其说明书上的描述相似，但血必净出现的血管炎与其说明书不符，在既往文献中亦没有报道。在用药剂量方面，痰热清注射液有 1 项、血必净注射液 2 项、热毒宁注射液 3 项、川芎嗪注射液 7 项、黄芪注射液 4 项、生脉注射液 1 项研究存在超剂量使用情况，在这 18 项研究中 11（61.11%）项未对不良反应情况进行说明。在用药过程中，应时刻监控不良反应的发生，特别是用药 30 分钟以内，说明书上提到的不良反应情况应严格观察；医护人员在配药过程中应注意剂量的控制和溶媒、滴速情况。

本研究包含的 12 种中药注射剂从中医的角度可以分为三类：清热类，如痰热清注射液、热毒宁注射液、喜炎平注射液；活血类，如丹红注射液、川芎嗪注射液、血必净注射液；补益类，如参麦注射液、黄芪注射液、生脉注射液、参附注射液。COPD 属于中医"肺胀""喘咳"范畴，其基本病机为痰热阻肺、痰瘀互结，肺病日久则会导致肺气虚，进而血脉瘀滞，闭阻肺气，故见咳喘、痰等，因此可从清热祛痰、活血通瘀、补虚益气三方面论治，与此 12 种中药注射剂类别基本相符。

本研究首次采用网状 Meta 分析的方法，对中药注射剂治疗 AECOPD 的疗效及安全性进行了评价，并对不同结局指标的干预措施进行了优劣排序，以期对临床用药选择提供依据。但是本研究也存在一定的局限性：①所有研究中仅 19.35%（30/155）描述了随机序列产生的方法，1 篇提及随机序列隐藏，2 篇提及盲法；②纳入的大部分研究都是注射剂联合西医常规用药对比西医常规用药的研究，缺少大样本的两个注射剂间直接比较的研究；③虽然所有研究均报告了临床总有效率，但报告其他结局指标的研究均不足 30%，这就降低了其他结局指标结果的证据力度。建议在临床进行随机对照试验的过程中，应提前进行方案的注册，以确保实施过程的透明性；进行试验时，采用正确的随机序列产生方法，做好分配隐藏，严格实施盲法，以确保结果的可靠性；最后做好随访，以确定患者预后情况以及是否存在潜在的不良反应。

二、中药注射剂治疗小儿支原体肺炎的网状 Meta 分析

支原体肺炎占小儿社区获得性肺炎的 16%~30%，其发病率逐年升高，严重时甚至会危害到除肺外的组织器官，比如中枢神经系统、黏膜等。因肺炎支原体的结构特点，治疗时多选用能抑制蛋白质合成的抗生素，如大环内酯类、四环素类、喹诺酮类抗生素等。其

中阿奇霉素因半衰期长，有明显的靶向细胞作用等优点，一直是临床上治疗小儿支原体肺炎的首选药物。中药注射剂联合阿奇霉素在治疗小儿支原体肺炎方面的疗效已经得到了证实，但治疗小儿支原体肺炎的中药注射剂品种很多，哪种才是最佳方案仍不清楚。因此本研究通过网状 Meta 分析的方法，系统评价用于治疗小儿支原体肺炎的中药注射剂疗效，得出其优劣排序，以期为临床医生用药选择提供循证医学的证据。

（一）资料与方法

1. 纳入排除标准

本研究的纳入排除标准根据 Cochrane 手册中给出的 PICOS 原则制定，即研究对象（Patient）、干预措施（Intervention/ Comparison）、结局指标（Outcome）、研究类型（Study design）。

①研究类型：中药注射剂联合阿奇霉素治疗小儿支原体肺炎的随机对照试验，文中提及 "随机" 即可纳入，不论是否使用盲法。

②研究对象：纳入患者均被临床诊断为支原体肺炎，年龄在 15 岁以下，且有明确诊断标准。患者性别、种族不限。

③干预措施：中药注射剂联合阿奇霉素对比仅用阿奇霉素，或者不同品种中药注射剂联合阿奇霉素的对比，必要时采取一定相同的基础治疗，包括退热、止咳、平喘、化痰等。给药剂量、疗程不限，未使用其他中医相关手段，如汤剂、中成药、针灸、推拿等。

④结局指标：临床总有效率、临床症状消失时间（退热时间、咳嗽消失时间、肺部啰音消失时间）、住院时间、X 线体征恢复时间、体内炎症因子［肿瘤坏死因子 $-\alpha$（TNF$-\alpha$）、白细胞介素 -6（IL-6）］水平变化、不良反应/不良事件。临床总有效率 =（总患者人数 – 无效患者人数）/ 总患者人数 ×100%，疗效评价标准根据治疗后临床症状和生理指标的恢复情况制定，无效是指治疗疗程后，患者临床症状和生理指标未恢复或者恶化。

⑤排除标准：随机方法错误，如使用入院顺序进行分组；未描述患儿年龄；未描述疗程；2 种或 2 种以上中药注射剂联用；重复发表的文献。

2. 文献检索

计算机检索 PubMed、Cochrane Library、Embase、中国生物医学文献服务系统（SinoMed）、中国期刊全文数据库（CNKI）、维普期刊数据库（VIP）、万方数据库中中药注射剂联合阿奇霉素治疗小儿支原体肺炎的随机对照试验，检索时间为各数据库建库至 2018 年 4 月 12 日。此外检索纳入研究的参考文献，以补充获取相关文献。检索策略包括小儿支原体肺炎、中药注射剂、随机对照试验三部分，初检的中药注射剂包括被纳入国家标准的 132 种中药注射剂和 36 种中药来源的化学药品注射剂，经过预检筛选后，确定纳入分析的 5 种中药注射剂为：热毒宁注射液、痰热清注射液、喜炎平注射液、细辛脑注射液、炎琥宁注射液。

3. 文献筛选和资料提取

所有检索到的文献均采用 NoteExpress 软件进行管理，排除重复文献后，由 2 位研究者独立地根据纳入排除标准对检索到的文献进行筛选，并提取确定纳入文献的资料。通过阅读题目和摘要排除动物实验、综述等明显不相关文献，然后通过阅读全文筛选出符合纳入标准的文献进行研究。采用预先设计好的资料提取表提取纳入研究文献的资料信息，所有资料信息均在 Microsoft Excel 2016 软件中进行整理，提取内容包括：①研究的基本信息，如第一作者，发表年份；②研究对象的基本特征，如治疗组和对照组的例数、性别组成、平均年龄或年龄范围、干预措施、疗程等；③研究所关注的结局指标及结果测量数据；④研究设计类型以及偏倚风险评价的主要因素。在文献筛选和提取资料过程中，若 2 位研究者之间存在分歧，则讨论决定或者咨询第三人。

4. 纳入研究的偏倚风险评价

由 2 位研究者独立按照 Cochrane 手册 5.1 推荐的偏倚风险评估工具对纳入研究进行偏倚风险评价，评价条目包括：①与随机序列产生有关的选择性偏倚；②与随机序列隐藏有关的选择性偏倚；③实施者和受试者盲法的实施（实施偏倚）；④结果评价者盲法的实施（检测偏倚）；⑤结果数据的完整性（磨损偏倚）；⑥选择性报告情况（报告偏倚）；⑦其他来源的偏倚。每个方面均有"低风险""高风险""不清楚"三个等级。"低风险"是指该项实施方法正确或不会对结果造成影响；"高风险"是指该项实施方法错误并对结果测量造成影响；"不清楚"指信息不足，无法进行判断。评价过程中若存在分歧，则由 2 位研究者讨论决定或咨询第三方决定。

5. 统计分析

采用 WinBUGS 1.4.3 软件和 Stata 13.0 软件进行统计分析。采用 WinBUGS 软件对数据进行网状 Meta 分析，利用马尔可夫链蒙特卡罗随机效应模型进行贝叶斯推断，运行 WinBUGS 程序时，设定迭代次数为 200000 次，前 10000 次用于退火以消除初始值的影响。二分类变量指标，计算比值比（odds ratio，OR）及其 95% 置信区间（confidence interval，95%CI）；连续性变量指标，计算均数差（mean difference，MD）及其 95%CI；当 OR 值的 95%CI 不含 1，MD 值的 95%CI 不含 0 时，组间差异有统计学意义。采用 Stata 软件绘制各结局指标中不同干预措施间的网状关系图，呈现中药注射剂直接比较和间接比较的结果。用 Stata 软件调用 WinBUGS 软件的结果，获得各结局指标中不同中药注射剂的曲线下面积（sxurface under the cumulative ranking area，SUCRA）概率值，SUCRA 越大，排序越靠前，成为最佳干预措施的概率越大。绘制比较 - 校正漏斗图，识别是否存在发表偏倚，若漏斗图中中线两侧的点分布对称，即校正辅助线与中线成直角，则不存在发表偏倚。采用聚类分析的方法对两个不同的结局指标的干预措施进行综合分析对比，得出这两个结局指标的最优注射剂品种，聚类图中距离原点越远，在这两个结局指标中的疗效越好。若存在闭合环路，则做不一致性检验评价各闭环的一致性，计算不一致因子（inconsistency factors，IF）及其 95%CI，当 95%CI 包含 0 则一致性较好，否则认为该闭环存在明显不一致性。

（二）结果

1. 文献检索及筛选结果

初检出文献 1381 篇，经逐层筛选后，共纳入文献 167 篇。均为两臂研究，其中 165 篇的干预措施为中药注射剂 + 阿奇霉素 vs 阿奇霉素，包含 5 个中药注射剂品种，即热毒宁注射液（33 篇）、喜炎平注射液（20 篇）、细辛脑注射液（4 篇）、炎琥宁注射液（35篇）、痰热清注射液（73 篇）；2 篇的干预措施为中药注射剂＋阿奇霉素 vs 另一种中药注射剂＋阿奇霉素，即喜炎平注射液＋阿奇霉素 vs 细辛脑注射液＋阿奇霉素。纳入文献均为中文研究，发表年份范围为 2005~2018 年。

2. 纳入研究基本特征

纳入的 167 篇研究包括 16144 例患者，使用热毒宁注射液联合阿奇霉素治疗的有 1480例，使用喜炎平注射液联合阿奇霉素的有 1054 例，使用细辛脑注射液联合阿奇霉素的有 242 例，使用炎琥宁注射用联合阿奇霉素的有 1824 例，使用痰热清注射液联合阿奇霉素的有 3635 例，仅使用阿奇霉素治疗的患者有 7909 例；除 2 篇研究未报道性别组成外，男性患者 8794 例，占 55.48%（8794/15850）；最大样本量为 167，最小样本量为 18；156 个研究（93.41%，5 种中药注射剂）报道了临床总有效率，112 个研究（67.07%，5 种中药注射剂）报道了退热时间，112 个研究（67.07%，5 种中药注射剂）报道了咳嗽消失时间，102 个研究（61.08%，5 种中药注射剂）报道了肺部啰音消失时间，46 个研究（27.54%，5 种中药注射剂）报道了住院时间，33 个研究（19.76%，4 种中药注射剂）报道了 X 线体征恢复时间，20 个研究（11.97%，4 种中药注射剂）报道了 TNF-α 水平变化，18 个研究（10.78%，4 种中药注射剂）报道了 IL-6 水平变化，不同结局指标的中药注射剂网状关系图如图 4-4。

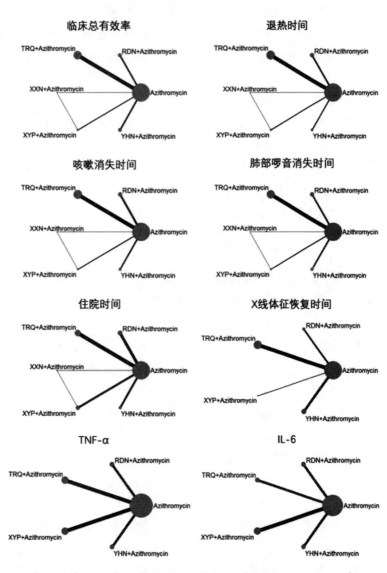

图 4-4　中药注射剂治疗小儿支原体肺炎各结局指标的网状关系图

注：Azithromycin：阿奇霉素；RDN：热毒宁注射液；TRQ：痰热清注射液；XYP：喜炎平注射液；XXN：细辛脑注射液；YHN：炎琥宁注射液。

3. 纳入研究的偏倚风险评价

纳入的 167 篇研究中，34 篇提及使用随机数字表法进行分组，1 篇采用掷硬币法分组，以上研究由于随机序列产生不当导致的选择性偏倚评价为"低风险"；所有研究均没有不完整数据，其磨损偏倚评价为"低风险"；5 篇未提及分组时两组间基线是否一致，这可能对其结果造成一定影响，故其其他偏倚评价为"高风险"；其余研究的偏倚风险条目均由于信息不足评价为"不清楚"。

4. 网状 Meta 分析结果

①临床总有效率：156 篇研究报道了临床总有效率情况，涉及研究的 5 种中药注射剂、6 种干预措施，其网状关系图如图 4-4。网状 Meta 分析的 OR 值结果显示：与仅用阿奇霉素相比，热毒宁注射液联合阿奇霉素、喜炎平注射液联合阿奇霉素、细辛脑注射液联合阿奇霉素、炎琥宁注射液联合阿奇霉素、痰热清注射液联合阿奇霉素可以更好地提高小儿支原体肺炎患者的临床总有效率，组间差异有统计学意义，其余干预措施之间差异无统计学意义。

基于其曲线下面积概率值的排序（表 4-1），痰热清注射液联合阿奇霉素成为提高小儿支原体肺炎患者临床总有效率最佳治疗方法的可能性最高，其次为热毒宁注射液联合阿奇霉素、喜炎平注射液联合阿奇霉素。

②退热时间：112 篇研究报道了退热时间，涉及 5 种中药注射剂、6 种干预措施，其网状关系图如图 4-4。网状 Meta 分析的 MD 值结果显示，热毒宁注射液联合阿奇霉素、喜炎平注射液联合阿奇霉素、炎琥宁注射液联合阿奇霉素、痰热清注射液联合阿奇霉素与仅用阿奇霉素相比，可以缩短患者的退热时间，组间差异有统计学意义，其余干预措施间差异无统计学意义。

由曲线下面积概率值排序结果可知（表 4-1），热毒宁注射液联合阿奇霉素的疗效最好，其次是炎琥宁注射液联合阿奇霉素和细辛脑注射液联合阿奇霉素。

③咳嗽消失时间：112 篇研究报道了咳嗽消失时间，涉及 5 种中药注射剂、6 种干预措施，其网状关系图如图 4-4。网状 Meta 分析的 MD 值结果显示，热毒宁注射液联合阿奇霉素、喜炎平注射液联合阿奇霉素、炎琥宁注射液联合阿奇霉素、痰热清注射液联合阿奇霉素较仅用阿奇霉素相比，缩短患者的咳嗽消失时间的效果更明显；与喜炎平注射液联合阿奇霉素相比，炎琥宁注射液联合阿奇霉素减少咳嗽消失时间的疗效更好；以上组间差异有统计学意义，其余干预措施间差异无统计学意义。

由曲线下面积概率值可得（表 4-1），在缩短患者咳嗽消失时间方面，炎琥宁注射液联合阿奇霉素的疗效最好，其次是痰热清注射液联合阿奇霉素和热毒宁注射液联合阿奇霉素。

④肺部啰音消失时间：共 102 篇文献报道了此结局指标，涉及 5 种中药注射剂、6 种干预措施，其网状关系图如图 4-4。网状 Meta 分析的 MD 值结果显示，与仅用阿奇霉素治疗相比，热毒宁注射液联合阿奇霉素、喜炎平注射液联合阿奇霉素、炎琥宁注射液联合阿奇霉素、痰热清注射液联合阿奇霉素的疗效更好；此外，炎琥宁注射液联合阿奇霉素在缩短肺部啰音消失时间方面的疗效优于热毒宁注射液联合阿奇霉素、喜炎平注射液联合阿奇霉素、细辛脑注射液联合阿奇霉素、痰热清注射液联合阿奇霉素；以上组间差异有统计学

意义；其余干预措施间差异无统计学意义。

曲线下面积概率值显示（表4-1），成为最佳干预措施可能性最大的前三种治疗方法依次为：炎琥宁注射液联合阿奇霉素、痰热清注射液联合阿奇霉素、热毒宁注射液联合阿奇霉素。

⑤住院时间：46项研究报道了住院时间，涉及5种中药注射剂、6种干预措施，其网状关系图如图4-4。网状Meta分析结果显示，与仅用阿奇霉素治疗相比，热毒宁注射液联合阿奇霉素、喜炎平注射液联合阿奇霉素、炎琥宁注射液联合阿奇霉素、痰热清注射液联合阿奇霉素可以缩短住院时间；与喜炎平注射液联合阿奇霉素相比，炎琥宁注射液联合阿奇霉素缩短住院时间的效果更明显；以上组间差异有统计学意义；其余干预措施间差异无统计学意义。

曲线下面积概率值结果显示（表4-1），炎琥宁注射液联合阿奇霉素效果最好，其次为痰热清注射液联合阿奇霉素和热毒宁注射液联合阿奇霉素。

⑥X线体征恢复时间：共33篇研究提及X线体征恢复时间，涉及的注射剂品种包括除了细辛脑注射液之外的4种中药注射剂、5种干预措施，其网状关系图如图4-4。网状Meta分析结果显示，热毒宁注射液联合阿奇霉素、喜炎平注射液联合阿奇霉素、炎琥宁注射液联合阿奇霉素与仅用阿奇霉素治疗相比，疗效更好，组间差异有统计学意义；其余干预措施间差异有统计学意义。

曲线下面积概率值结果显示（表4-1），炎琥宁注射液联合阿奇霉素为最佳干预措施，其次为喜炎平注射液联合阿奇霉素和热毒宁注射液联合阿奇霉素。

⑦TNF-α：20个研究报道了TNF-α，同样涉及除了细辛脑之外的4个中药注射剂品种，5种干预措施，其网状关系图如图4-4。网状Meta分析结果显示，热毒宁注射液联合阿奇霉素在减少患者体内TNF-α水平方面的疗效优于仅使用阿奇霉素治疗，组间差异有统计学意义；其余干预措施间差异无统计学意义。

基于曲线下面积概率值可知（表4-1），排名前三的治疗措施分别为热毒宁注射液联合阿奇霉素、痰热清注射液联合阿奇霉素、喜炎平注射液联合阿奇霉素。

⑧IL-6：18个研究报道了IL-6，涉及除细辛脑外的其余4个中药注射剂品种、5种干预措施，其网状关系图如图4-4。网状Meta分析结果显示，与仅用阿奇霉素治疗相比，只有热毒宁注射液联合阿奇霉素的效果更好，组间差异有统计学意义。曲线下面积概率值结果显示（表4-1），在降低患者体内IL-6水平方面，热毒宁注射液联合阿奇霉素的疗效最好，其次是炎琥宁注射液联合阿奇霉素和喜炎平注射液联合阿奇霉素。

表4-1　中药注射剂治疗小儿支原体肺炎各结局指标曲线下面积概率值

干预措施	热毒宁+阿奇霉素	喜炎平+阿奇霉素	细辛脑+阿奇霉素	炎琥宁+阿奇霉素	痰热清+阿奇霉素	阿奇霉素
临床总有效率	71.6%	63.3%	49.8%	40.6%	74.6%	0%
退热时间	76.8%	45.7%	60.3%	68.7%	47.5%	1.0%
咳嗽消失时间	59.9%	33.7%	43.4%	85.5%	76.6%	0.9%
啰音消失时间	59.0%	37.4%	38.8%	100%	64.1%	0.7%

干预措施	热毒宁 + 阿奇霉素	喜炎平 + 阿奇霉素	细辛脑 + 阿奇霉素	炎琥宁 + 阿奇霉素	痰热清 + 阿奇霉素	阿奇霉素
住院时间	61.0%	38.2%	40.2%	88.4%	67.4%	4.7%
X 线体征恢复时间	46.9%	69.8%	–	91.0%	41.3%	1.0%
TNF-α 水平	83.2%	51.6%	–	39.2%	57.2%	18.7%
IL-6 水平	71.7%	65.2%	–	67.9%	31.9%	13.2%

5. 聚类分析

通过聚类分析的方法，综合比较不同的干预措施在临床总有效率和退热时间、住院时间、TNF-α 的疗效，得出两个不同结局指标中的优势治疗方案。结果显示（图 4-5），在临床总有效率和退热时间方面，热毒宁注射液联合阿奇霉素为最优干预措施；在临床有效率和住院时间方面，痰热清注射液联合阿奇霉素和热毒宁注射液联合阿奇霉素为最佳干预措施；对于临床总有效率和 TNF-α 水平，热毒宁注射液联合阿奇霉素的疗效最好。综上，热毒宁注射液联合阿奇霉素在治疗小儿支原体肺炎方面的疗效值得关注。从表 4-1 结果来看，虽然热毒宁注射液联合阿奇霉素在各结局指标中排名均较靠前，但在咳嗽消失时间、肺部啰音消失时间、住院时间、X 线体征恢复时间这 4 方面，炎琥宁注射液联合阿奇霉素的排序均为第一，因此其疗效也值得关注。

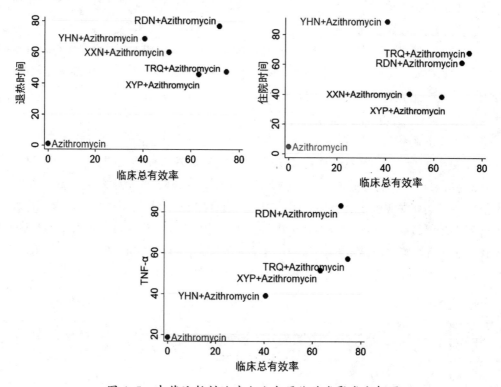

图 4-5　中药注射剂治疗小儿支原体肺炎聚类分析图

注：相同颜色的点表示一类，距离原点越远，成为最佳干预措施的可能性越大。Azithromycin：阿奇霉素；RDN：热毒宁注射液；TRQ：痰热清注射液；XYP：喜炎平注射液；XXN：细辛脑注射液；YHN：炎琥宁注射液

6. 发表偏倚

图 4-6 为针对临床总有效率所做的比较 – 校正漏斗图，以评价其是否存在发表偏倚。从图可看出，漏斗图中线两侧的点分布不完全对称，且校正辅助线与中线的夹角较大，因此存在一定的发表偏倚。

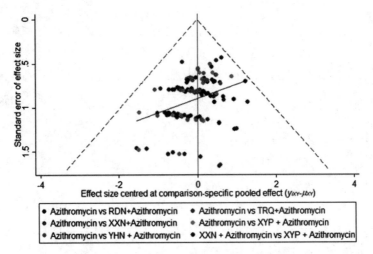

图 4-6　中药注射剂治疗小儿支原体肺炎临床总有效率比较 – 校正漏斗图

注：Azithromycin：阿奇霉素；RDN：热毒宁注射液；TRQ：痰热清注射液；XYP：喜炎平注射液；XXN：细辛脑注射液；YHN：炎琥宁注射液

7. 安全性

纳入的 167 篇研究中，95 篇（56.89%）研究描述了治疗过程中的不良反应，其中 9 篇表明未发生不良反应，86 篇（51.50%）详细报道了不良反应的发生情况及例数，剩余 72 篇（43.11%）未对治疗过程中的不良反应进行监测。

（三）讨论

本研究应用贝叶斯网状 Meta 分析方法对常用的中药注射剂（热毒宁注射液、喜炎平注射液、细辛脑注射液、炎琥宁注射液、痰热清注射液）联合阿奇霉素治疗小儿支原体肺炎的疗效进行了系统评价，共纳入 167 个研究，涉及 8 个结局指标，结果显示：纳入研究的所有中药注射剂联合阿奇霉素在提高临床总有效率方面均比仅用阿奇霉素好；除细辛脑注射液之外的 4 种中药注射剂联合阿奇霉素，与仅用阿奇霉素相比，均可以更好地减少患者的退热时间、咳嗽消失时间、肺部啰音消失时间、住院时间；热毒宁注射液、喜炎平注射液、炎琥宁注射液联合阿奇霉素较仅用阿奇霉素，可以减少 X 线体征恢复时间；热毒宁注射液联合阿奇霉素与仅用阿奇霉素相比可以改善患者体内的 TNF-α、IL-6 水平；炎琥宁注射液联合阿奇霉素，与喜炎平注射液联合阿奇霉素相比，可以更好地减少患者的咳嗽消失时间和住院时间，与其余四种中药注射剂联合阿奇霉素相比，可以减少肺部啰音消失时间。从曲线下面积概率值结果排序来看，痰热清注射液联合阿奇霉素成为提高临床总有效率的最佳干预措施的可能性最大；热毒宁注射液联合阿奇霉素在缩短退热时间、改善 TNF-α、IL-6 水平方面效果最好；炎琥宁注射液联合阿奇霉素为减少咳嗽消失时间、肺部啰音消失时间、住院时间、X 线体征恢复时间的最佳干预措施。聚类分析结果显示，热毒宁注射液联合阿奇霉素在临床总有效率分别与退热时间、住院时间、TNF-α聚类分析时，疗效较为明显。因此，痰热清注射液联合阿奇霉素、热毒宁注射液联合阿奇霉素和炎琥宁注射液联合阿奇霉素的疗效相对更值得关注，但不同中药注射剂侧重的治疗方向不同，临床医生应该根据患者的症状和体征合理选择用药。

在安全性方面，43.11%的研究未提及不良反应情况，对发生不良反应的患者例数进行统计发现，仅用阿奇霉素治疗时不良反应发生率最高，达到18.27%。在发生的不良反应中，胃肠道反应占一半以上，这与阿奇霉素常导致胃肠道反应的不良反应情况一致，这是因为抗生素会在一定程度上抑制胃运动，从而容易引起胃肠道反应。值得注意的是，热毒宁注射液联合阿奇霉素、喜炎平注射液联合阿奇霉素、痰热清注射液联合阿奇霉素和仅用阿奇霉素这四种治疗措施均出现了肝功能异常现象。究其原因，有研究表明阿奇霉素经口服或静脉给药后，在体内由肝肾代谢，长期用药会导致患者肝功能异常。因此，在使用阿奇霉素治疗小儿支原体肺炎时，不论是否联用中药注射剂，除注意患儿胃肠道反应外，还应注意患儿的肝功能情况，并控制疗程。

本研究采用网状 Meta 分析的方法，对中药注射剂治疗小儿支原体肺炎的疗效及安全性进行了评价，并对不同结局指标的干预措施进行了优劣排序，以期对临床选择用药提供依据。本研究有三个优势以提高结果的可信度：首先，本研究进行了综合全面的检索，一方面，在对所有中药注射剂进行全面搜索后，根据制定的标准初筛得到纳入研究的中药注射剂；另一方面，本研究不仅检索了中英文常用的电子数据库，还检索了相关文献中的参考文献。其次，抗生素的种类受到严格限制，仅包括阿奇霉素，干预措施较为一致，在一定程度上降低临床异质性。第三，除了临床总有效率和临床症状消失时间外，还分析了住院时间和炎症指标，住院时间不仅能从侧面反映治疗效果，而且能反映经济效益；炎症指标可能与药物作用机制有关。但是本研究也存在一定的局限性：①所有研究中仅20.96%（35/167）的研究描述了随机序列产生的方法，其余研究均未描述分配隐藏、盲法等信息；②所有研究均为中文文献，缺少其他语种的临床研究结果，无法确定研究结果是否适用于其他种族的人群；③纳入的大部分研究都是中药注射剂联合阿奇霉素对比阿奇霉素的研究，缺少大样本的两个中药注射剂间直接比较的研究。基于以上局限性，做出如下建议：在开展临床随机对照试验时，应充分考虑到随机序列生成、分配隐藏、盲法实施等因素，确保试验结果不受主观因素影响；开展试验前最好提前进行方案注册，不仅可以保证实施的透明性，还可以避免选择性报道情况产生；多开展中药注射剂间疗效对比的随机对照试验，弥补此方面的空缺。

三、中药注射剂治疗小儿支气管肺炎的网状 Meta 分析

小儿支气管肺炎是儿科常见的呼吸道疾病之一，多发于2~5岁儿童，主要是由病毒、细菌、肺炎支原体等病原微生物经呼吸道侵入机体引起的炎症反应，临床表现为咳嗽、发热、呼吸困难、肺部啰音等。由于儿童呼吸系统发育尚不成熟、体质较弱、抵抗力低下，致病菌易进入支气管或末梢肺组织，并快速繁殖，使小儿患病。该病具有发病迅速、进展快、病情易反复的特点，若不采取适当治疗会引发多种并发症，如脑水肿、呼吸衰竭、心力衰竭等，严重影响患儿的健康。本研究采用网状 Meta 分析的方法，对不同中药注射剂

治疗小儿支气管肺炎的疗效进行综合分析，得出其优劣排序，以期为临床合理用药提供一定的循证医学参考。

（一）资料与方法

1. 纳入排除标准

本研究的纳入排除标准根据 Cochrane 手册中给出的 PICOS 原则制定，即研究对象（patient）、干预措施（intervention/ comparison）、结局指标（outcome）、研究类型（study design）。

①研究类型：中药注射剂联合西医常规用药治疗小儿支气管肺炎的随机对照试验，文中提及"随机"即可纳入，不论是否使用盲法。

②研究对象：纳入患者均被临床诊断为支气管肺炎、年龄在 15 岁以下，且有明确诊断标准。患者性别、种族不限。

③干预措施：中药注射剂联合西医常规用药对比仅用西医常规用药，或不同品种中药注射剂联合西医常规用药的对比。西医常规用药指视患儿具体情况，采用退热、止咳、化痰、平喘、抗感染等治疗措施。给药剂量、疗程不限，未使用其他中医相关手段，如汤剂、中成药、针灸、推拿等。

④结局指标：临床总有效率、临床症状消失时间（退热时间、咳嗽消失时间、肺部啰音消失时间、肺部阴影消失时间、气喘消失时间）、住院时间、不良反应 / 不良事件。临床总有效率 =（总患者人数 – 无效患者人数）/ 总患者人数 ×100%，其疗效评价标准根据治疗后临床症状和生理指标的恢复情况制定，其中，若治疗后临床症状和生理指标未发生变化或者恶化，则判定为无效。

⑤排除标准：重复文献；未提及患儿年龄；未提及疗程；未提及中药注射剂使用剂量；2 种或 2 种以上中药注射剂联用。

2. 文献检索

计算机检索 PubMed、Cochrane Library、Embase、中国生物医学文献服务系统（SinoMed）、中国期刊全文数据库（CNKI）、维普期刊数据库（VIP）、万方数据库中中药注射剂治疗小儿支气管肺炎的随机对照试验，检索时间为各数据库建库至 2018 年 4 月 12日。此外检索纳入研究的参考文献，以补充获取相关文献。检索策略包括小儿支气管肺炎、中药注射剂、随机对照试验三部分，初检的中药注射剂包括被纳入国家标准的 132 种中药注射剂和 36 种中药来源的化学药品注射剂，经过预检筛选后，确定纳入分析的 6 种中药注射剂为穿琥宁注射液、热毒宁注射液、痰热清注射液、细辛脑注射液、喜炎平注射液、炎琥宁注射液。

3. 文献筛选和资料提取

所有检索到的文献均采用 NoteExpress 软件进行管理，排除重复文献后，由 2 位研究者独立地根据纳入排除标准对检索到的文献进行筛选，并提取确定纳入文献的资料。通过阅读题目和摘要排除动物实验、综述等明显不相关文献，然后通过阅读全文筛选出符合纳入标准的文献进行研究。采用预先设计好的资料提取表提取纳入研究文献的资料信息，所有资料信息均在 Microsoft Excel 2016 软件中进行整理，提取内容包括：①研究的基本信息，如第一作者，发表年份；②研究对象的基本特征，如治疗组和对照组的例数、性别组成、平均年龄或年龄范围、干预措施、疗程等；③研究所关注的结局指标及结果测量数据；④研究设计类型以及偏倚风险评价的主要因素。在文献筛选和提取资料过程中，若2位研究者之间存在分歧，则讨论决定或者咨询第三人。

4. 纳入研究的偏倚风险评价

由2位研究者独立按照Cochrane手册5.1推荐的偏倚风险评估工具对纳入研究进行偏倚风险评价，评价条目包括：①与随机序列产生有关的选择性偏倚；②与随机序列隐藏有关的选择性偏倚；③实施者和受试者盲法的实施（实施偏倚）；④结果评价者盲法的实施（检测偏倚）；⑤结果数据的完整性（磨损偏倚）；⑥选择性报告情况（报告偏倚）；⑦其他来源的偏倚。每个方面均有"低风险""高风险""不清楚"三个等级。"低风险"是指该项实施方法正确或不会对结果造成影响；"高风险"是指该项实施方法错误并对结果测量造成影响；"不清楚"指信息不足，无法进行判断。评价过程中若存在分歧，则由2位研究者讨论决定或咨询第三方决定。

5. 统计分析

采用WinBUGS 1.4.3软件和Stata 13.0软件进行统计分析。采用WinBUGS软件对数据进行网状Meta分析，利用马尔可夫链蒙特卡罗随机效应模型进行贝叶斯推断，运行WinBUGS程序时，设定迭代次数为200000次，前10000次用于退火以消除初始值的影响。二分类变量指标，计算比值比（odds ratio，OR）及其95%置信区间（confidence interval，95%CI）；连续性变量指标，计算均数差（mean difference，MD）及其95%CI；当OR值的95%CI不含1，MD值的95%CI不含0时，组间差异有统计学意义。采用Stata软件绘制各结局指标中不同干预措施间的网状关系图，呈现中药注射剂直接比较和间接比较的结果。用Stata软件调用WinBUGS软件的结果，获得各结局指标中不同中药注射剂的曲线下面积（surface under the cumulative ranking area，SUCRA）概率值，SUCRA越大，排序越靠前，成为最佳干预措施的概率越大。绘制比较－校正漏斗图，识别是否存在发表偏倚，若漏斗图中中线两侧的点分布对称，即校正辅助线与中线成直角，则不存在发表偏倚。采用聚类分析的方法对两个不同的结局指标的干预措施进行综合分析对比，得出这两个结局指标的最优注射剂品种，聚类图中距离原点越远，在这两个结局指标中的疗效越好。若存在闭合环路，则做不一致性检验评价各闭环的一致性，计算不一致因子（inconsistency factors，IF）及其95%CI，当95%CI包含0则一致性较好，否则认为该闭环存在明显不一致性。

（二）结果

1. 文献检索及筛选结果

初检出文献1750篇，经逐层筛选后，共纳入文献168篇。除1篇三臂研究（痰热清注射液＋西医常规用药 vs 炎琥宁注射液＋西医常规用药 vs 喜炎平注射液＋西医常规用药）外，均为两臂研究。其中162篇的干预措施为中药注射剂＋西医常规用药 vs 西医常规用药，包含6种中药注射剂品种，即穿琥宁注射液（4篇）、热毒宁注射液（31篇）、痰热清注射液（62篇）、细辛脑注射液（12篇）、喜炎平注射液（24篇）、炎琥宁注射液（29篇）；剩余5篇为中药注射剂＋西医常规用药 vs 另一种注射剂＋西医常规用药，即热毒宁注射

液 + 西医常规 vs 炎琥宁注射液 + 西医常规用药（1 篇）、喜炎平注射液 + 西医常规用药 vs 炎琥宁注射液 + 西医常规用药（1 篇）、喜炎平注射液 + 西医常规用药 vs 细辛脑注射液 + 西医常规用药（1 篇）、喜炎平注射液 + 西医常规用药 vs 穿琥宁注射液 + 西医常规用药（1 篇）、痰热清注射液 + 西医常规用药 vs 炎琥宁注射液 + 西医常规用药（1 篇）。纳入文献均为中文研究，发表年份范围为 2001~2018 年。

2. 纳入研究基本特征

纳入的 168 篇研究包括 21917 例患者，使用穿琥宁注射液联合西医常规用药的有 363 例，使用热毒宁注射液联合西医常规用药的有 1827 例，使用痰热清注射液联合西医常规用药的有 4634 例，使用细辛脑注射液联合西医常规用药的有 712 例，使用喜炎平注射液联合西医常规用药的有 2415 例，使用注射用炎琥宁联合西医常规用药的有 1802 例，仅使用西医常规用药的有 10164 例；除 4 篇研究未报道性别组成外，男性患者 11458 例，占 55.55%（11458/20627）；最大样本量为 420，最小样本量为 15；163 个研究（97.02%）报道了临床总有效率，104 个研究（61.90%）报道了退热时间，108 个研究（64.29%）报道了咳嗽消失时间，102 个研究（60.71%）报道了肺部啰音消失时间，45 个研究（26.79%）报道了肺部阴影消失时间，29 个研究（17.26%）报道了气喘消失时间，45 个研究（26.79%）报道了住院时间，除肺部阴影消失时间涉及 5 种中药注射剂外，其余结局指标均包含纳入的 6 种中药注射剂，不同结局指标的中药注射剂网状关系图如图 4-7。

3. 纳入研究的偏倚风险评价

纳入的 168 篇研究中，27 篇采用随机数字表法或抽签法进行分组，其由于随机序列生成导致的选择性偏倚评价为"低风险"；3 篇采用随机对照原则进行分组，其随机序列生成和分配隐藏导致的选择性偏倚均评价为"低风险"；1 篇采用了随机单盲法，其实施偏倚评价为"低风险"；1 篇采用了随机非盲法，其实施偏倚和检测偏倚均评价为"高风险"；6 篇未说明两组间的基线情况是否一致，相应的其他偏倚评价为"高风险"；所有文献均未出现数据缺失情况，其磨损偏倚评价为"低风险"；其余研究的偏倚风险条目均由于信息不足评价为"不清楚"。

4. 网状 Meta 分析结果

①临床总有效率：163 篇研究报道了临床总有效率情况，涉及研究的 6 种中药注射剂、7 种干预措施，其网状关系图如图 4-7。网状 Meta 分析的 OR 值结果显示：与仅用西医常规用药相比，穿琥宁注射液联合西医常规用药、热毒宁注射液联合西医常规用药、痰热清注射液联合西医常规用药、细辛脑注射液联合西医常规用药、喜炎平注射液联合西医常规用药、炎琥宁注射液联合西医常规用药可以更好地提高小儿支气管肺炎患者的临床总有效率，组间差异有统计学意义，其余干预措施之间差异无统计学意义。

基于曲线下面积排序及概率值（表 4-2）可得，细辛脑注射液联合西医常规用药为提高小儿支气管肺炎患者临床总有效率最佳治疗方法的可能性最高，其次为喜炎平注射液联合西医常规用药、炎琥宁注射液联合西医常规用药。

②退热时间：104 篇研究报道了退热时间，涉及 6 种中药注射剂、7 种干预措施，其网状关系图如图 4-7。网状 Meta 分析结果显示，热毒宁注射液联合西医常规用药、痰热清注射液联合西医常规用药、喜炎平注射液联合西医常规用药、炎琥宁注射液联合西医常

规用药与仅用西医常规用药相比，可以缩短患者的退热时间，组间差异有统计学意义，其余干预措施间差异无统计学意义。由曲线下面积排序及概率值结果可知（表4-2），细辛脑注射液联合西医常规用药的疗效最好，其次是热毒宁注射液联合西医常规用药和喜炎平注射液联合西医常规用药。

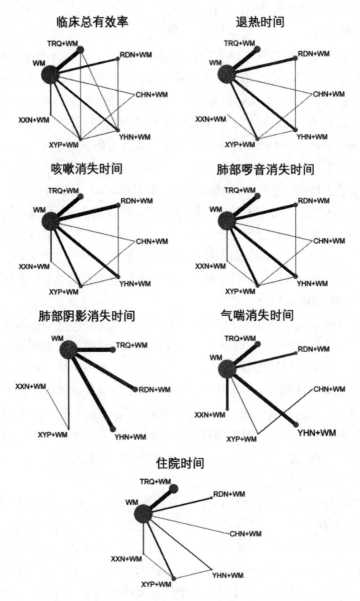

图4-7　中药注射剂治疗小儿支气管肺炎各结局指标的网状关系图

注：CHN：穿琥宁注射液；RDN：热毒宁注射液；TRQ：痰热清注射液；WM：西医常规用药；XXN：细辛脑注射液；XYP：喜炎平注射液；YHN：炎琥宁注射液

③咳嗽消失时间：108篇研究报道了咳嗽消失时间，涉及6种中药注射剂、7种干预措施，其网状关系图如图4-7。网状Meta分析结果显示，热毒宁注射液联合西医常规用药、痰热清注射液联合西医常规用药、细辛脑注射液联合西医常规用药、喜炎平注射液联合西医常规用药、炎琥宁注射液联合西医常规用药较仅用西医常规用药相比，缩短患者的

咳嗽消失时间的效果更明显，组间差异有统计学意义，其余干预措施间差异无统计学意义。由曲线下面积排序及概率值可得（表4-2），在缩短患者咳嗽消失时间方面，细辛脑注射液联合西医常规用药的疗效最好，其次是炎琥宁注射液联合西医常规用药和热毒宁注射液联合西医常规用药。

④肺部啰音消失时间：共102篇文献报道了此结局指标，涉及6种中药注射剂、7种干预措施，其网状关系图如图4-7。网状Meta分析结果显示，与仅用西医常规用药相比，热毒宁注射液联合西医常规、痰热清注射液联合西医常规、细辛脑注射液联合西医常规、喜炎平注射液联合西医常规用药、炎琥宁注射液联合西医常规用药的疗效更好，组间差异有统计学意义，其余干预措施间差异无统计学意义。曲线下面积排序及概率值显示（表4-2），成为最佳干预措施可能性最大的前三种治疗方法依次为：热毒宁注射液联合西医常规、炎琥宁注射液联合西医常规、细辛脑注射液联合西医常规。

⑤肺部阴影消失时间：45项研究报道了肺部阴影消失时间，涉及除穿琥宁注射液外的5种中药注射剂、6种干预措施，其网状关系图如图4-7。网状Meta分析结果显示，与仅用西医常规用药相比，热毒宁注射液联合西医常规、痰热清注射液联合西医常规、炎琥宁注射液联合西医常规用药可以缩短肺部阴影消失时间，组间差异有统计学意义，其余干预措施间差异无统计学意义。曲线下面积排序及概率值结果显示（表4-2），细辛脑注射液联合西医常规用药和炎琥宁注射液联合西医常规用药效果最好，其次为热毒宁注射液联合西医常规用药。

⑥气喘消失时间：29项研究报道了气喘消失时间，涉及6种中药注射剂、7种干预措施，其网状关系图如图4-7。网状Meta分析结果显示，与仅用西医常规用药相比，炎琥宁注射液联合西医常规用药可以缩短气喘消失时间，组间差异有统计学意义，其余干预措施间差异无统计学意义。曲线下面积排序及概率值结果显示（表4-2），炎琥宁注射液联合西医常规用药效果最好，其次为热毒宁注射液联合西医常规用药和细辛脑注射液联合西医常规用药。

⑦住院时间：45项研究报道了住院时间，涉及6种中药注射剂、7种干预措施，其网状关系图如图4-7。网状Meta分析结果显示，与仅用西医常规用药相比，痰热清注射液联合西医常规、喜炎平注射液联合西医常规、炎琥宁注射液联合西医常规可以缩短住院时间，组间差异有统计学意义，其余干预措施间差异无统计学意义。曲线下面积排序及概率值结果显示（表4-2），炎琥宁注射液联合西医常规用药效果最好，其次为细辛脑注射液联合西医常规用药和喜炎平注射液联合西医常规用药。

表4-2　中药注射剂治疗小儿支气管肺炎各结局指标曲线下面积概率值

干预措施	穿琥宁+西医常规	热毒宁+西医常规	痰热清+西医常规	细辛脑+西医常规	喜炎平+西医常规	炎琥宁+西医常规	西医常规
临床总有效率	22.5%	58.5%	51.8%	85.6%	69.7%	61.9%	0%
退热时间	37.3%	80.0%	42.8%	84.7%	59.6%	43.4%	2.3%
咳嗽消退时间	36.6%	67.7%	53.6%	79.0%	43.3%	68.1%	1.8%
啰音消退时间	27.4%	76.8%	44.3%	70.8%	54.0%	73.0%	3.7%

干预措施	穿琥宁 + 西医常规	热毒宁 + 西医常规	痰热清 + 西医常规	细辛脑 + 西医常规	喜炎平 + 西医常规	炎琥宁 + 西医常规	西医常规
肺部阴影消失时间	–	64.9%	55.7%	74.6%	23.6%	74.6%	6.6%
气喘消失时间	13.7%	74.4%	49.2%	66.1%	51.7%	77.0%	18.0%
住院时间	38.7%	51.8%	46.5%	73.1%	57.4%	78.5%	4.1%

5. 聚类分析

通过聚类分析的方法，综合比较干预措施在两种不同的结局指标中的疗效。本研究分别对临床总有效率和剩余其他结局指标进行了聚类分析，由图 4-8 可以看出，临床总有效率和任一结局指标综合分析，细辛脑注射液联合西医常规的疗效都是最好的，其在治疗小儿支气管肺炎方面的疗效值得注意。

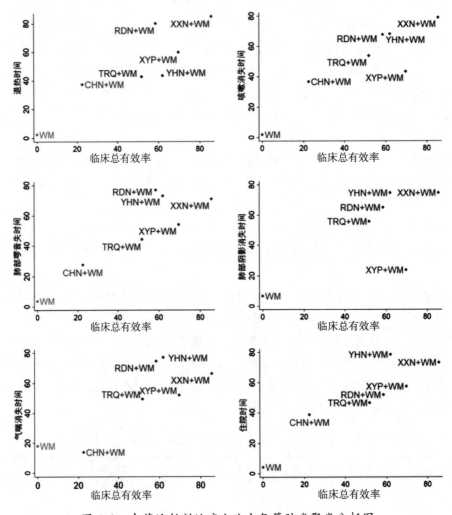

图 4-8　中药注射剂治疗小儿支气管肺炎聚类分析图

注：相同颜色的点表示一类，距离原点越远，成为最佳干预措施的可能性越大。CHN：穿琥宁注射液；RDN：热毒宁注射液；TRQ：痰热清注射液；WM：西医常规用药；XXN：细辛脑注射液；XYP：喜炎平注射液；YHN：炎琥宁注射液

6. 发表偏倚

图 4-9 为针对临床总有效率所做的比较 - 校正漏斗图，以评价其是否存在发表偏倚。从图可看出，漏斗图中线两侧的点分布不完全对称，且校正辅助线未与中线呈垂直状态，因此，可能存在一定的发表偏倚。

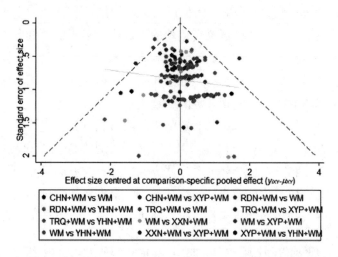

图 4-9　中药注射剂治疗小儿支气管肺炎临床总有效率比较 - 校正漏斗图

注：CHN：穿琥宁注射液；RDN：热毒宁注射液；TRQ：痰热清注射液；WM：西医常规用药；XXN：细辛脑注射液；XYP：喜炎平注射液；YHN：炎琥宁注射液

7. 安全性

纳入的 168 篇研究中，93 篇（55.36%，93/168）研究描述了治疗过程中的不良反应，12281 例（56.03%，12281/21917）患者受到了不良反应的监测，其中 44 篇表明未发生不良反应，49 篇（52.69%，49/93）详细报道了不良反应的发生情况及例数，剩余 75 篇（44.64%，75/168）未对治疗过程中的不良反应进行监测。细辛脑注射液联合西医常规用药小儿支气管肺炎的 12 篇文献中，6 篇未对不良反应进行监测，对不良反应进行监测的剩余 6 篇均表明未发生不良反应。

（三）讨论

本研究采用网状 Meta 分析的方法对 6 种常用的中药注射剂（穿琥宁注射液、热毒宁注射液、痰热清注射液、细辛脑注射液、喜炎平注射液、炎琥宁注射液）联合西医常规用药治疗小儿支气管肺炎的疗效进行了系统评价，共纳入 168 个研究，涉及 7 个结局指标。从曲线下面积概率值结果来看，在临床总有效率方面，细辛脑注射液联合西医常规用药成为最佳干预措施的可能性最大，此外，在退热时间、咳嗽消失时间、肺部阴影消失时间方面，细辛脑注射液联合西医常规用药的疗效也是最好的；其次，在肺部阴影消失时间、气喘消失时间和住院时间方面，炎琥宁注射液联合西医常规用药为最优干预措施。从聚类分析的结果来看，临床总有效率分别与其余结局指标综合分析，细辛脑注射液联合西医常规用药均为最优干预措施。综合来看，细辛脑注射液联合西医常规用药和炎琥宁注射液联合西医常规用药在治疗小儿支气管肺炎方面的疗效值得关注，但临床医生也应根据临床患者的具体情况选择适宜的治疗方案。

本研究首次采用网状 Meta 分析的方法，对中药注射剂治疗小儿支气管肺炎的疗效及安全性进行了评价，并对其临床总有效率及临床症状消失时间等结局指标进行了优劣排序，以期为临床用药评价提供依据。但是本研究也存在一定的局限性：① 168 个研究中仅 30 个研究描述了随机序列的正确生成方法，3 个使用了分配隐藏，1 个使用了双盲法，且还有 1 个研究使用了非盲法，6 个研究未描述两组基线是否一致；②在纳入的研究中，中药注射剂联合西医常规用药对比西医常规用药的文章比较多，缺少更多的不同中药注射剂分别联合西医常规用药对比的头对头研究；③本研究未对导致小儿支气管肺炎的致病菌种类进行限定，检索到的研究基本都没有报告患儿病原体检验结果，无法深入分析不同中药注射剂对不同菌种感染的小儿支气管肺炎的疗效。

基于以上局限性，做出以下建议：制定随机对照试验方案时应严格按照规定开展多中心随机双盲试验，随机序列生成、隐藏以及盲法实施方法都是实施过程中要注意的重点；多开展评价中药注射剂相互对比疗效的临床研究，以弥补这方面研究的欠缺；开展小儿支气管肺炎临床研究时，应首先确定患儿致病菌种类，根据不同致病菌选择相应合理的治疗措施；由于小儿支气管肺炎病情易反复，应做好随访工作，监控患儿预后情况。

四、中药注射剂治疗疱疹性咽峡炎的网状 Meta 分析

疱疹性咽峡炎是一种常见的儿科疾病，患儿主要表现为咽痛、流涎、发热、口腔疱疹、厌食等，同一患者可以由不同类型的肠道病毒感染引起，且可能会出现不同程度的心肌损害或者心肌炎。目前疱疹性咽峡炎常规采用抗病毒、对症支持治疗。作为广谱抗病毒药物，利巴韦林多用于疱疹性咽峡炎的治疗，但其对病毒腺苷激酶的依赖性较高，易产生耐药性，从而影响治疗效果。近年来中药注射剂在治疗疱疹性咽峡炎方面的疗效得到了认可，但可用于治疗疱疹性咽峡炎的中药注射剂品种较多，哪种注射剂才是最好的干预措施需要研究。因此本研究采用网状 Meta 分析的方法，对不同品种中药注射剂治疗疱疹性咽峡炎的疗效进行系统综合评价，以期得到最优干预措施，为临床用药提供依据。

（一）资料与方法

1. 纳入排除标准

本研究的纳入排除标准根据 Cochrane 手册中给出的 PICOS 原则制定，即研究对象（patient），干预措施（intervention/ comparison），结局指标（outcome），研究类型（study design）。

①研究类型：中药注射剂治疗疱疹性咽峡炎的随机对照试验，文中提及"随机"即可纳入，不论是否使用盲法。

②研究对象：纳入患者均被临床诊断为疱疹性咽峡炎，且有明确诊断标准。患者性别、年龄、种族不限。

③干预措施：中药注射剂对比利巴韦林，或不同品种中药注射剂相互对比。中药注射剂和利巴韦林的给药方式均为静脉滴注，并根据患者情况采用一定的对症支持治疗，包括降温、补液、维持水电解质平衡、并发细菌感染者联用抗生素治疗等。给药剂量、疗程不

限，未使用其他中医相关手段，如汤剂、中成药、针灸、推拿等。

④结局指标：临床总有效率、退热时间、疱疹消失时间、不良反应/不良事件。临床总有效率=（总患者人数−无效患者人数）/总患者人数×100%，其疗效评价标准根据治疗后患者的临床症状和体征的恢复情况制定，无效患者是指在治疗疗程结束后，患者症状和体征未改变或者恶化。

2. 文献检索

计算机检索 PubMed、Cochrane Library、Embase、中国生物医学文献服务系统（SinoMed）、中国期刊全文数据库（CNKI）、维普期刊数据库（VIP）、万方数据库中中药注射剂治疗疱疹性咽峡炎的随机对照试验，检索时间为各数据库建库至2018年12月17日。此外检索纳入研究的参考文献，以补充获取相关文献。检索策略包括疱疹性咽峡炎、中药注射剂、随机对照试验三部分，初检的中药注射剂包括被纳入国家标准的132种中药注射剂和36种中药来源的化学药品注射剂，经过预检筛选后，确定纳入分析的5种中药注射剂为：热毒宁注射液、双黄连注射液、痰热清注射液、喜炎平注射液、炎琥宁注射液。

3. 文献筛选和资料提取

所有检索到的文献均采用 NoteExpress 软件进行管理，排除重复文献后，由2位研究者独立地根据纳入排除标准对检索到的文献进行筛选，并提取确定纳入文献的资料。通过阅读题目和摘要排除动物实验、综述等明显不相关文献，然后通过阅读全文筛选出符合纳入标准的文献进行研究。采用预先设计好的资料提取表提取纳入研究文献的资料信息，所有资料信息均在 Microsoft Excel 2016 软件中进行整理，提取内容包括：①研究的基本信息，如第一作者，发表年份；②研究对象的基本特征，如治疗组和对照组的例数、性别组成、平均年龄或年龄范围、干预措施、疗程等；③研究所关注的结局指标及结果测量数据；④研究设计类型以及偏倚风险评价的主要因素。在文献筛选和提取资料过程中，若2位研究者之间存在分歧，则讨论决定或者咨询第三人。

4. 纳入研究的偏倚风险评价

由2位研究者独立按照 Cochrane 手册5.1推荐的偏倚风险评估工具对纳入研究进行偏倚风险评价，评价条目包括：①与随机序列产生有关的选择性偏倚；②与随机序列隐藏有关的选择性偏倚；③实施者和受试者盲法的实施（实施偏倚）；④结果评价者盲法的实施（检测偏倚）；⑤结果数据的完整性（磨损偏倚）；⑥选择性报告情况（报告偏倚）；⑦其他来源的偏倚。每个方面均有"低风险""高风险""不清楚"三个等级。"低风险"是指该项实施方法正确或不会对结果造成影响；"高风险"是指该项实施方法错误并对结果测量造成影响；"不清楚"指信息不足，无法进行判断。评价过程中若存在分歧，则由2位研究者讨论决定或咨询第三方决定。

5. 统计分析

采用 WinBUGS 1.4.3 软件和 Stata 13.0 软件进行统计分析。采用 WinBUGS 软件对数据进行网状 Meta 分析，利用马尔可夫链蒙特卡罗随机效应模型进行贝叶斯推断，运行 WinBUGS 程序时，设定迭代次数为200000次，前10000次用于退火以消除初始值的影响。二分类变量指标，计算比值比（odds ratio，OR）及其95%置信区间（confidence interval，

95%CI）；连续性变量指标，计算均数差（mean difference，MD）及其95%CI；当OR值的95%CI不含1，MD值的95%CI不含0时，组间差异有统计学意义。采用Stata软件绘制各结局指标中不同干预措施间的网状关系图，呈现中药注射剂直接比较和间接比较的结果。用Stata软件调用WinBUGS软件的结果，获得各结局指标中不同中药注射剂的曲线下面积（surface under the cumulative ranking area，SUCRA）概率值，SUCRA越大，排序越靠前，成为最佳干预措施的概率越大。绘制比较-校正漏斗图，识别是否存在发表偏倚，若漏斗图中中线两侧的点分布对称，即校正辅助线与中线成直角，则不存在发表偏倚。采用聚类分析的方法对两个不同的结局指标的干预措施进行综合分析对比，得出这两个结局指标的最优注射剂品种，聚类图中距离原点越远，在这两个结局指标中的疗效越好。若存在闭合环路，则做不一致性检验评价各闭环的一致性，计算不一致因子（inconsistency factors，IF）及其95%CI，当95%CI包含0则一致性较好，否则认为该闭环存在明显不一致性。

（二）结果

1. 文献检索及筛选结果

初检出文献1123篇，经逐层筛选后，共纳入文献72篇。2篇为3臂研究即热毒宁注射液vs喜炎平注射液vs炎琥宁注射液、热毒宁注射液vs喜炎平注射液vs利巴韦林，其余均为2臂研究。其中67篇干预措施为中药注射剂vs利巴韦林，包括5种中药注射剂，即热毒宁注射液（27篇），双黄连注射液（4篇），痰热清注射液（5篇），喜炎平注射液（18篇），炎琥宁注射液（13篇），剩余3篇干预措施为中药注射剂vs中药注射剂，即热毒宁注射液vs炎琥宁注射液（2篇），痰热清注射液vs双黄连注射液（1篇）。纳入文献均为中文研究，发表年份范围为2007~2018年。

2. 纳入研究基本特征

纳入的72篇研究包括8592例患者，使用热毒宁注射液治疗的患者有1866例，使用双黄连注射液的有270例，使用痰热清注射液的有390例，使用喜炎平注射液的有1211例，使用炎琥宁注射液的有896例，使用利巴韦林治疗的有3959例；除6篇研究未报道性别组成外，剩余研究中，男性患者4320例，占54.50%（4320/7927）；纳入患者均为15岁以下儿童，且多数在7岁以下；最大样本量为195，最小样本量为18；69个研究（95.83%，5种中药注射剂）报道了临床总有效率，45个研究（62.50%，5种中药注射剂）报道了退热时间，38个研究（52.78%，3种中药注射剂）报道了疱疹消失时间，不同结局指标的中药注射剂网状关系图如图4-10；治疗疗程均在7天之内。

3. 纳入研究的偏倚风险评价

纳入的72篇研究中，12篇提及使用随机数字表法进行分组，2篇采用随机抽样法分组，以上研究由于随机序列产生不当导致的选择性偏倚评价为"低风险"；所有研究报告的结果数据均完整，其磨损偏倚评价为"低风险"；1篇未说明分组时两组基线是否一致，可能会对结果造成一定影响，相应的其他偏倚评价为"高风险"；其余研究的偏倚风险条目均由于信息不足评价为"不清楚"。

4. 网状Meta分析结果

①临床总有效率：69篇研究报道了临床总有效率情况，涉及研究的5种中药注射剂、

6 种干预措施，其网状关系图如图 4-10。结果显示，与采用利巴韦林治疗相比，热毒宁注射液、双黄连注射液、痰热清注射液、喜炎平注射液、炎琥宁注射液可以更好地提高疱疹性咽峡炎患者的临床总有效率，组间差异有统计学意义，其余干预措施组间差异无统计学意义。曲线下面积排序及概率值结果（表 4-3）显示，热毒宁注射液成为提高疱疹性咽峡炎患者临床总有效率的最佳治疗方法可能性最高，其次为双黄连注射液、痰热清注射液。

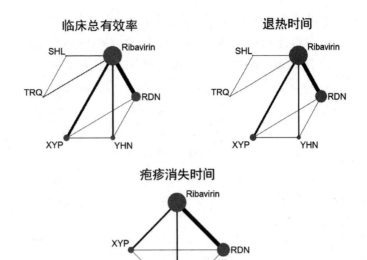

图 4-10 中药注射剂治疗疱疹性咽峡炎各结局指标的网状关系图

注：RDN：热毒宁注射液；Ribavirin：利巴韦林；SHL：双黄连注射液；TRQ：痰热清注射液；XYP：喜炎平注射液；YHN：炎琥宁注射液

表 4-3 中药注射剂治疗疱疹性咽峡炎各结局指标曲线下面积概率值

干预措施	热毒宁	双黄连	痰热清	喜炎平	炎琥宁	利巴韦林
临床总有效率	74.5%	71.3%	70.6%	37.4%	46.2%	0%
退热时间	74.9%	53.9%	53.1%	59.6%	47.5%	11.1%
疱疹消失时间	78.6%	–	–	70.5%	50.5%	0.5%

②退热时间：45 篇研究报道了退热时间，涉及 5 种中药注射剂、6 种干预措施，其网状关系图如图 4-10。网状 Meta 分析结果显示，热毒宁注射液、喜炎平注射液、炎琥宁注射液与利巴韦林相比，可以缩短患者的退热时间，组间差异有统计学意义，其余干预措施间差异无统计学意义。由曲线下面积排序及概率值结果可知（表 4-3），热毒宁注射液的疗效最好，其次是喜炎平注射液和双黄连注射液。

③疱疹消失时间：38 篇研究报道了疱疹消失时间，涉及热毒宁注射液、喜炎平注射液、炎琥宁注射液和利巴韦林 4 种干预措施，其网状关系图如图 4-10。网状 Meta 分析结果显示，热毒宁注射液、喜炎平注射液、炎琥宁注射液较利巴韦林相比，缩短患者疱疹消失时间的效果更明显，组间差异有统计学意义，其余干预措施间差异无统计学意义。由曲线下面积排序及概率值可得（表 4-3），在缩短患者咳嗽消失时间方面，热毒宁注射液的疗效最好，其次是喜炎平注射液和炎琥宁注射液。

5. 聚类分析

通过聚类分析的方法，综合比较不同的干预措施在临床总有效率和退热时间、疱疹消失时间的疗效，得出两个不同结局指标中的优势治疗方案。结果显示（图 4-11），在临床总有效率和退热时间、临床总有效率和疱疹消失时间方面，热毒宁注射液均为最优干预措施，提示其在治疗疱疹性咽峡炎过程中的疗效值得关注。

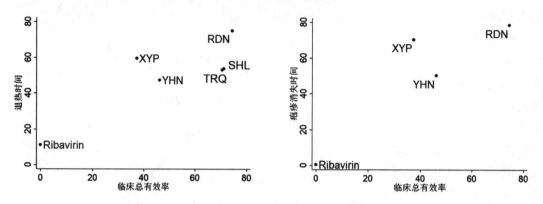

图 4-11　中药注射剂治疗疱疹性咽峡炎聚类分析图

注：相同颜色的点表示一类，距离原点越远，成为最佳干预措施的可能性越大。RDN：热毒宁注射液；Ribavirin：利巴韦林；SHL：双黄连注射液；TRQ：痰热清注射液；XYP：喜炎平注射液；YHN：炎琥宁注射液

6. 发表偏倚

图 4-12 为针对临床总有效率所做的比较 – 校正漏斗图，以评价其是否存在发表偏倚。从图可看出，漏斗图中线两侧的点分布不完全对称，且校正辅助线与中线的夹角较大，因此，可能存在一定的发表偏倚。

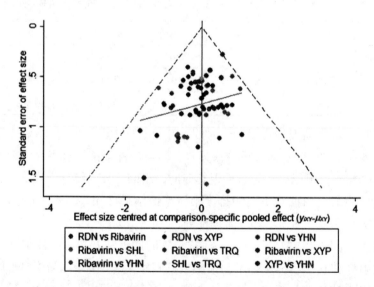

图 4-12　中药注射剂治疗疱疹性咽峡炎临床总有效率比较 – 校正漏斗图

注：RDN：热毒宁注射液；Ribavirin：利巴韦林；SHL：双黄连注射液；TRQ：痰热清注射液；XYP：喜炎平注射液；YHN：炎琥宁注射液

7. 安全性

在纳入的 72 篇研究中，18 篇（25.00%）未对治疗过程中的不良反应进行监测，54 篇

（75.00%）研究描述了治疗过程中的不良反应，其中 22 篇表明未发生不良反应，32 篇详细报道了不良反应的发生情况及例数。进行不良反应观察的患者总例数为 6647，占总患者数77.36%。其中进行不良反应监测的、使用痰热清注射液治疗的患者均未发生不良反应。

（三）讨论

本研究采用网状 Meta 分析方法对 5 种常用的中药注射剂（热毒宁注射液、双黄连注射液、痰热清注射液、喜炎平注射液、炎琥宁注射液）以及抗病毒药物利巴韦林治疗疱疹性咽峡炎的疗效进行了系统评价，共纳入 72 个研究，涉及 3 个结局指标。从网状 Meta 分析统计结果来看，在所有结局指标中，热毒宁注射液、喜炎平注射液和炎琥宁注射液疗效均优于利巴韦林，并且在临床总有效率中，双黄连注射液和痰热清注射液的疗效较利巴韦林好，组间差异有统计学意义。从曲线下面积排序结果可知，在 3 个结局指标中，热毒宁注射液成为最优干预措施的可能性均排第一，且所有中药注射剂的疗效均优于利巴韦林。在聚类分析中，不论临床总有效率与退热时间还是疱疹消失时间聚类分析，热毒宁注射液均为最优干预措施。

安全性方面，75% 的研究对不良反应进行了监测。在报道的不良反应中，除利巴韦林组发生 1 例呼吸困难、轻微胸痛外，均未出现严重不良反应；在发生的不良反应类别中，胃肠道反应最多，其次为皮疹和白细胞减少，其中白细胞减少主要发生在利巴韦林组，中药注射剂引起的不良反应均为常见不良反应类型；从不良反应发生率来看，炎琥宁注射液组最高，其次是利巴韦林组，喜炎平注射液组最低。

本研究首次采用网状 Meta 分析方法，对中药注射剂治疗疱疹性咽峡炎的疗效及安全性进行了评价，并对其临床总有效率及两种临床症状消失时间的结局指标进行了优劣排序，以期对临床选择用药提供依据。但是本研究也存在一定的局限性：① 72 个研究中仅14 个研究描述了随机序列的正确生成方式，所有研究均未提及分配隐藏以及盲法；②纳入研究中，多为中药注射剂对比利巴韦林的随机对照试验，缺少更多的两种或多种中药注射剂直接对比的研究。基于以上局限性，做出以下建议：在临床进行随机对照试验的过程中，应提前进行方案的注册，并严格按照方案进行，以确保实施过程的透明性，避免选择性报道情况产生；进行试验时，采用正确的随机序列生成方法（如按照随机数字表生成随机序列），做好分配隐藏（采用不透明信封等），严格实施盲法，以确保结果的可靠性。

五、中药注射剂治疗慢性心力衰竭的网状 Meta 分析

慢性心力衰竭（chronic heart failure，CHF）是指在静脉回流正常的情况下，每分心输出量绝对或相对减少且不能满足组织代谢，致心肌收缩力减弱，心室顺应性下降，最终出现以呼吸困难、水肿、乏力为主要特点的临床综合征。目前，临床治疗慢性心力衰竭的重点在于延缓和抑制心肌重构、改善心功能，应用 β 受体阻滞剂、血管紧张素转换酶抑制剂、血管紧张素 II 受体阻滞剂、利尿剂等已成为治疗慢性心力衰竭的标准方案，但由于患者依从性差、心率低等问题，尚不能在临床治疗中获得预期成果。由于中药注射剂自身作用迅速、生物利用度高等特点，中药注射剂已逐步用于辅助治疗慢性心力衰竭，其中以补益类中药注射剂为主。慢性心力衰竭归属于中医"心悸""水肿"等范畴，病位在心，进

而波及五脏，治则以扶正祛邪为主。由于补益类中药注射剂在慢性心力衰竭的治疗中应用广泛，因此本研究采用贝叶斯网状 Meta 分析方法，对多种补益类中药注射剂治疗慢性心力衰竭的疗效进行分析，旨在为临床用药的分析与评价提供高质量循证医学证据。

（一）资料与方法

1. 纳入与排除标准

① 研究类型：临床上使用补益类中药注射液联合西医常规用药（western medicine，WM）方案治疗慢性心力衰竭的随机对照试验（凡文献中提及"随机分组"均纳入），发表语言不限，且不限于二臂研究。

② 研究对象：所有患者均依据《中国心力衰竭诊断和治疗指南 2014》或《中药新药临床研究指导原则》诊断为慢性心力衰竭。性别、种族及国籍等不限。

③ 干预措施：所有患者入院均给予 WM 方案，如采用强心剂、利尿剂、血管紧张素转换酶抑制剂、β受体阻滞剂等，用药剂量、疗程不限。若存在其他并发症予以相应治疗。治疗组在此基础上使用一种补益类中药注射剂，对照组仅采用 WM 方案或在此基础上联用其他一种补益类中药注射剂。用药剂量、疗程不限，但需说明中药注射剂的具体用量。

④ 结局指标

主要结局指标：a. 临床总有效率，临床总有效率 =（显效患者数量＋有效患者数量）/总数 ×100%。依据美国纽约心脏病协会（New York Heart Disease Assocation，NYHA）的心功能分级标准对患者进行心脏分级。显效：临床症状或体征消失，心功能改善 2 级及 2 级以上。有效：症状或体征改善，心功能改善 1 级。无效：症状或体征及心功能均无改善或恶化；b. 左室射血分数。纳入文献提及任意一项主要结局指标即可纳入本次网状 Meta 分析。

次要结局指标：每分心输出量、每搏心输出量、6 分钟步行试验、脑钠肽含量、左室舒张末期内径、左室收缩末期内径、不良反应。

⑤ 排除标准：a. WM 方案中包含康复治疗、物理疗法，或除中药注射剂外存在其他如中药、针灸等中医药治疗手段的研究；b. 同一研究多次发表或相同数据的文献，仅保留较早发表的 1 篇；c. 数据不完整、有误的文献；d. 不能获取全文的文献。

2. 文献检索

计算机检索 Pubmed、Cochrane Library、Embase、中国知网、万方数据库、维普中文科技期刊数据库、中国生物医学文献数据库中关于补益类中药注射剂治疗慢性心力衰竭的文献，检索时间为自建库起至 2017 年 6 月 12 日。检索策略的制定参考 Cochrane 系统评价员手册 5.1.0 版，根据不同数据库的特征按照医学主题词与自由词结合的方式进行检索，检索词分为中药注射剂、慢性心力衰竭和随机对照试验 3 个部分。所有检索策略经过多次预检索后确定，检索的补益类中药注射剂品种包括黄芪注射液、参附注射液、生脉注射液、参麦注射液、参芪扶正注射液、注射用益气复脉、薄芝菌注射液、刺五加注射液、大株红景天注射液、人参多糖注射液、人参糖肽注射液、鹿茸精注射液、注射用黄芪多糖。

3. 文献筛选和数据提取

所有文献信息均使用 NoteExpress 文献管理软件进行管理，并利用该软件对检索得到的文献进行查重。查重后的文献由两位研究者独立阅读文献题目和摘要，筛除综述、非临床研究、不相关文献等，其余文献进行全文阅读，以确定是否符合纳入排除标准，如有分歧，通过讨论或咨询第三方决定。针对纳入研究按照预先设计的表格提取资料并进行核对，提取内容包括：①纳入研究的基本信息，包括第一作者、作者国籍、发表年份等；②研究对象的基本特征，包括治疗组和对照组的人数、性别组成、年龄、病程、心功能分级情况；③研究中干预措施的具体细节：中药注射剂用法用量、WM、疗程；④研究所关注的结局指标和结果测量数据；⑤研究设计类型和偏倚风险评价的关键因素：随机方法、盲法、原始研究中治疗组与对照组是否具有可比性、结局指标是否完整报告。

4. 纳入研究的偏倚风险分析

偏倚风险由两位研究者采用 Cochrane 系统评价员手册 5.1.0 版随机对照试验偏倚风险评估工具对纳入研究进行偏倚风险评价。评价条目包括：①随机序列的产生方法（选择性偏倚）；②随机序列的分配隐藏（选择性偏倚）；③对受试者和工作者实施盲法（实施偏倚）；④对结果评价者实施盲法（检测偏倚）；⑤不完整的结局数据（磨损偏倚）；⑥选择性报告结局（报告偏倚）；⑦其他方面的偏倚。每一方面内容均有 3 个等级，分别为"低风险""不清楚""高风险"。由两位研究者分别进行偏倚风险分析，如遇分歧交由第三方裁定。

5. 资料统计分析

本研究采用 WinBUGS 1.4.3 软件进行数据分析，并利用 Stata 13.0 软件进行网状关系图的绘制、发表偏倚检测、一致性检验等。采用 WinBUGS 1.4.3 软件对数据进行分析时，利用贝叶斯马尔可夫链蒙特卡罗随机效应模型进行贝叶斯推断，根据先验概率推断后验概率，并在假定贝叶斯马尔可夫链蒙特卡罗模型已经达到稳定收敛状态下进行估计和推断。运行该程序时，设定迭代次数为 200000 次，前 10000 次用于退火以消除初始值的影响。对于二分类变量，采用比值比（odd ratio，OR）进行计算；连续型变量采用均数差值（mean difference，MD）计算，同时计算效应量的 95% 可信区间（95%confidence interval，95%CI）。OR 值不包括 1.00 或 MD 值不包括 0.00 视为具有统计学意义。通过 Stata 13.0 软件调用 WinBUGS 1.4.3 软件中获得的数据结果得到各干预措施的排序结果并绘制累积概率排序图，并得到曲线下面积值（surface under the cumulative ranking area，SUCRA）。SUCRA 值用百分数表示。当 SUCRA 值为 100% 时提示干预措施绝对有效，而为 0% 时则提示干预措施绝对无效。基于 SUCRA 值将对结局指标进行聚类分析，得到在两个聚类指标中相对最佳的干预措施。

同时利用 Stata 13.0 软件绘制各结局指标干预措施之间比较的网状关系图、漏斗图、网状森林图、贡献图等。在网状关系图中圆点面积代表采用相关干预措施的患者人数，各点间线的粗细代表纳入研究的数量。如结局指标纳入多于 10 个研究，则进行发表偏倚分析，绘制漏斗图。在漏斗图中，如果代表各纳入研究的点分布均匀则说明发表偏倚较小。另外，网状 Meta 分析中最重要的假设为将直接与间接对比的证据结果视为一致。因此，如果研究中存在干预措施的闭合环路，则需要利用 Stata 13.0 进行一致性检验。结果用 P 值、不一致性因子（inconsistent factor，IF）分析比对，如果 P 值结果大于 0.05、IF 值接近 0，则说明相应的直接比较证据与间接比较证据一致。同时，绘制相应结局指标的网状森林图、贡献图。森林图可显示针对网状 Meta 分析数据及合并效应量的结果，即网状 Meta 分析中不同对照组之间所有研究的合并结果及不同研究涉及的亚组分析结果。贡献图的绘制基于直接比较证据，在贡献图中可以得到不同干预措施的直接比较证据在网状 Meta 分析证据中所占的比例，找到影响网状 Meta 分析合并结果最多的直接比较证据。

（二）结果

1. 检索及筛选结果

按照预先制定的检索策略，共检索到相关文献 10184 篇，经过文献查重，剩余 5017 篇文献。通过阅读题目及摘要后排除综述、非临床研究、不相关文献共 1625 篇，共收集补益类中药注射剂联合 WM 方案治疗慢性心力衰竭的临床研究文献 3392 篇。之后阅读全文，根据纳入排除标准共 3279 篇文献排除，具体原因如下：①非随机对照试验或随机方法错误（136 篇）；②个案（40 篇）；③干预措施或疾病不符合（2725 篇）；④结局指标不符合（256 篇）；⑤重复数据（18 篇）；⑥无法获取全文（104 篇）。最终共纳入 113 篇文献，所有文献均为已发表的中文文献，发表年份为 2001~2017 年。

2. 纳入研究的基本特征

共纳入 6 种中药注射剂（黄芪注射液、参附注射液、生脉注射液、参麦注射液、参芪扶正注射液、注射用益气复脉），113 个研究，包含 9535 例患者，其中试验组 4852 例，对照组 4683 例。其中，男性患者约占 56.0%，患者多为中老年患者。纳入研究均为二臂，研究对照组及治疗组均给予血管紧张素转换酶抑制剂、β 受体阻滞剂、强心剂、利尿剂等 WM，治疗组为在 WM 的基础上增加使用一种补益类中药注射剂，其中 12 个研究治疗组联用的补益类中药注射剂为黄芪注射液，39 个研究为参附注射液，31 个研究为生脉注射液，13 个研究为参麦注射液，12 个研究为参芪扶正注射液，6 个研究为注射用益气复脉。六种中药注射剂用法均为静脉滴注，1 日 1 次。治疗多为 1 个疗程 14 天。纳入研究中有 20 个研究进行了中医辨证。纳入研究均报道了临床总有效率，50.4% 的研究报道了左室射血分数。结局指标的证据图见图 4-13。

3. 纳入研究的质量评价

纳入的 113 个研究中有 19 个研究按照随机数字表法或抽签法分组，故这些研究因随机序列产生所引起的选择性偏倚评价为"低风险"；其余研究均只提及"随机分组"，故评价为"不清楚"。1 个研究采用双盲法，其实施偏倚评价为"低风险"。其余研究均未采用随机序列隐藏及盲法，导致实施偏倚及检测偏倚评估为"不清楚"。另外，由于所有研究均没有不完整数据，其磨损偏倚评价为"低风险"。3 个研究在设计方案时提及的结局指标报告不完整，存在选择性报告的可能，因此报告偏倚评价为"高风险"。6 个研究未报告试验组与对照组患者基线是否存在可比性，这可能引起两组组间差异较大，影响研究结果，因此这 6 个研究的其他偏倚评价为"高风险"。

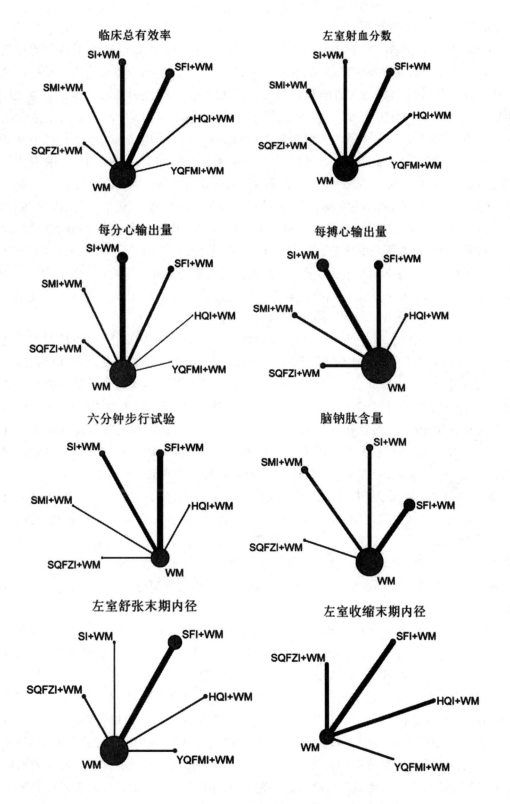

图 4-13　补益类中药注射剂治疗慢性心力衰竭证据图

注：HQI：黄芪注射液；SFI：参附注射液；SI：生脉注射液；SMI：参麦注射液；SQFZI：参芪扶正注射液；WM：西医常规用药；YQFMI：注射用益气复脉

4. 网状 Meta 分析结果

①临床总有效率：临床总有效率作为主要结局指标，直观地反映了患者的疗效情况。共有 113 个研究提及这个结局指标，纳入研究的对照组均为 WM 方案，治疗组的干预措施及数量分别为黄芪注射液联合 WM 方案 12 个，参附注射液联合 WM 方案 39 个，生脉注射液联合 WM 方案 31 个，参麦注射液联合 WM 方案 13 个，参芪扶正注射液联合 WM 方案 12 个，注射用益气复脉联合 WM 方案 6 个。OR 值结果显示，与仅用 WM 相比，在 WM 基础上，分别联合黄芪注射液（OR=0.28，95%CI：0.19~0.41）、参附注射液（OR=0.29，95%CI：0.24~0.35）、生脉注射液（OR=0.28，95%CI：0.22~0.35）、参麦注射液（OR=0.25，95%CI：0.17~0.36）、参芪扶正注射液（OR=0.28，95%CI：0.19~0.39）、注射用益气复脉（OR=0.42，95%CI：0.24~0.70）可以提高临床总有效率，组间差异具有统计学意义。此外，在提高临床总有效率方面，不同品种补益类中药注射剂联合 WM 方案间无统计学差异。对各干预措施疗效排序，参麦注射液联合 WM 方案治疗慢性心力衰竭在提高临床总有效率方面成为最佳治疗措施的概率最大（80.60%），其次分别是生脉注射液及参芪扶正注射液联合 WM 方案（64.90%，63.50%）。

②左室射血分数：左室射血分数作为慢性心力衰竭诊断指标之一，可反映患者的预后情况，故将左室射血分数设为主要结局指标。共有 57 个研究提及这个结局指标，纳入研究的对照组均为 WM 方案，治疗组的干预措施及数量分别为黄芪注射液联合 WM 方案 8 个，参附注射液联合 WM 方案 18 个，生脉注射液联合 WM 方案 10 个，参麦注射液联合 WM 方案 10 个，参芪扶正注射液联合 WM 方案 6 个，注射用益气复脉联合 WM 方案 5 个。MD 值结果显示，与仅用 WM 方案相比，在 WM 基础上，分别联合参附注射液（MD=4.05，95%CI：1.00~7.59）、生脉注射液（MD=8.61，95%CI：4.22~10.99）、参麦注射液（MD=7.29，95%CI：1.97~12.70）、注射用益气复脉（MD=7.26，95%CI：0.42~13.64）可以提高左室射血分数，组间差异具有统计学意义。此外，在提高左室射血分数方面，不同品种补益类中药注射剂联合 WM 方案间无统计学差异。对各干预措施疗效排序，生脉注射液联合 WM 方案治疗慢性心力衰竭在改善左室射血分数方面成为最佳治疗措施的概率最大（78.30%），其次分别是参麦注射液及注射用益气复脉联合 WM 方案（67.00%，65.00%）。

③每分心输出量：共有 22 个研究提及每分心输出量，纳入研究的对照组均为 WM 方案，治疗组的干预措施及数量分别为黄芪注射液联合 WM 方案 1 个，参附注射液联合 WM 方案 5 个，生脉注射液联合 WM 方案 9 个，参麦注射液联合 WM 方案 3 个，参芪扶正注射液联合 WM 方案 3 个，注射用益气复脉联合 WM 方案 1 个。MD 值结果显示，与仅用 WM 相比，在 WM 基础上，联合生脉注射液可以提高每分心输出量（MD=1.29，95%CI：0.74~1.72），组间差异具有统计学意义。此外，在改善每分心输出量方面，不同品种补益类中药注射剂联合 WM 方案间无统计学差异。对各干预措施疗效排序，生脉注射液联合 WM 方案治疗慢性心力衰竭在提高每分心输出量结果方面成为最佳治疗措施的概率最大（87.20%）。

④每搏心输出量：共有 20 个研究提及每搏心输出量，纳入研究的对照组均为 WM 方案，治疗组的干预措施及数量分别为黄芪注射液联合 WM 方案 2 个，参附注射液联合 WM

方案 5 个，生脉注射液联合 WM 方案 7 个，参麦注射液联合 WM 方案 3 个，参芪扶正注射液联合 WM 方案 3 个。MD 值结果显示，与仅用 WM 方案相比，在 WM 基础上，联合生脉注射液可以提高每搏心输出量（MD=9.35，95%CI：3.74~14.90），组间差异具有统计学意义。此外，在增强每搏心输出量方面，不同品种补益类中药注射剂联合 WM 方案间无统计学差异。对各干预措施疗效排序，生脉注射液联合 WM 方案治疗慢性心力衰竭在提高每搏心输出量结果方面成为最佳治疗措施的概率最大（74.70%）。

⑤6 分钟步行试验：共有 10 个研究提及 6 分钟步行试验，纳入研究的对照组均为 WM 方案，治疗组的干预措施及数量分别为：黄芪注射液联合 WM 方案 1 个、参附注射液联合 WM 方案 4 个、生脉注射液联合 WM 方案 3 个、参麦注射液联合 WM 方案 1 个、参芪扶正注射液联合 WM 方案 1 个。MD 值结果显示各方案间的结果均无统计学意义。对各干预措施疗效排序，生脉注射液联合 WM 方案在提高慢性心力衰竭患者在 6 分钟步行试验结果方面成为最佳治疗措施的概率最大（77.60%）。

⑥脑钠肽含量：共有 21 个研究提及脑钠肽含量，纳入研究的对照组均为 WM 方案，治疗组的干预措施及数量分别为：参附注射液联合 WM 方案 9 个、生脉注射液联合 WM 方案 5 个、参麦注射液联合 WM 方案 5 个、参芪扶正注射液联合 WM 方案 2 个。MD 值结果显示参附注射液联合 WM 方案与仅用西医常规用药方案（MD=87.77，95%CI：32.61~129.90）、参麦注射液联合 WM 方案（MD=80.17，95%CI：16.67~147.5）、参芪扶正注射液联合 WM 方案（MD=110.00，95%CI：35.08~186.40）之间均存在统计学差异；参附注射液联合 WM 方案与参麦注射液联合 WM 方案间具有统计学差异（MD=80.17，95%CI：16.67~147.50）。此外，在改善脑钠肽含量方面，不同品种补益类中药注射剂联合 WM 方案间无统计学差异。对各干预措施疗效排序，参芪扶正注射液联合 WM 方案治疗慢性心力衰竭在改善脑钠肽含量结果方面成为最佳治疗措施的概率最大（84.90%）。

⑦左室舒张末期内径：共有 22 个研究提及左室舒张末期内径，纳入研究的对照组均为 WM 方案，治疗组的干预措施及数量分别为：黄芪注射液联合 WM 方案 3 个、参附注射液联合 WM 方案 11 个、生脉注射液联合 WM 方案 2 个、参芪扶正注射液联合 WM 方案 3 个、注射用益气复脉联合 WM 方案 3 个。MD 值结果显示各方案间的结果均无统计学意义。对各干预措施疗效排序，黄芪注射液联合 WM 方案治疗慢性心力衰竭在降低左室舒张末期内径方面成为最佳治疗措施的概率最大（79.50%）。

⑧左室收缩末期内径：共有 8 个研究提及左室收缩末期内径，纳入研究的对照组均为 WM 方案，治疗组的干预措施及数量分别为：黄芪注射液联合 WM 方案 2 个、参附注射液联合 WM 方案 3 个、参芪扶正注射液联合 WM 方案 2 个、注射用益气复脉联合 WM 方案 1 个。MD 值结果显示各方案间的结果均无统计学意义。对各干预措施疗效排序，注射用益气复脉联合 WM 方案治疗慢性心力衰竭在降低左室收缩末期内径方面成为最佳治疗措施的概率最大（61.90%）。

⑨聚类分析：针对主要结局指标，本研究采用了聚类分析方法评估相对最适宜慢性心力衰竭的治疗方案。结果表示在所有的纳入方案中，补益类中药注射剂分别联合 WM 方案在疗效排序中占优势，WM 方案疗效最差。其中生脉注射液、参麦注射液、参芪扶正注射液联合 WM 方案与其他方案相比为本次研究的最佳方案。

⑩发表偏倚：本研究对临床总有效率、左室射血分数、每分心输出量等多个纳入研究的结局指标绘制了漏斗图。除临床总有效率结局指标漏斗图中各研究分布均匀外，其余各结局指标的纳入研究分布均不完全对称，因此说明本研究存在一定的发表偏倚（图4-14）。

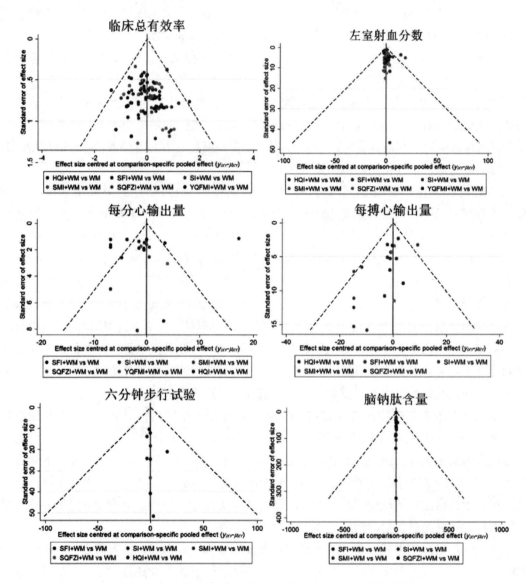

图4-14　补益类中药注射剂治疗慢性心力衰竭漏斗图

注：HQI：黄芪注射液；SFI：参附注射液；SI：生脉注射液；SMI：参麦注射液；SQFZI：参芪扶正注射液；WM：西医常规用药；YQFMI：注射用益气复脉

5. 不良反应

36个研究明确报道了在研究过程中无不良反应的发生，5个研究在研究过程中发生了不良反应，其余研究均未对不良反应情况进行说明。5个研究中对照组干预措施均为WM方案，1个研究的治疗组干预措施为参附注射液联合WM方案：治疗组出现了2例轻微血压升高及两例轻微干咳，在对照组中，有3例患者出现了干咳、2例头痛。1个研究的治疗组干预措施为生脉注射液联合 WM 方案：治疗组出现了 2 例过敏反应。3 个研究的治疗组干预措施为参麦注射液联合 WM 方案：在吴的研究中治疗组出现了 1 例皮疹，对照组出现了 6 例头痛；在侯的研究中，对照组患者出现了 6 例牙龈出血；在叶的研究中，治疗组与对照组均出现了 2 例轻度胃部不适。所有症状在采取了相应治疗后均未影响研究结果。

17 个研究存在超过药品说明书剂量的情况：其中 2 个研究未见不良反应，治疗组分别联合了参附注射液（1 个研究）、生脉注射液（1 个研究），余下研究未报道不良反应情况。

56 个研究存在未按照药品说明书使用溶媒或未说明溶媒的情况。其中 4 个研究未见不良反应，治疗组分别联合了参附注射液（1 个研究）、生脉注射液（3 个研究），11 个治疗组联合使用参附注射液的研究及 9 个治疗组联合使用生脉注射液的研究均出现了不良反应，余下研究未报道不良反应情况。

（三）讨论

结果显示纳入的 6 种补益类中药注射剂对于慢性心力衰竭均有一定的疗效。综合聚类分析及结局指标排序结果表明，生脉注射液、参麦注射液、参芪扶正注射液联合 WM 方案为治疗慢性心力衰竭较为适宜的方案。其中生脉注射液联合 WM 方案在改善心功能及患者预后方面较为显著；参麦注射液在提高临床总有效率方面疗效较优；参芪扶正注射液能改善研究中涉及的大部分结局指标，其中改善患者脑钠肽含量情况最为显著。生脉注射液源于古方"生脉散"，其主要成分为红参、麦冬、五味子提取物，具有气阴双补的功效。药理实验表明生脉注射液具有缓解心力衰竭、优化心功能、增强心脏泵血等作用。已有经典 Meta 分析研究表明生脉注射液联合 WM 方案在提高慢性心力衰竭患者临床总有效率、左室射血分数方面具有良好疗效。参麦注射液源于唐代方剂"参麦饮"，药理实验已证实参麦注射液具有较强的增强心肌收缩力、抗心律失常作用。同时，已有较多经典 Meta 分析研究表明，参麦注射液联合 WM 方案在提高慢性心力衰竭患者临床总有效率、左室射血分数、每分心输出量、每搏心输出量、降低患者脑钠肽含量方面优于 WM 方案。参芪扶正注射液是以党参、黄芪作为原料制成的中药注射剂，具有益气扶正的功效。药理实验表明参芪扶正注射液具有扩张血管、抑制心肌细胞凋亡及重构、增强正性肌力等作用。另外，已有经典 Meta 分析表明，参芪扶正注射液联合 WM 方案在提高临床总有效率、左室射血分数、每分心输出量、每搏心输出量，降低患者脑钠肽含量方面疗效较好。

研究结果显示不良反应发生率较低，但约有 64% 的研究未提及不良反应发生情况，因此尚不能得出关于补益类中药注射剂治疗慢性心力衰竭安全性方面的结论。本次纳入的 113 个研究中，按照相应注射剂的说明书，治疗组使用黄芪注射液的研究中有 9 个存在超剂量使用的情况。

本研究首次对中药注射剂治疗慢性心力衰竭进行了网状 Meta 分析，但也存在一定的局限性。首先，在研究对象方面，患者的心功能分级及病程情况不同，可能导致各研究间病情的不均衡。其次体现在研究的结局指标方面，6 分钟步行试验的结果与患者恢复情况、生存质量密切相关，但较少的纳入研究开展了这项测试。再次，纳入研究中采用低风险方法进行随机分组的研究比例较少，且均未提及随机序列隐藏。基于以上局限性，本研究也提出以下建议：首先，临床随机对照试验在实施前应提前注册，按照 Consort 标准进行，保证试验过程的透明度；对于随机分组隐藏、盲法等也应根据医院条件尽可能实施，所得结果应据实报告。其次，在开展中药注射剂治疗慢性心力衰竭的研究时，应体现中医的特色，在采用西医诊断标准的同时可按照中医证候对患者进行分型。建议开展注射剂间直接对比的临床试验进行比较。临床试验应在关注疗效的同时增加不良反应的监控，规范其用法、用量、疗程，同时应定时随访。

六、中药注射剂治疗扩张型心肌病的网状 Meta 分析

扩张型心肌病（dilated cardiomyopathy）是临床常见的心肌疾病，主要表现为在心脏未达到过度负荷的情况下左心室或左右两心室同时扩大，同时伴有心肌收缩功能减退、心肌肥厚，最终可导致恶性心律失常、心源性休克、肺栓塞、猝死等。扩张型心肌病起病隐匿，进展缓慢，患者就诊时已处于终末期，预后情况较差。另外，扩张型心肌病会降低患者生存质量，死亡率较高。扩张型心肌病属中医"心痹""心胀""胸痹""水肿"等范畴，病位在心，后期累及肺、脾、肾等。其证候的主要特点为本虚标实。在中医治疗方案中，补益类中药注射剂因其多具有益气滋阴、补脾益肺的功效而成为扩张型心肌病治疗中的重要部分。本研究应用贝叶斯网状 Meta 分析方法，对多种补益类中药注射剂治疗扩张型心肌病的疗效进行分析，旨在为临床用药的分析与评价提供高质量循证医学证据。

（一）资料与方法

1. 纳入与排除标准

① 研究类型：临床上使用补益类中药注射剂联合西医常规用药（western medicine，WM）方案治疗扩张型心肌病的随机对照试验，凡文献中提及"随机分组"均纳入，发表语言不限，且不限于二臂研究。

② 研究对象：所有患者均依据临床标准诊断为扩张型心肌病。性别、种族及国籍等不限。

③ 干预措施：所有患者入院均给予 WM 方案，如采用强心剂、利尿剂、血管紧张素转换酶抑制剂、β受体阻滞剂等，用药剂量、疗程不限。若存在其他并发症予以相应治疗。治疗组在此基础上使用一种补益类中药注射剂，对照组仅采用 WM 方案或在此基础上联用其他一种补益类中药注射剂。用药剂量、疗程不限，但需说明中药注射剂的具体用量。

④ 结局指标

主要结局指标：a.临床总有效率，临床总有效率 =（显效患者数量＋有效患者数量）/ 总数 ×100%。依据美国纽约心脏病协会（New York Heart Disease Assocation，NYHA）的心功能分级标准对患者进行心脏分级。显效：临床症状或体征消失，心功能改善 2 级及 2 级以上。有效：症状或体征改善，心功能改善 1 级以上。无效：症状或体征及心功能均无改善或恶化；b. 左室射血分数。纳入文献提及主要结局指标中的任意一项即可纳入本次网状 Meta 分析。

次要结局指标：6 分钟步行试验、左室舒张末期内径、心率、每分心输出量、不良反应。

⑤ 排除标准：a. WM 方案中包含康复治疗、物理疗法，或除中药注射剂外存在其他如中药、针灸等中医药治疗手段的研究；b. 同一研究多次发表或相同数据的文献，仅保留较早发表的 1 篇；c. 数据不完整、有误的文献；d. 不能获取全文的文献。

2. 文献检索

计算机检索 Pubmed、Cochrane Library、Embase、中国知网、万方数据库、维普中文科技期刊数据库、中国生物医学文献数据库中关于补益类中药注射剂治疗扩张型心肌病的文献，检索时间为自建库起至 2017 年 9 月 14 日。检索策略的制定参考 Cochrane 系统评价员手册 5.1.0 版，根据不同数据库的特征按照医学主题词与自由词结合的方式进行检索，检索词分为中药注射剂、扩张型心肌病和随机对照试验 3 个部分。所有检索策略经过多次预检索后确定，检索的补益类中药注射剂品种包括刺五加注射液、大株红景天注射液、黄芪注射液、参附注射液、生脉注射液、参麦注射液、参芪扶正注射液、注射用益气复脉、黄芪多糖注射液、人参多糖注射液、人参糖肽注射液、鹿茸精注射液、薄芝菌注射液。

3. 文献筛选和数据提取

所有文献信息均使用 NoteExpress 文献管理软件进行管理，并利用该软件对检索得到的文献进行查重。查重后的文献由两位研究者独立阅读文献题目和摘要，筛除综述、非临床研究、不相关文献等，其余文献进行全文阅读，以确定是否符合纳入排除标准，如有分歧，通过讨论或咨询第三方决定。针对纳入研究按照预先设计的表格提取资料并进行核对，提取内容包括：①纳入研究的基本信息，包括第一作者、作者国籍、发表年份等；②研究对象的基本特征，包括治疗组和对照组的人数、性别组成、年龄、病程、心功能分级情况；③研究中干预措施的具体细节：中药注射剂用法用量、WM、疗程；④研究所关注的结局指标和结果测量数据；⑤研究设计类型和偏倚风险评价的关键因素：随机方法、盲法、原始研究中治疗组与对照组是否具有可比性、结局指标是否完整报告。

4. 纳入研究的偏倚风险分析

偏倚风险由两位研究者采用 Cochrane 系统评价员手册 5.1.0 版随机对照试验偏倚风险评估工具对纳入研究进行偏倚风险评价。评价条目包括：①随机序列的产生方法（选择性偏倚）；②随机序列的分配隐藏（选择性偏倚）；③对受试者和工作者实施盲法（实施偏倚）；④对结果评价者实施盲法（检测偏倚）；⑤不完整的结局数据（磨损偏倚）；⑥选择性报告结局（报告偏倚）；⑦其他方面的偏倚。每一方面内容均有 3 个等级，分别为"低风险""不清楚""高风险"。由两位研究者分别进行偏倚风险分析，如遇分歧交由第三方裁定。

5. 资料统计分析

本研究采用 WinBUGS 1.4.3 软件进行数据分析，并利用 Stata 13.0 软件进行网状关系图的绘制、发表偏倚检测、一致性检验等。采用 WinBUGS 1.4.3 软件对数据进行分析时，利用贝叶斯马尔可夫链蒙特卡罗随机效应模型进行贝叶斯推断，根据先验概率推断后验概率，并在假定贝叶斯马尔马夫链蒙特卡罗模型已经达到稳定收敛状态下进行估计和推断。运行该程序时，设定迭代次数为 200000 次，前 10000 次用于退火以消除初始值的影响。对于二分类变量，采用比值比（odd ratio，OR）进行计算；连续型变量采用均数差值（mean difference，MD）计算，同时计算效应量的 95% 可信区间（95%confidence intervals，

95%CI）。OR 值不包括 1.00 或 MD 值不包括 0.00 视为具有统计学意义。通过 Stata 13.0 软件调用 WinBUGS 1.4.3 软件中获得的数据结果得到各干预措施的排序结果并绘制累积概率排序图，并得到曲线下面积值（surface under the cumulative ranking area，SUCRA）。SUCRA 值用百分数表示。当 SUCRA 值为 100% 时提示干预措施绝对有效，而为 0% 时则提示干预措施绝对无效。基于 SUCRA 值将对结局指标进行聚类分析，得到在两个聚类指标中相对最佳的干预措施。

同时利用 Stata 13.0 软件绘制各结局指标干预措施之间比较的网状关系图、漏斗图、网状森林图、贡献图等。在网状关系图中圆点面积代表采用相关干预措施的患者人数，各点间线的粗细代表纳入研究的数量。如结局指标纳入多于 10 个研究，则进行发表偏倚分析，绘制漏斗图。在漏斗图中，如果代表各纳入研究的点分布均匀则说明发表偏倚较小。另外，网状 Meta 分析中最重要的假设为将直接与间接对比的证据结果视为一致。因此，如果研究中存在干预措施的闭合环路，则需要利用 Stata 13.0 进行一致性检验。结果用 P 值、不一致性因子（inconsistent factor，IF），如果 P 值结果大于 0.05、IF 值接近 0，则说明相应的直接比较证据与间接比较证据一致。同时，绘制相应结局指标的网状森林图、贡献图。森林图可显示针对网状 Meta 分析数据及合并效应量的结果，即网状 Meta 分析中不同对照组之间所有研究的合并结果及不同研究涉及的亚组分析结果。贡献图的绘制基于直接比较证据，在贡献图中可以得到不同干预措施的直接比较证据在网状 Meta 分析证据中所占的比例，找到影响网状 Meta 分析合并结果最多的直接比较证据。

（二）结果

1. 检索及筛选结果

按照预先制定的检索策略，共检索到相关文献 563 篇，经过文献查重，剩余 322 篇文献。通过阅读题目及摘要后排除综述、非临床研究、不相关文献共 105 篇，共收集补益类中药注射剂联合 WM 方案治疗扩张型心肌病的临床研究文献 217 篇。之后阅读全文，根据纳入排除标准共排除 177 篇文献，具体原因如下：①非随机对照试验（2 篇）；②回顾性研究（2 篇）；③个案（2 篇）；④干预措施不符合（48 篇）；⑤疾病不符合（115 篇）；⑥结局指标不符合（4 篇）；⑦重复数据（4 篇）。最终共纳入 40 篇文献，所有文献均为已发表的中文文献，发表年份为 1998~2017 年。

2. 纳入研究的基本特征

共纳入六种中药注射剂（黄芪注射液、参附注射液、生脉注射液、参麦注射液、参芪扶正注射液、注射用益气复脉），40 个研究，包含 2970 例患者，其中试验组 1503 例，对照组 1467 例。其中，男性患者约占 59.5%，患者年龄分布为 20~81 岁。纳入研究均为二臂研究，对照组及治疗组均给予血管紧张素转换酶抑制剂、β 受体阻滞剂、强心剂、利尿剂等西医常规用药，仅 1 个研究对照组联合了黄芪注射液，治疗组为在 WM 的基础上增加使用一种补益类中药注射剂，其中 7 个研究治疗组联用的补益类中药注射剂为黄芪注射液，12 个研究为参附注射液，7 个研究为生脉注射液，12 个研究为参麦注射液，1 个研究为参芪扶正注射液，1 个研究为注射用益气复脉。6 种中药注射剂用法均为静脉滴注，1 日 1 次，仅 1 个研究用量为 1 日 2 次。治疗多为 1 个疗程 14 天。纳入研究中 90% 的研究报道了临床总有效率，70% 的研究报道了左室射血分数。纳入研究中有 6 个研究进行了中医辨证。结局指标的证据图见图 4-15。

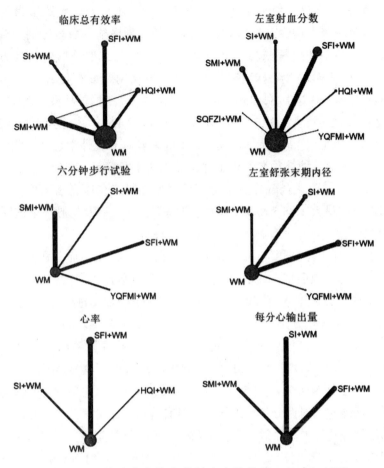

图 4-15 补益类中药注射剂治疗扩张型心肌病证据图

注：HQI：黄芪注射液；SFI：参附注射液；SI：生脉注射液；SMI：参麦注射液；SQFZI：参芪扶正注射液；WM：西医常规用药；YQFMI：注射用益气复脉

3. 纳入研究的质量评价

纳入的 40 个研究中有 7 个研究按照随机数字表法分组，故这些研究因随机序列产生所引起的选择性偏倚评价为"低风险"；5 个研究采用了入院顺序、就诊日期分组，故评价为"高风险"；其余研究均只提及"随机分组"，故评价为"不清楚"。1 个研究采用单盲法，由于该项研究所使用的补益类中药注射剂为参芪扶正注射液，为黄色澄明液体，其颜色及用法可能存在破盲的可能，故其实施偏倚评价为"高风险"。多数研究因纳入研究均未采用随机序列隐藏及盲法，其因随机序列隐藏不适当而导致的选择性偏倚、因未对受试者及研究者或结局评价者实施盲法而导致的实施偏倚及检测偏倚评估为"不清楚"。另外，由于所有研究均没有不完整数据，其磨损偏倚评价为"低风险"。2 个研究在设计方案时提及的结局指标报告不完整，存在选择性报告的可能，因此报告偏倚评价为"高风险"。5 个研究未报告试验组与对照组患者基线是否存在可比性，这可能引起两组组间差异较大，影响研究结果。因此这 5 个研究的其他偏倚评价为"高风险"。

4. 网状 Meta 分析结果

①临床总有效率：临床总有效率作为主要结局指标，直观地反映了患者的疗效情况。共有 36 个研究提及这个结局指标，纳入研究中仅 1 个研究对照组为黄芪注射液联合 WM 方案，其余对照组均为 WM 方案，治疗组的干预措施及数量分别为黄芪注射液联合 WM 方案 7 个，参附注射液联合 WM 方案 10 个，生脉注射液联合 WM 方案 7 个，参麦注射液联合 WM 方案 12 个。OR 值结果显示，与仅用 WM 相比，在 WM 基础上，分别联合黄芪注射液（OR=0.28，95%CI：0.16~0.48）、参附注射液（OR=0.21，95%CI：0.12~0.34）、生脉注射液（OR=0.26，95%CI：0.14~0.43）、参麦注射液（OR=0.24，95%CI：0.16~0.37）可以提高临床总有效率，组间差异具有统计学意义。此外，在提高临床总有效率方面，不同品种补益类中药注射剂联合 WM 方案间无统计学差异。对各干预措施疗效排序，参附注射液联合 WM 方案治疗扩张型心肌病在提高临床总有效率方面成为最佳治疗措施的概率最大（78.50%），其次分别是黄芪注射液及生脉注射液联合 WM 方案（64.00%，58.50%）。

②左室射血分数：因扩张型心肌病常伴有心力衰竭，左室射血分数作为其诊断指标之一，同时可反映患者的预后情况，故将左室射血分数分数设为主要结局指标。共有 28 个研究提及这个结局指标，纳入研究的对照组均为 WM 方案，治疗组的干预措施及数量分别为黄芪注射液联合 WM 方案 3 个，参附注射液联合 WM 方案 11 个，生脉注射液联合 WM 方案 5 个，参麦注射液联合 WM 方案 7 个，参芪扶正注射液联合 WM 方案 1 个，注射用益气复脉联合 WM 方案 1 个。MD 值结果显示，与仅用 WM 相比，在 WM 基础上，分别联合参附注射液（MD=7.43，95%CI：2.41~12.38）、生脉注射液（MD=3.88，95%CI：1.10~8.05）可以提高左室射血分数，组间差异具有统计学意义。此外，在改善左室射血分数方面，不同品种补益类中药注射剂联合 WM 方案间无统计学差异。对各干预措施疗效排序，参附注射液联合 WM 方案治疗扩张型心肌病在改善左室射血分数方面成为最佳治疗措施的概率最大（71.90%），其次分别是参芪扶正注射液及注射用益气复脉联合 WM 方案（62.50%，59.70%）。

③6 分钟步行试验：共有 7 个研究提及 6 分钟步行试验，纳入研究的对照组均为 WM 方案，治疗组的干预措施及数量分别为参附注射液联合 WM 方案 2 个，生脉注射液联合 WM 方案 1 个，参麦注射液联合 WM 方案 3 个，注射用益气复脉联合 WM 方案 1 个。MD 值结果显示，与仅用 WM 相比，在 WM 基础上，分别联合参附注射液（MD=50.39，95%CI：25.78~75.33）、生脉注射液（MD=46.43，95%CI：5.27~88.48）可以增加 6 分钟步行试验的距离，组间差异具有统计学意义。此外，在提高 6 分钟步行试验结果方面，不同品种补益类中药注射剂联合 WM 方案间无统计学差异。对各干预措施疗效排序，参附注射液联合 WM 方案治疗扩张型心肌病在提高 6 分钟步行试验结果方面成为最佳治疗措施的概率最大（75.20%）。

④左室舒张末期内径：共有 10 个研究提及左室舒张末期内径，纳入研究的对照组均为 WM 方案，治疗组的干预措施及数量分别为参附注射液联合 WM 方案 4 个，生脉注射液联合 WM 方案 3 个，参麦注射液联合 WM 方案 2 个，注射用益气复脉联合 WM 方案 1 个。MD 值结果显示各方案间的结果均无统计学意义。对各干预措施疗效排序，参麦注射液联

合 WM 方案成为最佳治疗措施的概率最大（69.50%）。

⑤心率：共有 8 个研究提及每分的输出量，纳入研究的对照组均为 WM 方案，治疗组的干预措施及数量分别为黄芪注射液联合 WM 方案 1 个，参附注射液联合 WM 方案 5 个，生脉注射液联合 WM 方案 2 个。MD 值结果显示各方案间的结果均无统计学意义。对各干预措施疗效排序，参附注射液联合 WM 方案成为最佳治疗措施的概率最大（70.90%）。

⑥每分心输出量：共有 8 个研究提及每分心输出量，纳入研究的对照组均为 WM 方案，治疗组的干预措施及数量分别为参附注射液联合 WM 方案 3 个，生脉注射液联合 WM 方案 3 个，参麦注射液联合 WM 方案 2 个。MD 值结果显示各方案间的结果均无统计学意义。对各干预措施疗效排序，参麦注射液联合 WM 方案成为最佳治疗措施的概率最大（60.90%）。

⑦聚类分析：针对主要结局指标，本研究采用了聚类分析方法评估相对最适宜扩张型心肌病的治疗方案。结果表示，在所有的纳入方案中，补益类中药注射剂分别联合 WM 方案在疗效排序中占优势，WM 方案疗效最差。其中距离零点最远的参附注射液联合 WM 方案为本次研究的最佳方案。

⑧发表偏倚：本研究针对多于 10 个纳入研究的结局指标进行发表偏倚检测。结局指标漏斗图均存在不完全对称的情况，因此说明本研究存在一定的发表偏倚（图 4-16）。

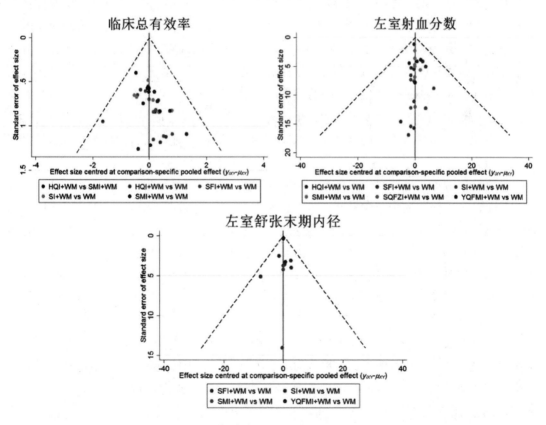

图 4-16 补益类中药注射剂治疗扩张型心肌病漏斗图

注：HQI：黄芪注射液；SFI：参附注射液；SI：生脉注射液；SMI：参麦注射液；SQFZI：参芪扶正注射液；WM：西医常规用药；YQFMI：注射用益气复脉

5. 不良反应

9个研究明确报道了在研究过程中无不良反应的发生，3个研究在研究过程中发生了不良反应，其余研究均未对不良反应情况进行说明。发生不良反应的3个研究中对照组干预措施均为WM方案，2个研究的治疗组干预措施为生脉注射液联合WM方案：在李的研究中，治疗组有1例患者出现了一过性低血压，在对照组中，有7例患者出现了一过性低血压、心悸等；在史的研究中，治疗组出现了2例皮疹、3例失眠、2例心律失常、1例面部潮红，对照组中1例皮疹、2例失眠、2例心律失常、1例面部潮红。另1个研究治疗组方案为参麦注射液联合WM方案，在治疗组出现2例轻度胃肠不适。所有症状在采取了相应治疗后均未影响研究结果。

本次纳入的40个研究中，按照相应注射剂的说明书，治疗组使用黄芪注射液联合WM方案的5个研究存在超剂量使用的现象，治疗组使用参附注射液联合WM方案的2个研究按照患者体重计算给药剂量也存在超剂量使用的可能，12个研究存在未按照药品说明书使用溶媒或未说明溶媒的情况：其中5个研究未见不良反应，治疗组分别联合了黄芪注射液（1个研究）、参麦注射液（4个研究），余下研究未报道不良反应情况。

（三）讨论

结果显示纳入的六种补益类中药注射剂对于扩张型心肌病均有一定的疗效，具体体现在：①综合网状Meta分析及聚类结果，所有纳入的补益类中药注射剂联合WM方案的疗效均优于仅采用WM方案。②在所有纳入方案中，参附注射液联合WM方案较其他方案疗效较好。③由于纳入研究对注射剂安全性的内容叙述较少，尚不能得出关于补益类中药注射剂治疗扩张型心肌病安全性方面的结论。参附注射液联合WM方案在提高临床总有效率、左室射血分数、6分钟步行试验结果，降低心率方面成为最优干预措施的概率最大。参麦注射液联合WM方案在降低左室舒张末期内径、每分心输出量方面成为最优干预措施的概率最大。

参附注射液源于《校注妇人良方》中的参附汤，是由红参、附子中提取有效成分，通过现代工艺加工而成的中药注射剂，具有益气固脱、回阳救逆的功效。药理实验表明参附注射液能够在不显著增加心肌耗氧量的基础上，增加心室收缩力，提升血压水平，并且可以降低血液黏稠度。同时可以降低氧自由基水平，促进心肌能量代谢，抑制细胞膜外的钙离子内流，降低细胞内钙离子浓度，从而起到保护心脏的作用。另外，已有经典Meta分析表明参附注射液联合WM方案在提高临床总有效率、6分钟步行试验，降低左室舒张末期内径方面有较好疗效。

本研究首次对中药注射剂治疗扩张型心肌病进行了网状Meta分析，但也存在一定的局限性。第一，在研究对象方面，患者的心功能分级及病程情况不同，可能导致各研究间病情的不均衡。另外，在本研究中纳入的40个研究中仅有约15%的研究进行了辨证，而辨证论治是中医临床的特色，在中药注射剂使用中也应注意。同时，对患者进行辨证分型也有利于在进行Meta分析时可将不同分型的患者情况分别统计分析。第二，体现在研究的结局指标方面，由于进行网状Meta分析需要结局指标试验前后的相关数据，而有些研究因只报道了试验实施后的结果而未能纳入本次网状Meta分析，降低了研究的样本量。

第三，纳入研究中采用低风险方法进行随机分组的研究比例较少，多数文章并未对实施的相关细节进行描述。再者，纳入研究均未实施分组隐藏及盲法。鉴于此，应开展多中心、大样本的随机对照试验，进一步验证本研究结论。

尽管本研究尚存在局限性，但本研究首次将贝叶斯网状 Meta 分析方法应用于补益类中药注射剂治疗扩张型心肌病的疗效评价中，并对不同方案的疗效进行了排序。同时，本研究制定了严格的纳入排除标准，纳入研究的共同干预措施均为 WM 方案，保证了基线一致性，纳入文献的临床异质性较小。再者，左室射血分数作为扩张型心肌病的诊断指标之一，本研究将其与临床总有效率均设定为主要结局指标进行分析，可直观了解补益类中药注射剂对于扩张型心肌病患者的影响；左室舒张末期内径、心率、每分心输出量的结果分析可全面反映补益类中药注射剂对于扩张型心肌病患者在心脏功能方面的疗效，为后续的研究和临床用药提供了有力的证据及参考。

七、中药注射剂治疗肺源性心脏病的网状 Meta 分析

肺源性心脏病（pulmonary heart disease）是指因支气管、肺组织、肺动脉血管系统病变导致肺动脉血管阻力增加，肺动脉压力增高，继而发展为不可逆的肺动脉高压，导致右心负荷加重，最终发展为右心衰竭的临床综合征。据统计，全球范围内肺源性心脏病平均患病率为 0.46%，住院患者死亡率达 12.50%~14.50%。目前，针对肺源性心脏病的治疗方案多使用氧疗、抗生素、利尿剂、血管扩张剂、抗心律失常剂等。但长期使用西药会导致耐药性及副作用。肺源性心脏病属中医学"肺胀""喘证"等范畴，病位以心、肺为主，其证候特点为本虚标实，治当以益气为主。补益类中药注射剂因多具有补气益肺的功效而成为了肺源性心脏病治疗中的重要药物。本研究运用贝叶斯网状 Meta 分析方法分析多种补益类中药注射剂治疗肺源性心脏病的疗效，旨在为肺源性心脏病在临床治疗过程中的合理用药提供高质量循证医学证据。

（一）资料与方法

1. 纳入与排除标准

① 研究类型：临床上使用补益类中药注射液联合西医常规用药（western medicine，WM）方案治疗肺源性心脏病的随机对照试验（凡文献中提及"随机分组"均纳入），发表语言不限，且不限于二臂研究。

② 研究对象：所有患者均根据临床标准诊断为肺源性心脏病。性别、种族及国籍等不限。

③ 干预措施：所有患者入院均给予 WM 方案，如控制呼吸道感染、改善呼吸衰竭、控制心力衰竭（包括利尿剂、强心剂、扩血管剂等）、抗心律失常等方面用药。若存在其他并发症予以相应治疗。治疗组在此基础上使用一种补益类中药注射剂，对照组仅采用 WM 方案或在此基础上联用其他一种补益类中药注射剂。用药剂量、疗程不限，但需说明中药注射剂的具体用量。

④ 结局指标：a. 临床总有效率，临床总有效率 =（显效患者数量＋有效患者数量）/总数 ×100%。依据美国纽约心脏病协会（New York Heart Disease Assocation，NYHA）的

心功能分级标准对患者进行心脏分级。显效：临床症状或体征明显消失，心功能改善 2 级及 2 级以上。有效：临床症状或体征减轻，心功能改善 1 级。无效：临床症状或体征及心功能均无改善或恶化。b. 血气分析指标（动脉氧气分压、动脉二氧化碳分压）。c. 血液流变学指标（全血黏度、纤维蛋白原）。d. 血流动力学指标（平均肺动脉压）。e. 右心室内径。纳入文献提及以上结局指标中的任意一项即可纳入本次网状 Meta 分析。f. 不良反应。

⑤ 排除标准：a. WM 方案中包含康复治疗、物理疗法，或除中药注射剂外存在其他如中药、针灸等中医药治疗手段的研究；b. 同一研究多次发表或相同数据的文献，仅保留较早发表的 1 篇；c. 数据不完整、有误的文献；d. 不能获取全文的文献。

2. 文献检索

计算机检索 Pubmed、Cochrane Library、Embase、中国知网、万方数据库、维普中文科技期刊数据库、中国生物医学文献数据库中关于补益类中药注射剂治疗肺源性心脏病的文献，检索时间为自建库起至 2018 年 3 月 5 日。检索策略的制定参考 Cochrane 系统评价员手册 5.1.0 版，根据不同数据库的特征按照医学主题词与自由词结合的方式进行检索，检索词分为中药注射剂、肺源性心脏病和随机对照试验 3 个部分。所有检索策略经过多次预检索后确定，检索的补益类中药注射剂品种包括刺五加注射液、大株红景天注射液、黄芪注射液、参附注射液、生脉注射液、参麦注射液、参芪扶正注射液、注射用益气复脉、黄芪多糖注射液、人参多糖注射液、人参糖肽注射液、鹿茸精注射液、薄芝菌注射液。

3. 文献筛选和数据提取

所有文献信息均使用 NoteExpress 文献管理软件进行管理，并利用该软件对检索得到的文献进行查重。查重后的文献由两位研究者独立阅读文献题目和摘要，筛除综述、非临床研究、不相关文献等，其余文献进行全文阅读，以确定是否符合纳入排除标准，如有分歧，通过讨论或咨询第三方决定。针对纳入研究按照预先设计的表格提取资料并进行核对，提取内容包括：①纳入研究的基本信息，包括第一作者、作者国籍、发表年份等；②研究对象的基本特征，包括治疗组和对照组的人数、性别组成、年龄、病程、心功能分级情况；③研究中干预措施的具体细节：中药注射剂用法用量、WM、疗程；④研究所关注的结局指标和结果测量数据；⑤研究设计类型和偏倚风险评价的关键因素：随机方法、盲法、原始研究中治疗组与对照组是否具有可比性、结局指标是否完整报告。

4. 纳入研究的偏倚风险分析

偏倚风险由两位研究者采用 Cochrane 系统评价员手册 5.1.0 版随机对照试验的偏倚风险评估工具对纳入研究进行偏倚风险评价。评价条目包括：①随机序列的产生方法（选择性偏倚）；②随机序列的分配隐藏（选择性偏倚）；③对受试者和工作者实施盲法（实施偏倚）；④对结果评价者实施盲法（检测偏倚）；⑤不完整的结局数据（磨损偏倚）；⑥选择性报告结局（报告偏倚）；⑦其他方面的偏倚。每一方面内容均有 3 个等级，分别为"低风险""不清楚""高风险"。由两位研究者分别进行偏倚风险分析，如遇分歧交由第三方裁定。

5. 资料统计分析

本研究采用 WinBUGS 1.4.3 软件进行数据分析，并利用 Stata 13.0 软件进行网状关系图的绘制、发表偏倚检测、一致性检验等。采用 WinBUGS 1.4.3 软件对数据进行分析时，利用贝叶斯马尔可夫链蒙特卡罗随机效应模型进行贝叶斯推断，根据先验概率推断后验概率，并在假定贝叶斯马尔可夫链蒙特卡罗模型已经达到稳定收敛状态下进行估计和推断。运行该程序时，设定迭代次数为 200000 次，前 10000 次用于退火以消除初始值的影响。对于二分类变量，采用比值比（odd ratio，OR）进行计算；连续型变量采用均数差值（mean difference，MD）计算，同时计算效应量的 95% 可信区间（95%confidence Interval，95%CI）。OR 值不包括 1.00 或 MD 值不包括 0.00 视为具有统计学意义。通过 Stata 13.0 软件调用 WinBUGS 1.4.3 软件中获得的数据结果得到各干预措施的排序结果，绘制累积概率排序图，并得到曲线下面积值（surface under the cumulative anking area，SUCRA）。SUCRA 值用百分数表示。当 SUCRA 值为 100% 时提示干预措施绝对有效，而为 0% 时则提示干预措施绝对无效。基于 SUCRA 值将对结局指标进行聚类分析，得到在两个聚类指标中相对最佳的干预措施。同时利用 Stata 13.0 软件绘制各结局指标干预措施之间比较的网状关系图、漏斗图、网状森林图、贡献图等。在网状关系图中圆点面积代表采用相关干预措施的患者人数，各点间线的粗细代表纳入研究的数量。如结局指标纳入多于 10 个研究，则进行发表偏倚分析，绘制漏斗图。在漏斗图中，如果代表各纳入研究的点分布均匀则说明发表偏倚较小。另外，网状 Meta 分析中最重要的假设为将直接与间接对比的证据结果视为一致。因此，如果研究中存在干预措施的闭合环路，则需要利用 Stata 13.0 进行一致性检验。结果用 P 值、不一致性因子（inconsistent factor，IF），如果 P 值结果大于 0.05、IF 值接近 0，则说明相应的直接比较证据与间接比较证据一致。同时，绘制相应结局指标的网状森林图、贡献图。森林图可显示针对网状 Meta 分析数据及合并效应量的结果，即网状 Meta 分析中不同对照组之间所有研究的合并结果及不同研究涉及的亚组分析结果。贡献图的绘制基于直接比较证据，在贡献图中可以得到不同干预措施的直接比较证据在网状 Meta 分析证据中所占的比例，找到影响网状 Meta 分析合并结果最多的直接比较证据。

（二）结果

1. 检索及筛选结果

按照预先制定的检索策略，共检索到相关文献 2421 篇，经过文献查重，剩余 1262 篇文献。通过阅读题目及摘要后排除综述、非临床研究、不相关文献共 258 篇，共收集补益类中药注射剂联合 WM 方案治疗肺源性心脏病的临床研究文献 1004 篇。之后阅读全文，根据纳入排除标准共 886 篇文献排除，具体原因如下：①非随机对照试验或随机方法错误（28 篇）；②回顾性研究（3 篇）；③干预措施不符合（620 篇）；④疾病不符合（128 篇）；⑤结局指标不符合（46 篇）；⑥重复数据（48 篇）；⑦无法获取全文（13 篇）。最终共纳入 118 篇文献，所有文献均为已发表的中文文献，发表年份为 1996~2017 年。

2. 纳入研究的基本特征

共纳入七种中药注射剂（刺五加注射液、大株红景天注射液、黄芪注射液、参附注射液、生脉注射液、参麦注射液、参芪扶正注射液），118 个研究，包含 10228 例患者，其中试验组 5241 例，对照组 4987 例。其中，男性患者约占 64.40%，患者以中老年人为主。对照组及治疗组均给予控制呼吸道感染、改善呼吸衰竭、控制心力衰竭（包括利尿剂、强心剂、扩血管剂等）、抗心律失常等 WM，治疗组为在 WM 的基础上增加使用一种补益类中药注射剂，其中 3 个研究治疗组联用的补益类中药注射剂为刺五加注射液，1 个研究治疗组为大株红景天注射液，31 个研究治疗组为黄芪注射液，11 个研究治疗组为参附注射液，15 个研究治疗组为生脉注射液，54 个研究治疗组为参麦注射液，3 个研究治疗组为参芪扶正注射液。七种中药注射剂用法均为静脉滴注，1 日 1 次，2 个研究用量为 1 日 2 次，1 个研究未说明。治疗多为 1 个疗程 14 天。纳入研究中 83.10% 的研究报道了临床总有效率，25.40% 的研究报道了血气分析结果，15.30% 的研究报道了血液流变学指标，5.90% 的研究报道了血流动力学指标，4.20% 的研究报道了右心室内径。纳入研究中有 15 个研究进行了中医辨证。结局指标的网状证据图见图 4-17。

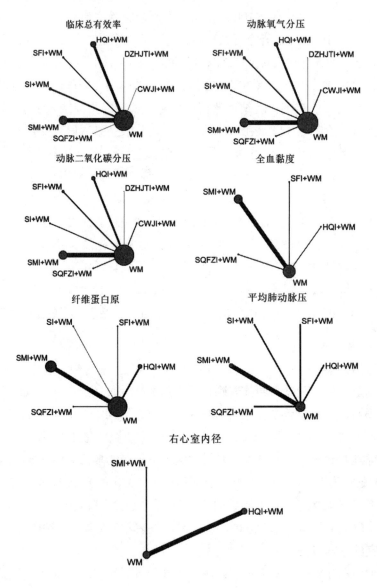

图 4-17　补益类中药注射剂治疗肺源性心脏病证据图

注：CWJI：刺五加注射液；DZHJTI：大株红景天注射液；HQI：黄芪注射液；SFI：参附注射液；SI：生脉注射液；SMI：参麦注射液；SQFZI：参芪扶正注射液；WM：西医常规用药

3. 纳入研究的质量评价

纳入的 118 个研究中有 7 个研究按照随机数字表法分组，故这些研究因随机序列产生所引起的选择性偏倚评价为"低风险"；其余研究均只提及"随机分组"，故评价为"不清楚"。1 个研究采用了双盲法，因此这个研究的实施偏倚评价为"低风险"；2 个研究采用了单盲法，由于这两项研究所使用的补益类中药注射剂分别为黄芪注射液、参附注射液，为淡黄色、黄色或淡棕黄色的澄明液体，其颜色及用法可能存在破盲的可能，故其实施偏倚评价为"高风险"。其余研究因纳入研究均未采用随机序列隐藏及盲法，其因随机序列隐藏不适当而导致的选择性偏倚、因未对受试者及研究者或结局评价者实施盲法而导致的实施偏倚及检测偏倚评估为"不清楚"。另外，由于所有研究均没有不完整数据，其磨损偏倚评价为"低风险"。1 个研究在设计方案时提及的结局指标报告不完整，存在选择性报告的可能，因此报告偏倚评价为"高风险"。15 个研究未报告试验组与对照组患者基线是否存在可比性，这可能引起两组组间差异较大，影响研究结果。因此这 15 个研究的其他偏倚评价为"高风险"。

4. 网状 Meta 分析结果

① 临床总有效率：临床总有效率作为主要结局指标，直观地反映了患者的疗效情况。共有 98 个研究提及这个结局指标，纳入研究的对照组均为 WM 方案，治疗组的干预措施及数量分别为刺五加注射液联合 WM 方案 3 个，大株红景天注射液 1 个，黄芪注射液联合 WM 方案 28 个，参附注射液联合 WM 方案 9 个，生脉注射液联合 WM 方案 13 个，参麦注射液联合 WM 方案 41 个，参芪扶正注射液联合 WM 方案 3 个。结果显示，所有纳入的补益类中药注射剂联合 WM 方案较仅采用 WM 相比均可提高临床总有效率。OR 值结果显示：与仅用 WM 相比，在 WM 基础上，分别联合刺五加注射液（OR=0.27，95%CI：0.13~0.55）、大株红景天注射液（OR=0.35，95%CI：0.11~0.91）、黄芪注射液（OR=0.23，95%CI：0.18~0.29）、参附注射液（OR=0.21，95%CI：0.12~0.35）、生脉注射液（OR=0.29，95%CI：0.22~0.39）、参麦注射液（OR=0.24，95%CI：0.20~0.30）、参芪扶正注射液（OR=0.25，95%CI：0.11~0.54）组间差异具有统计学意义。此外，在提高临床总有效率方面，不同品种补益类中药注射剂联合 WM 方案间无统计学差异。对各干预措施疗效排序，参附注射液联合 WM 方案在提高临床总有效率方面成为最佳治疗措施的概率最大（74.40%），其次分别是黄芪注射液及参麦注射液联合 WM 方案（70.40%，63.00%）。

② 血气分析

a. 动脉氧气分压：共有 30 个研究提及这个结局指标，纳入研究的对照组均为 WM 方案，治疗组的干预措施及数量分别为刺五加注射液联合 WM 方案 2 个，大株红景天注射液联合 WM 方案 1 个，黄芪注射液联合 WM 方案 6 个，参附注射液联合 WM 方案 4 个，生脉注射液联合 WM 方案 2 个，参麦注射液联合 WM 方案 13 个，参芪扶正注射液联合 WM 方案 2 个。MD 值结果显示：与仅用 WM 相比，在 WM 基础上，分别联合黄芪注射液（MD=0.87，95%CI：0.14~1.55）、参附注射液（MD=1.32，95%CI：0.02~2.71）、参麦注射液（MD=1.09，95%CI：0.66~1.48）组间差异具有统计学意义。黄芪注射液联合 WM 方案与参附注射液联合 WM 方案对比具有统计学意义（MD=−0.45，95%CI：−2.00~−1.06）。此外，在提高动脉氧气分压方面，其他不同品种补益类中药注射剂联合 WM 方案间无统计学差异。对各干预措施疗效排序，刺五加注射液联合 WM 方案在改善动脉氧气分压方面成为最佳治疗措施的概率最大（69.10%），其次分别是参附注射液及参芪扶正注射液联合 WM 方案（62.30%，56.60%）。

b. 动脉二氧化碳分压：共有 30 个研究提及这个结局指标，纳入研究的对照组均为 WM 方案，治疗组的干预措施及数量分别为刺五加注射液联合 WM 方案 2 个，大株红景天注射液 1 个，黄芪注射液联合 WM 方案 6 个，参附注射液联合 WM 方案 4 个，生脉注射液联合 WM 方案 2 个，参麦注射液联合 WM 方案 13 个，参芪扶正注射液联合 WM 方案 2 个。MD 值结果显示：与仅用 WM 相比，在 WM 基础上，联合参麦注射液（MD=-1.00，95%CI：-1.52~-0.30）组间差异具有统计学意义。此外，在降低动脉二氧化碳分压方面，不同品种补益类中药注射剂联合 WM 方案间无统计学差异。对各干预措施疗效排序，生脉注射液联合 WM 方案在改善动脉二氧化碳分压方面成为最佳治疗措施的概率最大（67.90%），其次分别是参麦注射液及参芪扶正注射液联合 WM 方案（59.30%，56.90%）。

③ 血液流变学指标

a. 全血黏度：共有 9 个研究报道了全血黏度这一指标，纳入研究的对照组均为 WM 方案，治疗组的干预措施及数量分别为黄芪注射液联合 WM 方案 1 个，参附注射液联合 WM 方案 1 个，参麦注射液联合 WM 方案 6 个，参芪扶正注射液联合 WM 方案 1 个。MD 值结果显示各方案间的结果均无统计学意义。对各干预措施疗效排序，参麦注射液联合 WM 方案成为最佳治疗措施的概率最大（69.10%）。

b. 纤维蛋白原：共有 14 个研究报道了纤维蛋白原这一指标，纳入研究的对照组均为 WM 方案，治疗组的干预措施及数量分别为黄芪注射液联合 WM 方案 3 个，参附注射液联合 WM 方案 1 个，生脉注射液联合 WM 方案 1 个，参麦注射液联合 WM 方案 8 个，参芪扶正注射液联合 WM 方案 1 个。MD 值结果显示：与仅用 WM 相比，在 WM 基础上，联合参麦注射液（MD=-1.52，95%CI：-2.77~-0.69）组间差异具有统计学意义。此外，在降低纤维蛋白原方面，不同品种补益类中药注射剂联合 WM 方案间无统计学差异。对各干预措施疗效排序，参麦注射液联合 WM 方案在降低纤维蛋白原值方面成为最佳治疗措施的概率最大（82.20%）。

④ 平均肺动脉压：共有 7 个研究提及平均肺动脉压，纳入研究的对照组均为 WM 方案，治疗组的干预措施及数量分别为黄芪注射液联合 WM 方案 1 个，参附注射液联合 WM 方案 1 个，生脉注射液联合 WM 方案 1 个，参麦注射液联合 WM 方案 3 个，参芪扶正注射液联合 WM 方案 1 个。MD 值结果显示各方案间的结果均无统计学意义。对各干预措施疗效排序，参芪扶正注射液联合 WM 方案成为最佳治疗措施的概率最大（71.20%）。

⑤ 右心室内径：共有 5 个研究提及左室舒张末期内径，纳入研究的对照组均为 WM 方案，治疗组的干预措施及数量分别为黄芪注射液联合 WM 方案 4 个，参麦注射液联合 WM 方案 1 个。结果显示，所有纳入补益类中药注射剂联合 WM 方案较仅采用 WM 相比均可降低右心室内径。MD 值结果显示各方案间的结果均无统计学意义。对各干预措施疗效排序，参麦注射液联合 WM 方案成为最佳治疗措施的概率最大（73.30%）。

⑥ 聚类分析：首先，分别针对血气分析、血液流变学方面的两个结局指标进行聚类。在所有的纳入方案中，参麦注射液及参芪扶正注射液分别联合 WM 方案在疗效排序中占

优势，WM方案疗效最差。其次，分别对临床总有效率与其他结局指标进行聚类。在所有纳入方案中，参附注射液、参麦注射液、参芪扶正注射液联合WM方案在疗效排序中占优势，WM方案疗效最差。

5. 不良反应

27个研究明确报道了在用药过程中无不良反应的发生，11个研究在用药过程中发生了不良反应，其余研究均未对不良反应情况进行说明。11个研究中对照组干预措施均为WM方案，3个研究的治疗组干预措施为黄芪注射液联合WM方案：在朱的研究中，2例患者静滴黄芪注射液时出现烘热感；在尹的研究中，治疗组中个别患者出现恶心症状；在陈的研究中，治疗组与对照组分别出现2例及1例低热情况。以上所有不良反应在治疗过程中均自行消退，未影响研究。1个研究治疗组方案为生脉注射液联合WM方案，在治疗组出现2例口干，减慢滴速后症状得到缓解。7个研究的治疗组干预措施为参麦注射液联合WM方案：在万、尹的研究中，治疗组均发生了2例口干；在肖的研究中，治疗组有3例出现静脉注射部位疼痛、2例出现头晕和心慌症状；在吕的研究中，治疗组出现1例口干，1例心动过速；在徐的研究中，治疗组在治疗期间有1例心率增快，减慢滴速后症状消失，对照组出现2例轻微头痛心悸、恶心、呕吐、纳差；在雷的研究中，治疗组出现1例皮疹、2例头晕，对照组出现3例皮疹、2例头晕、2例心悸；在王的研究中，治疗组与对照组分别有1例患者在治疗过程中出现心慌不适的症状。以上症状在减慢滴速后均消失，未影响后续治疗。

23个研究存在超过药品说明书剂量的情况：20个研究治疗组使用黄芪注射液时超过了规范量"10~20毫升/次，1日1次"；2个研究治疗组使用参附注射液时按照患者体重计算给药剂量也存在超剂量使用的情况；1个研究治疗组使用生脉注射液时超过了规范量"20~60毫升/次"。其中仅有12个治疗组使用黄芪注射液的研究报道了不良反应发生情况，10个研究未发生不良反应，2个研究发生了不良发应但治疗过程中自行消退。

26个研究存在未按照药品说明书使用溶媒的情况：大株红景天注射液说明书中规定溶媒为"250毫升5%葡萄糖溶液"，纳入的1个研究采用了"5%葡萄糖溶液或0.9%氯化钠溶液"；参附注射液说明书中规定溶媒为"250~500毫升5%~10%葡萄糖溶液"，参附注射液的纳入研究中有1个研究未说明溶媒种类，3个研究溶媒用量少于说明书中规定；生脉注射液说明书中规定溶媒为"250~500毫升5%葡萄糖溶液"，生脉注射液的纳入研究中1个研究采用了"5%葡萄糖溶液或0.9%氯化钠溶液"，3个研究溶媒用量少于说明书中规定；参麦注射液说明书中规定溶媒为"250~500毫升5%葡萄糖溶液"，参麦注射液的纳入研究中有5个研究未说明溶媒种类，3个研究采用了"5%葡萄糖溶液或0.9%氯化钠溶液"，3个研究采用了"0.9%氯化钠溶液"，6个研究溶媒用量少于说明书中规定。

（三）讨论

结果显示纳入的七种中药注射剂对于治疗肺源性心脏病均有一定疗效，具体体现在：①综合网状Meta分析及聚类结果，所有纳入的补益类中药注射剂联合WM方案的疗效均优于仅采用WM方案，尤其体现在提高临床总有效率、改善呼吸衰竭、优化肺动脉高压方面。②在所有纳入方案中，参附注射液、参麦注射液、参芪扶正注射液联合WM方案较其他方案疗效更好。

参附注射液是从红参、附子中提取有效成分，经现代工艺加工而成的中药注射剂，具有益气、固脱、回阳的功效。已有药理实验表明参附注射液具有降低血浆黏度、加快血流速度、缓解红细胞、血小板聚集的作用，可缓解肺动脉血栓，进而减轻肺动脉高压。同时，参附注射液可通过缓解支气管平滑肌痉挛，保护受损的肺组织细胞，提高血氧饱和度，进而增强呼吸功能，也可通过改善微循环，促进组织氧供应，改善心脏功能，增加机体抵抗缺氧的能力。另外，已有 Meta 分析文章表明参附注射液联合 WM 方案在提高临床总有效率、改善呼吸功能和心功能、降低血浆纤维蛋白原含量方面均具有较好的疗效。参麦注射液的主要成分为红参、麦冬，具有益气养阴的功效。药理实验表明，参麦注射液可显著降低肺循环阻力，提高血氧分压，并通过抵抗上气道肌疲劳达到增强上气道肌收缩力作用，继而改善呼吸功能，同时也可减轻心脏负荷，提高心肌供氧，有利于改善心功能。另外，参麦注射液对于免疫功能也具有良好的调节作用，可升高 CD3、CD4、CD8 水平，并改善 T 淋巴细胞群。参芪扶正注射液的主要成分为党参、黄芪，具有补中益气的功效。目前，尚未检索到关于参芪扶正注射液对于肺功能方面的药理实验结果，但已知参芪扶正注射液有较强的正性肌力、扩血管作用，且具有延缓心力衰竭进展，提高免疫力的特点。

纳入的 118 个研究中约有 2/3 的研究未报道不良反应情况，说明在临床随机对照试验进行的过程中，对患者安全性方面关注较少。报道不良反应的纳入研究均未发生严重不良反应，且在治疗中可自行消退或在减慢滴速后症状缓解。

本研究首次对中药注射剂治疗肺源性心脏病进行了网状 Meta 分析，但也存在一定局限性。第一，采用低风险随机方法、盲法的实验比例较少，影响研究成果的证据等级。第二，纳入研究中仅有 12.70% 的研究采用了中医辨证。中药注射剂是在中医理论指导下使用的现代制剂，也应注意辨证使用，遵循"辨证论治"的特点，不当的使用不仅会降低预期疗效也会引起不良反应。第三，体现在结局指标方面，肺源性心脏病的疗效指标涉及心、肺功能，血液、免疫等多方面内容，而不同种补益类中药注射剂的随机对照试验在报告结局指标时存在差异，且同一结局指标存在单位不统一的情况。这就导致在进行网状 Meta 分析时，无法对临床数据进行合并分析，影响了纳入研究的样本量。针对以上局限性，本研究提出以下建议：首先，临床随机对照试验在实施时应尽可能根据医院条件采用随机数字表法、抽签法等方法进行分组，并对分组结果隐藏。同时尽可能实施盲法，保证试验过程的透明度。此外，在开展随机对照试验时，应体现中医辨证的特点，对患者进行分型治疗并统计证候积分等结果。

尽管本研究尚存局限性，但研究中制定了严格的纳入标准，患者均需根据标准诊断为肺源性心脏病，治疗组与对照组共同的干预措施均为肺源性心脏病的 WM 方案。本研究在前期阅读相关随机对照试验文章的基础上，选取了较有代表性且涉及研究最多的五个结局指标作为本研究的重点，设置了临床总有效率反映患者总体的恢复情况，血气分析结局指标反映患者的呼吸功能，血液流变学指标及血流动力学指标反映肺部血管特征，右心室内径反映右心特征，以期全面反映补益类中药注射剂治疗肺源性心脏病的疗效，为后期研究及临床决策提供参考。

八、中药注射剂治疗冠心病心绞痛的网状 Meta 分析

冠心病心绞痛是以心肌暂时缺血缺氧引起的发作性胸痛或胸部不适为主要表现的临床综合征，呈压榨性疼痛，可蔓延至肩臂、手指末端，甚或后背，同时会增加患者发生急性心肌梗死、心脏骤停、心源性猝死的风险。目前，针对冠心病心绞痛的治疗方法主要集中在促进血液流动、降低血氧需求两方面，多使用 β 受体阻滞剂、钙离子拮抗剂、硝酸盐类药物等。冠心病心绞痛属中医"胸痹""心痛"范畴，病位以心为主，涉及脾、肾。它是由外感六淫、内伤七情、饮食肥甘等造成的本虚标实证。气为血之帅，气行则血行，因此，益气活血是治疗冠心病心绞痛的主要治法。本研究应用贝叶斯网状 Meta 分析方法对补益类中药注射剂治疗冠心病心绞痛的疗效进行分析，并对各注射剂的有效性进行排序，以期为冠心病心绞痛临床合理用药提供更高质量循证医学证据。

（一）资料与方法

1. 纳入与排除标准

① 研究类型：临床上使用补益类中药注射剂联合西医常规用药（western medicine，WM）方案治疗冠心病心绞痛的随机对照试验（凡文献中提及"随机分组"均纳入），发表语言不限，且不限于二臂研究。

② 研究对象：所有患者均依据临床标准诊断为冠心病心绞痛。性别、种族及国籍等不限。

③ 干预措施：所有患者入院均给予 WM 方案，包括 β 受体阻滞剂、硝酸酯类药物、钙离子拮抗剂、血管紧张素转换酶抑制剂、阿司匹林、肝素、他汀类药物等。若存在其他并发症予以相应治疗。治疗组在此基础上使用一种补益类中药注射剂，对照组仅采用 WM 方案或在此基础上联用其他一种补益类中药注射剂。用药剂量、疗程不限，但需说明中药注射剂的具体用量。

④ 结局指标：a. 心绞痛疗效总有效率，心绞痛疗效总有效率 = 有效患者数量 / 总数 ×100%。有效：心绞痛发作次数减少 > 50%，硝酸甘油用量减少 > 50%，或同等劳累程度不引起心绞痛发作；无效：心绞痛发作次数及硝酸甘油用量均减少 < 50%。b. 心电图疗效总有效率，心电图疗效总有效率 = 有效患者数量 / 总数 ×100%。有效：静息心电图缺血性 ST–T 改变恢复正常，或 ST 段下降，治疗后回升 ≥ 0.05mV，或主要导联 T 波变浅 ≥ 25%，或由 T 波平坦变直立；无效：静息心电图与治疗前比较无变化。c. 纤维蛋白原。d. 胆固醇。e. 甘油三酯。纳入文献提及以上结局指标中的任意一项即可纳入本次网状 Meta 分析。f. 不良反应。

⑤ 排除标准：a. WM 方案中包含康复治疗、物理疗法，或除中药注射剂外存在其他如中药、针灸等中医药治疗手段的研究；b. 同一研究多次发表或相同数据的文献，仅保留较早发表的 1 篇；c. 数据不完整、有误的文献；d. 不能获取全文的文献。

2. 文献检索

计算机检索 Pubmed、Cochrane Library、Embase、中国知网、万方数据库、维普中文科技期刊数据库、中国生物医学文献数据库中关于补益类中药注射剂治疗冠心病心绞痛

的文献，检索时间为自建库起至 2018 年 6 月 22 日。检索策略的制定参考 Cochrane 系统评价员手册 5.1.0 版，根据不同数据库的特征按照医学主题词与自由词结合的方式进行检索，检索词分为中药注射剂、冠心病心绞痛和随机对照试验 3 个部分。所有检索策略经过多次预检索后确定，检索的补益类中药注射剂品种包括刺五加注射液、大株红景天注射液、黄芪注射液、参附注射液、生脉注射液、参麦注射液、参芪扶正注射液、注射用益气复脉、黄芪多糖注射液、人参多糖注射液、人参糖肽注射液、鹿茸精注射液、薄芝菌注射剂。

3. 文献筛选和数据提取

所有文献信息均使用 NoteExpress 文献管理软件进行管理，并利用该软件对检索得到的文献进行查重。查重后的文献由两位研究者独立阅读文献题目和摘要，筛除综述、非临床研究、不相关文献等，其余文献进行全文阅读，以确定是否符合纳入排除标准，如有分歧，通过讨论或咨询第三方决定。针对纳入研究按照预先设计的表格提取资料并进行核对，提取内容包括：①纳入研究的基本信息，包括第一作者、作者国籍、发表年份等；②研究对象的基本特征，包括治疗组和对照组的人数、性别组成、年龄、病程、心功能分级情况；③研究中干预措施的具体细节：中药注射剂用法用量、WM、疗程；④研究所关注的结局指标和结果测量数据；⑤研究设计类型和偏倚风险评价的关键因素：随机方法、盲法、原始研究中治疗组与对照组是否具有可比性、结局指标是否完整报告。

4. 纳入研究的偏倚风险分析

偏倚风险由两位研究者采用 Cochrane 系统评价员手册 5.1.0 版随机对照试验偏倚风险评估工具对纳入研究进行偏倚风险评价。评价条目包括：①随机序列的产生方法（选择性偏倚）；②随机序列的分配隐藏（选择性偏倚）；③对受试者和工作者实施盲法（实施偏倚）；④对结果评价者实施盲法（检测偏倚）；⑤不完整的结局数据（磨损偏倚）；⑥选择性报告结局（报告偏倚）；⑦其他方面的偏倚。每一方面内容均有 3 个等级，分别为"低风险""不清楚""高风险"。由两位研究者分别进行偏倚风险分析，如遇分歧交由第三方裁定。

5. 资料统计分析

本研究采用 WinBUGS 1.4.3 软件进行数据分析，并利用 Stata 13.0 软件进行网状关系图的绘制、发表偏倚检测、一致性检验等。采用 WinBUGS 1.4.3 软件对数据进行分析时，利用贝叶斯马尔可夫链蒙特卡罗随机效应模型进行贝叶斯推断，根据先验概率推断后验概率，并在假定贝叶斯马尔可夫链蒙特卡罗模型已经达到稳定收敛状态下进行估计和推断。运行该程序时，设定迭代次数为 200000 次，前 10000 次用于退火以消除初始值的影响。对于二分类变量，采用比值比（odd ratio，OR）进行计算；连续型变量采用均数差值（mean difference，MD）计算，同时计算效应量的 95% 可信区间（95%confidence Interval，95%CI）。OR 值不包括 1.00 或 MD 值不包括 0.00 视为具有统计学意义。通过 Stata 13.0 软件调用 WinBUGS 1.4.3 软件中获得的数据结果得到各干预措施的排序结果并绘制累积概率排序图，并得到曲线下面积值（surface under the cumulative ranking area，SUCRA）。SUCRA 值用百分数表示。当 SUCRA 值为 100% 时提示干预措施绝对有效，而为 0% 时则提示干预措施绝对无效。基于 SUCRA 值将对结局指标进行聚类分析，得到在两个聚类指标中相对最佳的干预措施。同时利用 Stata 13.0 软件绘制各结局指标干预措施之间比较的网状关系图、漏斗图、网状森林图、贡献图等。在网状关系图中圆点面积代表采用相关干预措施的患者人数，各点间线的粗细代表纳入研究的数量。如结局指标纳入多于 10 个研究，则进行发表偏倚分析，绘制漏斗图。在漏斗图中，如果代表各纳入研究的点分布均匀则说明发表偏倚较小。另外，网状 Meta 分析中最重要的假设为将直接与间接对比的证据结果视为一致。因此，如果研究中存在干预措施的闭合环路，则需要利用 Stata 13.0 进行一致性检验。结果用 P 值、不一致性因子（inconsistent factor，IF），如果 P 值结果大于 0.05、IF 值接近 0，则说明相应的直接比较证据与间接比较证据一致。同时，绘制相应结局指标的网状森林图、贡献图。森林图可显示针对网状 Meta 分析数据及合并效应量的结果，即网状 Meta 分析中不同对照组之间所有研究的合并结果及不同研究涉及的亚组分析结果。贡献图的绘制基于直接比较证据，在贡献图中可以得到不同干预措施的直接比较证据在网状 Meta 分析证据中所占的比例，找到影响网状 Meta 分析合并结果最多的直接比较证据。

（二）结果

1. 检索及筛选结果

共检索到相关文献 3811 篇，经过文献查重，剩余 2764 篇文献。通过阅读题目及摘要后排除综述、非临床研究、不相关文献共 1212 篇，共收集补益类中药注射剂联合 WM 方案治疗冠心病心绞痛的临床研究文献 1552 篇。之后阅读全文，根据纳入排除标准共 1479 篇文献排除，具体原因如下：①非随机对照试验或随机方法错误（16 篇）；②回顾性研究（5 篇）；③干预措施不符合（928 篇）；④疾病不符合（473 篇）；⑤结局指标不符合（27 篇）；⑥重复数据（11 篇）；⑦有误数据（1 篇）；⑧无法获取全文（18 篇）。最终共纳入 73 篇文献，所有文献均为已发表的中文文献，发表年份为 1998~2018 年。

2. 纳入研究的基本特征

共纳入八种中药注射剂（刺五加注射液、大株红景天注射液、黄芪注射液、参附注射液、生脉注射液、参麦注射液、参芪扶正注射液、注射用益气复脉），73 个研究，包含 6639 例患者，其中试验组 3433 例，对照组 3206 例。其中，男性患者约占 61.60%，患者以中老年人为主。纳入研究均为二臂研究，对照组及治疗组均给予包括 β 受体阻滞剂、硝酸酯类药物、钙离子拮抗剂、血管紧张素转换酶抑制剂、阿司匹林、肝素、他汀类药物等 WM，仅 1 个研究对照组联合了参麦注射液。治疗组为在 WM 的基础上增加使用一种补益类中药注射剂，其中 2 个研究治疗组联用的补益类中药注射剂为刺五加注射液，18 个研究治疗组为大株红景天注射液，12 个研究治疗组为黄芪注射液，8 个研究为参附注射液，10 个研究为生脉注射液，18 个研究为参麦注射液，2 个研究为参芪扶正注射液，3 个研究为注射用益气复脉。八种中药注射剂用法均为静脉滴注，1 日 1 次，1 个研究未说明。疗程在 7~28 天，多为 14 天。纳入研究中 67.10% 的研究报道了心绞痛疗效总有效率，84.90% 的研究报道了心电图疗效总有效率，16.40% 的研究报道了纤维蛋白原指标，9.60% 的研究报道了胆固醇及甘油三酯水平。纳入研究中有 11 个研究进行了中医辨证。结局指标的网状证据图见图 4-18。

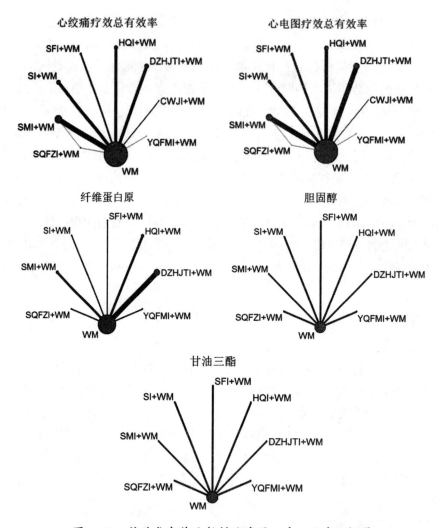

图 4-18　补益类中药注射剂治疗冠心病心绞痛证据图

注：CWJI：刺五加注射液；DZHJTI：大株红景天注射液；HQI：黄芪注射液；SFI：参附注射液；SI：生脉注射液；SMI：参麦注射液；SQFZI：参芪扶正注射液；WM：西医常规用药；YQFMI：注射用益气复脉

3. 纳入研究的质量评价

纳入的 73 个研究中有 8 个研究按照随机数字表法或抽签法分组，故这些研究因随机序列产生所引起的选择性偏倚评价为"低风险"；其余研究均只提及"随机分组"，故评价为"不清楚"。1 个研究在试验中由研究者以外的人员负责输液，尽可能使研究者及受试者处于盲态，故这个研究的实施偏倚评价为"低风险"；2 个研究采用了单盲法，由于这两项研究所使用的补益类中药注射剂分别为黄芪注射液、生脉注射液，为淡黄色、黄色或淡黄棕色的澄明液体，其颜色及用法可能存在破盲的可能，故其实施偏倚评价为"高风险"。多数研究因纳入研究均未采用随机序列隐藏及盲法，其因随机序列隐藏不适当而导致的选择性偏倚、因未对受试者及研究中或结局评价者实施盲法而导致的实施偏倚及检测偏倚评估为"不清楚"。另外，由于所有研究均没有不完整数据，其磨损偏倚评价为"低风险"。5 个研究在设计方案时提及的结局指标报告不完整，存在选择性报告的可能，因此报告偏倚评价为"高风险"。9个研究未报告试验组与对照组患者基线是否存在可比性，这可能引起两组组间差异较大，影响研究结果。因此这9个研究的其他偏倚评价为"高风险"。

4. 网状 Meta 分析结果

①心绞痛疗效总有效率：共有 49 个研究提及这个结局指标，纳入研究中仅 1 个研究对照组为参麦注射液联合 WM 方案，其余对照组均为 WM 方案，治疗组的干预措施及数量分别为刺五加注射液联合 WM 方案 2 个，大株红景天注射液 9 个，黄芪注射液联合 WM 方案 8 个，参附注射液联合 WM 方案 4 个，生脉注射液联合 WM 方案 9 个，参麦注射液联合 WM 方案 14 个，参芪扶正注射液联合 WM 方案 2 个，注射用益气复脉联合 WM 方案 1 个。结果显示，除刺五加注射液、注射用益气复脉外，其余纳入的补益类中药注射剂联合 WM 方案较仅采用 WM 相比均可提高心绞痛疗效总有效率。OR 值结果显示：与仅用 WM 相比，在 WM 基础上，分别联合大株红景天注射液（OR=0.216，95%CI：0.134~0.332）、黄芪注射液（OR=0.225，95%CI：0.142~0.350）、参附注射液（OR=0.287，95%CI：0.128~0.607）、生脉注射液（OR=0.290，95%CI：0.188~0.440）、参麦注射液（OR=0.214，95%CI：0.144~0.310）、参芪扶正注射液（OR=0.098，95%CI：0.019~0.405）组间差异具有统计学意义。此外，在改善心绞痛疗效总有效率方面，不同品种补益类中药注射液联合 WM 方案间无统计学差异。对各干预措施疗效排序，参芪扶正注射液联合 WM 方案在提高心绞痛疗效总有效率方面成为最佳治疗措施的概率最大（91.30%），其次分别是参麦注射液及大株红景天注射液联合 WM 方案（71.40%，70.90%）。

②心电图疗效总有效率：共有 62 个研究提及这个结局指标，纳入研究中仅 1 个研究对照组为参麦注射液联合 WM 方案，其余对照组均为 WM 方案，刺五加注射液联合 WM 方案 2 个，大株红景天注射液联合 WM 方案 15 个，黄芪注射液联合 WM 方案 11 个，参附注射液联合 WM 方案 7 个，生脉注射液联合 WM 方案 8 个，参麦注射液联合 WM 方案 16 个，参芪扶正注射液联合 WM 方案 2 个，注射用益气复脉联合 WM 方案 1 个。MD 值结果显示：与仅用 WM 相比，除联合注射用益气复脉外，在 WM 基础上，分别联合刺五加注射液（OR=0.290，95%CI：0.123~0.648）、大株红景天注射液（OR=0.371，95%CI：0.268~0.510）、黄芪注射液（OR=0.494，95%CI：0.344~0.686）、参附注射液（OR=0.358，95%CI：0.207~0.607）、生脉注射液（OR=0.264，95%CI：0.171~0.397）、参麦注射液（OR=0.323，95%CI：0.234~0.444）、参芪扶正注射液（OR=0.196，95%CI：0.072~0.514）组间差异具有统计学意义。此外，在改善心电图疗效总有效率方面，不同品种补益类中药注射剂联合 WM 方案间无统计学差异。对各干预措施疗效排序，参芪扶正注射液联合 WM 方案治疗在改善心电图疗效总有效率方面成为最佳治疗措施的概率最大（87.00%），其次分别是生脉注射液及刺五加注射液联合 WM 方案（78.70%，68.20%）。

③纤维蛋白原：共有 12 个研究报道了纤维蛋白原这一指标，纳入研究的对照组均为 WM 方案，治疗组的干预措施及数量分别为大株红景天注射液联合 WM 方案 4 个，黄芪注射液联合 WM 方案 2 个，参附注射液联合 WM 方案 1 个，生脉注射液联合 WM 方案 1 个，参麦注射液联合 WM 方案 2 个，参芪扶正注射液联合 WM 方案 1 个，注射用益气复脉联合 WM 方案 1 个。MD 值结果显示，与仅用 WM 相比，在 WM 基础上，联合黄芪注射液

（OR=-2.112，95%CI：-3.851~-0.648）组间差异具有统计学意义。其余各方案间的结果均无统计学意义。对各干预措施疗效排序，在降低纤维蛋白原水平方面，黄芪注射液联合WM方案成为最佳治疗措施的概率最大（86.00%）。

④胆固醇：共有7个研究提及胆固醇值，纳入研究的对照组均为WM方案，治疗组的干预措施及数量分别为大株红景天注射液联合WM方案1个，黄芪注射液联合WM方案1个，参附注射液联合WM方案1个，生脉注射液联合WM方案1个，参麦注射液联合WM方案1个，参芪扶正注射液联合WM方案1个，注射用益气复脉联合WM方案1个。MD值结果显示各方案间的结果均无统计学意义。对各干预措施疗效排序，参芪扶正注射液联合WM方案成为最佳治疗措施的概率最大（71.50%）。

⑤甘油三酯：共有7个研究提及甘油三酯水平，纳入研究的对照组均为WM方案，治疗组的干预措施及数量分别为大株红景天注射液联合WM方案1个，黄芪注射液联合WM方案1个，参附注射液联合WM方案1个，生脉注射液联合WM方案1个，参麦注射液联合WM方案1个，参芪扶正注射液联合WM方案1个，注射用益气复脉联合WM方案1个。MD值结果显示各方案间的结果均无统计学意义。对各干预措施疗效排序，参芪扶正注射液联合WM方案成为最佳治疗措施的概率最大（73.90%）。

⑥聚类分析：首先，本研究分别针对报道了心绞痛疗效总有效率、心电图疗效总有效率两个结局指标的八种补益类中药注射剂进行聚类分析。其次，分别将心绞痛疗效总有效率、心电图疗效总有效率与其他结局指标聚类分析。此外，分别针对报道了胆固醇、甘油三酯两个结局指标的八种补益类中药注射剂进行聚类分析。在所有的纳入方案中，参芪扶正注射液联合WM方案在综合提高冠心病心绞痛疗效排序中占优势，WM方案疗效最差。而在所有纳入方案中，黄芪注射液在降低纤维蛋白原值方面疗效占优势，参芪扶正注射液在改善血脂指标方面占优势（图4-19）。

⑦发表偏倚：针对心绞痛疗效总有效率、心电图疗效总有效率、纤维蛋白原这三个结局指标绘制漏斗图。在三个结局指标的漏斗图中，纳入研究分布较为对称，但有研究出现在漏斗线外，说明本研究存在一定的发表偏倚（图4-20）。

5. 不良反应

21个研究明确报道了在用药过程中无不良反应的发生，13个研究在用药过程中发生了不良反应，其余研究均未对不良反应情况进行说明。13个研究中有12个研究的对照组干预措施均为WM方案，1个研究为参麦注射液联合WM方案。治疗组出现的不良反应包括恶心呕吐、轻度头晕、皮肤损害、发热、口干舌燥及烦热、轻度头痛，面部潮红等，所有不良反应经过相应治疗均得到缓解。12个研究存在超过药品说明书剂量的情况：其中5个研究未见不良反应，治疗组分别联合了大株红景天注射液（1个研究）、黄芪注射液（3个研究）、生脉注射液（1个研究），2个联合使用黄芪注射液的研究治疗组均出现了不良反应，余下5个研究未报道不良反应情况。23个研究存在未按照药品说明书使用溶媒或未说明溶媒的情况：其中10个研究未见不良反应，治疗组分别联合使用了大株红景天注射液（6个研究）、生脉注射液（1个研究）、参麦注射液（2个研究），注射用益气复脉（1个研究），2个治疗组联合使用参附注射液的研究均出现了不良反应，余下11个研究未报道不良反应情况。

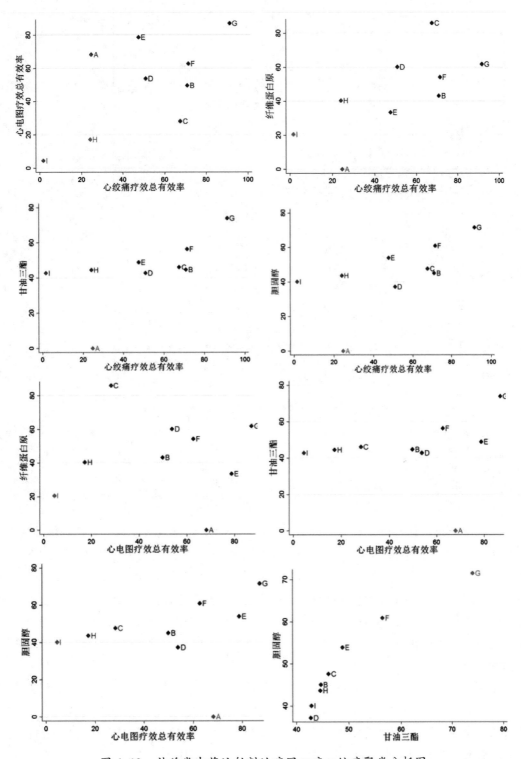

图4-19 补益类中药注射剂治疗冠心病心绞痛聚类分析图

注：A：刺五加注射液联合西医常规用药方案；B：大株红景天注射液联合西医常规用药方案；C：黄芪注射液联合西医常规用药方案；D：参附注射液联合西医常规用药方案；E：生脉注射液联合西医常规用药方案；F：参麦注射液联合西医常规用药方案；G：参芪扶正注射液联合西医常规用药方案；H：注射用益气复脉联合西医常规用药方案；I：西医常规用药

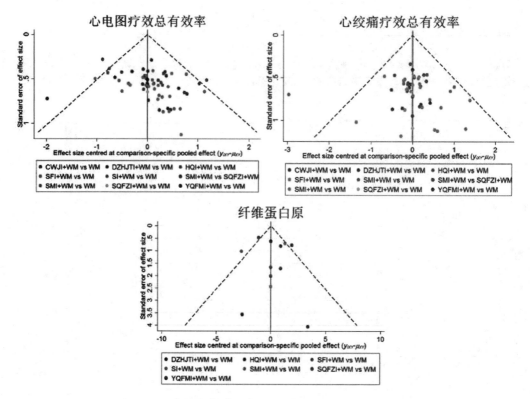

图 4-20 补益类中药注射剂治疗冠心病心绞痛漏斗图

注：CWJI：刺五加注射液；DZHJTI：大株红景天注射液；HQI：黄芪注射液；SFI：参附注射液；SI：生脉注射液；SMI：参麦注射液；SQFZI：参芪扶正注射液；WM：西医常规用药；YQFMI：注射用益气复脉

（三）讨论

结果显示纳入的八种中药注射剂对于治疗冠心病心绞痛均有一定疗效，具体体现在：①综合网状 Meta 分析及聚类结果，所有纳入的补益类中药注射剂联合 WM 方案的疗效均优于仅采用 WM 方案。②参芪扶正注射液联合 WM 方案较其他方案综合疗效较好，其次为参麦注射液。另外黄芪注射液及参芪扶正注射液分别在改善血液流变学指标、血脂指标方面疗效占优势。③纳入研究中存在未严格按照说明书使用注射剂的情况，且纳入研究对不良反应情况报道较少，因此尚不能得出关于补益类中药注射剂治疗冠心病心绞痛安全性方面的结论。

参芪扶正注射液是以补益类中药党参、黄芪为原料，采用现代技术提取分离制成的中药注射剂。党参补中益气、养阴生津，黄芪补气固表、消肿利水，二药合用扶正补气。研究表明，参芪扶正注射液可以扩张冠状动脉血管、降低冠状动脉灌注阻力，同时还能够降低心肌耗氧，起到防止心肌再灌注损伤，保护缺血心肌的作用。参麦注射液的主要成分为红参、麦冬，具有益气生津、养阴固脱的功效。药理研究表明，参麦注射液具有扩张血管、增加血流的作用，同时可保护缺血缺氧时的代谢活动和微循环。同时，已有经典 Meta分析表明，参麦注射液联合 WM 方案在提高心绞痛疗效、心电图疗效方面较好。黄芪注射液是黄芪的干燥根经提取制成的中药制剂，黄芪总皂苷是其主要成分。药理实验证明黄芪注射液有扩张血管、降低血小板黏附率、改善微循环、保护心肌细胞的作用。另外，已有相关的经典 Meta 分析研究表明黄芪注射液联合 WM 方案在提高冠心病心绞痛患者心绞痛疗效、心电图疗效方面具有良好疗效。

本研究首次将贝叶斯网状 Meta 分析方法应用于补益类中药注射剂治疗冠心病心绞痛的疗效评价当中，可解决临床试验及经典 Meta 分析中不能实现多个中药注射剂之间疗效对比的问题，各补益类中药注射剂的优势能够通过干预措施排序结果体现，有利于梳理优势品种。其次，本研究全面检索了 13 种补益类中药注射剂治疗冠心病心绞痛的临床试验，保证了纳入研究的全面性，采用严格的纳入标准，保证了研究的临床异质性程度较小。

九、中药注射剂治疗急性心肌梗死的网状 Meta 分析

急性心肌梗死（acute myocardial infarction）是由于冠状动脉急性闭塞或痉挛导致供血不足，发生心肌缺血、坏死而引起的临床综合征，具有起病急、病情重、致死率高的特点。《中国心血管病报告 2017》中指出 2002~2015 年急性心肌梗死发生率呈现年轻化，且死亡率总体呈上升态势。急性心肌梗死的治疗原则是恢复心肌的血液灌注，积极处理并发症，药物治疗包括 β 受体阻滞剂、血管紧张素转换酶抑制剂、血管紧张素受体拮抗剂、他汀类药物、抗血小板药、醛固酮拮抗剂等。急性心肌梗死属于中医学"真心痛"范畴，其病机为本虚标实，本虚常表现为气虚，标实常体现为血瘀、痰瘀。因此，益气是治疗急性心肌梗死的主要治法。本研究将应用贝叶斯网状 Meta 分析方法对补益类中药注射剂治疗急性心肌梗死的疗效进行分析，旨在为急性心肌梗死临床合理用药提供高质量循证医学证据。

（一）资料与方法

1. 纳入与排除标准

① 研究类型：临床上使用补益类中药注射剂联合西医常规用药（western medicine, WM）治疗急性心肌梗死的随机对照试验（凡文献中提及"随机分组"均纳入），发表语言不限，且不限于二臂研究。

② 研究对象：所有患者均依据临床标准诊断为急性心肌梗死。性别、种族及国籍等不限。

③ 干预措施：所有患者入院均给予 WM，包括抗血小板聚集药物、抗凝剂、抗心肌缺血药物、溶栓药物等。具体药物包括阿司匹林、肝素、β 受体阻滞剂（倍他乐克）、硝酸酯类药物（硝酸甘油）、血管紧张素转换酶抑制剂（依那普利）、钙离子通道阻滞剂（氨氯地平）、尿激酶等。若存在其他并发症予以相应治疗。治疗组在此基础上使用一种补益类中药注射剂，对照组仅采用 WM 或在此基础上联用其他一种补益类中药注射剂。用药剂量、疗程不限，但需说明中药注射剂的具体用量。

④ 结局指标：a. 临床总有效率，心绞痛疗效总有效率 =（总患者数量 − 无效患者数量）/ 总数 ×100%。无效：临床症状无缓解或发作次数较前无明显减少，心电图 ST 段抬高回落 < 30% 或心电图 ST 段压低无改善。b. 静脉溶栓再通率。c. 胸痛缓解。d. ST 段回降。e. 心肌酶峰提前。f. 再灌注心律失常。纳入文献提及以上结局指标中的任意一项即可纳入本次

网状 Meta 分析。g. 不良反应。

⑤ 排除标准：a. WM 方案中包含康复治疗、物理疗法，或除中药注射剂外存在其他如中药、针灸等中医药治疗手段的研究；b. 同一研究多次发表或相同数据的文献，仅保留较早发表的 1 篇；c. 数据不完整、有误的文献；d. 不能获取全文的文献。

2. 文献检索

计算机检索 Pubmed、Cochrane Library、Embase、中国知网、万方数据库、维普中文科技期刊数据库、中国生物医学文献数据库中关于补益类中药注射剂治疗急性心肌梗死的文献，检索时间为自建库起至 2018 年 8 月 8 日。检索策略的制定参考 Cochrane 系统评价员手册 5.1.0 版，根据不同数据库的特征按照医学主题词与自由词结合的方式进行检索，检索词分为中药注射剂、急性心肌梗死和随机对照试验 3 个部分。所有检索策略经过多次预检索后确定，检索的补益类中药注射剂品种包括刺五加注射液、大株红景天注射液、黄芪注射液、参附注射液、生脉注射液、参麦注射液、参芪扶正注射液、注射用益气复脉、黄芪多糖注射液、人参多糖注射液、人参糖肽注射液、鹿茸精注射液、薄芝菌注射液。

3. 文献筛选和数据提取

所有文献信息均使用 NoteExpress 文献管理软件进行管理，并利用该软件对检索得到的文献进行查重。查重后的文献由两位研究者独立阅读文献题目和摘要，筛除综述、非临床研究、不相关文献等，其余文献进行全文阅读，以确定是否符合纳入排除标准，如有分歧，通过讨论或咨询第三方决定。针对纳入研究按照预先设计的表格提取资料并进行核对，提取内容包括：①纳入研究的基本信息，包括第一作者、作者国籍、发表年份等；②研究对象的基本特征，包括治疗组和对照组的人数、性别组成、年龄、病程、心功能分级情况；③研究中干预措施的具体细节：中药注射剂用法用量、WM、疗程；④研究所关注的结局指标和结果测量数据；⑤研究设计类型和偏倚风险评价的关键因素：随机方法、盲法、原始研究中治疗组与对照组是否具有可比性、结局指标是否完整报告。

4. 纳入研究的偏倚风险分析

偏倚风险由两位研究者采用 Cochrane 系统评价员手册 5.1.0 版随机对照试验偏倚风险评估工具对纳入研究进行偏倚风险评价。评价条目包括：①随机序列的产生方法（选择性偏倚）；②随机序列的分配隐藏（选择性偏倚）；③对受试者和工作者实施盲法（实施偏倚）；④对结果评价者实施盲法（检测偏倚）；⑤不完整的结局数据（磨损偏倚）；⑥选择性报告结局（报告偏倚）；⑦其他方面的偏倚。每一方面内容均有 3 个等级，分别为低风险、不清楚、高风险。由两位研究者分别进行偏倚风险分析，如遇分歧交由第三方裁定。

5. 资料统计分析

本研究采用 WinBUGS 1.4.3 软件进行数据分析，并利用 Stata 13.0 软件进行网状关系图的绘制、发表偏倚检测、一致性检验等。采用 WinBUGS 1.4.3 软件对数据进行分析时，利用贝叶斯马尔可夫链蒙特卡罗随机效应模型进行贝叶斯推断，根据先验概率推断后验概率，并在假定贝叶斯马尔可夫链蒙特卡罗模型已经达到稳定收敛状态下进行估计和推断。运行该程序时，设定迭代次数为 200000 次，前 10000 次用于退火以消除初始值的影响。对于二分类变量，采用比值比（odd ratio，OR）进行计算；连续型变量采用均数差值（mean difference，MD）计算，同时计算效应量的 95% 可信区间（95%confidence interval，

95%CI）。OR 值不包括 1.00 或 MD 值不包括 0.00 视为具有统计学意义。通过 Stata 13.0 软件调用 WinBUGS 1.4.3 软件中获得的数据结果得到各干预措施的排序结果，绘制累积概率排序图，并得到曲线下面积值（surface under the cumulative ranking area，SUCRA）。SUCRA 值用百分数表示。当 SUCRA 值为 100% 时提示干预措施绝对有效，而为 0% 时则提示干预措施绝对无效。基于 SUCRA 值对结局指标进行聚类分析，得到在两个聚类指标中相对最佳的干预措施。同时利用 Stata 13.0 软件绘制各结局指标干预措施之间比较的网状关系图、漏斗图、网状森林图、贡献图等。在网状关系图中圆点面积代表采用相关干预措施的患者人数，各点间线的粗细代表纳入研究的数量。如结局指标纳入多于 10 个研究，则进行发表偏倚分析，绘制漏斗图。在漏斗图中，如果代表各纳入研究的点分布均匀则说明发表偏倚较小。另外，网状 Meta 分析中最重要的假设为将直接与间接对比的证据结果视为一致。因此，如果研究中存在干预措施的闭合环路，则需要利用 Stata 13.0 进行一致性检验。结果用 P 值、不一致性因子（inconsistent factor，IF）检验，如果 P 值结果大于 0.05、IF 值接近 0，则说明相应的直接比较证据与间接比较证据一致。同时，绘制相应结局指标的网状森林图、贡献图。森林图可显示针对网状 Meta 分析数据及合并效应量的结果，即网状 Meta 分析中不同对照组之间所有研究的合并结果及不同研究涉及的亚组分析结果。贡献图的绘制基于直接比较证据，在贡献图中可以得到不同干预措施的直接比较证据在网状 Meta 分析证据中所占的比例，找到影响网状 Meta 分析合并结果最多的直接比较证据。

（二）结果

1. 检索及筛选结果

按照预先制定的检索策略，共检索到相关文献 2080 篇，经过文献查重，剩余 1142 篇文献。通过阅读题目及摘要后排除综述、非临床研究、不相关文献共 506 篇，共收集补益类中药注射剂联合 WM 方案治疗急性心肌梗死的临床研究文献 636 篇。之后阅读全文，根据纳入排除标准共 609 篇文献排除，具体原因如下：①非随机对照试验或随机方法错误（25 篇）；②干预措施不符合（248 篇）；③疾病不符合（289 篇）；④结局指标不符合（11篇）；⑤重复数据（26 篇）；⑥无法获取全文（10 篇）。最终共纳入 27 篇文献，所有文献均为已发表的中文文献，发表年份为 1999~2017 年。

2. 纳入研究的基本特征

共纳入六种中药注射剂（大株红景天注射液、黄芪注射液、参附注射液、生脉注射液、参麦注射液、参芪扶正注射液），27 个研究，包含 2445 例患者，其中试验组 1230 例，对照组 1215 例。其中，男性患者约占 60.20%，患者以中老年人为主。纳入研究均为二臂研究，对照组及治疗组均给予包括阿司匹林、肝素、硝酸甘油、依那普利、尿激酶等 WM，治疗组为在 WM 的基础上增加使用一种补益类中药注射剂，其中 1 个研究治疗组联用的补益类中药注射剂为大株红景天注射液，3 个研究治疗组为黄芪注射液，3 个研究治疗组为参附注射液，10 个研究治疗组为生脉注射液，9 个研究治疗组为参麦注射液，1 个研究治疗组为参芪扶正注射液。纳入研究中除 1 个研究采用多次静脉推注外，其余研究补益类中药注射剂的用法均为静脉滴注，1 日 1 次，疗程多为 14 天。纳入研究中 51.9% 的研究报道了临床总有效率，44.40% 的研究报道了静脉溶栓再通率，22.20% 的研究报道了胸痛缓解、ST段回降、心肌酶峰提前的情况，33.30%的研究报道了再灌注心律失常。纳入研究均未进行中医辨证。结局指标的网状证据图见图4-21。

3. 纳入研究的质量评价

纳入的27个研究中有6个研究按照随机数字表法或掷骰子法分组，故这6个研究因随机序列产生所引起的选择性偏倚评价为"低风险"；其余研究均只提及"随机分组"，故评价为"不清楚"。2个研究采用了双盲法，故其实施偏倚评价为"低风险"；1个研究采用了单盲法，由于该项研究所使用的补益类中药注射剂生脉注射液，为淡黄棕色的澄明液体，因其颜色及用法存在破盲的可能，故其实施偏倚评价为"高风险"。多数研究因纳入研究均未采用随机序列隐藏及盲法，其因随机序列隐藏不适当而导致的选择性偏倚、因未对受试者及研究者或结局评价者实施盲法而导致的实施偏倚及检测偏倚评估为"不清楚"。另外，由于所有研究均没有不完整数据，其磨损偏倚评价为"低风险"。所有纳入研究在设计方案时提及的结局指标报告完整，因此报告偏倚评价为"低风险"。所有研究均报告了试验组与对照组患者基线存在可比性，因此其他偏倚均评价为"低风险"。

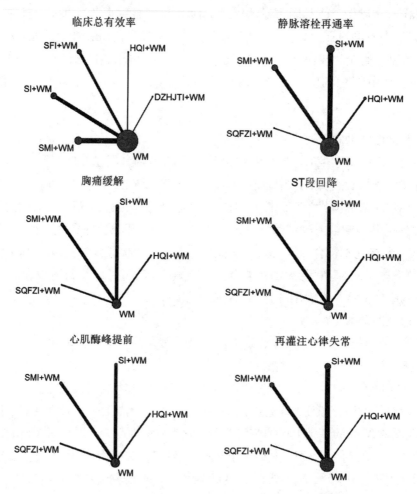

图4-21　补益类中药注射剂治疗急性心肌梗死证据图

注：DZHJTI：大株红景天注射液；HQI：黄芪注射液；SFI：参附注射液；SI：生脉注射液；SMI：参麦注射液；SQFZI：参芪扶正注射液；WM：西医常规用药

4. 网状 Meta 分析结果

①临床总有效率：共有 14 个研究提及这个结局指标，纳入研究的对照组均为 WM 方案，治疗组的干预措施及数量分别为大株红景天联合 WM 方案 1 个，黄芪注射液联合 WM 方案 1 个，参附注射液联合 WM 方案 3 个，生脉注射液联合 WM 方案 4 个，参麦注射液联合 WM 方案 5 个。结果显示，除黄芪注射液外，其余纳入的补益类中药注射液联合 WM 方案较仅采用 WM 相比均可提高临床总有效率。OR 值结果显示：与仅用 WM 相比，在 WM 基础上，分别联合大株红景天注射液（OR=0.24，95%CI：0.07~0.75）、参附注射液（OR=0.21，95%CI：0.08~0.53）、生脉注射液（OR=0.36，95%CI：0.17~0.67）、参麦注射液（OR=0.34，95%CI：0.16~0.68）组间差异具有统计学意义。此外，在改善临床总有效率方面，纳入的不同品种补益类中药注射剂联合 WM 方案间无统计学差异。对各干预措施疗效排序，黄芪注射液联合 WM 方案在提高临床总有效率方面成为最佳治疗措施的概率最大（72.00%），其次分别是参附注射液及大株红景天注射液联合 WM 方案（71.80%，65.80%）。

②静脉溶栓再通率：共有 12 个研究提及这个结局指标，纳入研究的对照组均为 WM 方案，治疗组的干预措施及数量分别为黄芪注射液联合 WM 方案 2 个，生脉注射液联合 WM 方案 5 个，参麦注射液联合 WM 方案 4 个，参芪扶正注射液联合 WM 方案 1 个。MD 值结果显示：与仅用 WM 相比，在 WM 基础上，分别联合生脉注射液（OR=0.28，95%CI：0.16~0.46）、参麦注射液（OR=0.52，95%CI：0.30~0.90）组间差异具有统计学意义。此外，在改善静脉溶栓再通率方面，不同品种补益类中药注射剂联合 WM 方案间无统计学差异。对各干预措施疗效排序，生脉注射液联合 WM 方案在改善静脉溶栓再通率方面成为最佳治疗措施的概率最大（97.30%），其次分别是参麦注射液及黄芪注射液联合 WM 方案（63.60%，47.10%）。

③胸痛缓解：共有 6 个研究报道了胸痛缓解这一指标，纳入研究的对照组均为 WM 方案，治疗组的干预措施及数量分别为黄芪注射液联合 WM 方案 1 个，生脉注射液联合 WM 方案 2 个，参麦注射液联合 WM 方案 2 个，参芪扶正注射液联合 WM 方案 1 个。MD 值结果显示各方案间的结果均无统计学意义。对各干预措施疗效排序，在缓解胸痛方面，生脉注射液联合 WM 方案成为最佳治疗措施的概率最大（72.50%）。

④ST 段回降：共有 6 个研究提及 ST 段回降，纳入研究的对照组均为 WM 方案，治疗组的干预措施及数量分别为黄芪注射液联合 WM 方案 1 个，生脉注射液联合 WM 方案 2 个，参麦注射液联合 WM 方案 2 个，参芪扶正注射液联合 WM 方案 1 个。MD 值结果显示各方案间的结果均无统计学意义。对各干预措施疗效排序，生脉注射液联合 WM 方案成为最佳治疗措施的概率最大（71.50%）。

⑤心肌酶峰提前：共有 6 个研究提及心肌酶峰提前，纳入研究的对照组均为 WM 方案，治疗组的干预措施及数量分别为黄芪注射液联合 WM 方案 1 个，生脉注射液联合 WM 方案 2 个，参麦注射液联合 WM 方案 2 个，参芪扶正注射液联合 WM 方案 1 个。MD 值结果显示各方案间的结果均无统计学意义。对各干预措施疗效排序，生脉注射液联合 WM 方案成为最佳治疗措施的概率最大（74.40%）。

⑥再灌注心律失常：共有 9 个研究提及再灌注心律失常，纳入研究的对照组均为 WM

方案，治疗组的干预措施及数量分别为黄芪注射液联合 WM 方案 1 个，生脉注射液联合 WM 方案 4 个，参麦注射液联合 WM 方案 3 个，参芪扶正注射液联合 WM 方案 1 个。MD 值结果显示各方案间的结果均无统计学意义。对各干预措施疗效排序，生脉注射液联合 WM 方案成为最佳治疗措施的概率最大（78.60%）。

⑦聚类分析：将临床总有效率分别与其他结局指标进行聚类。结果显示，在所有的纳入方案中，补益类中药注射剂分别联合 WM 方案在疗效排序中占优势，WM 方案疗效最差。其中，生脉注射液、参麦注射液、黄芪注射液联合 WM 方案在综合提高急性心肌梗死疗效排序中占优势（图 4-22）。

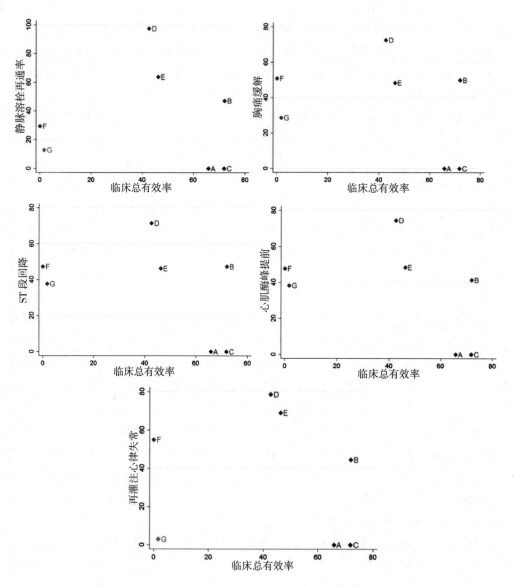

图 4-22　补益类中药注射剂治疗急性心肌梗死聚类分析图

注：A：大株红景天注射液联合西医常规用药方案；B：黄芪注射液联合西医常规用药方案；C：参附注射液联合西医常规用药方案；D：生脉注射液联合西医常规用药方案；E：参麦注射液联合西医常规用药方案；F：参芪扶正注射液联合西医常规用药方案；G：西医常规用药

⑧发表偏倚：针对临床总有效率、静脉溶栓再通率指标绘制漏斗图。在两个结局指标的漏斗图中，纳入研究分布不平均，说明本研究存在一定的发表偏倚（图4-23）。

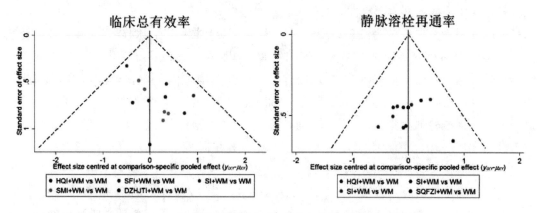

图4-23　补益类中药注射剂治疗急性心肌梗死漏斗图

注：DZHJTI：大株红景天注射液；HQI：黄芪注射液；SFI：参附注射液；SI：生脉注射液；SMI：参麦注射液；SQFZI：参芪扶正注射液；WM：西医常规用药

5.不良反应

5个研究明确报道了在用药过程中无不良反应的发生，4个研究在用药过程中发生了不良反应，其余研究均未对不良反应情况进行说明。4个研究的对照组干预措施均为WM方案。1个研究的治疗组干预措施为参附注射液联合WM方案：在李的研究中出现了皮下瘀斑、疲乏无力。3个研究治疗组方案为生脉注射液联合WM方案，在梁的研究中，治疗组发生出血6例，均为轻度出血，其中2例为鼻及齿龈出血，2例为血管穿刺部位出血，2例为尿内红细胞6~8/HP。无一例发生颅内出血或其他严重出血症状；在卢的研究中，治疗组发生出血3例，均为轻度出血，其中2例为鼻及齿龈出血；1例为血管穿刺部位出血；另有1例患者自觉乏力、心慌、气短、面色苍白、反应迟钝、表情呆滞。对照组发生出血3例，均为轻度出血，其中1例为鼻及齿龈出血，1例为血管穿刺部位出血，1例为尿内红细胞6~8/HP，无一例发生颅内出血或其他严重出血症状。在陆的研究中，治疗组发生轻度出血2例，心慌1例。对照组发生轻度出血3例，气短、乏力2例，心慌1例。所有不良反应经过相应治疗均得到缓解，未影响试验。

6个研究存在超过药品说明书剂量的情况：其中1个治疗组联合使用大株红景天注射液、3个联合使用黄芪注射液的研究未见不良反应，另有2个治疗组分别联合使用黄芪注射液及生脉注射液的研究均出现了不良反应。

7个研究存在未按照药品说明书使用溶媒或未说明溶媒的情况：其中1个治疗组联合使用生脉注射液的研究出现了不良反应，余下研究未报道不良反应情况。

（三）讨论

结果显示纳入的六种中药注射剂对于治疗急性心肌梗死均有一定疗效，具体体现在：①所有纳入的补益类中药注射剂联合WM方案的疗效均优于仅采用WM方案。②综合SUCRA结果及纳入研究数量，在所有纳入方案中，生脉注射液联合WM方案较其他方案综合疗效较好，其次为黄芪注射液。③发表偏倚检测结果显示，目前研究中存在一定的发表偏倚，且样本量还有待提升，以支持网状 Meta 分析获得更有力的结论。④纳入研究中存在未严格按照说明书使用注射剂的情况，且对不良反应情况报道较少，因此尚不能得出关于补益类中药注射剂治疗急性心肌梗死的安全性结论。

生脉注射液主要成分为红参、麦冬、五味子，源于古方"生脉散"。红参甘温，补气生津、滋阴养血；麦冬味甘，味苦，养阴生津、润肺生津；五味子酸温，生津收敛，三药合用可奏益气强心、生津养阴之效。目前，研究表明生脉注射液的药理作用主要包括：①通过增强心肌收缩力，提高心输出量，进而改善心脏功能。②增加血流量，降低冠状动脉阻力，进而减轻血栓形成。③改善心肌缺血、心肌细胞代谢，保持电生理稳定。同时，已有经典 Meta 分析表明，生脉注射液联合 WM 方案在提高患者冠状动脉再通率、每搏输出量，改善心律失常、心源性休克，降低死亡率方面具有较好疗效。本研究中有 2/3 的纳入研究未报道不良反应，这说明在临床治疗过程中，医务人员对于药品安全性的关注度较低。本研究首次应用贝叶斯网状 Meta 分析方法对中药注射剂治疗急性心肌梗死的疗效进行评价，但尚存在局限性，主要体现在以下两点：首先，纳入的研究数量较少。这在一定程度上降低了研究结果的统计效能。其次，纳入研究关注的结局指标单一。除本研究中提及的溶栓后再通指标外，如心肌损伤物、血浆脑钠肽含量、血清中肿瘤坏死因子 –α、BMI 指数、微小 RNA 水平也是急性脑梗死患者早期诊断、预后、梗死面积、心脏死亡的重要测量指标。基于此，本研究提出以下建议：首先，临床试验在实施时应尽可能根据医院条件采用低风险的随机方法、盲法，保证试验过程的透明度及可信度。此外，中药注射剂是在中医药理论指导下应用的制剂，应在治疗过程中体现中医辨证的特点，并且进行随访，统计证候积分等结果。

十、中药注射剂联合 FOLFOX 化疗方案治疗胃癌的网状 Meta 分析

作为全球常见的恶性肿瘤之一，胃癌的死亡率居恶性肿瘤第二位，且发病率在消化道肿瘤中位列第一。胃癌具有发病率及死亡率高、早诊率低、手术切除率低、5 年生存率低等特点。FOLFOX 化疗方案已成为国内外公认治疗胃癌的一线化疗方案，该化疗方案由氟尿嘧啶（4-Fu），亚叶酸钙（LV）和奥沙利铂（L-OHP）三种化疗药物组成。而据相关研究表明 L-OHP，4-Fu 等化疗药物会引起神经毒性、全血细胞减少和胃肠道毒性等毒副反应。本研究采用网状 Meta 分析方法，对中药注射剂联合 FOLFOX 化疗方案治疗胃癌的临床疗效、安全性等方面进行综合评估，以期为中药注射剂联合化疗治疗胃癌的优势品种选择提供科学依据与参考。

（一）资料与方法

1. 纳入文献

① 纳入标准：a. 研究对象（participants）：胃癌患者均经过病理学、细胞学或组织学确诊。b. 干预措施（Intervention/Comparison）：治疗组胃癌患者在接受 FOLFOX 化疗方案（奥沙利铂 + 氟尿嘧啶 + 亚叶酸钙）的基础上同时联合使用中药注射剂；对照组胃癌患者只接受 FOLFOX 方案进行化疗。c. 结局指标（outcome）：本研究的疗效结局指标为临床总有效率、生存质量；安全性结局指标为不良反应，具体包括白细胞减少、胃肠道反应、肝

功能异常三个方面。其中，根据 WHO 实体瘤疗效评价评定标准，临床总有效率＝（完全缓解例数＋部分缓解例数）/ 总例数 ×100%。生存质量的评定根据 karnofsky performance status（KPS）功能状态评分标准进行，生存质量改善率 =KPS 评分提高 10 分以上的例数 / 总例数 ×100%。此外，不良反应参照 1981 年 WHO 制定的《化疗药物急性及亚急性毒性标准》进行判定，不良反应发生率＝（总例数 － 未发生不良反应例数）/ 总例数 ×100%。d. 研究类型（study type）：随机对照试验（randomized controlled trial，RCT）。

② 排除标准：a. 研究对象：除胃癌外，患者合并有其他原发性肿瘤；b. 干预措施：试验组未使用中药注射剂联合治疗，或中药注射剂给药途径为非静脉给药；试验组采用口服制剂的抗肿瘤类中成药、中药汤剂、针灸等中医药手段辅助治疗；试验组与对照组的共同干预措施不是 FOLFOX 化疗方案，而是采用其他化疗方案、放疗、介入治疗、免疫治疗、热疗等治疗手段或方法；未描述中药注射剂及化疗药物的名称、剂量、疗程等方面的信息；c. 结局指标：没有可行的疗效及安全性的数据或未明确描述疗效评价标准；d. 研究类型：非临床随机对照试验（自身对照研究、队列研究、综述、药理研究等）；随机方法有误的研究（根据患者入院顺序进行分组）；重复发表的研究（仅保留样本量大、信息全面的文献）。

2. 文献检索

对国内外数据库开展全面、系统的检索：国外数据库主要包括 PubMed、Embase、the Cochrane Library；国内数据库主要涉及中国期刊全文数据库（CNKI）、万方数据库、中文科技期刊全文数据库（VIP）以及中国生物医学文献数据库（SinoMed）。各数据库的检索时间限定为从各数据库建库至 2017 年 1 月 19 日。根据 Cochrane 协作网提供的检索方式，本研究的检索词分为 3 个部分：胃癌、中药注射剂和随机对照研究，同样的，采用主题词和自由词相结合的方式进行检索。在多年从事信息检索方向的专家指导下，针对不同数据库的特征相应地调整检索策略以达到检索结果的全面性、合理性与可靠性。其中，英文数据库以 PubMed 为例，胃癌的检索词分别为 "Stomach Neoplasm, Stomach Neoplasm, Gastric Neoplasms, Gastric Neoplasm, Stomach Cancer*, Stomach Tumor*, Gastric Cancer*, Gastric Tumor*, Gastric Carcinoma, Stomach Carcinoma"。中文数据库以 CNKI 为例，胃癌的检索词为 "胃肿瘤、胃瘤、胃癌"；在结合各中药注射剂的检索词的基础上全文检索 "随机"。同时追查纳入文献与相关系统评价 /Meta 分析的参考文献以获取相关随机对照试验。

3. 文献筛选与数据提取

首先，对国内外数据库检索所得的文献导出题录后汇总至 NoteExpress 软件，运用该文献管理软件的去重功能初步筛除重复文献。其次，由两名研究者通过浏览文献的题目和摘要进行独立初筛，根据提前制定好的纳入排除标准剔除明显不相关的研究（非胃癌、非中药注射剂、非 RCT）。最后，对于初步纳入的文献获取全文，在此基础上阅读全文，根据排除标准去除不符合研究标准的文献。两名研究者交叉核对纳入研究的结果，对持不同意见的文献经由指导老师参与讨论并决定是否纳入。最终，由两名研究者采用 Microsoft Excel 2016 办公软件制定统一的资料提取表，并独立对纳入文献提取以下资料：文献题目、第一作者姓名、发表年份；纳入患者的性别、年龄、例数、TNM 分期、预计生存期以及 KPS 评分；中药注射剂的名称、剂量及治疗周期；各结局指标的测量数据。对完成后信息提取表，由第三名研究者进行核对。

4. 质量评价

本研究在国际循证医学领域常用的 the Cochrane risk of bias（ROB）tool 和 CONSORT 2010 声明基础上，同时又结合中医药领域的研究特色，制定了符合中药注射剂随机对照试验特点的质量评价条目。由两名研究者单独对纳入文献的方法学质量进行评价，如遇分歧，经由指导老师参与讨论并最终达成一致。其中，质量评价条目包括以下几个环节：①是否描述了随机分组的方法，且随机方法正确与否；②是否有随访信息；③是否采用盲法；④是否实施隐蔽分组；⑤是否描述退出、失访例数及其理由；⑥是否详述受试者的纳入排除标准；⑦是否评价不良反应；⑧是否交代统计方法；⑨是否接受基金资助；⑩是否通过了医学伦理审查。

5. 统计学方法

首先，运用剑桥公共卫生所推出的网状 Meta 分析的专用软件包 WinBUGS 1.4.3 软件，对整理后的结局指标数据进行分析，采用比值比（odds ratio，OR）作为二分类数据资料的效应统计指标（OR 值的中位数为集中趋势）和 95% 可信区间（confidence interval，95%CI）报告间接比较的结果。考虑到纳入文献中存在临床异质性的因素，故而采用随机效应模型进行合并分析；基于贝叶斯理论，采用马尔可夫链蒙特卡罗方法进行初始值设定与数据推断。模型初次更新迭代次数设定 200000 次，前 10000 次用于退火以消除初始值的影响。95%CI 区间不包括 1 即被认为组间差异具有统计学意义。其次，采用专业的数据分析、数据管理和绘制专业图表的统计软件 Stata 13.0 进行图形绘制：网状关系图可以呈现不同干预措施间存在的间接比较关系；通过累积排序概率图下面积（surface under the cumulative ranking area，SUCRA）呈现每个干预措施成为最佳干预的可能性，根据 SUCRA 中位数获得各干预措施在不同结局指标方面的相对排序，其中，SUCRA 值介于 0 与 1 之间，SUCRA 值越大表明该干预措施越有效或更安全。此外，根据绘制漏斗图识别纳入文献的发表偏倚。对同时报道两个结局指标的不同干预措施进行聚类分析，在聚类分析图中同属一类的干预措施具有同一种颜色，综合排序较好的干预措施居于聚类分析图的右上角。

（二）结果

1. 文献检索及纳入结果

按照制定的检索策略共检索到相关文献 2316 篇，按纳入排除标准进行初步筛选，通过获取原始文献、提取数据、质量评估后，最终纳入 15 种中药注射剂，共计 81 个 RCT，均为已发表的中文文献。其中中药注射剂纳入随机对照试验的数量如下：斑蝥酸钠维生素 B_6 注射液、得力生注射液、黄芪注射液、榄香烯注射液、参麦注射液、胎盘多肽注射液各 1 篇，消癌平注射液、人参多糖注射液、黄芪多糖注射液各 2 篇，香菇多糖注射液 5 篇，华蟾素注射液 6 篇，艾迪注射液 9 篇，康艾注射液 14 篇，复方苦参注射液 17 篇以及参芪扶正注射液 18 篇。

2. 纳入文献基本特征

最终纳入 15 种中药注射剂，81 个 RCT，共 5978 例患者，其中试验组 3049 例，对照组 2929 例。纳入文献均报告了研究对象的数量和年龄，其中 74 个（91.36%）、52 个（64.20%）、49 个（60.49%）和 56 个（69.14%）RCT 分别报告了研究对象的性别、胃癌的临床分期、预计生存时间和治疗前的 KPS 评分。中药注射剂联合 FOLFOX 化疗方案治疗胃癌在 5 个结局指标方面的网状关系见图 4-24。

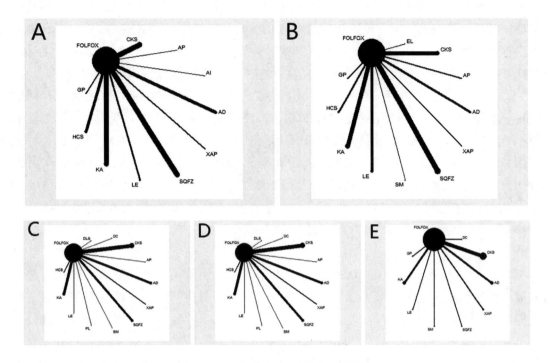

图 4-24　各结局指标的网状关系图

注：A：临床总有效率；B：生存质量；C：白细胞减少；D：胃肠道反应；E：肝功能不全；AD：艾迪注射液；DC：斑蝥酸钠维生素 B_6 注射液；SM：参麦注射液；SQFZ：参芪扶正注射液；DLS：得力生注射液；CKS：复方苦参注射液；HCS：华蟾素注射液；AP：黄芪多糖注射液；AI：黄芪注射液；KA：康艾注射液；EL：榄香烯注射液；GP：人参多糖注射液；PL：胎盘多肽注射液；LE：香菇多糖注射液；XAP：消癌平注射液；FOLFOX：FOLFOX 化疗方案。

3. 质量评价结果

本研究纳入的随机对照试验均描述了受试者的纳入排除标准；也均提及"随机"，但只有 11 个（13.58%）研究采用随机数字表法、1 个（1.23%）研究采用抽签法、1 个（1.23%）研究按奇偶数、2 个（2.47%）研究按就诊先后顺序对研究对象随机分组；只有3 个（3.70%）研究提及盲法；6 个（7.41%）研究获得经费资助；8 个（9.88%）研究进行了随访；63 个（77.78%）研究对不良反应进行了评价；21 个（25.93%）研究描述了医学伦理审查情况。

4. 网状 Meta 分析结果

① 临床总有效率：在临床总有效率方面，共有 61 个 RCT，共计 10 种中药注射液。网状 Meta 分析结果显示：参芪扶正注射液 +FOLFOX、复方苦参注射液 +FOLFOX、华蟾素注射液 +FOLFOX、黄芪注射液 +FOLFOX、康艾注射液 +FOLFOX、香菇多糖注射液+FOLFOX 与仅用 FOLFOX 化疗相比，可以显著提高胃癌患者的临床总有效率，组间差异有统计学意义，其 OR 值、95%CI 值分别为 1.57（1.19~2.09）、2.12（1.62~2.78）、1.72（1.08~2.80）、3.06（1.01~8.99）、2.01（1.52~2.70）、1.99（1.20~3.38）。此外，在临床总有

效率方面，不同品种的中药注射剂联用 FOLFOX 化疗方案的组间差异无统计学意义。基于提高临床疗效的排序核密度结果，中药注射剂的相对排序为：黄芪注射液（83.45%）＞复方苦参注射液（74.40%）＞康艾注射液（68.65%）＞香菇多糖注射液（65.87%）＞黄芪多糖注射液（59.76%）＞华蟾素注射液（53.01%）＞参芪扶正注射液（42.14%）＞消癌平注射液（35.66%）＞艾迪注射液（33.24%）＞人参多糖注射液（27.72%）。基于上述相对排序，前 3 位的中药注射剂分别是黄芪注射液、复方苦参注射液和康艾注射液。

②生存质量：在生存质量方面，共有 45 个 RCT，共计 11 种中药注射剂。网状 Meta 分析结果显示：艾迪注射液 +FOLFOX、参芪扶正注射液 +FOLFOX、复方苦参注射液 +FOLFOX、华蟾素注射液 +FOLFOX、黄芪多糖注射液 +FOLFOX、康艾注射液 +FOLFOX、人参多糖注射液 +FOLFOX、香菇多糖注射液 +FOLFOX、消癌平注射液 +FOLFOX、参麦注射液 +FOLFOX 与仅用 LFOX 方案相比，可以显著提高胃癌患者的生存质量，组间的差异有统计学意义，其 OR 值、95%CI 值分别为 0.42（0.24~0.75）、2.99（2.06~4.34）、2.74（1.77~4.22）、2.94（1.32~6.77）、11.38（4.62~30.17）、4.30（2.91~6.50）、4.55（1.87~11.71）、3.23（1.88~5.66）、3.23（1.36~7.85）、4.11（1.34~13.33）；此外，在 FOLFOX 化疗方案的基础上联用黄芪多糖注射液较联用艾迪注射液、参芪扶正注射液、复方苦参注射液、华蟾素注射液、香菇多糖注射液而言，可以提高胃癌患者的生存质量，且组间差异具有统计学意义，其 OR 值、95%CI 值分别为 4.81（1.64~14.91）、3.82（1.44~10.85）、4.16（1.53~12.08）、3.89（1.13~13.6）、0.28（0.094~0.82）。基于提高生存质量的排序核密度结果，11 种中药注射剂的相对排序为：黄芪多糖注射液（97.12%）＞康艾注射液（71.23%）＞人参多糖注射液（69.38%）＞参麦注射液（62.5%）＞香菇多糖注射液（50.09%）＞消癌平注射液（50.07%）＞榄香烯注射液（44.85%）＞华蟾素注射液（44.11%）＞参芪扶正注射液（43.94%）＞复方苦参注射液（37.26%）＞艾迪注射液（28.68%）。基于上述相对排序，前 3 位的中药注射剂分别是黄芪多糖注射液、康艾注射液、人参多糖注射液。

③不良反应：a. 在白细胞减少方面，共有 35 个 RCT，共计 12 种中药注射剂。网状 Meta 分析结果显示：艾迪注射液 +FOLFOX、参芪扶正注射液 +FOLFOX、复方苦参注射液 +FOLFOX、华蟾素注射液 +FOLFOX、黄芪多糖注射液 +FOLFOX、康艾注射液 +FOLFOX、香菇多糖注射液 +FOLFOX 与仅用 FOLFOX 化疗方案相比，可以显著缓解白细胞减少，组间的差异具统计学意义，其 OR 值、95%CI 值分别为 3.64（2.03~6.65）、0.51（0.28~0.88）、0.33（0.21~0.49）、0.28（0.099~0.77）、0.22（0.060~0.74）、0.22（0.12~0.37）、0.26（0.069~0.94）、0.43（0.19~0.94）。此外，在 FOLFOX 化疗方案的基础上，康艾注射液 +FOLFOX 较参芪扶正注射液 +FOLFOX 方案而言，可以显著缓解白细胞减少，且组间的差异具有统计学意义，其 OR 值、95%CI 值为 0.43（0.19~0.94）；而其他各中药注射剂在改善胃癌患者白细胞减少状态的组间差异无统计学意义。基于白细胞减少的排序核密度结果，12 种中药注射剂的相对排序为：康艾注射液（77.91%）＞黄芪多糖注射液（72.32%）＞艾迪注射液（64.23%）＞香菇多糖注射液（63.02%）＞华蟾素注射液（61.36%）＞斑蝥酸钠维生素 B_6 注射液（59.66%）＞复方苦参注射液（53.12%）＞胎盘多肽注射液（51.72%）＞参麦注射液（45.21%）＞消癌平注射液（36.56%）＞得力生

注射液（36.52%）＞参芪扶正注射液（26.47%）。基于上述相对排序，前 3 位的中药注射剂分别是康艾注射液、黄芪多糖注射液、艾迪注射液。

b. 在恶心呕吐方面，共有 57 个 RCT，共计 14 种中药注射液。网状 Meta 分析结果显示：艾迪注射液 +FOLFOX、斑蝥维生素 B_6 注射液 +FOLFOX、参麦注射液 +FOLFOX、参芪扶正注射液 +FOLFOX、得力生注射液 +FOLFOX、复方苦参注射液 +FOLFOX、华蟾素注射液 +FOLFOX、黄芪多糖注射液 +FOLFOX、康艾注射液 +FOLFOX、胎盘多肽注射液 +FOLFOX、香菇多糖注射液 +FOLFOX 与 FOLFOX 方案之间的差异有统计学意义，其 OR 值、95%CI 值分别为 2.74（1.81~4.18）、0.30（0.082~0.98）、0.28（0.083~0.80）、0.37（0.26~0.52）、0.37（0.15~0.86）、0.45（0.32~0.64）、0.35（0.19~0.64）、0.16（0.049~0.50）、0.43（0.31~0.6）、0.29（0.082~0.94）、0.40（0.21~0.74）。此外，在 FOLFOX 化疗方案的基础上，不同品种中药注射剂在缓解胃癌患者胃肠道反应状况的组间差异无统计学意义。基于胃肠道反应的排序核密度结果，14 种中药注射剂的相对排序为：黄芪多糖注射液（88.56%）＞参麦注射液（68.16%）＞胎盘多肽注射液（65.50%）＞斑蝥酸钠维生素 B_6 注射液（63.99%）＞华蟾素注射液（58.79%）＞参芪扶正注射液（56.41%）＞艾迪注射液（56.29%）＞得力生注射液（54.70%）＞香菇多糖注射液（48.95%）＞榄香烯注射液（42.77%）＞康艾注射液（41.83%）＞人参多糖注射液（39.72%）＞复方苦参注射液（38.05%）＞消癌平注射液（22.15%）。基于上述相对排序，前 3 位的中药注射剂分别是黄芪多糖注射液、参麦注射液、胎盘多肽注射液。

c. 在肝功能异常方面，共有 19 个 RCT，共计 9 种中药注射剂。网状 Meta 分析结果显示：艾迪注射液 +FOLFOX、参芪扶正注射液 +FOLFOX、复方苦参注射液 +FOLFOX、康艾注射液 +FOLFOX 与 FOLFOX 方案之间的差异有统计学意义，其 OR 值、95%CI 值分别为 4.38（1.76~11.08）、0.15（0.014~0.94）、0.21（0.11~0.38）、0.34（0.14~0.82）。此外，在 FOLFOX 化疗方案的基础上，不同品种中药注射剂在缓解患者肝功能异常的组间差异无统计学意义。基于肝功能异常的排序核密度结果，9 种中药注射剂的相对排序为：斑蝥酸钠维生素 B_6 注射液（76.68%）＞参芪扶正注射液（75.83%）＞复方苦参注射液（70.54%）＞人参多糖注射液（68.73%）＞艾迪注射液（66.51%）＞康艾注射液（50.49%）＞消癌平注射液（30.99%）＞香菇多糖注射液（24.62%）＞参麦注射液（22.26%）。基于上述相对排序，前 3 位的中药注射剂分别是斑蝥酸钠维生素 B_6 注射液、参芪扶正注射液、复方苦参注射液。另，各结局指标的 SUCRA 值的汇总结果见表 4-4。

④ 发表偏倚检测：漏斗图是一种在 Meta 分析过程中评价发表偏倚及其他偏倚的可视化方法。通过对 5 个结局指标绘制的漏斗图可以看出，漏斗图中的点在中线两侧分布数量不对称，表明本研究纳入的文献存在一定程度的发表偏倚（图 4-25）。

表 4-4　各结局指标的 SUCRA 值汇总表

干预措施	临床总有效率	生存质量	白细胞减少	胃肠道反应	肝功能不全
艾迪注射液 +FOLFOX	33.24%	28.68%	64.23%	56.29%	66.51%
仅用 FOLFOX 化疗方案	6.11%	0.76%	1.90%	4.11%	13.36%
黄芪注射液 +FOLFOX	83.45%	NR	NR	NR	NR

续表

干预措施	临床总有效率	生存质量	白细胞减少	胃肠道反应	肝功能不全
黄芪多糖注射液 +FOLFOX	59.76%	97.12%	72.32%	88.56%	NR
复方苦参注射液 +FOLFOX	74.40%	37.26%	53.12%	38.05%	70.54%
斑蝥酸钠注射液 +FOLFOX	NR	NR	59.66%	63.99%	76.68%
得力生注射液 +FOLFOX	NR	NR	36.52%	54.70%	NR
榄香烯注射液 +FOLFOX	NR	44.85%	NR	42.77%	NR
人参多糖注射液 +FOLFOX	27.72%	69.38%	NR	39.72%	68.73%
华蟾素注射液 +FOLFOX	53.01%	44.11%	61.36%	58.79%	NR
康艾注射液 +FOLFOX	68.65%	71.23%	77.91%	41.83%	50.49%
香菇多糖注射液 +FOLFOX	65.87%	50.09%	63.02%	48.95%	24.62%
胎盘多肽注射液 +FOLFOX	NR	NR	51.72%	65.50%	NR
参麦注射液 +FOLFOX	NR	62.50%	45.21%	68.16%	22.26%
参芪扶正注射液 +FOLFOX	42.14%	43.94%	26.47%	56.41%	75.83%
消癌平注射液 +FOLFOX	35.66%	50.07%	36.56%	22.15%	30.99%

注：NR：未报道.

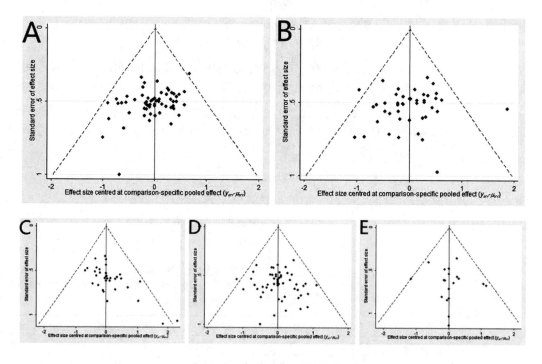

图 4-25　各结局指标的漏斗图

注：A：临床总有效率；B：生存质量；C：白细胞减少；D：胃肠道反应；E：肝功能不全.

⑤ 聚类分析：a. 对同时报道临床总有效率与生存质量改善两个结局指标的 9 种中药注射剂进行聚类分析。分析结果显示：较其他品种的中药注射剂而言，黄芪多糖注射液、康艾注射液联用 FOLFOX 化疗方案在综合排序中占优势。b. 对同时记录白细胞减少与胃肠道反应两个结局指标的 12 种中药注射剂进行聚类分析。分析结果显示：黄芪多糖注射液联合 FOLFOX 化疗方案在白细胞减少与胃肠道反应的综合排序中占优势。c. 对同时描述白细胞减少与肝功能异常两个结局指标的 8 种中药注射剂进行聚类分析。分析结果显示：斑蝥酸钠维生素 B_6 注射液、艾迪注射液、康艾注射液、复方苦参注射液联合 FOLFOX 化疗方案在白细胞减少与肝功能异常的不良反应的综合排序中占优势。d. 对同时报道胃肠道反应与肝功能异常两个结局指标的 9 种中药注射剂进行聚类分析。分析结果显示：相比其他中药注射剂的聚类分析结果，斑蝥酸钠维生素 B_6 注射液、参芪扶正注射液、艾迪注射液联合 FOLFOX 化疗方案在胃肠道反应与肝功能异常的不良反应的综合排序中占优势。

（三）讨论

本研究通过网状 Meta 分析方法比较了 15 种中药注射剂联合 FOLFOX 化疗方案在治疗胃癌方面的临床总有效率、生存质量与不良反应。结果显示，黄芪多糖注射液、康艾注射液、斑蝥酸钠维生素 B_6 注射液与 FOLFOX 化疗方案联合可以提高临床疗效、患者生存质量，并可减少化疗引起的毒副反应。但一方面受限于纳入 RCT 的数量与质量，本研究的结论还需更多前瞻性、大样本、多中心的 RCT 进一步的支持与验证。另一方面，不同种类的中药注射剂的功效也不尽相同。如鸦胆子油乳注射液、华蟾素注射液、艾迪注射液、得力生注射液等，以缩小肿瘤为主，症状改善、生存质量等作为辅助指标。而黄芪注射液、黄芪多糖注射液、人参多糖注射液的功效则是以调节免疫、改善癌症患者生存质量为主。因此，临床上对中药注射剂品种的选用应结合多因素进行考量，如临床医生的个人经验、患者的体质及治疗状况、中药注射剂的功效主治以及高质量的循证医学证据等。

康艾注射液由黄芪、人参、苦参素组成，功效为益气扶正，增强机体免疫功能。现代药理研究表明，康艾注射液会对脾和胸腺中巨噬细胞的酶活性产生影响，导致实验组大鼠外周动脉淋巴鞘增厚，脾淋巴小结增大。此外，从中医传统理论来讲，黄芪性甘，味微温；归肺、脾经；具有补气升阳，行滞通痹的功效。现代药理研究表明，黄芪具有多种生物活性及抗癌功效，如黄芪可以缓解奥沙利铂导致的神经毒性；黄芪总皂苷对胃癌细胞具有抑制和诱导凋亡的作用，黄芪多糖通过调节免疫从而达到抗肿瘤的效果。

本研究的局限性主要表现在以下几点：首先，生存期是癌症疗效评价的一个重要指标，但本研究纳入 RCT 中仅有 8 篇文献报道了生存期或随访情况。其次，纳入的随机对照试验方法学不完善的情况可能产生实施偏倚和测量偏倚等。建议今后中药注射剂的 RCT 应该重视试验方案的设计设计；采用客观、国际认可的终点疗效指标；开展中药注射剂之间比较的 RCT，以弥补间接比较的缺陷；规范临床随机对照试验报告，切实提高试验的方法学质量，从而为临床决策提供高质量的循证医学证据。

十一、中药注射剂联合放疗治疗食管癌的网状 Meta 分析

食管癌是最常见的恶性肿瘤之一。手术切除是早期食管癌患者的治疗首选，文献报

道食管癌的可切除率是 60%~90%，术后病例的生存情况并不理想，5 年总生存率仅为 10%~25%。据文献报道，在放疗中适当运用中药辅助治疗，如艾迪注射液、鸦胆子油乳注射液能减轻放疗副作用，减少并发症，提高耐受性等。本研究采用网状 Meta 分析的方法对中药注射剂联合放疗（RT）治疗食管癌进行研究，旨在为临床应用提供参考。

（一）资料与方法

1. 纳入及排除标准

① 纳入标准：a. 研究对象（participants）：纳入食管癌患者均符合病理学、细胞学或组织学诊断标准。b. 干预措施（intervention/comparison）：治疗组采用中药注射剂联合放疗治疗食管癌，对照组只采用放疗（RT）。c. 结局指标（outcome）：主要结局指标为临床总有效率及生存质量，次要结局指标为不良反应（白细胞减少、胃肠道反应、放射性食管炎），一年生存率及两年生存率。其中，临床总有效率=（完全缓解例数 + 部分缓解例数）/ 总例数 ×100%；生存质量改善率 = 生存质量改善例数 / 总例数 ×100%；不良反应发生率=（总例数 – 未发生不良反应例数）/ 总例数 ×100%；生存率=（1 年 /2 年后）生存总例数 / 总例数 ×100%。d. 研究类型（Study type）：随机对照试验（randomized controlled trial，RCT）。

② 排除标准：a. 研究对象：除食管癌外，患者合并有其他原发性肿瘤；b. 干预措施：试验组未使用中药注射剂联合治疗，或中药注射剂用法为非静脉给药；试验组采用口服制剂的抗肿瘤类中成药、中药汤剂、针灸等中医药手段辅助治疗；试验组与对照组的共同干预措施不是放疗，而是采用合并手术、化疗、介入治疗、免疫治疗、热疗等治疗手段或方法；未描述中药注射剂及化疗药物的名称、剂量、疗程等方面的信息；c. 结局指标：没有可行的疗效及安全性的数据或未明确描述疗效评价标准；d. 研究类型：非临床随机对照试验（自身对照研究、队列研究、综述、药理研究等）；随机方法有误的研究（根据患者入院顺序进行分组）；重复发表的研究（仅保留样本量大、信息全面的文献）。

2. 检索策略

由两名评价员独立检索国外数据库 PubMed、Embase、Cochrane Library 以及国内数据库，如中国期刊全文数据库（CNKI）、万方数据库、中文科技期刊全文数据库（VIP）以及中国生物医学文献数据库（SinoMed）。检索时限从建库至 2017 年 3 月 5 日。同时，追溯纳入文献的参考文献。检索策略参考 Cochrane 手册，采用主题词与自由词相结合的检索方式。其中以 PubMed 为例，食管癌的主题词为 "esophageal neoplasms"，自由词包括 "esophageal neoplasm, esophagus neoplasm, esophagus neoplasms, cancer of esophagus, cancer of the esophagus, esophagus cancer, esophagus cancers, esophageal cancer, esophageal cancers"。

3. 数据提取

由两名评价员独立筛选文献和提取资料，并交叉核对，如遇分歧则讨论解决或由第三方协助裁定。提取资料主要包括：文献题目、第一作者姓名、发表年份；纳入患者的性别、年龄、例数、TNM 分期、预计生存期以及 KPS 评分；中药注射剂的名称、剂量及治疗周期；各结局指标的测量数据。

4. 质量评价

本研究在国际循证医学领域常用的 the Cochrane risk of bias（ROB）tool 和 CONSORT

2010 声明基础上，同时又结合中医药领域的研究特色，制定了符合中药注射剂随机对照试验特点的质量评价条目。由两名研究者单独对纳入文献的方法学质量进行评价，如遇分歧，经由指导老师参与讨论并最终达成一致。其中，质量评价条目包括以下几个环节：①是否描述了随机分组的方法，且随机方法正确与否；②是否有随访信息；③是否采用盲法；④是否实施隐蔽分组；⑤是否描述退出、失访例数及其理由；⑥是否详述受试者的纳入排除标准；⑦是否评价不良反应；⑧是否交代统计方法；⑨是否接受基金资助；⑩是否通过了医学伦理审查。

5. 统计学方法

计数资料采用比值比（OR 值）为效应指标，并以其中位数为集中趋势和 95%CI 值报告间接比较的结果，检验水准为 $\alpha = 0.05$。一方面，采用 WinBUGS 1.4.3 软件对数据进行分析，基于贝叶斯理论利用马尔可夫链蒙特卡罗方法进行概率推算，将 WinBUGS 1.4.3 软件的迭代次数设定为 200000 次，其中，前 10000 次用于退火以达到消除初始值影响的作用。考虑到临床异质性及方法学异质性，选择随机效应模型分析各干预措施在不同结局指标方面的 OR 值与 95%CI 值。另一方面，用 Stata 软件绘制各治疗措施比较的证据网络图，结点表示相互比较的干预措施，边表示直接比较的两个干预措施，边的宽度表示研究数目的多少，结点的大小代表干预措施包含的样本量。此外，绘制累积排序概率图，以累积排序曲线下面积（SUCRA）预测各治疗措施疗效排序；SUCRA 值介于 0 与 1 之间，SUCRA 值越大表明该干预措施越有效或更安全。绘制漏斗图检测纳入文献的发表偏倚。此外，对同时报道两个结局指标的不同干预措施进行聚类分析。

（二）结果

1. 文献检索结果

按照制定的检索策略共检索到相关文献 685 篇，经文献管理软件查重、浏览题目摘要进行筛选，初步收集到中药注射剂联合放疗方案治疗食管癌的临床研究 382 篇。通过获取原始文献、阅读全文、提取数据、质量评估后，最终纳入 12 种中药注射剂，共计 55 个 RCT，均为已发表的中文文献。其中黄芪多糖注射液、黄芪注射液、香菇多糖注射液、参麦注射液、斑蝥酸钠维生素 B_6 注射液、参芪扶正注射液各 1 篇，榄香烯注射液 2 篇，华蟾素注射液 4 篇，康艾注射液 7 篇，复方苦参注射液 11 篇，鸦胆子油乳注射液 10 篇，艾迪注射液 15 篇。

2. 纳入研究的基本特征

最终纳入 12 种中药注射剂，55 个 RCT，共 4114 例患者，其中试验组 2073 例，对照组 2041 例。纳入文献均报告了食管癌患者的例数和年龄，其中 49 个（89.09%）、15 个（27.27%）、17 个（30.91%）和 39 个（70.91%）RCT 分别报告了研究对象的性别、食管癌的临床分期、预计生存时间和治疗前的 KPS 评分。中药注射剂联合放疗治疗食管癌在不同结局指标方面的网状关系见图 4–26。

3. 质量评价结果

本研究纳入的随机对照试验均描述了受试者的纳入排除标准；纳入文献均提及"随机"，但只有 5 个（9.09%）研究采用随机数字表法、1 个（1.82%）研究采用分层区组随机、4个（7.27%）研究按入院先后顺序对研究对象随机分组；1个（1.82%）研究获得经费资助；17个（30.91%）研究交代了随访信息；47个（85.45%）研究评价了不良反应；此外，有9个（16.36%）研究描述了医学伦理审查情况。

4. 网状 Meta 分析结果

① 临床总有效率：在临床总有效率方面，共有 38 个 RCT，共计 11 种中药注射液。网状 Meta 分析结果显示：艾迪注射液 +RT、斑蝥酸钠维生素 B$_6$ 注射液 +RT、复方苦参注射液 +RT、华蟾素注射液 +RT、黄芪多糖注射液 +RT、康艾注射液 +RT、榄香烯注射液 +RT 与仅用放疗相比，可以显著提高食管癌患者的临床疗效，组间的差异有统计学意义，其 OR 值、95%CI 值分别为 0.57（0.42~0.78）、5.84（1.02~48.01）、5.21（1.97~15.43）、3.24（1.83~5.90）、3.36（1.10~11.84）、1.94（1.20~3.20）、4.00（1.53~11.18）。基于提高临床疗效的排序核密度结果，11 种中药注射剂的相对排序为：复方苦参注射液（79.32%）＞斑蝥酸钠维生素 B$_6$ 注射液（76.26%）＞榄香烯注射液（69.20%）＞黄芪注射液（62.53%）＞华蟾素注射液（61.28%）＞黄芪多糖注射液（60.61%）＞鸦胆子油乳注射液（51.48%）＞香菇多糖注射液（44.52%）＞参麦注射液（34.89%）＞康艾注射液（31.44%）＞艾迪注射液（24.87%）。基于上述相对排序，前 3 位的中药注射剂分别是复方苦参注射液、斑蝥酸钠维生素 B$_6$ 注射液和榄香烯注射液。

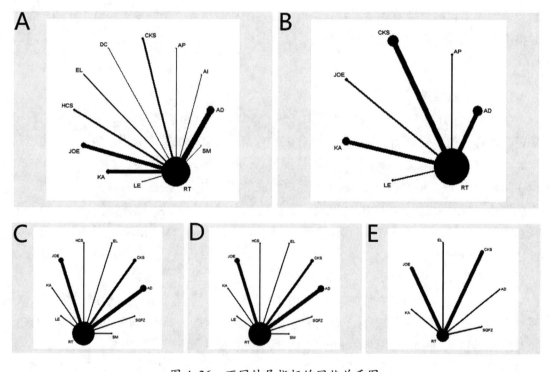

图 4-26　不同结局指标的网状关系图

注：A：临床总有效率；B：生存质量；C：白细胞减少；D：胃肠道反应；E：放射性食管炎；RT：放疗；AD：艾迪注射液；AI：黄芪注射液；AP：黄芪多糖注射液；CKS：复方苦参注射液；DC：斑蝥酸钠维生素 B$_6$ 注射液；EL：榄香烯注射液；HCS：华蟾素注射液；JOE：鸦胆子油乳注射液；KA：康艾注射液；LE：香菇多糖注射液；SM：参麦注射液；SQFZ：参芪扶正注射液

② 生存质量：共有 19 个 RCT 报道了生存质量，共计 6 种中药注射剂。网状 Meta 分析结果显示：艾迪注射液 +RT、复方苦参注射液 +RT、黄芪多糖注射液 +RT、康艾注射液 +RT、香菇多糖注射液 +RT、鸦胆子油乳注射液 +RT 与仅用放疗相比，可以显著提高胃癌患者的生存质量，组间的差异有统计学意义，其 OR 值、95%CI 值分别为 0.32（0.18~0.56）、4.84（3.08~7.77）、4.84（1.40~18.34）、3.75（1.98~7.12）、4.22（1.21~15.97）、2.33（1.25~4.37）。基于提高生存质量的排序核密度结果，6 种中药注射剂的相对排序为：复方苦参注射液（78.05%）＞黄芪多糖注射液（71.30%）＞香菇多糖注射液（64.74%）＞康艾注射液（59.33%）＞艾迪注射液（47.17%）＞鸦胆子油乳注射液（28.97%）。基于上述相对排序，前 3 位的中药注射剂分别是复方苦参注射液、黄芪多糖注射液、香菇多糖注射液。

③ 不良反应

a. 在白细胞减少方面，共有 18 个 RCT，共计 9 种中药注射剂。网状 Meta 分析结果显示：艾迪注射液 +RT、参芪扶正注射液 +RT、复方苦参注射液 +RT、康艾注射液 +RT、香菇多糖注射液 +RT、鸦胆子油乳注射液 +RT 与仅用放疗相比，可以显著降低食管癌患者白细胞减少的发生率，且组间差异具有统计学意义，其 OR 值、95%CI 值分别为 2.78（1.42~5.33）、0.13（0.026~0.63）、0.22（0.078~0.56）、0.15（0.015~0.96）、0.098（0.014~0.53）、0.23（0.10~0.51）。此外，在联合放疗的基础上，榄香烯注射液 +RT 较复方苦参注射液 +RT 方案而言，可以显著缓解白细胞减少，且组间的差异具有统计学意义，其 OR 值、95%CI 值为 8.80（1.04~78.73）；但是，其他中药注射剂品种的组间差异无统计学意义。基于白细胞减少的排序核密度结果，9 种中药注射剂的相对排序为：香菇多糖注射液（84.72%）＞参芪扶正注射液（77.83%）＞康艾注射液（73.28%）＞复方苦参注射液（64.84%）＞鸦胆子油乳注射液（62.08%）＞艾迪注射液（44.15%）＞参麦注射液（39.95%）＞华蟾素注射液（31.47%）＞榄香烯注射液（10.93%）。基于上述相对排序，前 3 位的中药注射剂分别是香菇多糖注射液、参芪扶正注射液、康艾注射液。

b. 在胃肠道反应方面，共有 10 个 RCT，共计 6 种中药注射剂。网状 Meta 分析结果显示：与仅使用放疗相比，中药注射剂之联用放疗不能显著缓解食管癌患者的胃肠道反应，组间差异无统计学意义。基于胃肠道反应的排序核密度结果，6 种中药注射剂的相对排序分别为：参芪扶正注射液（88.26%）＞复方苦参注射液（65.84%）＞鸦胆子油乳注射液（60.53%）＞康艾注射液（53.61%）＞艾迪注射液（36.56%）＞榄香烯注射液（20.96%）。基于上述相对排序，前 3 位的中药注射剂分别是参芪扶正注射液、复方苦参注射液、鸦胆子油乳注射液。

c. 在放射性食管炎方面，共有 33 个 RCT，共计 8 种中药注射剂。网状 Meta 分析结果显示：艾迪注射液 +RT、复方苦参注射液 +RT、黄芪多糖注射液 +RT、鸦胆子油乳注射液 +RT 与仅用放疗相比，可以显著减少放射性食管炎的发生，组间的差异具统计学意义，其 OR 值、95%CI 值分别为 1.76（1.23~2.56）、0.24（0.15~0.38）、0.35（0.13~0.96）、0.45（0.27~0.76）。此外，在联合放疗的基础上，复方苦参注射液 +RT 较艾迪注射液 +RT、榄香烯注射液 +RT 而言，可以显著减少放射性食管炎的发生，且组间的差异具有统计学意义，其 OR 值、95%CI 值分别为 0.42（0.23~0.75）、3.86（1.48~10.20）；而其他品种中药注射剂在该方面的组间差异无统计学意义。基于放射性食管炎的排序核密度结果，8 种中药注射剂的相对排序为：复方苦参注射液（91.44%）＞黄芪注射液（70.81%）＞鸦胆子油乳注射液（58.31%）＞华蟾素注射液（57.83%）＞康艾注射液（55.86%）＞参麦注射液（44.65%）＞艾迪注射液（42.90%）＞榄香烯注射液（18.19%）。基于上述相对排序，前 3位的中药注射剂分别是复方苦参注射液、黄芪注射液、鸦胆子油乳注射液。

④ 生存率：在一年生存率方面，共有 20 个 RCT，共计 8 种中药注射剂。网状 Meta分析结果显示：艾迪注射液 +RT、参芪扶正注射液 +RT、复方苦参注射液 +RT、华蟾素注射液 +RT、康艾注射液 +RT、鸦胆子油乳注射液 +RT 与仅用放疗相比，可以显著提高一年生存率，组间的差异具统计学意义，其 OR 值、95%CI 值分别为 0.40（0.26~0.60）、5.6（1.67~20.68）、2.04（1.26~3.30）、4.11（1.32~14.66）、3.77（1.14~14.34）、2.52（1.47~4.32）。此外，在联用放疗基础上，不同品种中药注射剂在该结局指标方面的组间差异无统计学意义。基于提高一年生存率的排序核密度结果，8 种中药注射剂的相对排序为：参芪扶正注射液（85.52%）＞华蟾素注射液（75.22%）＞康艾注射液（70.63%）＞鸦胆子油乳注射液（52.83%）＞艾迪注射液（52.80%）＞参麦注射液（38.63%）＞复方苦参注射液（38.04%）＞榄香烯注射液（32.83%）。基于上述相对排序，前 3 位的中药注射剂分别是参芪扶正注射液、华蟾素注射液、康艾注射液。

在两年生存率方面，共有 9 个 RCT，共计 5 种中药注射剂。网状 Meta 分析结果显示：在联用放疗基础上，中药注射剂联用化疗与仅用化疗在两年生存率方面的差异无统计学意义。基于提高两年生存率的排序核密度结果，5 种中药注射剂的相对排序为：华蟾素注射液（79.08%）＞康艾注射液（77.98%）＞复方苦参注射液（50.06%）＞鸦胆子油乳注射液（49.90%）＞榄香烯注射液（30.32%）。基于上述相对排序，前 3 位的中药注射剂分别是华蟾素注射液、康艾注射液、复方苦参注射液。另，各结局指标的 SUCRA 值的汇总结果见表 4-5。

表 4-5　各结局指标的 SUCRA 值汇总表

干预措施	临床总有效率	生存质量	白细胞减少	胃肠道反应	放射性食管炎	一年生存率	两年生存率
艾迪 + 放疗	24.87%	47.17%	44.15%	36.56%	42.90%	52.80%	NR
仅用放疗	3.59%	0.44%	10.75%	24.23%	10.00%	3.51%	12.65%
黄芪 + 放疗	62.53%	NR	NR	NR	70.81%	NR	NR
黄芪多糖 + 放疗	60.61%	71.30%	NR	NR	NR	NR	NR
复方苦参 + 放疗	79.32%	78.05%	64.84%	65.84%	91.44%	38.04%	50.06%
斑蝥酸钠 + 放疗	76.26%	NR	NR	NR	NR	NR	NR
榄香烯 + 放疗	69.20%	NR	10.93%	20.96%	18.19%	32.83%	30.32%
华蟾素 + 放疗	61.28%	NR	31.47%	NR	57.83%	75.22%	79.08%
鸦胆子 + 放疗	51.48%	28.97%	62.08%	60.53%	58.31%	52.83%	49.90%
康艾 + 放疗	31.44%	59.33%	73.28%	53.61%	55.86%	70.63%	77.98%
香菇多糖 + 放疗	44.52%	64.74%	84.72%	NR	NR	NR	NR

续表

干预措施	临床总有效率	生存质量	白细胞减少	胃肠道反应	放射性食管炎	一年生存率	两年生存率
参麦 + 放疗	34.89%	NR	39.95%	NR	44.65%	38.63%	NR
参芪扶正 + 放疗	NR	NR	77.83%	88.26%	NR	85.52%	NR

⑤ 发表偏倚检测：漏斗图是一种在 Meta 分析过程中评价发表偏倚及其他偏倚的可视化方法。通过对临床总有效率绘制的漏斗图可以看出，中线两侧纳入的随机对照试验分布不完全对称，故而所纳入的文献存在一定程度的发表偏倚（图 4-27）。

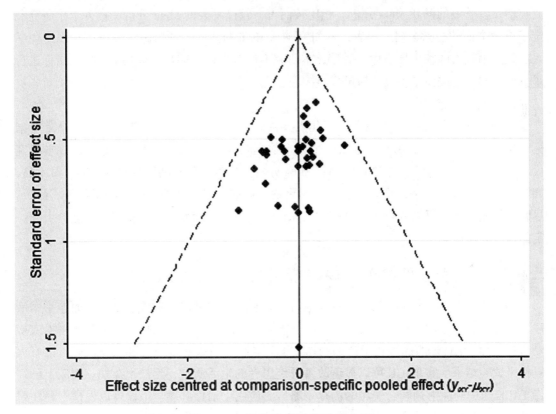

图 4-27　临床总有效率的漏斗图

⑥ 聚类分析：a. 对同时有临床总有效率与生存质量改善两个结局指标的 6 种中药注射剂进行聚类分析。聚类分析的结果显示：在放疗方案基础上联用复方苦参注射液在综合排序中占优势，而仅用放疗的综合排序效果最差。b. 对不良反应进行聚类分析：香菇多糖注射液联合放疗不仅在白细胞减少与胃肠道反应的综合排序中占优势，而且在白细胞减少与放射性食管炎的不良反应的综合排序中占优势；此外，复方苦参注射液联合放疗在胃肠道反应与放射性食管炎的不良反应的综合排序中占优势。相反的，仅用放疗的在缓解不良反应方面的综合排序最差。c. 对生存率结局指标的 5 种中药注射剂进行聚类分析。聚类分析的结果显示：在放疗基础上联用华蟾素注射液、康艾注射液在生存率综合排序中占优势，而仅用放疗方案的综合排序效果最差。

（三）讨论

通过运用网状 Meta 分析的方法，本研究综合评估了中药注射剂联合放疗治疗食管癌的临床疗效及安全性，研究结果显示：①复方苦参注射液在临床总有效率与生存质量方面的综合排序中占优势。②在不良反应方面，香菇多糖注射液联合放疗在缓解白细胞减少、胃肠道反应与放射性食管炎的效果较好；此外，复方苦参注射液联合放疗在缓解胃肠道反应与放射性食管炎的不良反应的综合排序中占优势。③在放疗基础上联用华蟾素注射液、康艾注射液在生存率综合排序中占优势。

本研究的优势体现在以下几个方面：首先，虽然数据库中现已有一篇中药注射剂联合放疗治疗食管癌的网状 Meta 分析。相比较而言，较已发表的 Meta 分析文章，本次研究制定了更为全面的检索策略。再者，本研究纳入 RCT 的共同干预措施均采用放疗以避免纳入文献产生较大的临床异质性。最后，本研究不仅对生存指标及总有效率等疗效指标进行了分析，同时也关注了不良反应的发生率及生存质量，此外，本研究通过聚类分析对各类结局指标做了综合排序。

本研究的局限性主要表现在以下几点：首先，生存期是癌症疗效评价的一个重要指标，但因纳入文献中 3 年及 3 年以上生存率数据较少，不能进行进一步分析，故本研究仅对 1 年与 2 年生存率数据进行了网状 Meta 分析。再者，现有随机对照试验的质量不高，如未使用盲法以及对随机序列的隐蔽不够重视，可能会导致实施偏倚及测量偏倚。最后，尽管本研究限定了仅纳入均采用放疗的临床试验，但因放疗方案的多样性，可能会引起一定的临床异质性。

十二、中药注射剂联合 TACE 治疗肝癌的网状 Meta 分析

在全球范围内，肝癌的发生率逐年攀升，是临床上常见的恶性肿瘤之一。而非手术治疗方法主要包含肝动脉栓塞化疗（TACE）、射频消融、微波固化治疗等。相较于手术或接受全身化疗，TACE 的优势在于局部药物浓度高、临床效果好以及患者恢复快等，已有大量临床试验结果证实 TACE 可以显著改善肝癌患者的生活质量、延长生存期。临床上已经将 TACE 与中药注射剂联合使用的治疗策略广泛应用于治疗肝癌，不仅可以发挥中药注射剂见效快、疗效好的优点，还可以减轻 TACE 的不良反应、提高临床疗效。本研究采用网状 Meta 分析方法综合评价中药注射剂联合 TACE 治疗肝癌的临床疗效与安全性，以期为中医药辅助治疗肝癌提供高质量的循证医学证据。

（一）资料与方法

1. 纳入及排除标准

① 研究类型：a. 研究对象（participants）：纳入患者入院时经血清甲胎蛋白检查和肝脏超声检查等常规检查，均确诊为肝癌。b. 干预措施（intervention/comparison）：治疗组肝癌患者在接受 TACE 的基础上同时联合使用中药注射剂；对照组患者只接受 TACE，其中，化疗药物包括奥沙利铂（L-OHP）、氟尿嘧啶（4-FU）、表柔比星（EPI）、顺铂（DDP）、丝裂霉素（MMC）、羟基喜树碱（HCPT）、超液化碘油（UFL）、多柔比星（ADM）、甲酰四氢叶酸钙（CF）、吡喃阿霉素（THP）、卡铂（CBP）、健择（GEM）、表阿霉素（EADM）等。

c. 结局指标（outcome）：主要结局指标为生存率（1 年生存率、2 年生存率），次要结局指标为临床总有效率、生存质量改善和不良反应（白细胞减少、恶心呕吐）。生存率 =（随访满 1 年或 2 年尚存活的病例数 / 开始时随访的总病例数）× 100%；临床总有效率 =（完全缓解例数 + 部分缓解例数）/ 总例数 × 100%；生存质量改善率 = 生存质量改善例数 / 总例数 × 100%；不良反应发生率 =（总例数 – 未发生不良反应例数）/ 总例数 × 100%。d. 研究类型（Study type）：随机对照试验（randomized controlled trial，RCT）。

②排除标准：a. 研究对象：除肝癌外，患者合并有其他原发性肿瘤；b. 干预措施：试验组未使用中药注射剂联合治疗，或中药注射剂用法为非静脉给药；试验组采用口服制剂的抗肿瘤类中成药、中药汤剂、针灸等中医药手段辅助治疗；试验组与对照组的共同干预措施不是 TACE，而是采用合并手术、放疗、免疫治疗、热疗等治疗手段或方法；未描述中药注射剂及化疗药物的名称、剂量、疗程等方面的信息；c. 结局指标：没有可行的疗效及安全性的数据或未明确描述疗效评价标准；d. 研究类型：非临床随机对照试验（自身对照研究、队列研究、综述、药理研究等）；随机方法有误的研究（根据患者入院顺序进行分组）；重复发表的研究（仅保留样本量大、信息全面的文献）。

2. 文献检索

对国内外数据库开展全面、系统的检索：国外数据库主要包括 PubMed、Embase、the Cochrane Library；国内数据库主要涉及中国期刊全文数据库（CNKI）、万方数据库、中文科技期刊全文数据库（VIP）以及中国生物医学文献数据库（SinoMed）。各数据库的检索时间限定为从各数据库建库至 2017 年 1 月 10 日。根据 Cochrane 协作网提供的检索方式，本研究的检索词分为 3 个部分：肝癌、中药注射剂和随机对照研究，同样的，采用主题词和自由词相结合的方式进行检索。在多年从事信息检索方向的专家指导下，针对不同数据库的特征相应地调整检索策略以达到检索结果的全面性、合理性与可靠性。其中，英文数据库以 PubMed 为例，肝癌的检索词为"liver neoplasms、liver neoplasm、hepatic neoplasm、cancer of liver、hepatocellular cancer、hepatic cancer、liver cancer、cancer of the liver"。中文数据库以 CNKI 为例，肝癌的检索词为"肝癌、肝肿瘤、肝部肿瘤、肝脏肿瘤、肝细胞癌、肝细胞瘤、肝细胞腺瘤、肝细胞性腺瘤"；同时，在结合各中药注射剂的检索词的基础上全文检索"随机"。同时追查纳入文献与相关系统评价 /Meta 分析的参考文献以获取相关随机对照试验。

3. 数据提取

首先，对国内外数据库检索所得的文献导出题录后汇总至 NoteExpress 软件，运用该文献管理软件的去重功能初步筛除重复文献。其次，由两名研究者通过浏览文献的题目和摘要进行独立初筛，根据提前制定好的纳入排除标准剔除明显不相关的研究（非胃癌、非中药注射剂、非 RCT）。最后，对于初步纳入的文献获取全文，在此基础上阅读全文，根据排除标准去除不符合研究标准的文献。两名研究者交叉核对纳入研究的结果，对持不同意见的文献经由指导老师参与讨论并决定是否纳入。最终，由两名研究者采用 Microsoft Excel 2016 办公软件制定统一的资料提取表，并独立对纳入文献提取以下资料：文献题目、第一作者姓名、发表年份；纳入患者的性别、年龄、例数、TNM 分期、预计生存期以及 KPS 评分；中药注射剂的名称、剂量及治疗周期；各结局指标的测量数据。对完成后信息提取表，由第三名研究者进行核对。

4. 质量评价

本研究在国际循证医学领域常用的 the Cochrane risk of bias（ROB）tool 和 CONSORT 2010 声明基础上，同时又结合中医药领域的研究特色，制定了符合中药注射剂随机对照试验特点的质量评价条目。由两名研究者单独对纳入文献的方法学质量进行评价，如遇分歧，经由指导老师参与讨论并最终达成一致。其中，质量评价条目包括以下几个环节：①是否描述了随机分组的方法，且随机方法正确与否；②是否有随访信息；③是否采用盲法；④是否实施隐蔽分组；⑤是否描述退出、失访例数及其理由；⑥是否详述受试者的纳入排除标准；⑦是否评价不良反应；⑧是否交代统计方法；⑨是否接受基金资助；⑩是否通过医学伦理审查。

5. 统计学方法

采用 WinBUGS 1.4.3 对数据进行分析，基于贝叶斯理论利用马尔可夫链蒙特卡罗方法进行概率推断，运行 WinBUGS 程序的迭代次数设定为 200000 次，前 10000 次用于退火以消除初始值的影响。应用比值比（odds ratio，OR）为疗效统计量，并以其中位数为集中趋势和 95% 可信区间（confidence interval，95%CI）报告间接比较的结果。考虑到临床异质性及方法学异质性，选择随机效应模型分析各干预措施在不同结局指标方面的 OR 值与 95%CI 值。

用 Stata 13.0 软件（Stata Corp，College Station，TX，USA）绘制各治疗措施之间相互比较的网状关系图，图中结点表示相互比较的干预措施，且结点的大小代表干预措施包含的样本量；边代表两个干预措施存在直接比较，边的宽度表示研究数目的多少；绘制校正比较漏斗图，评价纳入研究中是否存在小样本效应或发表偏倚。绘制累积排序概率图，以累积排序曲线下面积（surface under the cumulative ranking area，SUCRA）预测各治疗措施疗效排序；SUCRA 值介于 0 与 1 之间，SUCRA 值越大即表明干预措施的疗效越好或安全性越高。对同时报道两个结局指标的不同干预措施进行聚类分析。

（二）结果

1. 文献检索结果

按照预先制定的检索策略对国内外数据库开展全面检索，共检索到相关文献 2041 篇，通过文献管理软件筛除重复发表文献、浏览题目及摘要后排除明显不相关文献，共收集到相关临床研究 1254 篇。对初筛后可能符合纳入标准的文献进一步阅读全文，本研究最终纳入 105 个随机对照试验，共涉及 13 种中药注射剂（艾迪、参附、参麦、参芪扶正、得力生、复方苦参、华蟾素、黄芪多糖、康艾、康莱特、消癌平、鸦胆子油乳、蟾酥注射液），其中 1 篇为英文文献。

2. 纳入研究的基本特征

本研究最终纳入 105 个随机对照试验，涉及 7683 例患者，其中试验组患者达 3991 例，对照组患者为 3692 例。纳入的 RCT 均报告了研究对象的数量，其中 103 个（98.10%）、104 个（99.05%）、36 个（34.29%）、33 个 RCT（31.43%）分别报告了研究对象的性别、年龄、TNM 分期、预计生存期及治疗前 KPS 评分。治疗组在对照组使用 TACE 治疗的基础上静脉滴注中药注射剂，对照组采用 TACE。中药注射剂联合 TACE 治疗肝癌在临床总有效率方面的网状关系图见图 4–28。

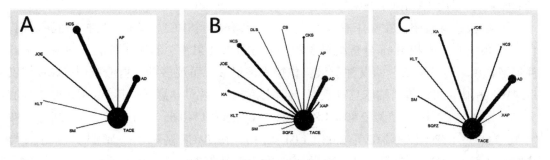

图 4–28 网状关系图

注：A：1 年生存率；B：临床总有效率；C：白细胞减少；TACE：肝动脉栓塞化疗；AD：艾迪注射液；SM：参麦注射液；SF：参附注射液；XAP：消癌平注射液；JOE：鸦胆子油乳注射液；KA：康艾注射液；DLS：得力生注射液；KLT：康莱特注射液；CS：蟾酥注射液；AP：黄芪多糖注射液；HCS：华蟾素注射液；CKS：复方苦参注射液；SQFZ：参芪扶正注射液．

3. 质量评价结果

纳入研究均提及随机，但共有 15 个 RCT 描述了随机序列生成的方法，其中 10 个（9.52%）、5 个（4.76%）RCT 分别采用随机数字表和抽签法随机分组。纳入研究均未提及盲法的实施和随机序列的隐藏。31 个（29.52%）RCT 报告了随访情况。仅有 1 个 RCT 明确报道无退出、失访情况，其余文献均未对此进行交代。纳入研究均描述了纳入排除标准和统计学方法。86 个（81.90%）、7 个（6.67%）、4 个（3.81%）RCT 分别报告了不良反应、基金资助及医学伦理审查情况。

4. 网状 Meta 分析结果

① 生存率

a. 在 1 年生存率方面，共有 27 个 RCT，共计 6 种中药注射剂，7 种干预措施。网状 Meta 分析结果显示：在 TACE 基础上联用鸦胆子油乳注射液、华蟾素注射液、艾迪注射液与单纯使用 TACE 相比，可以提高肝癌患者的 1 年生存率，组间差异存在统计学意义，其 OR 值，95%CI 值分别为 3.42（1.45~8.37），2.89（2.15~3.85），0.43（0.32~0.58）。在 TACE 基础上，各中药注射剂之间在 1 年生存率方面的差异无统计学意义。基于提高 1 年生存率的排序核密度结果，各干预措施的相对排序为：鸦胆子油乳注射液（82.06%）＞华蟾素注射液（78.26%）＞艾迪注射液（58.98%）＞康莱特注射液（43.62%）＞黄芪多糖注射液（40.09%）＞参麦注射液（38.06%）＞仅用 TACE（8.94%）。

b. 在 2 年生存率方面，共有 23 个 RCT，共计 6 种中药注射剂，7 种干预措施。网状 Meta 分析结果显示：在 TACE 基础上联用康莱特注射液、参麦注射液、华蟾素注射液、艾迪注射液与单纯使用 TACE 相比，可以提高肝癌患者的 2 年生存率，组间差异存在统计学意义；其中，华蟾素注射液、艾迪注射液与单纯使用 TACE 之间的 OR 值，95%CI 值分别为 3.39（2.45~4.66），0.43（0.30~0.62）。在 TACE 基础上，各中药注射剂之间在 2 年生存率方面的差异无统计学意义。基于提高 2 年生存率的排序核密度结果，各干预措施的相对排序为：康莱特注射液（94.29%）＞参麦注射液（88.63%）＞鸦胆子油乳注射液（59.84%）＞华蟾素注射液（51.05%）＞艾迪注射液（29.88%）＞黄芪多糖注射液（25.08%）＞仅用 TACE（1.23%）。

② 临床总有效率：在临床总有效率方面，共有 95 个 RCT，共计 12 种中药注射剂，13 种干预措施。网状 Meta 分析结果显示：复方苦参注射液、鸦胆子油乳注射液、艾迪注射液、康莱特注射液、康艾注射液、华蟾素注射液、黄芪多糖注射液联用 TACE 与仅用 TACE 相比，可以提高临床总有效率，组间差异具有统计学意义；其 OR 值，95%CI 值分别为 2.15（1.49~3.12），2.80（1.85~4.24），0.53（0.43~0.65），2.30（1.27~4.26），1.99（1.42~2.80），1.58（1.23~2.02），2.05（1.04~4.13）。在 TACE 基础上，鸦胆子注射液与华蟾素注射液相比，在提高临床总有效率方面具有较好的疗效，组间差异具有统计学意义，OR 值，95%CI 值为 0.56（0.35~0.91）。基于提高临床总有效率的排序核密度结果，各干预措施的相对排序为：鸦胆子油乳注射液（83.72%）＞康莱特注射液（67.14%）＞蟾酥注射液（65.80%）＞复方苦参注射液（63.28%）＞黄芪多糖注射液（57.45%）＞康艾注射液（55.73%）＞消癌平注射液（48.81%）＞艾迪注射液（48.72%）＞参芪扶正注射液（46.92%）＞得力生注射液（44.25%）＞华蟾素注射液（31.64%）＞参麦注射液（31.15%）＞仅用 TACE（5.39%）。

③ 生存质量：在生存质量方面，共有 59 个 RCT，共计 13 种中药注射剂，14 种干预措施。网状 Meta 分析结果显示：艾迪注射液、复方苦参注射液、鸦胆子油乳注射液、消癌平注射液、康莱特注射液、参麦注射液、参芪扶正注射液、康艾注射液、得力生注射液、华蟾素注射液、黄芪多糖注射液联用 TACE 较仅用 TACE 而言，可以显著改善患者的生存质量，组间差异具有统计学意义，各组对比得到的 OR 值、95%CI 值分别为 0.28（0.22~0.36），2.33（1.41~3.91），2.11（1.27~3.57），2.77（1.22~6.64），4.32（2.70~7.11），3.37（1.19~10.68），6.44（2.77~15.67），3.68（2.39~5.69），3.48（1.20~10.55），3.18（2.15~4.71），4.81（1.34~25.13）。此外，在 TACE 基础上，参芪扶正注射液较复方苦参注射液、鸦胆子油乳注射液而言，在生存质量方面具有较好的疗效，组间差异具有统计学意义，其 OR 值、95%CI 值分别为 2.76（1.03~7.69），3.06（1.14~8.34）。基于提高生存质量改善的排序核密度结果，各干预措施的相对排序为：参芪扶正注射液（87.26%）＞康莱特注射液（72.91%）＞黄芪多糖注射液（70.42%）＞康艾注射液（61.53%）＞艾迪注射液（59.46%）＞得力生注射液（56.23%）＞参麦注射液（54.14%）＞华蟾素注射液（50.16%）＞参附注射液（48.23%）＞消癌平注射液（42.60%）＞蟾酥注射液（41.88%）＞复方苦参注射液（29.64%）＞鸦胆子油乳注射液（24.44%）＞仅用 TACE（1.10%）。

④ 不良反应

a. 在白细胞减少方面，共有 31 个 RCT，共计 8 种中药注射剂，9 种干预措施。网状 Meta 分析结果显示：在 TACE 基础上，联用艾迪注射液、鸦胆子油乳注射液、康莱特注射液、参麦注射液、康艾注射液与仅用 TACE 相比，可以降低肝癌患者白细胞减少的发生率，组间差异有统计学意义，其 OR 值、95%CI 值分别为 2.45（1.68~3.66），0.27（0.12~0.58），0.20（0.067~0.57），0.15（0.048~0.44），0.36（0.18~0.68）。此外，在 TACE 基础上，参麦注射液较华蟾素注射液而言，在缓解白细胞减少方面有较好的疗效，组间差异具有统计学意义，OR 值、95%CI 值为 4.46（1.11~18.51）。基于白细胞减少的排序核密度结果，各干预措施的相对排序为：参麦注射液（89.72%）＞康莱特注射液（80.78%）＞鸦胆子油乳注射液（70.92%）＞康艾注射液（56.64%）＞艾迪注射液（48.21%）＞消癌平注射液（36.40%）＞参芪扶正注射液（34.87%）＞华蟾素注射液（25.87%）＞仅用TACE（6.59%）。

b. 在恶心呕吐方面，共有 33 个 RCT，共计 10 种中药注射剂，11 种干预措施。网状Meta 分析结果显示：在 TACE 基础上，联用艾迪注射液、复方苦参注射液、参麦注射液与仅用 TACE 相比，可以缓解恶心呕吐的发生情况，组间差异具有统计学意义，其 OR 值、95%CI 值分别为 3.65（2.36~5.76），0.36（0.17~0.74），0.20（0.087~0.42）。此外，在 TACE 基础上，参麦注射液较康艾注射液而言，在缓解肝癌患者恶心呕吐方面具有较好的疗效，组间差异具有统计学意义，OR 值、95%CI 值为 3.82（1.48~10.36）；而其他品种中药注射剂的组间差异无统计学意义。基于恶心呕吐的排序核密度结果，13 种中药注射剂的相对排序为：参麦注射液（88.77%）＞艾迪注射液（76.48%）＞消癌平注射液（64.20%）＞复方苦参注射液（61.36%）＞华蟾素注射液（55.24%）＞鸦胆子油乳注射液（53.80%）＞参芪扶正注射液（51.54%）＞康莱特注射液（35.82%）＞得力生注射液（28.07%）＞康艾注射液（25.23%）＞仅用 TACE（9.50%）。

另，各结局指标的 SUCRA 值汇总结果见表 4-6。

表 4-6　各结局指标的 SUCRA 值汇总表

	1 年生存率	2 年生存率	临床总有效率	生存质量	白细胞减少	恶心呕吐
艾迪 +TACE	58.98%	29.88%	48.72%	59.46%	48.21%	76.48%
仅用 TACE	8.94%	1.23%	5.39%	1.10%	6.59%	9.50%
复方苦参 +TACE	NR	NR	63.28%	29.64%	NR	61.36%
鸦胆子 +TACE	82.06%	59.84%	83.72%	24.44%	70.92%	53.80%
消癌平 +TACE	NR	NR	48.81%	42.60%	36.40%	64.20%
康莱特 +TACE	43.62%	94.29%	67.14%	72.91%	80.78%	35.82%
参附 +TACE	NR%	NR	NR	48.23%	NR	NR
参麦 +TACE	38.06%	88.63%	31.15%	54.14%	89.72%	88.77%
参芪扶正 +TACE	NR	NR	46.92%	87.26%	34.87%	51.54%
康艾 +TACE	NR	NR	55.73%	61.53%	56.64%	25.23%
蟾酥 +TACE	NR	NR	65.80%	41.88%	NR	NR
得力生 +TACE	NR	NR	44.25%	56.23%	NR	28.07%
华蟾素 +TACE	78.26%	51.05%	31.64%	50.16%	25.87%	55.24%
黄芪多糖 +TACE	40.09%	25.08%	57.45%	70.42%	NR	NR

⑤ 发表偏倚检测：从临床总有效率的漏斗图中可以看出，代表纳入文献的点在漏斗图中线两侧分布不对称，有 1 篇位于漏斗图右侧线外，2 篇位于左侧线外，表明纳入文献存在一定程度的发表偏倚（图 4-29）。

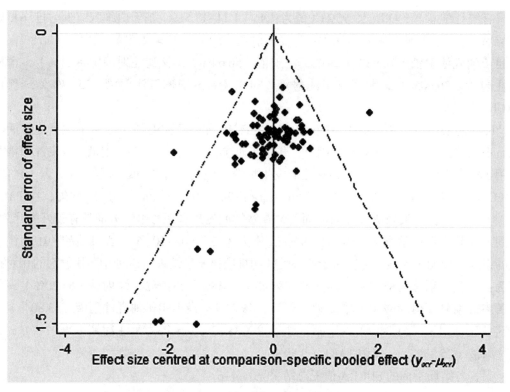

图 4-29　临床总有效率的漏斗图

⑥ 聚类分析：首先，对同时报告 1 年生存率与 2 年生存率结局指标的 6 种干预措施进行聚类分析。分析结果显示：相比其他中药注射剂的聚类分析结果，鸦胆子油乳注射液、华蟾素注射液联合 TACE 在生存率的综合排序中占优势，而仅用 TACE 的综合排序效果最差。其次，对同时有临床总有效率与生存质量改善两个结局指标的 13 种干预措施进行聚类分析。分析结果显示：相比其他中药注射剂的聚类分析结果，康莱特注射液、黄芪多糖注射液联合 TACE 在临床总有效率与生存质量改善的综合排序中占优势，而仅用 TACE 的综合排序效果最差。最后，对同时有白细胞减少与恶心呕吐两个结局指标的 9 种干预措施进行聚类分析。分析结果显示：相比其他中药注射剂的聚类分析结果，参麦注射液联合 TACE 在不良反应的综合排序中占优势，而仅用 TACE 的综合排序效果最差。

（三）讨论

基于贝叶斯网状 Meta 分析方法，本研究开展了 13 种中药注射剂联合 TACE 治疗肝癌的综合评价，研究结果显示：①在生存率方面，TACE 基础上联用鸦胆子油乳注射液、华蟾素注射液、艾迪注射液与单纯使用 TACE 相比，可以提高肝癌患者的 1 年生存率；在 TACE 基础上联用康莱特注射液、参麦注射液、华蟾素注射液、艾迪注射液与单纯使用 TACE 相比，可以提高肝癌患者的 2 年生存率，组间差异具有统计学意义。②在 TACE 基础上联用艾迪注射液、康莱特注射液、康艾注射液、华蟾素注射液、复方苦参注射液、鸦胆子油乳注射液、黄芪多糖注射液与仅用 TACE 相比，可以提高临床总有效率；在 TACE 基础上联用艾迪注射液、复方苦参注射液、鸦胆子油乳注射液、消癌平注射液、康莱特注射液、参麦注射液、参芪扶正注射液、康艾注射液、得力生注射液、华蟾素注射液、香菇多糖注射液较仅用 TACE 方案而言，可以显著提高肝癌患者的生存质量，组间差异有统计学意义。③在不良反应方面，TACE 基础上联用艾迪注射液、鸦胆子油乳注射液、康莱特注射液、参麦注射液、康艾注射液与仅用 TACE 相比，可以缓解白细胞减少的发生情况；在 TACE 基础上联用艾迪注射液、复方苦参注射液、参麦注射液与仅用 TACE 相比，可以缓解肝癌患者恶心呕吐情况，组间差异有统计学意义。④聚类分析结果表明，鸦胆子油乳注射液、华蟾素注射液联合 TACE 在生存率的综合排序中占优势；康莱特注射液、黄芪多糖注射液联合 TACE 在临床总有效率与生存质量改善的综合排序中占优势；参麦注射液联合 TACE 在不良反应的综合排序中占优势，而仅用 TACE 的综合排序效果最差。

鸦胆子抗肿瘤活性较强，尤其是鸦胆苦醇和鸦胆子苷 A 等化合物，对肿瘤细胞有较强的杀伤作用。另有研究表明鸦胆子油中的油酸、亚油酸也对多种肿瘤有良好的疗效，其作用机制可能为选择性破坏肿瘤的细胞膜和线粒体，抑制癌细胞生长和 DNA 合成，阻断癌细胞的细胞周期，提高机体免疫力。艾迪注射液由斑蝥、人参、黄芪、刺五加组成，其中，人参、黄芪均为补益药，可补气健脾，刺五加具有补肝肾、强筋骨的作用，三者联用具有补气扶正、提高免疫力的功效，而斑蝥为破血消癥药，具有抗肿瘤的功效。经药理研究证实，黄芪多糖不仅能够抑制肝癌细胞的生长，并能显著提高肿瘤坏死因子的浓度，调节免疫功能，还能增强化疗药物对肝癌细胞的杀伤能力。华蟾素注射液的主要抗癌活性成分是吲哚生物碱（蟾蜍色胺，蟾蜍特尼定、华蟾蜍色胺，4- 羟色胺）和甾体的心脏苷，这些成分会参与复杂细胞信号传导通路及选择性控制癌症细胞的增殖。此外，复方苦参注射液具有清热利湿、凉血解毒、散结止痛的功效，药理研究证实其具有良好的抑制肿瘤作用，这可能与氧化苦参碱、苦参碱、脱氧苦参碱等多种活性抗癌成分的作用机制有关。

本研究的局限性主要表现在以下几点：首先，尽管我们分析了 1 年生存率及 2 年生存率，但是本研究纳入 RCT 中报道 3 年及 3 年以上生存率的数据太少，不足以进行网状 Meta 分析。其次，本研究中大多数试验的方法学质量不高，样本量较小，这些 RCT 对随机化和分配隐藏的描述资料不全，此外，RCT 还存在不重视盲法的情况。本研究对肝癌患者的临床分期与肿瘤分型等并未进行限定，不能深入探究中药注射剂对不同分期、分型肝癌患者的临床疗效。基于以上局限性，建议临床试验研究不仅应注重随访、报道生存率等终点指标，同时对临床上治疗肝癌化疗药物的剂量、方法也应更加规范；切实提高临床随机对照试验的方法学质量，为临床用药提供坚实可靠的科学证据。

十三、益气活血类中成药治疗冠心病心绞痛的网状 Meta 分析

冠心病心绞痛是冠状动脉粥样硬化性心脏病最常见的一个临床类型，是由于冠状动脉供血不足，导致心肌急剧、暂时性缺血与缺氧而引起的以发作性胸痛为主要表现的临床综合征。冠心病心绞痛归为中医“胸痹”“心痛”“心悸”等范畴。“阳微阴弦”是冠心病病机的基本概括，气虚血瘀是临床常见证型，“益气活血”是重要治则。

近年来，大量的临床随机对照试验（RCT）和 Meta 分析表明，益气活血类中成药与常规西药联用，可以提高心绞痛临床治疗效果。然而，多种益气活血中成药之间，其相对有效性尚无研究进行系统的比较分析。因此，本研究基于网状 Meta 分析（NMA）方法，比较益气活血类中成药治疗冠心病心绞痛的疗效差异，以期为临床用药提供参考。

（一）资料与方法

1. 纳入标准

①研究类型：益气活血类中成药治疗冠心病心绞痛的 RCT。

②研究对象：冠心病心绞痛患者，性别、年龄、病程无限制；治疗 / 对照组研究例数均 ≥ 30。

③干预措施：治疗组采用益气活血类中成药（药品说明书中明确具有"益气活血"功效方可纳入）；对照组采用西医常规用药；疗程不限。

④结局指标：心绞痛症状改善总有效率和心电图改善情况，二者包含一项即可纳入。

2. 排除标准

干预措施为非益气活血类中成药的研究，干预措施为多种药物联用的研究；对照措施为非西医常规用药的研究；数据资料报告不全且无法获取的研究；冠心病心绞痛伴其他合并症的研究。

3. 检索策略

以"中药""中成药""冠心病""心绞痛"等为关键词，分别检索中国期刊全文数据库（CNKI）、维普数据库（VIP）、万方数据库和中国生物医学文献数据库（SinoMed），检索起止时间均为建库至 2018 年 7 月。以 CNKI 为例，检索式如下。

SU=（"中成药"+"中药"+"片"+"散"+"丸"+"胶囊"+"颗粒"）AND SU=（"心绞痛"+"冠心病"+"缺血性心脏病"+"冠状动脉粥样硬化性心脏病"）AND FT=（"随机"+"常规"），专辑导航：中医学，中药学，中西医结合。

4. 文献筛选、资料提取

文献筛选和资料提取由 2 名研究者独立进行。通过 Note Express 查找重复文献，并进行手工查重；根据已制定的纳入和排除标准，阅读文献题目和摘要，排除明显不符合纳入标准的文献，而后对文献进行全文获取和阅读，进一步排除不符合纳入标准或有排除理由的文献，交叉核对结果，如遇分歧通过讨论或咨询第三方解决。预先制定资料提取表，2 名研究者分别对纳入的研究进行资料提取，提取内容包括：患者基本信息、患者疾病基线情况、干预 / 对照措施及其疗程、结局指标等；结果交叉核对，如遇分歧通过讨论或咨询第三方解决。

5. 质量评价

采用 Cochrane 系统评价员手册 5.3 推荐的偏倚风险评估工具评价纳入研究的质量，根据随机方法、分配隐藏、受试者盲法、结果评价盲法、数据完整性、选择性报告、其他偏倚等 7 个方面评价研究质量。对于每一个条目，方法运用正确为"低风险"（low risk），方法运用描述不清楚为"不明风险"（unclear risk），方法运用不正确或未使用为"高风险"（high risk）。2 名研究者独立完成并交叉核对，如有分歧，则通过讨论或由第三位研究者协助解决。

6. 统计分析

采用 WinBUGS 14 软件进行统计分析。计数资料采用比值比（OR）为效应指标，计量资料采用均数差（mean difference，MD），区间估计采用95%CI。迭代次数设置为400000次，前100000次用于退火，以消除初始值的影响，后300000次用于抽样。计算rank值，并以数值由小到大预测各治疗措施疗效排序。一致性检验主要用于评估直接比较结果和间接比较结果的一致程度。当各干预措施之间存在闭合环结构时，需进行一致性检验，运用Stata 12软件进行Z检验，结果$P > 0.05$，则认为一致性较好。通过Stata 12绘制网状关系图。通过Stata 12绘制比较-校正图评估纳入研究的发表偏倚，精度低、数量多的小样本研究一般左右对称分布于底部；精度高、数量少的大样本研究分布于顶部，并且向以合并效应量为中心的位置聚集。

本研究严格按照系统评价和网状Meta分析优先报告条目（PRISMA extension for network Meta-analysis）进行报告。

（二）结果

1. 文献检索

初步检索得到相关文献13654篇，经逐层筛选后，最终纳入114个研究，均为中文文献。

2. 纳入研究的基本特征

本次研究纳入114个RCT，总计11775例冠心病心绞痛患者，其中试验组5980例，对照组5795例，样本量40~306例。研究涉及的干预措施包括：芪参益气滴丸、芪参胶囊、参松养心胶囊、稳心颗粒、脑心通胶囊、麝香保心丸、通心络胶囊、常规治疗，共8种。为简洁表述研究情况及结果，本研究将8种干预措施分别给予编码。8种干预措施均为两臂试验，共114个。报告指标方面，113个研究均报告了症状改善总有效率，69个研究报告了心电图改善情况。

3. 纳入研究的方法学质量评价

114项研究中，10项研究报告并使用了正确的随机方法，评为低风险（low risk），3项研究报告使用了错误的随机方法，评为高风险（high risk），其余101项研究仅提及"随机"但并未描述具体方法，评为风险不明（unclear risk）。114项研究均未提及分配隐藏，评为"unclear risk"。114项研究均未提及受试者盲法，2组患者用药的剂型等可能未被控制，故评为"high risk"。114项研究均未提及结果评价盲法，但均使用了客观指标（发病次数、心电图下移值等）参与结果评价，故评为"low risk"。114项研究病例数据均完整，评为"low risk"。因无法获取114项RCT的注册方案，考虑以文章方法学部分与结果部分进行对应查看，纳入的研究均进行了完整报告，评为"low risk"。因纳入研究的报告不清，无法判断其他偏倚来源，评为"unclear risk"。

4. 网状Meta分析

（1）冠心病心绞痛症状改善总有效率

共113个研究报告了益气活血类中成药治疗冠心病心绞痛的症状改善总有效率，涉及7种中成药，总计11735例患者。各干预措施之间的网状关系，见图4-30。常规治疗与芪参益气滴丸相比，OR=4.18，95%CI（1.88~8.29）；与芪参胶囊相比，OR=3.13，95%CI（1.76~5.26）；与参松养心胶囊相比，OR=5.77，95%CI（3.43~9.44）；与稳心颗粒相比，

OR=3.22，95%CI（2.03~4.90）；与脑心通胶囊相比，OR=3.07，95%CI（2.26~4.12）；与麝香保心丸相比，OR=4.19，95%CI（3.42~5.07）；与通心络胶囊相比，OR=3.46，95%CI（2.87~4.14）；参松养心胶囊与脑心通胶囊对比，OR=0.57，95%CI（0.30~0.97）。其余交叉对比，结果均无统计学意义。

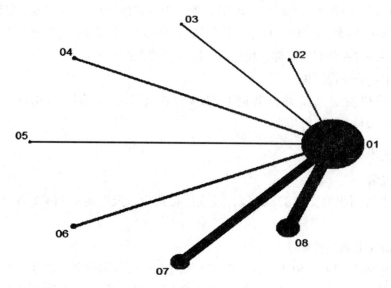

图4-30 8种干预措施间症状改善总有效率的网状关系

注：01：常规治疗；02：芪参益气滴丸；03：芪参胶囊；04：参松养心胶囊；05：稳心颗粒；06：脑心通胶囊；07：麝香保心丸；08：通心络胶囊。

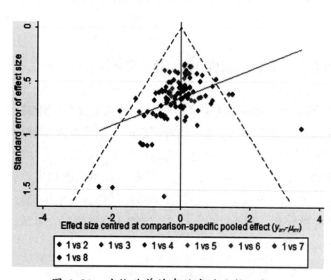

图4-31 症状改善总有效率的比较－校正

由于各干预措施之间不存在闭合环，故不需要进行一致性检验。比较－校正图显示所有研究大致对称分布于中线两侧，表明存在小样本效应的可能性较小（图4-31）。7种益气活血类中成药治疗冠心病心绞痛的症状改善总有效率具体概率排序（rank）依次为：参松养心胶囊（mean=1.502）＞麝香保心丸（mean=2.669）＞芪参益气滴丸（mean=3.651）＞通心络胶囊（mean=4.413）＞稳心颗粒（mean=5.052）＞芪参胶囊（mean=5.264）＞脑心通胶囊（mean=5.45）。

（2）冠心病心绞痛心电图改善情况

共69个研究报告了益气活血类中成药治疗冠心病心绞痛的心电图改善情况，涉及7种中成药，总计7583例患者。各干预措施之间的网状关系，见图4-32。常规治疗与芪参益气滴丸相比，OR=2.57，95%CI（1.08~5.37）；与芪参胶囊相比，OR=2.11，95%CI（1.23~3.39）；与参松养心胶囊相比，OR=2.31，95%CI（1.11~4.32）；与稳心颗粒相比，OR=2.31，95%CI（1.32~3.78）；与脑心通胶囊相比，OR=2.48，95%CI（1.66~3.78）；与麝香保心丸相比，OR=2.73，95%CI（2.23~3.33）；与通心络胶囊相比，OR=2.50，95%CI（2.08~2.99）。其余交叉对比，结果均无统计学意义。

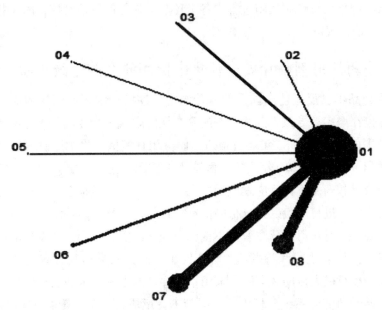

图 4-32　8 种干预措施间心电图改善情况的网状关系

由于各干预措施之间不存在闭合环，故不需要进行一致性检验。比较－校正图显示所有研究大致对称分布于中线两侧，表明存在小样本效应的可能性较小（图 4-33）。7 种益气活血类中成药治疗冠心病心绞痛的心电图改善情况具体概率排序（rank）依次为：麝香保心丸（mean=2.592）＞通心络胶囊（mean=3.583）＞脑心通胶囊（mean=3.773）＞芪参

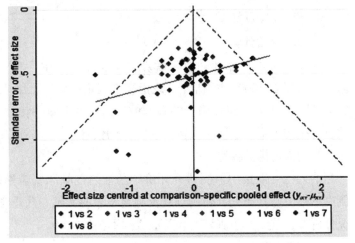

图 4-33　心电图改善情况的比较－校正

益气滴丸（mean=4.023）＞稳心颗粒（mean=4.438）＞参松养心胶囊（mean=4.522）＞芪参胶囊（mean=5.1）。

（三）讨论

本研究对 7 种益气活血类中成药治疗冠心病心绞痛的疗效进行网状 Meta 分析，排序结果显示，在症状改善总有效率方面，参松养心胶囊疗效最为显著，其次为麝香保心丸和芪参

益气滴丸；在心电图改善情况方面，麝香保心丸疗效最为显著，其次为通心络胶囊和脑心通胶囊。但研究结论还需要结合研究方法学质量以及患者个体差异，综合分析形成推荐意见。

纳入研究存在较多方法学问题：仅 10 个研究报告并使用了正确的随机方法；均未提及分配隐藏、受试者盲法；纳入的 114 个研究均未进行注册，且无法判断其他偏倚来源；个别中成药涉及的研究数目相对较少，且小样本研究较多，可能影响结果的可靠性。建议从原始研究方案的顶层设计到实施过程中各个环节加强偏倚风险管控，RCT 报告应严格遵守 CONSORT 等报告规范。

十四、中药注射剂临床安全性集中监测研究的系统评价

随着我国药品不良反应监测体系的完善和中药注射剂临床使用量的增加，其不良反应发生的数量也在增多，导致中药注射剂的安全性问题成为行业内外关注的焦点。我国关于不良反应监测的研究在 1983 年已有报道，而应用真实世界集中监测方法对中药注射剂开展的安全性研究出现于 2010 年之后。医院集中监测是指在一定时间、一定范围内详细登记药物使用情况和药品不良反应发生的情况，相比于自发呈报系统，集中监测系统具有记录资料全面、便于进行风险因素分析的优点。目前，中药注射剂不良反应的集中监测研究已经广泛开展，这对获得中药注射剂不良反应的详细资料，探讨其发生的原因或易发因素，总结其发生的固有规律和特点，为临床医生、研究人员和政府有关部门提供全面准确、可靠的数据都有很大帮助。本研究采用系统评价的方法，全面收集中药注射剂安全性集中监测的原始性研究，系统分析中药注射剂不良反应发生率、影响 ADR 发生的因素以及因素的控制情况，为中药注射剂的临床合理使用及风险管控提供参考。

（一）研究方法

1. 样本量估计

根据原国家食品药品监督管理总局发布的《生产企业药品重点监测工作指南》，选取样本含量 ≥ 3000 例的研究。该指南中规定：原则上纳入统计分析的病例数量不应少于 3000 例，罕见病、特殊病种的病例数量达不到 3000 例的，应收集监测期内或进口五年内的所有病例（不少于使用人数的 80%）的信息。

2. 纳入与排除标准

纳入已开展集中监测研究评价中药注射剂临床安全性的原始性病例研究。排除 3000 例以下集中监测研究、病例重复及重复发表的文献、药理学研究类、临床疗效类、用药情况分析类、监测方法研究类和关键数据不全的文献。

3. 资料收集与筛选

数据来源：检索原国家食品药品监督管理总局网站、中国期刊全文数据库（CNKI）、维普数据库（VIP）、万方数据库、SinoMed 数据库、PubMed 数据库以及 Cochrane Library。检索策略：以主题"药品名称（xx 注射剂 / 液）"+"集中监测"精确匹配。按筛选标准，由两位研究者筛查检出文献，如有分歧讨论解决，不能解决的由高级别研究者协商解决。

4. 质量评价

根据 Combie 对横断面研究的评价标准，对纳入研究的文献进行方法学评价，具体内

容包括设计是否科学；数据收集策略是否合理；是否报道了样本应答率；样本对总体代表性是否良好；研究目的和方法是否合理；是否报道了检验效能；统计方法运用是否合理 7 项内容。分别采用"是""否"和"不清楚"归类，并按照这 3 类判断分别给予"1""0"和"0.5"分；该量表具有很大的灵活性，使用者可以根据研究的实际进行调整，如某指标不适合于判定的研究则用"—"表示，并计 1 分。该量表总分为 7.0 分，6.0~7.0 分的质量为 A 级，4.0~5.5 分的质量为 B 级，小于 4.0 分的质量为 C 级。

5. 数据分析

以中药注射剂为条目，分别整理合并使用中药注射剂的病例数、ADR 发生率、ADR 相关因素分布情况。将相关数据录入 Excel 工作表，进行数据整理、核对、合并，确认无误后进行分析。

（二）结果

1. 基本情况

截止 2016 年 9 月 19 日，原国家食品药品监督管理总局网站以"注射"为关键词共检索出 966 个批准文号，135 个中药注射剂品种。检索中国期刊全文数据库（CNKI）、维普数据库（VIP）、万方数据库、SinoMed 数据库、PubMed 数据库以及 Cochrane Library，共检出文献 231 篇，发表时间为 1980 年至 2016 年 6 月。根据排除标准以及原国家食品药品监督管理总局发布的《生产企业药品重点监测工作指南》，纳入研究文献共 10 篇。

10 篇研究，涉及总样本量达 230145 例。纳入文献均发表于 2010 年之后。涉及中药注射剂品种 11 种，分别为参附注射液、参麦注射液、参芪扶正注射液、喜炎平注射液、灯盏细辛注射液、苦碟子注射液、清开灵注射液、热毒宁注射液、痰热清注射液、丹红注射液和康莱特注射液。

11 种中药注射剂，最少监测例数 3000，最大监测例数 32358，共监测 230145 例，总 ADR 报告 288 例，总发生率为 0.13%。根据文献报道的药品不良反应严重程度所描述的轻度、中度、重度三级分类，288 例发生 ADR 的患者中，275 例均表现为中度以下，13 例为重度不良反应。

2. 纳入研究的质量评价

纳入研究的 10 篇文献均为横断面研究，采用 Combie 对横断面研究的评价标准进行评估。其中两篇质量评分为 A 级，8 篇为 B 级。

3. ADR 患者基本信息

①年龄分布：ADR 总体集中在中、高年龄患者。参麦注射液、参芪扶正注射液、苦碟子注射液共 84 例 ADR 患者中，小于 40 岁的 ADR 病例数 8 例，仅占 9.52%，高于 40 岁者 76 例，高达 90.48%；参附注射液、灯盏细辛注射液 38 例 ADR 患者中，小于 45 岁的 ADR 病例数 8 例，占 21.05%，而高于 45 岁的占 78.95%。此外，热毒宁注射液发生 ADR16 例，9 岁以下婴幼儿及儿童 14 例，占 87.50%，9 岁以上仅占 12.50%，可能与该药在儿科使用较多有关。

②性别分布：提取到性别相关信息的参附注射液、灯盏细辛注射液、苦碟子注射液、热毒宁注射液，共涉及样本量 67830 例，57 例 ADR 患者中，男性 25 例，女性 32 例（表 4–7）。

表 4-7　ADR 患者性别分布

	病例数	ADR 例数	男（构成比 /%）	女（构成比 /%）
参附注射液	30106	23	6（26.09）	17（73.91）
灯盏细辛注射液	31724	15	8（53.33）	7（46.67）
苦碟子注射液	3000	3	0（0）	3（100.00）
热毒宁注射液	3000	16	11（68.75）	5（31.25）
合计	67830	57	25（43.86）	32（56.14）

③合并用药：在 5 种注射液样本量 127214 例中，发生 ADR 的患者中合并用药的例数达到了 121 例，占到了总 ADR 发生例数的 89.63%，而无合并用药的例数为 14 例，占10.37%（表 4-8）。另外杨伟的研究为热毒宁、痰热清、喜炎平注射液综合研究，发生ADR 的 26 例患者中，全部有合并用药，用药前合并者 6 例，用药后合并者 20 例。每种注射剂可能合并多个药物使用，热毒宁注射液主要合并抗生素类药物，灯盏细辛注射液主要合并脑血管病常用药，参芪扶正注射液主要合并肿瘤辅助用药、泮托拉唑钠、维生素类药、艾迪注射液、头孢类药，参麦注射液主要合并喹诺酮类、青霉素类、祛痰类药物（表4-9）。

表 4-8　合并用药分布

	病例数	ADR 例数	有合并用药（构成比 /%）	无合并用药（构成比 /%）
参麦注射液	32358	30	29（96.67）	1（3.33）
参附注射液	30106	23	23（100.00）	0
参芪扶正注射液	30026	51	43（84.31）	8（15.69）
灯盏细辛注射液	31724	15	12（80.00）	3（20.00）
热毒宁注射液	3000	16	14（87.50）	2（12.50）
合计	127214	135	121（89.63）	14（10.37）

表 4-9　主要合并用药表

药物名称	与 ADR 相关性较高的合并用药
热毒宁注射液	抗生素类药物
灯盏细辛注射液	合并脑血管病常用药为主。奥扎格雷注射剂、甲钴胺可能是造成不良反应的影响因素
参芪扶正注射液	肿瘤辅助用药、泮托拉唑钠、维生素类药、艾迪注射液、头孢类药等
参麦注射液	喹诺酮类、青霉素类、祛痰类药物
参附注射液	未说明具体药物

④过敏史：使用中药注射剂的 60132 例患者中，监测到 ADR 74 例，涉及参附注射液、参芪扶正注射液。其中有过敏史者 10 例，占 13.51%；无过敏史者 64 例，占 86.49%（表4-10）。

表 4–10　过敏史分布

过敏史	病例数	ADR 例数	有（构成比）	无（构成比）
参附注射液	30106	23	3（13.04）	20（86.96）
参芪扶正注射液	30026	51	7（13.73）	44（86.27）
合计	60132	74	10（13.51）	64（86.49）

⑤ ADR 发生时距用药时间：参麦注射液、参芪扶正注射液、灯盏细辛注射液、热毒宁注射液、丹红注射液集中监测文献中详细描述了 ADR 发生时距用药时间的分布情况，病例数 127996 例，发生 ADR 人数 220 例。其中最早发生时间为 10 分钟内，有 18 例；最晚为 24 小时之后，有 33 例；用药 60 分钟内发生最多 130 例，占 59.10%（图 4-34）。

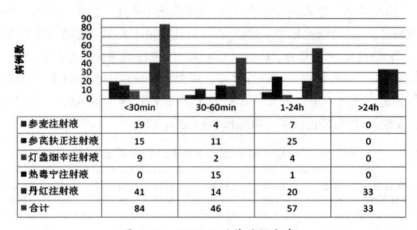

	<30min	30-60min	1-24h	>24h
■参麦注射液	19	4	7	0
■参芪扶正注射液	15	11	25	0
■灯盏细辛注射液	9	2	4	0
■热毒宁注射液	0	15	1	0
■丹红注射液	41	14	20	33
■合计	84	46	57	33

图 4–34　ADR 距用药时间分布

⑥用药天数：96 例 ADR 患者中，用药 1~3 天发生 ADR 的最多，为 52 例，占 54.17%。用药 10 天以上发生 ADR 的最少，仅占 13.54%（图 4–35）。

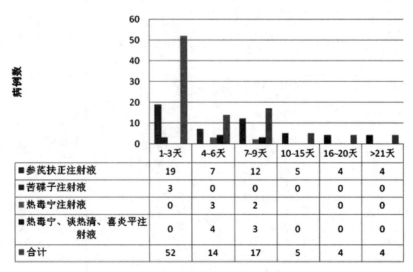

	1-3天	4-6天	7-9天	10-15天	16-20天	>21天
■参芪扶正注射液	19	7	12	5	4	4
■苦碟子注射液	3	0	0	0	0	0
■热毒宁注射液	0	3	2		0	0
■热毒宁、痰热清、喜炎平注射液	0	4	3	0	0	0
■合计	52	14	17	5	4	4

图 4–35　ADR 患者用药天数分布

⑦适应证：参附注射液、灯盏细辛注射液的集中监测研究中，共监测病例数 61830

例，38 例 ADR 中，超适应证用药患者 25 例，占 ADR 患者的 65.79%。

⑧ADR 临床表现：苦碟子注射液 ADR 3 例，主要表现为皮疹、左上肢肿及呼吸困难；参芪扶正注射液 ADR 表现主要累及皮肤及附件系统（皮肤瘙痒、皮疹、红斑）、消化系统（恶心、呕吐、腹痛）、循环系统（心悸、胸闷、静脉炎）、呼吸系统、神经系统、全身性损害（发热、畏寒、寒战）及用药部位损害（皮肤红肿）；灯盏细辛注射液 ADR 主要累及皮肤及附件系统（皮疹、皮肤瘙痒、面部红肿）、神经系统（面红、口干、头痛）、循环系统（血压升高、胸闷、心悸、双下肢肿）、消化系统（腹痛）、肌肉骨骼系统（背痛）；清开灵注射液主要累及皮肤及附件系统（皮疹、瘙痒、眼睑膜水肿）、消化系统（恶心、呕吐）、循环系统（心悸、浅表性静脉炎、胸闷）、呼吸系统（呼吸气促）、神经系统（头晕、局部疼痛）；康莱特注射液主要累及皮肤及附件系统（皮疹、瘙痒、潮红）、消化系统（恶心、呕吐）、循环系统（静脉炎、静脉痛）、神经系统（寒战、烦躁、头疼、头晕）、肝肾功能（转氨酶升高）、全身性损害（发热）；丹红注射液主要累及皮肤及附件系统（瘙痒、皮疹、多汗）、消化系统（恶心、呕吐、胃肠胀气）、呼吸系统（呼吸困难）、循环系统（心悸、浅静脉炎、血管扩张、过敏性紫癜、眼出血、紫绀、血压异常）、神经系统（头痛、头晕、抽搐、憋气、焦急不安、耳鸣）、肌肉骨骼系统（关节病）、全身性损害（寒战、无力、发热）、用药部位损害（局部麻木）（表 4-11）。

表 4-11   ADR 临床表现及所累及系统

品种/表现及例数	皮肤及附件系统	消化系统	循环系统	呼吸系统	神经系统	肌肉骨骼系统	肝肾功能	全身性损害	用药部位损害
苦碟子注射液	皮疹 1		左上肢肿 1	呼吸困难 1					
参芪扶正注射液	皮肤瘙痒、皮疹、红斑 16	恶心、呕吐、腹痛 5	心悸、胸闷、静脉炎 8	呼吸困难 2	神经系统损害 2			发热、畏寒、寒战 11	皮肤红肿 7
灯盏细辛注射液	皮疹、皮肤瘙痒、面部红肿 15	腹痛 1	血压升高、胸闷、心悸、双下肢肿 5		面红、口干、头痛 5	背痛 1			
清开灵注射液	皮疹、瘙痒、眼睑膜水肿 6	恶心、呕吐 5	心悸、浅表性静脉炎、胸闷 4	呼吸气促 1	头晕、局部疼痛 3				
康莱特注射液	皮疹、瘙痒、潮红 5	恶心、呕吐 10	静脉炎、静脉痛 9		寒战、烦躁、头疼、头晕 8		转氨酶升高 2	发热 2	
丹红注射液	瘙痒、皮疹、多汗 49	恶心、呕吐、胃肠胀气 9	心悸、浅静脉炎、血管扩张、过敏性紫癜、眼出血、紫绀、血压异常 39	呼吸困难 1	头痛、头晕、抽搐、憋气、焦急不安、耳鸣 45	关节病 1		寒战、无力、发热 12	局部麻木 2

（三）讨论

中药注射剂整体安全性较高，但相关危险因素仍需进一步分析，以便采取风险最小化措施，提高临床疗效的同时降低用药风险。本研究共监测使用中药注射剂的患者230145例，发生ADR288例，总不良反应发生率为0.13%。

对于监测样本量的问题，尚无规范，按照国内专家共识，集中监测研究应当具有较大样本量，多数为3万例以上。但早期相关研究并未规范，研究样本较少，且数据采集方式差异显著，研究结果存在较大偏差。此外，因为发生事件数较少，具体风险因素难以确定，本研究仅能在合并各数据后计算构成比进行分析差异是否有统计学意义，可能存在偏差。本研究仅纳入了10种中药注射剂，不足以完全反映中药注射剂整体的安全性，还应具体分析不良反应的严重程度、类型等，开展更加深入细致的讨论。

集中监测研究属于真实世界研究方法中的一种，适用于药品上市后临床安全性评价，已经被国内广泛接受。本研究中纳入的临床安全性集中监测研究开展较早，缺乏规范的方法学指导，导致研究质量参差不齐，削弱了研究结果的价值。希望按照相关规范，加强过程质量控制，提高研究成效和证据质量。

第五章
基于生物信息大数据的中药临床作用机制研究实例

人体是一个复杂的生物网络系统，包括信号网络、代谢网络、蛋白质相互作用网络和基因调控网络等。近年来，基于生物信息大数据的系统药理学、网络药理学、整合药理学在中医药研究领域应用日益广泛，这些方法应用理论计算结合实验的方法和技术确认新的药物靶标、研究疾病发生和药物治疗机制，从而为精确调控细胞内复杂网络，阐明疾病病理生理学，提高药物疗效和降低不良反应提供新的策略和工具。本章精选相关研究实例力求全面展示中医药生物信息大数据研究的基本方法和思路。

一、基于网络药理学的白花蛇舌草治疗胃癌作用机制研究

白花蛇舌草是中医治疗消化系统肿瘤处方中的最常用中药之一，应用广泛，疗效确切。本研究基于网络药理学方法，根据白花蛇舌草化学成分、化学成分靶点、胃癌相关基因、蛋白质相互作用等信息，构建"化合物 – 化合物靶点网络""化合物靶点蛋白互作网络""胃癌蛋白互作网络""化合物靶点 – 胃癌靶点蛋白互作网络"，力求从系统层面揭示白花蛇舌草治疗胃癌的多成分、多靶点、多通路复杂机制，为进一步开展基础实验研究提供依据。

（一）资料与方法

1. 白花蛇舌草成分及靶点

通过 Traditional Chinese Medicine Systems Pharmacology Database（TCMSP，http://lsp.nwu.edu.cn）和 Traditional Chinese Medicine Integrated Database（TCMID，http://www.megabionet.org/tcmid）检索白花蛇舌草的化学成分，共检索到 93 个化学成分，删除没有结构信息的化学成分和重复数据后，共获得 42 个化学成分。将这些化合物的 SMILES 上传至 SuperPred（http://prediction.charite.de），收集化学成分的已知和预测靶点，且只保留人类靶点，总共 32 个化学成分获得相应的靶点（SMILES:simplified molecular linear input specification，简化分子线性输入规范）。

2. 胃癌相关基因

在 Therapeutic Target Database（TTD，https://db.idrblab.org/ttd）中以"gastric cancer"为关键词检索到 12 个胃癌相关靶标；在 Online Mendelian Inheritance in Man（OMIM，https://omim.org）中以"gastric cancer"为关键词检索到 12 个胃癌相关基因；在 Pharmacogenomics Knowledgebase（PharmGKB，https://www.pharmgkb.org）中以"stomach neoplasms"为关键词检索到 37 个胃癌相关基因；在 DigSee（http://210.107.182.61/geneSearch）中以"gastric

cancer"和"gene expression"分别作为关键词和筛选条件,检索到 14 个在 20 及大于 20 篇摘要中与"gastric cancer"同时出现的基因。删除重复数据和非人类基因后,共获得 66 个胃癌相关基因。

3. 蛋白质 – 蛋白质相互作用信息

通过 STRING(版本 10.5)检索蛋白质相互作用信息,检索条件中物种设置为"Homo sapiens",置信度为高置信度(大于 0.7),最大交互数的 1st shell 和 2nd shell 均设置为"no more than 50 interactors"。

4. 网络构建

通过连接白花蛇舌草化学成分及其相关靶点,构建"化合物 – 化合物靶点网络";通过连接化合物靶点及与之相互作用的其他蛋白,构建"化合物靶点蛋白互作网络";通过连接胃癌相关蛋白及与之相互作用的其他蛋白,构建"胃癌蛋白互作网络";对"化合物靶点蛋白互作网络"和"胃癌蛋白互作网络"取交集,构建"化合物靶点 – 胃癌靶点蛋白互作网络"。

通过 Cytoscape(版本 3.5.1)进行网络可视化,并借助 NetworkAnalyzer 插件对网络的 3 个关键拓扑参数——中心度(degree)、中介中心度(betweenness)、紧密中心度(closeness)进行分析。节点的中心度指某节点与其他节点的连线数,节点的中介中心度指通过该节点的最短路径数占通过所有节点路径总数的比值,节点的紧密中心度指某节点到其他节点距离之和的倒数。3 个参数越高表明该节点在所构建的网络中越重要。

5. 模块分析

使用 Cytoscape 的 MCODE 插件识别白花蛇舌草"化合物 – 胃癌靶点蛋白互作网络"中的关键聚类模块,参数设置采用默认值。使用 DAVID(版本 6.8)对模块中的基因进行 GO 富集和 KEGG 通路富集分析。显著性阈值设置为 $P < 0.01$ 且 FDR < 0.01。

(二)结果

1. 化合物 – 化合物靶点网络分析

删除没有结构信息的化学成分和重复数据后,得到白花蛇舌草 42 个化学成分的信息。化合物 – 化合物靶点网络(彩图 5-1),由 385 个节点(32 个化合物,339 个化合物靶点,14 个化合物靶点与胃癌相关蛋白的交集靶点)与 733 条边组成。网络分析显示,化合物的平均度值为 22.91,体现了白花蛇舌草多靶点治疗的特征。槲皮素(quercetin,度 =203)和香豆素(coumarin,度 =123)的度值远高于其他化学成分,因此我们推测这 2 个化合物可能是白花蛇舌草发挥治疗效果的重要成分。已有的研究表明,槲皮素能对多种胃癌细胞发挥显著的抗增殖和促凋亡作用,槲皮素的摄入与胃腺癌的风险呈负相关。此外,槲皮素还可以抑制人类胃癌干细胞生长。香豆素是一种香豆素类化合物,其骨架的特征是 2H- 色烯 -2- 酮。香豆素类化合物及其衍生物广泛存在于各种天然产物中,由于其广泛的生物活性如抗菌、抗氧化、抗炎和抗癌等作用,已经被开发为药物。在本研究中,香豆素作用于 7 个已知的胃癌相关蛋白,包括细胞色素 P450 2A6(cytochrome P450 2A6,CYP2A6)、细胞色素 P450 3A4(cytochrome P450 3A4,CYP3A4)、EGFR、受体酪氨酸蛋白激酶 erbB-2(receptor tyrosine-protein kinase erbB-2,ERBB2)、血管内皮生长因子受体 1 （vascular endothelial growth factor receptor 1，FLT1，VEGFR1）、丝裂原活化蛋白激酶 1 （mitogen-activated protein kinase 1，MAPK1）、前列腺素 G/H 合成酶 2 （prostaglandin G/H synthase 2，PTGS2），表明香豆素可能通过调控这些靶点，在胃癌的治疗中发挥作用。已有的研究表明，CYP2A6 作为一种关键酶，负责将香豆素代谢为 7- 羟基香豆素。此外，从白花蛇舌草中提取的总香豆素通过激活半胱天冬酶（caspase）和抑制 PI3K-AKT 通路中的多种蛋白，诱导骨髓增生异常综合征 SKM-1 细胞凋亡。然而，目前缺乏香豆素及其衍生物在胃癌中的相关研究，同时缺乏香豆素对 CYP3A4、EGFR、ERBB2、VEGFR1、MAPK1、PTGS2 调节作用的相关研究。因此，需要更多的生物学实验研究来验证本研究通过计算分析得到的结果。同时，大多数靶点也同时与多种化学成分相连接，体现了这些成分在治疗胃癌中的协同或累加效应。例如，碳酸酐酶（carbonic anhydrase，CA）家族成员如 CA7、CA9、CA12、CA3、CA6、CA14、CA13、CA2、CA1 与大量化合物相连接，表明这些碳酸酐酶同工酶可能是白花蛇舌草的关键靶标。碳酸酐酶在胃肠道中广泛表达，在多种生理和病理过程中起着至关重要的作用，如二氧化碳转运、pH 调节、离子转运、胃酸形成、骨吸收、钙化、肿瘤发生。以 CA9、CA2、CA1 为例。CA9 的表达与胃癌的进展密切相关，且 CA9 的调控机制相对复杂。CA1 和 CA2 也与胃肠道肿瘤相关，并且有研究发现 CA2 是胃肠道间质瘤的生物标志物。此外，化合物 - 化合物靶点网络显示，白花蛇舌草中的化学成分不仅作用于 14 种已知的胃癌相关蛋白，而且还与其他 339 个人类蛋白相连接，这表明白花蛇舌草的化学成分可能通过协同调控多种靶标对胃癌以外的其他疾病发挥潜在的疗效。

2. 化合物靶点蛋白互作网络分析

蛋白质 - 蛋白质相互作用网络已被证明有助于阐释包括癌症在内的一些复杂疾病中多种蛋白质之间的复杂相互作用。因此，本研究构建了化合物靶点蛋白互作网络（彩图 5-2），以便在系统层面深入了解化合物靶点之间的复杂相互作用。网络分析显示，该网络由 409 个节点（293 个化合物靶点，4 个胃癌相关蛋白，14 个化合物靶点与胃癌相关蛋白的交集靶点，98 个与以上蛋白相互作用的其他蛋白）与 4392 条边组成。在化合物靶点蛋白互作网络中，化合物靶点与已知的胃癌相关蛋白之间有 14 个交集靶点，分别为：细胞肿瘤抗原 p53 （cellular tumor antigen p53，TP53）、磷脂酰肌醇 4，5- 二磷酸 3- 激酶催化亚基 α 亚型（phosphatidylinositol 4，5-bisphosphate 3-kinase catalytic subunit alpha isoform，PIK3CA）、MAPK1、热休克蛋白 HSP 90-α（heat shock protein HSP 90-alpha，HSP90AA1）、EGFR、凋亡调节因子 Bcl-2 （apoptosis regulator Bcl-2，BCL2）、PTGS2、DNA 拓扑异构酶 2-α（DNA topoisomerase 2-alpha，TOP2A）、CYP3A4、ERBB2、CYP2A6、VEGFR1、DNA 拓扑异构酶 1 （DNA topoisomerase 1，TOP1）、多药耐药蛋白 1 （multidrug resistance protein 1，ABCB1）。因此，白花蛇舌草可能通过调控包含这 14 个靶点在内的整个生物网络对疾病发挥治疗作用，其中 p53 （度 =106）和 PIK3CA （度 =85）的度值远高于其他蛋白，因此二者被确定为该网络的关键蛋白。p53 蛋白是细胞中最为重要的肿瘤抑制因子之一，在 DNA 修复、细胞周期阻滞、细胞衰老和细胞凋亡等关键生物过程中发挥了重要的调控作用，且在超过一半的人类癌症中发现了 p53 蛋白改变，体现了其在抑制癌症发生方面的重要意义。据报道，大约 50% 的胃癌患者携带导致 p53 失活的遗传和表观遗传改变，且

TP53 突变出现在胃癌的癌前期，并促使其最终转化为癌症。至于 PIK3CA，它编码 PI3K 的关键酶亚基 p110α，且 PIK3CA 作为癌基因在胃癌中起关键作用。过表达的 PIK3CA 促进胃癌细胞侵袭和增殖，且胃癌组织中 PIK3CA 的上调可能与淋巴结转移相关。综上，本研究结果表明，白花蛇舌草可能通过恢复 p53 的肿瘤抑制活性和抑制 PIK3CA 的表达水平，从而在胃癌的治疗中发挥作用。

3. 胃癌蛋白互作网络分析

为了发现已知的胃癌相关蛋白与其他蛋白之间的相互作用关系，本研究构建了胃癌蛋白互作网络（彩图 5-3）。该网络由 159 个节点（59 个胃癌相关蛋白，100 个与之相互作用的其他蛋白）与 1432 条边组成。本研究选择度值大于 2 倍度值中位值，中介中心度和紧密中心度大于对应中位值的节点作为该网络的关键节点，共得到 23 个与胃癌相关的核心蛋白。有趣的是，23 个蛋白中的大多数与细胞周期密切相关，如 p53、细胞周期蛋白依赖性激酶 7（cyclin-dependent kinase 7，CDK7）、细胞周期蛋白依赖性激酶 2（cyclin-dependent kinase 2，CDK2）、乳腺癌 1 型易感性蛋白（breast cancer type 1 susceptibility protein，BRCA1）、G1/S 特异性细胞周期蛋白 -D1（G1/S-specific cyclin-D1，CCND1）、CDK 活化激酶装配因子 MAT1（CDK-activating kinase assembly factor MAT1，MNAT1）。因此，这些与细胞周期相关的蛋白可能在胃癌发生和发展中起关键作用。同时，已有的研究证实胃癌的特征通常是细胞周期蛋白以及其他细胞周期相关蛋白表达的失调。以 CDK2 和 cyclin D1 为例。众所周知，细胞周期蛋白依赖性激酶需要结合细胞周期蛋白以促进细胞周期进展，而由于肿瘤相关突变引起的某些细胞周期蛋白 / 细胞周期蛋白依赖性激酶复合物的频繁失调常常导致持续增殖。CDK2 促进胃癌的细胞周期，并且可能因癌症恶性程度增加和癌细胞侵袭而异常激活。cyclin D1 是肿瘤细胞增殖、凋亡、侵袭、转移、免疫逃逸的关键调节因子，并且大量的证据表明，cyclin D1 的过表达与胃癌的进展密切相关。

4. 化合物靶点 - 胃癌靶点蛋白互作网络分析

为了进一步探讨白花蛇舌草治疗胃癌的潜在药理学机制，本研究通过对化合物靶点蛋白互作网络与胃癌蛋白互作网络取交集，构建了化合物靶点 - 胃癌靶点蛋白互作网络（彩图 5-4）。网络分析显示，该网络由 68 个节点（12 个化合物靶点，4 个胃癌相关蛋白，14 个化合物靶点与胃癌相关蛋白的交集靶点，38 个与以上蛋白相互作用的其他蛋白）与 474 条边组成。网络分析显示，节点的中心度、中介中心度、紧密中心度中位值分别为 14、0.00526562、0.463673375。本研究选择这 3 个拓扑参数分别大于对应中位值的节点作为该网络的关键节点，共得到 23 个核心蛋白，分别为 p53、增殖细胞核抗原（proliferating cell nuclear antigen，PCNA）、CDK2、RAC-α 丝氨酸 / 苏氨酸蛋白激酶（RAC-alpha serine/threonine-protein kinase，AKT1）、PIK3CA、HSP90AA1、复制因子 C 亚基 4（replication factor C subunit 4，RFC4）、细胞周期蛋白依赖性激酶抑制剂 1B（cyclin-dependent kinase inhibitor 1B，CDKN1B，p27）、表皮生长因子（pro-epidermal growth factor，EGF）、EGFR、BCL2、cyclin D1、血管内皮生长因子 A（vascular endothelial growth factor A，VEGFA）、丝氨酸 / 苏氨酸蛋白激酶 mTOR（serine/threonine-protein kinase mTOR，MTOR）、MAPK1、复制因子 C 亚基 3（replication factor C subunit 3，RFC3）、复制因子 C 亚基 5（replication factor C subunit 5，RFC5）、G2/ 有丝分裂特异性细胞周期蛋白 B1（G2/mitotic-specific cyclin-B1，CCNB1）、复制因子 C 亚基 2（replication factor C subunit 2，RFC2）、E3 泛素 - 蛋白连接酶 Mdm2（E3 ubiquitin-protein ligase Mdm2，MDM2）、内皮细胞硝酸氧化物合成酶（nitric oxide synthase，endothelial，NOS3）、TOP2A、细胞周期蛋白 A2（cyclin A2，CCNA2）。这些蛋白中的大多数与细胞周期密切相关，如 CDK2、p27、cyclin D1、cyclin B1、cyclin A2。以 p27、cyclin B1、cyclin A2 为例，p27 是细胞周期的抑制剂，可阻断 cyclin D-CDK4 或 cyclin E-CDK2 复合物的激活，从而在细胞周期进程中抑制 G1 到 S 期转换。同时，p27 的表达与胃癌呈负相关，其表达降低被认为是胃癌预后不良的标志物。cyclin B1 调节细胞周期从 G2 到 M 期的转换，在细胞分化、凋亡、转移中发挥关键作用，它的表达可能与胃癌患者的不良预后有关。cyclin A2 是细胞分裂周期的重要调节因子，它结合并激活调控 S 期和 G2 到 M 期转换的激酶，并且人类癌症中异常的 cyclin A2 表达通常与细胞增殖相关。此外，部分核心蛋白与细胞凋亡密切相关，例如 p53、AKT1、BCL2、MAPK1；部分核心蛋白与血管新生密切相关，例如 VEGFA 和 PIK3CA。以 AKT1、BCL2、MAPK1、VEGFA 为例。AKT1 是 AKT 家族成员之一，在胃腺癌中出现扩增。AKT 是 PI3K 的下游效应物，PI3K/AKT 信号通路参与细胞凋亡抑制和血管新生。AKT 通过抑制与凋亡相关的 Bcl2 关联死亡启动子（Bcl2-associated agonist of cell death，BAD）和 caspase-9 的作用来抑制细胞凋亡。此外，AKT 还与血管新生以及癌细胞通过血管内皮生长因子（VEGF）和 MMP 侵入邻近组织密切相关。BCL2 不仅在促进细胞存活和抑制细胞凋亡方面起着至关重要的作用，而且在抑制细胞增殖活性方面也起着至关重要的作用。BCL2 的过表达是胃肿瘤发生的早期事件，然而不同研究者对 BCL2 表达与胃癌预后关系的结论存在争议。MAPK1 也称为细胞外信号调节激酶 2（extracellular signal-regulated kinase 2，ERK2），它是丝裂原活化蛋白激酶家族的成员。MAPK 的激活调节多种细胞过程，如细胞增殖、分化、有丝分裂、凋亡。此外，有研究表明，miR-197 可能通过调节 MAPK1 影响人胃癌细胞系中氟尿嘧啶治疗的敏感性。VEGFA 蛋白在诱导血管新生方面具有显著的活性，而 VEGFA 抑制已成为多种癌症的常用治疗策略之一。VEGFA 通路对于促进肿瘤血管新生至关重要，是晚期胃癌的有效靶点，并且 VEGFA 水平与胃癌分期或患者总生存期之间的相关性已经得到证实。毫无疑问，细胞周期、细胞凋亡和血管新生是胃癌发展和演进中的重要过程。因此，本研究表明，白花蛇舌草治疗胃癌的潜在机制可能与其同时调控一系列与细胞周期、细胞凋亡、血管新生相关的蛋白密切相关。同时，已有的研究表明从白花蛇舌草中提取的总黄酮可显著抑制人胃癌细胞增殖，并导致细胞周期停滞在 G0/G1 期，最终诱导人胃癌细胞凋亡。白花蛇舌草多糖显著诱导人胃癌细胞凋亡，与顺铂联合使用时表现出协同作用，其机制可能与白花蛇舌草多糖下调 BCL2 表达和上调 TP53 表达的作用相关。

5. 模块分析

由于聚类模块可能代表了蛋白互作网络的一些关键特征，并且可能包含特定的生物学意义，因此本研究使用 MCODE 对化合物靶点 - 胃癌靶点蛋白互作网络进行分析，并得到了 4 个模块（彩图 5-5）。同时，本研究通过 GO 富集和 KEGG 通路富集分析，进一步探索了功能模块中的基因所参与的生物过程、分子功能和信号通路。GO 富集分析中展示了不同模块中的基因显著富集的 GO 条目。模块 1 与跨损伤合成，核苷酸切除修复和磷脂酰肌醇及其激酶介导的信号传导相关；模块 2 与应激和未折叠蛋白结合反应相关；模块 3 与细胞分裂相关；模块 4 与钙调蛋白结合相关。因此，推测白花蛇舌草可能通过同时参与这些生物过程和分子功能，从而对胃癌发挥其药理作用。例如，核苷酸切除修复（nucleotide excision repair，NER）是维持基因组稳定性和完整性、监测和修复多种 DNA 损伤必不可少的多功能系统。然而，核苷酸切除修复缺陷会增加基因组不稳定性，并且未修复的 DNA 损伤可能增加胃癌遗传易感性，从而导致胃癌的发生。同时，核苷酸切除修复系统的破坏也会改变胃癌患者的化疗敏感性和预后。

KEGG 通路富集分析中展示了不同模块中的基因显著富集的 KEGG 通路，不同模块中的基因富集在 48 个信号通路，可分为五类：人类疾病（22/48），环境信息处理（11/48），生物系统（8/48），遗传信息处理（4/48）和细胞过程（3/48）。因此，本研究结果表明，白花蛇舌草可能通过参与多种类型的信号通路，在癌症、信号转导、内分泌系统、神经系统、复制和修复、细胞生长和死亡、细胞群落中发挥作用。同时，本研究还发现白花蛇舌草的潜在靶标显著富集的信号通路与细胞分化、细胞增殖、细胞迁移、细胞侵袭、细胞凋亡、细胞周期、血管新生密切相关，这些通路中的大多数在癌症的发展和演进中发挥关键作用，如癌症通路（hsa05200）、PI3K/AKT 信号通路（hsa04151）、VEGF 信号通路（hsa04370）、mTOR 信号通路（hsa04150）、细胞凋亡（hsa04210）、Ras 信号通路（hsa04014）、细胞周期（hsa04110）。因此，推测白花蛇舌草治疗胃癌的潜在机制可能与其对与癌症相关的通路的协同调节密切相关。PI3K/AKT 信号通路所包含的白花蛇舌草潜在靶标数量最多，应被确认为白花蛇舌草治疗胃癌的潜在核心靶通路。PI3K/AKT 信号通路是一种重要的生长调节通路，介导多种细胞和分子功能，如细胞生长、增殖、代谢、存活、血管新生，它常常在多种类型的癌症中失调，促进肿瘤发生和耐药。PI3K/AKT 通路在胃癌的发展中发挥重要作用，该通路的异常激活常常发生在存活率较低的晚期胃癌患者中。以往的研究证实，白花蛇舌草的化合物可以通过显著下调 PI3K、AKT、磷酸化 AKT（p-AKT）的表达来抑制 PI3K/AKT 通路的激活，从而诱导氟尿嘧啶耐药结直肠癌细胞以及人骨髓增生异常综合征细胞凋亡。鉴于血管新生对肿瘤生长的重要作用，阻断血管新生已被广泛认为是抑制肿瘤生长和转移的有效治疗策略之一。然而，血管新生抑制剂的长期使用和治疗效果在很大程度上受到耐药和对非肿瘤相关内皮细胞细胞毒性的限制。幸运的是，从白花蛇舌草中分离的 4- 乙烯基苯酚在人体内皮细胞中具有抗血管新生作用，其机制可能与其对 PI3K/AKT、ERK、p38 信号通路的抑制，以及其下调 VEGFR 的表达相关。另一项研究发现，白花蛇舌草提取物通过下调人结肠癌细胞中 VEGFA 的表达来抑制肿瘤血管新生。细胞周期进程失调是癌症的关键标志之一，主要受 cyclin D1 和 CDK4 调控的 G_1 到 S 期转换是控制细胞周期进展的两个主要检查点之一。大量研究发现，白花蛇舌草提取物可引起 G_0/G_1 期细胞周期停滞、抑制多种肿瘤细胞增殖和诱导多种肿瘤细胞凋亡，如人结肠癌细胞、人肝癌细胞、人白血病细胞等。综上所述，白花蛇舌草可能通过调节与细胞增殖、细胞凋亡、血管新生、细胞周期密切相关的通路，从而在胃癌的治疗中发挥作用，其中 PI3K/AKT 信号通路可能是白花蛇舌草治疗胃癌的潜在核心靶通路。尽管如此，我们注意到有关白花蛇舌草治疗胃癌的相关实验研究相对不足，因此，本研究的结果需要更多的实验进行验证。

（三）讨论

本研究通过整合靶标预测、网络构建、模块分析等网络药理学方法进行了白花蛇舌草治疗胃癌作用机制的预测和阐释。首先，通过对白花蛇舌草中 32 个化学成分进行靶点预测，得到 353 个白花蛇舌草潜在作用靶标，体现了中药多成分和多靶点协同作用的治疗特点。其次，对化合物－化合物靶点网络与化合物靶点蛋白互作网络的分析显示，槲皮素和香豆素可能是白花蛇舌草的关键药效活性成分，而碳酸酐酶、p53、PIK3CA 可能是白花蛇舌草的关键靶点。另外，对胃癌蛋白互作网络的分析显示，与细胞周期调控相关的蛋白可能在胃癌的发生和演进中发挥重要作用。再次，对化合物靶点－胃癌靶点蛋白互作网络的分析显示，白花蛇舌草可能通过同时调节与细胞周期、细胞凋亡、血管新生相关的蛋白，如 CDK2、p27、cyclin D1、cyclin B1、cyclin A2、p53、AKT1、BCL2、MAPK1、VEGFA、PIK3CA 等，从而在胃癌的治疗中发挥作用。最后，根据 GO 富集和 KEGG 通路富集分析的结果，白花蛇舌草所调控的核心蛋白显著富集在多种重要的生物学过程和信号通路，如核苷酸切除修复、细胞凋亡、细胞周期、PI3K/AKT/mTOR 信号通路、VEGF 信号通路、Ras 信号通路，它们与胃癌的主要病理过程如细胞凋亡抵抗、细胞周期失调、细胞分化异常、细胞增殖失控、细胞迁移、细胞侵袭、血管新生等密切相关。

综上所述，本研究通过网络药理学方法，在系统层面揭示了白花蛇舌草治疗胃癌的潜在药理学机制可能与其对细胞凋亡、细胞周期、细胞分化、细胞增殖、细胞迁移、细胞侵袭、血管新生的协同调节密切相关。同时，本研究有助于为理解、评价中医药在治疗复杂疾病中的协同作用及促进网络药理学方法在探索抗癌中药潜在作用机制中的应用提供线索和思路。然而，由于本研究是基于数据分析开展的，因此需要进一步的生物学实验来验证本研究的结果。此外，通过对胃癌整合基因表达谱分析中差异基因 KEGG 通路富集分析的结果进行综合分析，发现二者共有的 KEGG 通路有 5 条，分别为细胞周期、PI3K-Akt 信号通路、FoxO 信号通路、黏着斑、TNF 信号通路。由此可见，在未来的研究中，白花蛇舌草在胃癌中对这 5 条信号通路的调控作用值得进一步深入探索。

二、基于网络药理学的白花蛇舌草治疗结直肠癌作用机制研究

白花蛇舌草是中医治疗消化系统肿瘤处方中的最常用中药之一，应用广泛，疗效确切，但目前尚无关于其治疗结直肠癌作用机制的网络药理学研究。本研究基于网络药理学方法，根据白花蛇舌草化学成分、化学成分靶标、结直肠癌相关基因、蛋白质相互作用等信息，构建化合物－化合物靶点网络”"结直肠癌蛋白互作网络""化合物－结直肠癌靶点蛋白互作网络"，力求从系统层面揭示白花蛇舌草治疗结直肠癌的多成分、多靶点、多通路复杂机制，为进一步开展基础实验研究提供依据。

（一）资料与方法

1. 白花蛇舌草成分及靶点

通过 TCMSP、TCMID、TCM Database@Taiwan（http://tcm.cmu.edu.tw）检索白花蛇舌草的化学成分，删除重复数据后，共获得 69 个化学成分。通过 TCM Database@Taiwan 和

PubChem（https://pubchem.ncbi.nlm.nih.gov）获取了其中 43 个化学成分的三维结构文件（*.mol2 格式或 *.sdf 格式），由于没有结构信息的化学成分无法进行靶点预测，因此将他们删除。将白花蛇舌草化学成分的三维结构文件上传至 PharmMapper（http://lilab.ecust.edu.cn/pharmmapper）进行靶点预测，参数设置如下：不产生构象异构体，选择人类蛋白靶点集，匹配靶点的数目为 30。

2. 结直肠癌相关基因

在 DisGeNET（http://www.disgenet.org）中以 "colorectal cancer" 为关键词检索结直肠癌相关的基因，选择 Gene-Disease Score > 0.1 的基因，共获得 14 个结直肠癌相关基因。

3. 蛋白质 – 蛋白质相互作用信息

通过 STRING（版本 10.5）检索蛋白质相互作用信息，检索条件中物种设置为 "Homo sapiens"，置信度为高置信度（大于 0.7）。

4. 网络构建

通过连接白花蛇舌草化学成分及其相关靶点，构建 "化合物 – 化合物靶点网络"；通过连接结直肠癌相关蛋白及与之相互作用的蛋白，构建 "结直肠癌蛋白互作网络"；通过连接化学成分、化合物靶点与 "结直肠癌蛋白互作网络" 的交集靶点、与交集靶点相互作用的蛋白，构建 "化合物 – 结直肠癌靶点蛋白互作网络"。

通过 Cytoscape（版本 3.5.1）进行网络可视化，并借助 NetworkAnalyzer 插件对网络的三个关键拓扑参数——中心度（degree）、中介中心度（betweenness）、紧密中心度（closeness）进行分析。节点的中心度指某节点与其他节点的连线数，节点的中介中心度指通过该节点的最短路径数占通过所有节点路径总数的比值，节点的紧密中心度指某节点到其他节点距离之和的倒数。三个参数越高表明该节点在所构建的网络中越重要。

5. 功能富集分析

使用 DAVID（版本 6.8）对网络的核心基因进行 GO 富集和 KEGG 通路富集分析。显著性阈值设置为 $P < 0.01$ 且 FDR < 0.01。

（二）结果

1. 化合物 – 化合物靶点网络分析

化合物 – 化合物靶点网络包括 309 个节点（43 个化合物，266 个化合物靶点）与 1260 条边。在该网络中，越靠近圆心的靶点相对于外部的靶点与化学成分之间具有更多的连线。本研究发现大多数靶点能够被多种化学成分调控。例如，碳酸酐酶 2（carbonic anhydrase 2，CA2）和谷胱甘肽 S- 转移酶 P（glutathione S-transferase P，GSTP1）被车叶草苷（asperuloside）、京尼平苷（geniposide）、西托糖苷（sitogluside）等多种化学成分共同调节。此外，CDK2、雄激素受体（androgen receptor，AR）、3- 磷酸肌醇依赖性蛋白激酶 1（3-phosphoinositide-dependent protein kinase 1，PDPK1）也受到多种成分的共同调节。这一结果提示白花蛇舌草的化学成分可能通过协同调控多种不同类型的靶标对包括结直肠癌在内的多种疾病发挥治疗作用，同时也符合中药多成分、多靶点和多疾病的系统治疗特点。因此，我们不仅能够通过化合物 – 化合物靶点网络了解白花蛇舌草化学成分与潜在靶标之间的调控关系，还可以通过该网络发掘白花蛇舌草的潜在药理作用。

2. 结直肠癌蛋白互作网络分析

结直肠癌蛋白互作网络（彩图 5-6），包括 110 个节点（14 个结直肠癌相关蛋白，96 个与之相互作用的其他蛋白）和 428 条边。计算网络中每个节点的 3 个拓扑特征，选择中心度、中介中心度、紧密中心度分别大于对应中位值（中心度 ≥ 9.63、中介中心度 ≥ 0.037326、紧密中心度 ≥ 0.6114）的 17 个节点作为该网络的核心节点，分别为：增殖细胞核抗原（proliferating cell nuclear antigen，PCNA）、DNA 错配修复蛋白 Msh2（DNA mismatch repair protein Msh2，MSH2）、DNA 错配修复蛋白 Mlh1（DNA mismatch repair protein Mlh1，MLH1）、DNA 错配修复蛋白 Msh6（DNA mismatch repair protein Msh6，MSH6）、错配修复核酸内切酶 PMS2（mismatch repair endonuclease PMS2，PMS2）、PMS1 蛋白同源物 1（PMS1 protein homolog 1，PMS1）、PIK3CA、GTP 酶 KRas（GTPase KRas，KRAS）、GTP 酶 HRas（GTPase HRas，HRAS）、腺瘤性结肠息肉蛋白（adenomatous polyposis coli protein，APC）、β 连环蛋白（β-catenin，CTNNB1）、轴蛋白抑制蛋白 1（Axin-1，AXIN1）、胸苷酸合成酶（thymidylate synthase，TYMS）、细胞色素 c 氧化酶亚基 2（cytochrome c oxidase subunit 2，MT-CO2）、细胞色素 c 氧化酶亚基 3（cytochrome c oxidase subunit 3，MT-CO3）、细胞色素 c 氧化酶亚基 1（cytochrome c oxidase subunit 1，MT-CO1）、腺嘌呤 DNA 糖基化酶（adenine DNA glycosylase，MUTYH）。因此，这些蛋白可能是与结直肠癌相关的核心蛋白。

3. 化合物 - 结直肠癌靶点蛋白互作网络分析

为了进一步探讨白花蛇舌草治疗结直肠癌的潜在药理学机制，通过连接化学成分、化合物靶点与结直肠癌蛋白互作网络的交集靶点、与交集靶点相互作用的其他蛋白，构建了化合物 - 结直肠癌靶点蛋白互作网络（彩图 5-7）。网络分析显示，该网络由 84 个节点（14 个化合物，17 个化合物靶点与结直肠癌蛋白互作网络的交集靶点，53 个与交集靶点相互作用的其他蛋白）和 306 条边组成。节点拓扑特征提供了一个可以将高连通性的关键节点与网络中其他节点区分开来的直观方法，选择中心度、中介中心度、紧密中心度分别大于对应中位值（中心度 ≥ 7.29、中介中心度 ≥ 0.027360、紧密中心度 ≥ 0.3208）的节点作为该网络的关键节点，共得到 10 个核心蛋白，包括 HRAS、PIK3CA、KRAS、p53、APC、丝氨酸 / 苏氨酸蛋白激酶 B-raf（serine/threonine-protein kinase B-raf，BRAF）、糖原合成酶激酶 -3β（glycogen synthase kinase-3 beta，GSK-3β）、CDK2、AKT1、RAF 原癌基因丝氨酸 / 苏氨酸蛋白激酶（RAF proto-oncogene serine/threonine-protein kinase，RAF1）。本研究推测这 10 个靶点可能在白花蛇舌草治疗结直肠癌的过程中发挥关键作用，以 GSK-3β、PIK3CA、AKT1、RAF1、CDK2 为例。GSK-3β 能同时被 3 个化学成分调控，包括槲皮素、对香豆酸（p-coumaric acid）、槲皮素 -3- 槐糖苷（quercetin-3-sophoroside）。GSK-3β 是由 GSK-3β 基因编码的丝氨酸 / 苏氨酸蛋白激酶，是多种人类癌症的潜在治疗靶点。β-catenin 是 Wnt/β-catenin 通路中的核心分子，因为它可以促进与癌症进展相关的几种致癌基因的转录。β-catenin 可能促进癌症的发展，其在 80% 的结直肠癌中被激活。GSK-3β 显示出抑制或促进肿瘤的双重活性。一方面，由于 GSK-3β 在 Wnt 信号通路中充当负调节因子，因此它通常被认为是肿瘤抑制因子。当 GSK-3β 磷酸化 Wnt 信号级联中的 β-catenin 时，β-catenin 被泛素化降解，因此，由 β-catenin 控制的原癌基因核转位和随后的转录被中断。另一方面，GSK-3β 可以通过增强细胞核中 NFκB 的转录活性来激活 NFκB 信号级联反应，从而促进癌症的发生。此外，有研究证实抑制 GSK-3β 的表达可能会抑制结直肠癌细胞生长并诱导其凋亡。因此，白花蛇舌草可能通过调节其潜在靶标 GSK-3β，从而对结直肠癌患者 β-catenin 和 NFκB 的异常激活发挥重要的抑制作用。同时，其他研究已经证实，白花蛇舌草可以促进 β-catenin 的磷酸化，从而抑制结直肠癌细胞和结直肠癌干细胞生长。PIK3CA 的突变存在于约 15% 至 20% 的结直肠癌中。由 PIK3CA 编码的磷脂酰肌醇 -3- 激酶（phosphatidylinositol 3-kinase，PI3K）是脂质激酶，它在促进和调节与细胞增殖、迁移、存活、凋亡、代谢相关的信号传导通路中起关键作用。PIK3CA 基因的突变可以启动 PI3K/AKT/mTOR 通路的组成型激活，促进癌症的发生和进展。同时，PI3K 的上调可以增加 PTGS2 的活性和前列腺素 E_2（prostaglandin E_2）的合成，从而抑制结直肠癌细胞凋亡。在 PI3K/AKT/mTOR 通路中，AKT，也称为蛋白激酶 B（protein kinase B，PKB），是 PI3K 的下游效应物并由其直接激活。AKT1 作为 AKT 家族成员之一，在化合物 - 结直肠癌靶点蛋白互作网络中可以被槲皮素 -3-O- 桑布双糖苷（quercetin-3-O-sambubioside）、阿魏酸（ferulic acid）、槲皮素 -3- 槐糖苷所调控。AKT 家族成员参与多种细胞过程，包括细胞生长、增殖、迁移、代谢、生存、血管新生等。AKT 过表达已被提出是结直肠癌发生的早期事件。AKT 通过磷酸化激活一系列下游因子，从而调节在癌细胞中重新连接的细胞代谢。总之，本研究结果表明白花蛇舌草的关键活性成分可能通过抑制 PIK3CA 和 AKT1 的表达，从而对结直肠癌的治疗产生影响。与本研究结果一致，已有的研究证实，从白花蛇舌草中提取的 4- 乙烯基苯酚可以显著下调人内皮细胞 PI3K 和 AKT 的表达。本研究发现 RAF1 是对香豆酸和阿魏酸的潜在靶标。RAF1 是生长因子和 RAS 蛋白下游的中心成员，RAF1 的过表达促进结直肠癌细胞增殖和侵袭能力。因此，本研究推测白花蛇舌草可能通过抑制 RAF1 的表达，从而抑制结直肠癌细胞增殖和侵袭。对于 CDK2，网络分析显示它受到白花蛇舌草中 4 个化学成分的调控，包括槲皮素、芦丁（rutin）、鸡屎藤次苷甲酯（scandoside methyl ester）、鸡屎藤次苷（scandoside）。CDK2 是一种重要的丝氨酸 / 苏氨酸蛋白激酶，介导细胞周期进程中 G_1 到 S 期转换，因此它在控制细胞增殖中发挥关键作用。CDK2 通常在多种恶性肿瘤中表达升高，加速细胞周期从 G_1 到 S 期转换，从而促进肿瘤细胞增殖。同时，CDK2 表达的升高也出现在结直肠腺瘤中。本研究结果显示，白花蛇舌草可能通过抑制 CDK2 的表达引起细胞周期停滞在 G_1 期，从而抑制结直肠癌细胞增殖。此外，有研究证实白花蛇舌草可能通过抑制 CDK2 的活性，从而显著抑制人肝细胞癌增殖。

4. 功能富集分析

本研究通过 GO 富集和 KEGG 通路富集分析，进一步探索了 10 个核心基因所参与的生物过程、分子功能和信号通路。GO 富集分析中展示了 10 个核心基因显著富集的 GO 条目。结果显示，白花蛇舌草作用的核心靶标主要参与 3 个生物过程：肽基丝氨酸磷酸化正调节、ERBB2 信号通路、Ras 蛋白信号转导；3 个分子功能：激酶活性、蛋白质丝氨酸 / 苏氨酸激酶活性、ATP 结合；1 个细胞组成：胞质溶胶。这表明白花蛇舌草可能通过参与上述生物过程、分子功能、细胞组成从而发挥治疗作用。

10 个核心基因显著富集在 39 条 KEGG 信号通路，可分为 4 类：人类疾病（19/39）、生物系统（10/39）、环境信息处理（6/39）、细胞过程（4/39）。本研究结果表明，白花蛇舌草可能通过参与多种类型的信号通路，在癌症、传染性疾病、内分泌系统、免疫系统、神经系统、信号转导、细胞群落、细胞运动中发挥作用。此外，结肠直肠癌（hsa05210）、癌症通路（hsa05200）、PI3K-Akt 信号通路（hsa04151）、MAPK 信号通路（hsa04010）等通路已被证实是治疗结直肠癌的确切靶通路。本研究还发现，在白花蛇舌草核心靶标显著富集的信号通路中，接近一半的通路与结直肠癌之外的多种其他癌症相关。因此，这表明白花蛇舌草具有治疗多种癌症的潜力，如前列腺癌、急性髓性白血病、胰腺癌、膀胱癌等，这已被现有研究所证实。在 39 条信号通路中，结直肠癌（hsa05210）是最重要的一条，它调控结直肠癌细胞凋亡、增殖、生存、遗传稳定性等过程。例如，导致结直肠癌发生和发展的决定性因素包括肿瘤抑制基因 APC 和 TP53 的失活以及癌基因 KRAS 的激活，它们都出现在结直肠癌信号通路中。就 APC 而言，80% 的结直肠癌携带该基因的失活突变，并且 APC 失活被认为是大多数结直肠癌的起始事件。导致结直肠癌发生和发展的一个重要原因是 Wnt/β-catenin 信号转导的异常激活，而 APC 在结直肠癌中的主要生物学功能是其与 β-catenin 相互作用，负调节 Wnt 信号通路。APC 突变可能使癌基因如 c-myc 和 cyclin D1 的转录不受调节，从而促进肿瘤发生。值得注意的是，本研究发现白花蛇舌草可能通过作用于 APC，从而恢复其肿瘤抑制活性。此外，有研究也发现白花蛇舌草可以通过升高 APC 的表达来抑制结直肠癌细胞和结直肠癌干细胞生长。对于 TP53，该基因的突变出现在约 50% 的结直肠癌患者中，且 TP53 的突变被认为是结直肠癌发展中相对较晚的事件。肿瘤抑制因子 p53 通过启动细胞周期停滞、细胞死亡、修复或抗血管新生过程来预防癌症发展。重要的是，p53DNA 突变破坏 p53 的肿瘤抑制功能，并赋予突变型 p53 功能获得（gain-of-function, GOF），使其成为原癌基因。突变型 p53 的 GOF 导致一系列不良事件，如肿瘤发生、肿瘤演进、耐药。尽管在癌症患者的治疗中已经做出巨大努力来恢复 p53 活性，然而由于 p53 信号转导非常复杂，因此基于 p53 的有效疗法尚未成功转化应用于癌症的临床治疗。幸运的是，本研究的结果显示白花蛇舌草可能对恢复 p53 的肿瘤抑制活性起作用。对于 KRAS，该基因的突变出现在约 30%~40% 的结直肠癌中，在结直肠癌的发展早期可以检测到 KRAS 的异常。已有的证据显示，KRAS 突变促进结直肠腺瘤的细胞增殖和恶性转化。对于 BRAF，它是 KRAS 的直接靶标，大约 10% 的结直肠癌患者携带 BRAF 突变。KRAS 和 BRAF 是结直肠癌的主要致癌驱动因子。BRAF 和 KRAS 均激活 RAS/RAF/MAPK 信号通路。长期以来已证实 MAPK 信号通路的激活通过影响细胞生长、增殖、生存来促进结直肠癌发生，而 KRAS 和 BRAF 突变是 MAPK 信号级联中最常见的改变。此外，KRAS 和 BRAF 的突变状态已被确认为结直肠癌 EGFR 单克隆抗体耐药的预测标志物。因此，迫切需要治疗 KRAS 和 BRAF 突变型结直肠癌的新疗法。幸运的是，本研究结果显示白花蛇舌草可能通过抑制其潜在靶标 KRAS 和 BRAF 的表达，从而对结直肠癌的治疗产生影响。

（三）讨论

本研究通过应用靶标预测、网络构建、GO 富集和通路富集分析相结合的网络药理学方法进行了白花蛇舌草治疗结直肠癌作用机制的预测和阐释。首先，通过对白花蛇舌草中的化学成分进行靶点预测，揭示了中药多成分和多靶点协同作用的治疗特点。其次，通过网络分析得到白花蛇舌草作用于结直肠癌的 10 个潜在核心靶点，分别为 HRAS、PIK3CA、KRAS、p53、APC、BRAF、GSK3B、CDK2、AKT1、RAF1。最后，GO 富集分析显示，白花蛇舌草所调控的核心靶点显著富集在肽基 – 丝氨酸磷酸化、ERBB2 信号通路、Ras 蛋白信号转导等生物过程；KEGG 通路富集分析显示，白花蛇舌草所调控的核心靶点主要参与结直肠癌、癌症信号通路、PI3K–Akt 信号通路、MAPK 信号通路等信号通路。

综上所述，本研究通过网络药理学方法，在系统层面揭示了白花蛇舌草治疗结直肠癌的作用机制可能与其协同调节结直肠癌中多个常见突变基因的表达有关，而结直肠癌的发生可以归因于肿瘤细胞中不同基因组改变的逐渐积累。本研究有助于为进一步开展白花蛇舌草实验研究和促进白花蛇舌草临床合理应用奠定基础，同时为促进网络药理学方法在探索抗癌中药作用机制中的应用提供参考和借鉴。然而，由于本研究是基于数据分析开展的，因此需要进一步的生物学实验来验证本研究的结果。此外，通过与结直肠癌整合基因表达谱分析中 GSEA 富集分析的结果进行综合分析，发现二者共有的 KEGG 通路有 4 条，分别为 MAPK 信号通路、肌动蛋白细胞骨架调节、Rap1 信号通路、胰岛素信号通路。由此可见，在未来的研究中，白花蛇舌草在结直肠癌中对这 4 条信号通路的调控作用值得进一步深入探索。

三、基于系统药理学的甘草作用机制和新药发现研究

甘草为豆科植物甘草 *Glycyrrhiza uralensis* Fisch.、胀果甘草 *Glycyrrhiza inflate* Bat. 或光果甘草 *Glycyrrhiza glabra* L. 的根，其性味甘平，归心、肺、脾、胃经，含有多种活性成分。目前，已在甘草中分离出 60 多种三萜及其皂苷类化合物和 300 多种黄酮类化合物。三萜类化合物主要为甘草酸（glycyrrhizic acid），是甘草次酸的二葡萄醛酸苷。黄酮类成分主要有甘草素、异甘草素、甘草查尔酮 A、甘草苷、新甘草苷、新异甘草苷、异甘草苷等。在药理作用方面，多项实验结果表明甘草具有补脾益气、清热解毒、祛痰止咳、缓急止痛、调和诸药等功效，具有抗炎、抗氧化、抗菌、抗肿瘤、神经保护等药理作用，在治疗消化系统溃疡、缺血再灌注损伤、痉挛、哮喘等疾病方面发挥很好的疗效。由于甘草对许多疾病的预防和治疗发挥了良好的作用，并且其性味温和、毒副作用小，近年来对甘草的潜在药理活性的研究一直是中药药理研究的热点。

本研究力求从系统水平详细阐明甘草治疗呼吸系统疾病、心血管疾病、胃肠道疾病等疾病的化学和生物学本质，揭示甘草为什么被尊称为"国老"，尝试回答其如何能够"除百毒调和诸药"。

（一）研究思路和研究内容

如上所述，中药及其复方具有多成分、多靶点、协同作用等特点，如何确定中药主要药效成分，进一步分析药效成分的潜在靶点，以及靶点与疾病的关系，从"多成分、多靶点、多疾病"的角度来阐述中药的物质基础及作用机制，以突破以往单靶点药物设计方法在复杂疾病中的局限性，显得极为迫切与困难。基于此，我们构建了一套系统药理学方法模型，如彩图 5-8 所示，其包含了对主要草药分子数据库的构建、ADME/T 预测和评价、药物多重打靶和网络、系统构建和分析等技术。

针对甘草，我们共收集了 287 个已知的化学成分，并全部收录在中药系统药理学数据库中（TCMSP：http://sm.nwsuaf.edu.cn/lsp/tcmsp.php），通过 ADME 预测和评价获得甘草潜在药效成分群、通过药物打靶建立成分 – 靶点关系网络，以及由疾病映射建立靶点 – 疾病关联网络，再应用网络药理学技术分析其作用机制。

1. 口服生物利用度预测模型

口服生物利用度评价对于决定中药中一个化学成分是否具有药理活性是必不可少的，但是实验测定十分困难，借助动物模型往往由于种属差异原因导致结果非常不准确，人体实验的研究费用则极高而且难度很大，因此至今，即使在西药中具有完整 OB 数值的化合物也不过一千个左右。特别地，由于难以大量获得中药成分以及人体实验的困难，开展大规模中药潜在活性物质的 OB 检测几乎是不现实的。因此，开发一套准确预测 OB 的技术显得十分迫切。为此，我们建立了一套可预测口服利用度的数学模型 OBioavail 1.1 和一个升级版的 OB 整合预测系统（IntegOB）。该系统和过去 OB 预测模型相比，其突出不同在于 IntegOB 系统通过整合较完整 ADME 的信息来预测药物口服利用度，从而大大提高了预测精度，克服了过去 OB 预测非常不准确的不足。

2. 类药性评估模型

在药物开发早期阶段，对化合物的类药性进行准确评价将有助于筛选出优秀化合物或者化合物化学库，提高药物候选物的命中率。因此本研究对甘草分子也建立了类药性评估模型，其评估使用了 Tanimoto 参数，如下所示。

$$T(X, Y) = \frac{x \cdot y}{|x|^2 + |y|^2 - x \cdot y} \qquad （式 5-1）$$

其中，x 是基于 DRAGON 软件（http://www.talete.mi.it/products/DRAGON_description.htm）计算的甘草分子描述符，y 是 Drugbank 数据库（http://www.drugbank.ca）中所有药物的平均描述符。类药性大于 0.18 的化合物被认为是具有较高的类药性。阈值确定为 0.18 是因为 Drugbank 数据库中的药物平均类药性为 0.18。

3. 血脑屏障预测模型

血脑屏障渗透性被认为是在药物发现和开发中最重要的动力学特性之一。潜在的药物在血液和大脑之间的分布，取决于化合物穿透血脑屏障的能力。一个理想的、作用于大脑部位的候选药物必须能够有效地穿透血脑屏障到达大脑中的药靶，但作用于外周的药物必须限制其穿过血脑屏障的能力，以避免中枢神经系统的不良反应。有多种因素会影响血脑屏障穿透性，如血浆蛋白的结合、在血液系统的高浓度，以及通过 P 糖蛋白和新陈代谢的主动外排作用等。我们对课题组先前开发的、基于 190 个结构各异的不同家族的化合物数据的内部 BBB 模型做了改进，使用偏最小二乘判别分析法建立了新血脑屏障模型。其中，当化合物 BBB < –0.3 时认为该分子不能穿透血脑屏障（即 BBB–），而 BBB 处于［–0.3，+0.3］区间则被认为具有一定的渗透性（BBB ± ），BBB > 0.3 被认为具有较强渗透性（BBB+）。

4. 药物打靶模型

药物靶点识别对阐明中药生物学基础极为关键。然而借助实验方法同样存在操作、经费和技术上的巨大困难，为此开发一种快速、准确的药物靶点识别技术十分必要。为预测药物靶点，本研究开发了两套计算机模型，即 CGPI（Chemistry-Genomics-Pharmacology Integration）方法和 WES（Weighted Ensemble Similarity）方法。CGPI 技术是基于随机森林（RF）和支持向量机（SVM）方法而开发的，有效地整合了药物靶向和开发的化学、基因组和药理学信息。用于构建这些模型的数据集包括 Drugbank 数据库中 6511 个药物分子和 3987 个与已知化合物相互作用的蛋白。两套模型中，基于支持向量机方法所建模型显示出最优的药物 – 靶标相互作用预测性能，得到了 82.83% 的一致性（concordance）、81.33% 的敏感性（sensitivity）和 93.62% 的特异性（specificity）。RF 模型和 SVM 模型在效能上也表现出一致性，佐证了我们所建模型的可靠性。不足之处在于该模型揭示了药物 – 靶点之间的潜在关系，却没有回答是直接作用还是间接作用。WES 方法则解决了 CGPI 方法的不足，该方法的显著优点在于开展了大规模的药物直接靶标预测，从而为揭示药物作用机制、药物重新定位（drug repositioning）及新药开发提供了重要价值。

5. **药物 – 靶点 – 疾病映射网络和网络分析技术**

构建中药 – 靶标 – 疾病网络可以协助识别每个化合物的蛋白靶标，理解药物治疗疾病的机制。药物 – 靶标 – 疾病网络是由两个步骤生成：

①连接候选化合物与它们所有的靶标；

②靶标和疾病关联信息参考 PharmGkb（http://www.pharmgkb.org）和 Therapeutic Targets Database（http://bidd.nus.edu.sg/group/cjttd）等数据库，以及通过文献挖掘从公开发表论文中获取。

在本节所示网络中，节点代表化合物、蛋白或疾病，边代表化合物 – 靶标或靶标 – 疾病相互作用。为说明节点的重要性以及节点如何影响两个节点之间的信息交流，采用了两个关键拓扑参数，即中心度（degree）和中介中心度（betweenness）。在药物靶点互作网络中，一个节点的度代表着药物分子拥有的靶点数，节点的中介中心度定义为通过该节点的最短路径数占通过所有节点路径总数的比值。这两个参数可以较好地反映一个药物分子的药理学价值。

（二）结果

1. 甘草口服生物利用度和类药性分析

通过口服生物利用度和类药性分析发现：在甘草中，有 73 种化合物（占所有 287 个化合物的 25%）表现出良好的口服生物利用度（OB > 40%）和类药性（DL > 0.18）。事实上，大多数甘草黄酮类化合物都具有高的 OB 和 DL 值，例如 isoliquiritigenin（89%，0.18）、liquiritigenin（71%，0.22）、licochalcone B（76%，0.23）、liquiritin（65%，0.63）、licoricone（63%，0.46）、glycycoumarin（55%，0.43）、glabridin（53%，0.44）和 hispaglabridin（41%，0.62）等。有趣的是，在这些化合物中，一些分子已经被证明在治疗多种疾病中有药理学活性。例如，甘草香豆素（glycycoumarin）就是一个强有力的、通过抑制磷酸二酯酶 3 发挥作用的抗痉挛药剂。光甘草素（glabrene）和光甘草定（glabridin）对低密度脂蛋白氧化则是强有力的抗氧化剂。此外，一些其他类型的成分，如甘草查尔酮 G（licochalcone G）、glabranin、lupiwighteone、glepidotin A、glyzaglabrin、maackiain、

4'-O-Methylglabridin、neoglycyrol 和 gancaonin L 也都表现出良好的 OB 性能（＞40%）。

甘草的另一类主要成分——五环三萜皂苷类则得到了相对较低的 OB 值，例如 glycyrrhizic acid（19%，0.14）、licorice-saponin J2（6%，0.14）、uralsaponin B（17%，0.14）和 licorice-saponin G2（22%，0.14）。这些结论与研究人员在大鼠和人类中观测到的它们具有低的口服生物利用的结果相符。分析发现这些分子中甘草酸（glycyrrhizic acid）进入人体内后会通过内源性代谢（胆汁或肠），或经胃肠道细菌 β- 葡萄糖醛酸酶水解为 18β- 甘草次酸（22%，0.86）。因此，可以推断甘草酸的水解产物 18β- 甘草次酸可能是甘草酸进入人体内的活性形式。因此，虽然化合物甘草酸和 18β- 甘草次酸（18β-glycyrrhetic acid）的 OB 值 < 40%，本研究也将它们视为"候选化合物"，一方面是因为它们是甘草中最丰富的成分（约 > 2%），另一方面也因为它们具有广泛的药理学活性。由此，最终获取了 75 个候选化合物。需要指出的是，在我们的研究中为了论文写作和陈述简便，我们仅仅选择了口服利用度较大的分子。显然，将 OB 阈值设定在 40% 是一很高的数值，可能会漏掉一些潜在的活性分子，所以针对具体的深入研究，可以参考 TCMSP 数据库中的甘草部分内容，其包含了所有完整化合物分子的、包括全部 OB 数值在内的重要 ADME 信息，以供相关深入研究。

2. 血脑屏障通透性预测分析

在甘草中，大多数甘草黄酮类化合物具有较高的血脑屏障渗透性，例如 xambioona（0.44）、3'-methoxyglabridin（0.45）、hispaglabridin A（0.49）、4'-O-methylglabridin（0.55）和 hispaglabridin B（0.55）等。然而，大多数三萜类和皂苷类化合物表现出较差的 BBB 渗透性，例如 oleanolic acid（0.18）、glycyrrhetol（−0.35）、isoglabrolide（−0.35）、isoglabrolide（−0.35）、24-hydroxy-11-deoxyglycyrrhetic acid（−0.46）、glabrolide（−0.65）和 24-hydroxyglycyrrhetic acid（−0.80）。有趣的是，黄酮作为甘草的主要生物活性成分，已经被证明了具有神经保护及心血管和大脑功能促进作用。此外，某些黄酮类化合物发挥神经保护作用是通过调节细胞内神经元生存、死亡和分化的信号，以及通过与线粒体相互作用而实现的。所有这些都表明，与三萜类和皂苷类化合物相比，甘草中黄酮类化合物大部分能较好地穿透血脑屏障，所以在治疗中枢神经系统疾病特别是大脑疾病中甘草黄酮发挥了主要作用。

3. 药物-靶标相互作用网络药理学分析

分析网络的拓扑结构性质能为理解药物靶标相互作用机制提供重要信息。本研究所建的 75 个候选化合物及其潜在靶标的药物-靶标网络（彩图 5-9）。该网络包含 166 个节点（75 个化合物和 91 个潜在靶标）和 2292 条边。其中，蓝色节点代表化合物，红色节点代表靶点，边代表相互作用关系。网络的集中化（centroid）和异质性（heterogeneity）参数分别是 0.285 和 0.739，说明了网络中某些节点比其他节点更为集中，即药物-靶点网络偏向某些化合物和蛋白，在网络中处于枢纽位置的蛋白靶点为 tyrosine-protein phosphatase non-receptor type 1（PTPN1）、histamine H1 receptor（HRH1）和 prothrombin（F2），它们具有最多的相互作用配体数目，分别为 74、73 和 72 个。

有趣的是，在 91 个靶标中有 74 个靶标至少与两个药物连接，即大多数蛋白都与其他蛋白有共同的配体。此外，每个候选化合物的靶点多达 30 个，这些都充分表明了中草药的多成分、多靶点特征。在药物－靶点网络中，中心度和中介中心度值排名前 25 的化合物中，有文献报道具有活性的化合物分别为 12 和 13 个，这一高于 50% 的比率说明，通过上述系统方法来发现活性化合物具有合理性和可靠性。有趣的是，甘草酸（74 号分子）有最高的中介中心度值（2522），其次是 α-cadinol（2 号分子，1961）、18β- 甘草次酸（75 号分子，1666）和 18α-hydroxyglycyrrhetic acid（69 号分子，1484）。已有研究表明 18β- 甘草次酸有抗炎作用，甘草酸有解毒和抑制癌细胞活性。甘草的主要黄酮类化合物——甘草苷则被报道具有抗氧化、抗病毒活性。

4. 药物－靶标－疾病网络药理学分析

基于化合物作用于不同疾病相关蛋白可能治疗多种疾病，我们构建了药物－靶标－疾病网络。本研究中，我们发现有 56 个潜在靶标与甘草的药理作用有重要关系。

（1）呼吸系统疾病

传统上，甘草被用于治疗呼吸系统疾病如哮喘、咳嗽和肺部疾病等。如彩图 5-10 所示，本研究发现有 22 个潜在靶标与呼吸系统疾病有关。

① 哮喘（asthma）：哮喘是一种以可逆性气流受限为特征的气道慢性炎症性疾病。当前的治疗靶标都是以减轻慢性炎症和通过扩张支气管改善肺功能为主。在这 22 个与呼吸系统有关的蛋白靶标中，与哮喘相关的靶蛋白有 beta-1 adrenergic receptor（ADRB1）、beta-2 adrenergic receptor（ADRB2）、calmodulin（CALM1）、cAMP-specific 3', 5'-cyclic phosphodiesterase 4B（PDE4B）、cAMP-specific 3', 5'-cyclic phosphodiesterase 4D（PDE4D）、heat shock protein HSP 90-alpha（HSP90AA1）、heat shock protein HSP 90-beta（HSP90AB1）、peroxisome proliferator-activated receptor gamma（PPARG）及 thyroid hormone receptor beta-1（THRB）。药物通过调控这些蛋白达到放松支气管平滑肌和抑制气道黏膜炎症的疗效。在以上蛋白中，PDE4B 显示出最多的化合物相互作用关系（71 个），其次是 PDE4D 与 68 种化合物相互作用，而 PPARG 也与 64 种化合物有相互作用关系，这些数据表明它们在甘草治疗哮喘疾病中扮演着重要角色。Metalloelastase（MMP12）可以调节与过敏性呼吸道炎症相关的急性呼吸道变化和慢性呼吸道重塑。ADRB2 通过一个依赖 cAMP 的机制放松气管平滑肌，从而也是一个重要的治疗哮喘的激动剂受体。靶向 ADRB2 的分子还可以促进一些靶蛋白磷酸化、减少细胞内钙离子，以及放松支气管平滑肌，最终实现支气管保护作用。

从网络图中我们发现，异甘草素（isoliquiritigenin，1 号分子）与 ADRB1、ADRB2、PDE4B、PDE4D、PPARG、PTGS2 和 THRB 都有较强相互作用。尽管目前异甘草素对呼吸道的药理活性并不清楚，但是它被证明能够通过激活 sGC/cGMP 途径来诱导气管平滑肌的收缩。因此我们推断，异甘草素与靶蛋白相互作用可能改变呼吸道阻塞和炎症，放松平滑肌并最终缓解哮喘的症状。据文献报道，甘草酸可以明显改善哮喘的症状，如卵白蛋白诱导气道收缩，呼吸道对乙酰甲胆碱高敏感性以及减少肺部炎症（彩图 5-10）。我们发现甘草酸分子是通过调节蛋白如 CALM1（钙调蛋白）来控制哮喘的症状。

②咳嗽（cough）：网络结果表明，两种类型的阿片受体（μ 阿片受体和 κ 阿片受体）在甘草治疗咳嗽中发挥主要作用。目前，已经公认阿片受体激动剂具有止咳药效果。因此，与这些阿片受体相互作用的 58 个分子有可能最终帮助缓解咳嗽症状。据报道，甘草

苷（liquiritin）的镇咳作用可能同时取决于外围（调制 ATP 敏感性 K^+ 通道）和中枢神经机制（调制 5- 羟色胺能系统）。甘草素（liquiritigenin）是甘草苷的代谢产物，有一定的血脑屏障渗透性，因此对甘草素的镇咳作用可能取决于外周和中枢神经机制这一推测是合理的。

③慢性阻塞性肺病（chronic obstructive pulmonary disease）：慢性阻塞性肺病是一种炎症性疾病，其特征是呈进行性发展的肺功能衰退和持续存在的气流受限。目前主要的治疗方法是吸入支气管扩张剂（β_2 肾上腺素能受体激动剂和毒蕈碱受体拮抗剂）来缓解症状。在本研究中，我们发现有 21 个甘草化合物与 β_2 肾上腺素能受体（ADRB2）和毒蕈碱乙酰胆碱受体 M_2（CHRM2）相互作用，通过调节这些蛋白来减少炎症反应，减轻呼吸道阻塞，最后减缓病情。实际上，蛋白 PDE4D 和 MMP12 已经被证实与慢性阻塞性肺疾病密切相关。其中，实验已证明基质金属蛋白酶 12（MMP12）在慢性阻塞性肺疾病、特别是肺气肿中起关键作用。而蛋白 PDE4 主要在炎症细胞中表达，它能催化 cAMP 转化为 AMP，抑制这一转化过程将导致细胞内 cAMP 的积累，这将引起大范围的抗炎作用。因此蛋白 PDE4 成为治疗呼吸系统疾病（如慢性阻塞性肺病）的一个引人注目的靶点。因此，与这些受体蛋白相互作用的甘草化合物分子在缓解慢性阻塞性肺病的病理生理学改变中起着重要作用。有趣的是，甘草中有 69 个化合物与这些靶蛋白相互作用，他们中大多数是甘草黄酮类化合物，如 liquiritigenin（6 号分子）、isoliquiritigenin（1 号）和 hispaglabridin（57 号分子）。已有研究报道，甘草黄酮类化合物能有效抑制 LPS 诱导性肺炎，通过抑制炎症细胞浸润减少氧化压力，这为甘草黄酮在慢性阻塞性肺病中起关键的抗炎作用提供了合理依据。

④呼吸困难（dyspnea）：呼吸困难被定义为病人自己易觉察的、包括呼吸频率和深浅度出现不同程度改变的、呼吸不适的症状。研究表明，阿片类药物可以缓解呼吸困难的症状。如彩图 5-16 所示，58 个化合物与 OPRK1、OPRD1、OPRM1 有相互作用。因此，这些化合物通过调节阿片受体可能达到缓解呼吸困难症状的治疗目的。

以上这些研究结果表明，甘草可能调节复杂的蛋白互作网络从而治疗多种呼吸系统疾病。从彩图 5-11 中我们发现，18 个化合物分子与不只 8 个靶蛋白有较强的相互作用关系。实际上，第 63 号（licoagrocarpin）、71 号（glyasperins C），16 号（licochalcone A）分子都有最高的 degree 值（10），表明这些分子对靶蛋白功能的调节有重要作用，最终在呼吸系统疾病中发挥药理效应。

（2）心血管疾病

在传统医学中，甘草被广泛应用于肾血管性和心血管疾病，经常是心血管疾病多草药复方中的主要成分。临床研究表明，甘草在抑制血管炎症过程、防止动脉粥样硬化、减少血脂化水平、降血压，以及抗心律失常、抗炎、脑缺血等方面有令人满意的药理作用。我们发现有 29 个蛋白与心血管疾病有重要关系（彩图 5-11）。

①动脉粥样硬化（Atherosclerosis）：研究发现，甘草乙醇提取物可以抑制鼠肝脏的酰基辅酶 A：胆固醇酰基转移酶（ACAT），从而降低胆固醇，通过阻断肠道吸收膳食胆固醇来促进抗粥样动脉硬化药物的活性，并抑制肝脏分泌极低密度脂蛋白（VLDL）。我们发现，靶蛋白 ESR1（雌激素受体）、MMP12、PPARG 与冠状动脉粥样硬化有密切联系。

显然，与这些靶蛋白相互作用的化合物可能起到抑制凝血、血小板的聚集和黏着，并最终对动脉粥样硬化的治疗和症状改善起到关键作用。化合物如 liquiritigenin（6 号分子）、licochalcone B（8 号分子）、naringenin（11 号分子）、kaempferol（13 号分子）、glabranin（17 号分子）、liquiritin（58 号分子）和 licochalcone G（65 号分子）与这些靶蛋白有相对较强的相互作用关系。在这些化合物中，一些已经被证明在动脉粥样硬化治疗中发挥积极的作用。例如，甘草酸是甘草中具有抗炎活性的化合物，在体内表现出很强的抗血栓活性。Glabrene 作为 estradiol-17β 的部分激动剂/拮抗剂，是一个针对绝经后妇女血管损伤和动脉粥样硬化的新的调节剂。以上结果揭示了甘草治疗动脉粥样硬化的药理学机制。

②血栓症（thrombosis）：蛋白 HTR2A（5-羟色胺 2A 受体）、F2（凝血酶原）、F10（凝血因子 X）、PTGS2（前列腺素 G/H 合成酶 2）、CHEK1（丝氨酸/苏氨酸蛋白激酶 Chk1）、PTPN1（非受体酪氨酸蛋白磷酸酶 1）和 QTRT1（喹啉 tRNA-核糖转移酶）在血栓形成过程中起关键作用，化合物通过控制这些蛋白可以抑制血液凝固，激活纤维蛋白溶解，抑制血小板聚集和黏着，降低血浆黏度，最终抑制血栓形成。研究证明在特定的病理生理学情况下，5-羟色胺 2A 受体拮抗剂可以抑制血管收缩和血栓的形成。此外，甘草总黄酮也被发现有抑制血栓形成和凝血的作用。从彩图 5-11 中可以看出，作用于抗血栓蛋白 HTR2A、PTGS2、F2、CHEK1 和 PTPN1 的主要是甘草黄酮类，如异甘草素、甘草素、甘草苷等。

③高脂血症（hyperlipidemia）：有研究表明，甘草通过增加胆固醇和胆汁酸的排泄，以及肝脏中胆汁酸的含量来达到降低胆固醇的疗效。与高脂血症相关的蛋白有 ADRB1（beta-1 adrenergic receptor）、REN（renin）和 THRB（thyroid hormone receptor beta-1）。目前的研究发现，许多甘草黄酮类化合物与 THRB 有相互作用关系，如 isoliquiritigenin（1 号分子）、echinatin（3 号分子）、licochalcone B（8 号分子）和 kaempferol（13 号分子）等。与 ADRB1 相结合的黄酮类化合物有 isoliquiritigenin、echinatin、glypallichalcone（4 号分子）及 licochalcone B。据报道，植物黄酮类化合物通过清除自由基、过渡金属离子的螯合作用，或保持血清对氧磷酶 PON1 活性这几种机制，从而成为低密度脂蛋白氧化的强抑制剂。因此，甘草黄酮可以通过调节这些与高脂血症相关的蛋白来降低胆固醇水平。

④局部缺血（ischemia）：已有研究证实，甘草由于强大的抗氧化和自由基清除活性，可以保护某些身体器官免受缺血性损伤。在这些与心血管疾病相关的潜在靶点中，与局部缺血相关的靶蛋白有 5-HTR1A（5-hydroxytryptamine 1A receptor）、ADRB1、CDK5（cell division protein kinase 5）、OPRD1（δ opioid receptor）、GSK3β（glycogen synthase kinase-3 beta）、HRH1（histamine H1 receptor）、OPRK1（kappa-type opioid receptor）、MAPK10（mitogen-activated protein kinase 10）、F2、ADRA2A（alpha-2A adrenergic receptor）、ADRA2B（alpha-2B adrenergic receptor），以及 AChE（acetylcholinesterase）。靶蛋白 HRH1 与化合物的相互作用关系最多，有 73 个，其次是 ADRA2A（70 个），再次是 AChE（57 个）。研究证明 5-HTR1A 激动剂对局部缺血具有潜在的神经保护作用。

从彩图 5-11 中我们发现，甘草治疗局部缺血最重要的化合物是黄酮类化合物，如 isoliquiritigenin（1 号分子）、licochalcone B（8 号分子）和 echinatin（3 号分子）。这些化合物由于有清除自由基作用，对大鼠局部脑缺血性再灌注有保护作用。例如，由于 isoliquiritigenin 对低密度脂蛋白氧化和脂质过氧化反应有抗氧化能力，因此其对脑缺血损伤有保护作用。从网络中还可发现，甘草黄酮类化合物如 glabridin、licochalcone A 和 licoisoflavanone（49 号分子）主要靶向于缺血相关蛋白 HTR1A、OPRD1、GSK3B、HRH1、MAPK10、F2、ADRA2A 和 AChE，这很有可能就是甘草抗局部缺血功能的分子机制。进行拓扑结构分析发现，有 18 个分子与 8 个以上的蛋白相互作用。其中，63 号（licoagrocarpin）、71 号（glyasperins C）和 16 号分子（licochalcone A）有最高的 degree 值（=10），表明这些分子通过调节靶向多个蛋白，最终发挥治疗心血管疾病的药理作用。在与心血管系统疾病相关的 29 个潜在靶蛋白中，某些蛋白已经被证实与其他心血管疾病密切相关。例如 ADRB1 和 ADRB2（β_2 肾上腺素能受体）涉及心律失常病理生物学过程；ADRA2A、ADRA2B、ADRB1、ADRB2 和 PTGS2 则在治疗心脏衰竭中扮演重要角色；ADRB1、PTGS2、MMP3（stromelysin-1）和 VDR（维生素 D_3 受体）与心肌梗死有关；而 CDK2（细胞分裂蛋白激酶 2）、ESR1、ESR2（雌激素受体 β）、PTGS1（前列腺素 G/H 合成酶 1）、ADRB1 和 PTGS2 则与非特异性心血管疾病相关。以上研究表明，甘草通过复杂的蛋白相互作用网络调节整个心血管系统，从而治疗一系列的心血管相关疾病。

（3）消化系统疾病

自 1946 年以来，甘草就作为抗消化性溃疡剂被使用，并且其抗溃疡和黏膜保护作用已由众多临床试验和动物实验确认。众所周知，甘珀酸（生胃酮）是一种来源于甘草酸的、广泛用于治疗胃溃疡的合成药物。

①肠胃溃疡（gastro-intestinal ulcers）：已有研究报道，蛋白 MMP12、PTGS2、PPARG 与肠胃疾病有关。这其中，基质金属蛋白酶参与了肠道受伤组织的重塑，如肠腺细胞的迁移、增殖和分化；PPARγ 则通过抑制 NF-κB 参与了免疫激活相关的组织损伤抑制；至于 PTGS2，其参与了对肠黏膜损伤的修复，在 Salmonella typhimurium 引起的溃疡性结肠炎病理生理过程发挥了重要作用。有趣的是，有 68 个化合物都靶向这三个蛋白，因此解释了为什么甘草具有维持小肠完整性和抑制肠腺细胞的炎症反应的效能。

②痉挛（spasmolysis）：尽管甘草止痉挛的效果已得到临床和实验验证，但其分子机制仍不明确。先前的研究表明，glycycoumarin 通过抑制 PDEs 使细胞内的 cAMP 浓度上升，从而充当一个强有力的抗痉挛药物。Licochalcone A 通过抑制 PDE 来达到松弛平滑肌收缩的效果。从彩图 5-12 可见，glycycoumarin 和 licochalcone A 同其他 69 个甘草分子都被预测靶向于 PDEs 受体。此外，一些化合物包括甘草酸和 18β- 甘草次酸都靶向于肠胃道平滑肌调节的毒蕈碱型受体（muscarinic acetylcholine receptor M_1-M_5）。因此，甘草是通过这些成分与毒蕈碱乙酰胆碱受体相互作用，并最终缓解胃肠道痉挛性痛胃来发挥解痉作用。此外，我们还发现蛋白 5-HTR3（5- 羟色胺 3 受体）、DRD2（多巴胺 D_2 受体）和 HRH1 与呕吐病理生理学相关；DRD2 在治疗胃排空紊乱中发挥重要作用；HTR3 与肠道易激综合症有关。以上结果表明甘草在肠胃疾病网络中通过调节多个蛋白来发挥其治疗肠胃系统疾病的疗效。

（4）炎症

炎症是人体组织受到外伤、出血或病原等刺激激发的自动防御反应。据报道，甘草通过抑制环氧酶和脂肪氧合酶活性发挥强大的抗炎活性。从彩图 5-13 可见，15 个潜在靶标与炎症反应过程有重要关系。例如，被 36 个甘草分子靶向的 PTGS2（前列腺素 G/H 合成酶 2）参与了炎症介导的细胞毒性和神经元死亡。有趣的是，在这 36 个化合物中，licochalcone A 已被报道在小鼠巨噬细胞中通过抑制前列腺素的生物合成，从而达到抗炎功效。gancaonin H（59 号分子）、xambioona（61 号分子）、18α–hydroxyglycyrrhetic acid（69 号分子）和 18β–glycyrrhetinic acid（75 号分子）都靶向核受体。众所周知，核受体超家族成员如糖皮质激素受体（NR3C1）是巨噬细胞炎症和脂质稳态的关键调节因子。据报道，甘草黄酮通过抑制炎症细胞浸润，减少氧化压力，并减少促介质的释放来有效衰减 LPS 诱导的肺炎。18β– 甘草次酸在小鼠接触过敏模型中也被证明能抑制皮肤过敏反应和皮肤接触性炎症。虽然甘草酸及其代谢产物抗炎机制并不清楚，但是 18β 甘草次酸由于具有类固醇结构，可能在炎症过程产生类似的皮质醇作用。

（5）解毒作用

甘草能够缓和药性，使峻猛之药不伤正气，故中医常用甘草配伍川乌、半夏、远志等毒性中药，以起到降毒、解毒的作用。长期临床实践也证实，甘草能够有效减毒或者解毒、缓解中毒症状，降低死亡率。甘草中某些成分如甘草酸能结合生物碱如马钱子碱和阿托品，形成络合物或促进生物碱的水解。然而，甘草解毒作用的分子机制并不清楚。甘草解毒分子机制研究结果如下。

① 肾上腺皮质激素样作用：18β– 甘草次酸结构类似于肾上腺皮质激素，它可以减少毒素的吸收，提高人体对有毒物质的耐受性。从彩图 5–13 可见，甘草某些成分如 18α–hydroxyglycyrrhetic acid、xambioona 和 gancaonin H，同时靶向糖皮质激素受体。这表明，甘草通过增加人体对外部刺激的适应能力和增强机体抵抗能力来达到解毒效果，适应身体外部的刺激以保护人类的身体。

② 调节免疫系统：网络分析表明，8 个与免疫相关的蛋白，即 DPP4（dipeptidyl peptidase 4）、PPARG、NR3C1、FKBP1A（FK506–binding protein 1A）、GSK3B（glycogen synthase kinase–3 beta）、NR3C2（mineralocorticoid receptor）和 VDR，与许多甘草分子如甘草酸、18β– 甘草次酸及 lichochalchone A 有相互作用关系。在这些靶蛋白中，PPARG 已被证实在炎症反应中具有调节巨噬细胞活性。DPP4 作为 T 细胞活化因子在免疫功能调节中发挥着至关重要的作用。GSK3 活跃在包括细胞增殖、迁移、炎症和免疫反应以及葡萄糖调节和细胞凋亡等许多主要的细胞信号通路中。

③ 巨噬细胞活化：在脊椎动物体内，巨噬细胞（macrophages）参与非特异性防卫和特异性防卫。它们的主要功能是以固定细胞或游离细胞的形式，对细胞残片及病原体进行噬菌作用（即吞噬以及消化），并激活淋巴细胞或其他免疫细胞，令其对病原体作出反应。在肺泡巨噬细胞杀死隐藏在吞噬溶酶体中的细菌的过程中，金属弹性蛋白酶发挥了主要作用。有趣的是，本研究发现甘草苷和 licochalcone G 都靶向于巨噬细胞金属弹性蛋白酶，此酶的活化可能加强组织的巨噬细胞性能，从而对外来毒性物质进行防卫。

④ HSP 90 激活：甘草中许多化合物，如 neoglycyrol（56 号分子）和 hedysarimcoumestan B（33 号分子）被发现靶向热休克蛋白 HSP 90–α 和热休克蛋白 HSP90–β。当生物体暴露在如化学毒性刺激等不利条件下时，热休克蛋白表达显著增强。因此，本研究结果提示甘草的解毒作用可能通过激活和促进热休克蛋白的表达来保护有机体自身。

（三）讨论

甘草是临床最常用的药物之一，有着中药"国老"的美誉，并被记录在中国、日本、英国以及其他国家药典之中。本研究首先构建了一个系统药理学方法，综合口服生物利用度筛选、类药性评价、血脑屏障渗透性预测、靶标识别和网络药理学分析等。其次，我们获得了甘草的 287 个化学成分，并对其进行了口服生物利用度筛选和类药性评估，发现大多数甘草黄酮类化合物具有较高的口服利用度和类药性，其中许多已经被实验证明在治疗多种疾病中具有药理学活性。然而，五环三萜类化合物虽然具有较低的 OB 值，但其是甘草的主要成分，因此也将其作为甘草活性成分，最终筛选出 73 个化合物被认为是甘草的候选化合物。其三，为探究甘草中哪些分子能透过血脑屏障作用于中枢神经系统而达到药效，通过血脑屏障通透性预测，结果发现大多数甘草黄酮类化合物均具有较高的血脑屏障渗透性。甘草黄酮是甘草的主要活性成分，已经被证明具有神经保护作用。然而大部分甘草三萜类和皂苷类化合物不能透过血脑屏障，因此证明了甘草黄酮在甘草治疗神经系统疾病中发挥主要作用。靶标识别中，共有 91 个靶蛋白被识别为候选化合物的潜在靶标。

其后，我们又用候选化合物和潜在靶标构建了药物－靶标相互作用网络。通过分析药物－靶标相互作用网络的拓扑学性质，发现中心度和中介中心度高的化合物以及在网络中处于枢纽位置的蛋白靶标，很有可能在甘草的药理功能中发挥重要的作用。之后，通过把潜在靶标与疾病联系起来，我们发现这些潜在靶标与许多复杂的系统疾病，如呼吸系统疾病、心血管疾病、消化系统疾病、炎症以及解毒作用等有关。接着，为阐述甘草治疗复杂疾病的分子机制，我们针对每类疾病建立了若干个药物－靶标－疾病网络。通过对药物－靶标－疾病网络的分析，阐明了甘草中哪些分子作用于哪些蛋白从而达到治疗疾病的分子机制。对这些以疾病为中心的网络进行分析，有助于发现新型的药物及其靶标。此外，我们还研究了甘草解毒作用的分子机制，结果发现，甘草某些成分具有与生物碱等有毒物质结合形成络合物、促进生物碱的水解，以及通过增强机体对毒物的耐受性等多种解毒机制。

总之，本文为中草药研究提供了一个新的系统药理学框架，并将其成功地应用于揭示植物药甘草的药理学功能的分子机制，为更好地研究传统中草药提供了一个新颖的角度。

四、基于网络药理学的茵陈蒿汤治疗丙型肝炎作用机制研究

茵陈蒿汤出自东汉张仲景所著的《伤寒论》，由茵陈、栀子、大黄组成，是中医治疗湿热黄疸之主方，具有清热、利湿、退黄之功，主治湿热黄疸。方中重用茵陈为君药，臣以栀子清热燥湿，通利三焦，引湿热下行，佐以大黄化瘀泻热，通利大便，以开湿热下行之道。方中茵陈配栀子，使湿热从小便而出；茵陈配大黄，使瘀热从大便而解。三药合用，使湿热前后分消。丙型肝炎是一种急慢性肝炎，丙型肝炎病毒（HCV）是一种包膜 RNA 病毒，通过血液与血液接触传播。茵陈蒿汤联合干扰素、利巴韦林治疗慢性丙型肝炎临床疗效显著，但其作用机制尚不明确，本研究应用网络药理学方法开展茵陈蒿汤治疗丙型肝炎作用机制研究，希冀为进一步深入开展茵陈蒿汤基础实验研究和临床合理应用提供参考。

（一）材料与方法

1. 数据准备

（1）茵陈蒿汤的化学成分和靶点数据库建立

本研究依托中药系统药理学分析平台 TCMSP（http://lsp.nwu.edu.cn），以"茵陈""栀子""大黄"为关键词检索茵陈蒿汤中茵陈、栀子、大黄的全部化学成分。口服生物利用度是药物 ADME 特性（即吸收、分布、代谢、排泄）中最重要的药代动力学参数之一，它表示口服的药物到达血液循环系统所占口服剂量的比率，高的口服生物利用度通常是决定生物活性分子（即有药效作用的分子）类药性的关键指标；类药性指化合物与已知药物的相似性，具有类药性的化合物并不是药物，但是具有成为药物的可能。本研究以口服生物利用度（oral bioavailability，OB）阈值 OB ≥ 30% 和类药性（drug likeness，DL）阈值 DL ≥ 0.18 作为活性化合物的筛选条件，从 TCMSP 中筛选具有较高活性的化合物。

（2）与丙型肝炎相关的靶标蛋白质的收集

通过 TTD（http://bidd.nus.edu.sg/group/cjttd）和 PharmGkB（https://www.pharmgkb.org）数据库检索，收集与丙型肝炎相关的蛋白。TTD 是一个治疗靶点数据库，用于提供有关已知和探索的治疗蛋白和核酸靶标、目标疾病、路径信息以及针对每个目标药物的信息。PharmGkB 是遗传药理学与药物基因组学数据库，收集完整的与药物基因组相关的基因型和表型信息，并将这些信息系统归类的数据库。

2. 网络构建

（1）活性成分 – 预测靶点网络的构建

将茵陈蒿汤的化合物和相关靶点通过 Cytoscape3.6.1（http://www.cytoscape.org）软件构建活性成分 – 预测靶点网络。Cytoscape 是一款开源的生物信息分析软件，用于构建由蛋白质、基因、药物等相互作用构成的分子交互网络，实现可视化浏览和分析。

（2）丙型肝炎相关的蛋白互作网络构建

STRING10.5 数据库（https://string–db.org）是一个储存已知和预测的蛋白质相互作用的数据库，包含蛋白质直接和间接的相互作用，它对每一个蛋白质相互作用信息都有一个打分值，打分值越高说明蛋白质的相互作用置信度越高。将 TTD、PharmGkB 中收集到的与丙型肝炎相关的蛋白质名称输入到 STRING10.5 数据库中进行检索，选取打分值高于 0.7 的高置信度区间蛋白质互作关系数据，以保证数据的可靠性。将得到的蛋白质互作数据导入 Cytoscape3.6.1（http://www.cytoscape.org）构建丙型肝炎相关的蛋白质互作（protein–protein interaction，PPI）网络。

（3）活性成分 – 潜在靶点网络构建

利用 Cytoscape3.6.1 中 Merge 功能将茵陈蒿汤活性成分 – 预测靶点网络与丙型肝炎的 PPI 网络合并，选取网络交集部分，存在交集的蛋白质很有可能是茵陈蒿汤活性成分治疗丙型肝炎的潜在作用靶点。对以上靶点进行蛋白互做网络分析。

3. 分子对接

利用 RCSB PDB 数据库检索和下载潜在靶蛋白的 PDB ID，利用 PubChem database 下载活性化合物的 2D 结构文件。以上两个文件共同导入 SystemsDock 在线平台进行分子对接验证。

4. 模块分析

利用 Cytoscape 中的 MCODE 功能对蛋白互作网络中的模块进行分析。此外，通过 DAVID database（https://david.ncifcrf.gov）对该模块进行基因本体（GO）和京都基因与基因组百科全书（KEGG）富集分析。David 数据库集成了多种类型的数据库资源，使用改进的 Fisher 算法对基因集进行富集分析，并为富集分析结果提供 P 值和 FDR。GO 富集分析阐明了中药化合物靶蛋白在基因功能中的作用，包括生物过程、分子功能和细胞成分三个模块的功能。KEGG 通路富集分析不仅提供了给定基因集的通路功能注释，而且还提供了通路富集分析。

（二）结果

1. 活性化合物的筛选

通过 TCMSP 检索化合物，以 OB ≥ 30% 和 DL ≥ 0.18 进行筛选，共收集到茵陈蒿汤中化合物 44 个，其中 13 个来自茵陈，15 个来自栀子，16 个来自大黄。

2. 茵陈蒿汤活性成分 – 预测靶点网络

利用 TCMSP 搜索筛选茵陈蒿汤的化合物和化合物靶点，44 个化合物中有 12 个为重复化合物，未参与网络构建。YCHD 中其余 32 个化合物的聚类情况如彩图 5-14A 所示，这些化合物被聚成 9 个簇。然后利用 Cytoscape 构建化合物 – 靶点网络，化合物 – 靶点网络由 232 个节点（32 个化合物节点，200 个靶标节点）和 732 条边组成，其中黄色节点表示化合物分子，即活性成分，蓝色节点表示药物靶标，即预测靶标。每条边表示化合物和化合物目标之间的相互作用（彩图 5-14B）。根据网络的拓扑特性，筛选出度较大的节点进行分析。这些具有更多连接化合物或目标的节点在整个网络中起着枢纽作用，可能是关键化合物或复合靶标。在该网络中，每个化合物的平均目标数为 6.25，因此茵陈蒿汤中存在一个化合物与多个目标的相互作用；不同化合物同时作用于同一靶点，反映了茵陈蒿汤多组分与多靶点相互作用的机制。从化合物的角度看，53.10% 的化合物的靶点数目 ≧ 10，而 7 个化合物的靶标数目 ≧ 20。排在前 5 位的化合物依次是槲皮素、β– 谷固醇、山奈酚、异鼠李素和豆甾醇。它们分别与 292、99、58、31 和 28 个靶蛋白相互作用。从靶标来看，度值前 3 位分别为 PTGS2、NCOA2 和 PTGS1，它们分别与 30、21 和 21 个化合物相互作用。将 33 个化合物的分子聚类结果与靶点进行对应，可视化结果如彩图 5-14C 所示。

3. 丙型肝炎相关蛋白互作网络构建

TTD、Pharmgkb 中共检索到 39 个与丙型肝炎相关的一级蛋白，在 STRING10.5 数据库中检索其相互作用的二级蛋白，总共得到 98 个与丙型肝炎相关的二级蛋白。丙型肝炎相关的 PPI 网络包含 137 个与丙型肝炎相关的蛋白和 1063 条丙型肝炎相关的蛋白质相互作用关系，用 Cytoscape3.6.1 构建丙型肝炎相关的蛋白质互作网络。

4. 与丙型肝炎相关的茵陈蒿汤活性成分 – 潜在靶点网络

将茵陈蒿汤活性成分 – 预测靶点网络与丙型肝炎相关的 PPI 网络合并，直观得到茵陈蒿汤治疗丙型肝炎的潜在靶点。通过 Merge 合并分析，得到 12 个靶点，分别是：磷脂

酰肌醇 -4, 5- 二磷酸 -3- 激酶催化 γ 亚基（PIK3CG）、半胱氨酸蛋白酶 -3（CASP3）、凋亡调节因子 Bcl-2（BCL2）、半胱氨酸蛋白酶 -8（CASP8）、间质胶原酶（MMP1）、C–X–C 基序趋化因子 10（CXCL10）、RAF 原癌基因丝氨酸 / 苏氨酸蛋白激酶（RAF1）、白细胞介素 -6（IL-6）、表皮生长因子（EGF）、白细胞介素 10（IL-10）、Bcl-2 样蛋白 1（BCL2L1）、表皮生长因子受体（EGFR）。将上述潜在靶点数据上传至 STRING 数据库里进行蛋白互作分析（彩图 5-15），在该图中共有 52 个节点，291 条边，红色代表茵陈蒿汤治疗丙型肝炎的潜在一级靶点蛋白，橙色代表与丙型肝炎与茵陈蒿汤治疗丙型肝炎相关的潜在二级靶点蛋白。

5. 分子对接验证

采用分子对接方法，对上述得到的 12 个靶点进行分子对接验证，将其 PDB ID 分别导入 SystemsDock 中，与茵陈蒿汤的活性成分进行对接。对接分数 docking score 大于 7.0 表明药物活性成分与靶点具有强烈的结合活性，大于 5.0 表明药物活性成分与靶点具有较好的结合活性，大于 4.25 表明药物活性成分与靶点具有一定的结合活性。分析对接结果可知，docking score 大于 7.0 的成分有 2 个（7.40%），docking score 在 7.0~5.0 之间的成分有 16 个（59.30%），docking score 在 5.0~4.25 的成分有 9 个（33.30%），没有 docking score 小于 4.25 的成分。由此可知，茵陈蒿汤中的活性成分与 2 个潜在靶点具有强烈的结合活性，与大部分潜在靶点具有较好的结合活性。

6. 模块分析

MCODE 基于复杂的算法，将具有相似属性的对象聚类在一起。我们对茵陈蒿汤治疗丙型肝炎的潜在靶点蛋白互作网络中的数据进行聚类分析，共得到两个模块，如彩图 5-16（模块 1，score=12.889；模块 2，score=8.667）所示。对模块中的数据进行 GO 分析和 KEGG 富集分析。模块 1 的 GO 富集分析一共得到 104 个条目，根据 $P < 0.01$ 且 $FDR < 0.01$ 筛选得到 35 个条目，其中生物过程（Biological Process，BP）相关的条目有 23 个，与分子功能（Molecular Function，MF）相关的条目有 8 个，与细胞组成（Cell Composition，CC）相关的条目有 4 个。模块 2 的 GO 富集分析一共得到 128 个条目，根据 $P < 0.01$ 且 $FDR < 0.01$ 筛选得到 17 个条目，其中生物过程相关的条目有 12 个，与分子功能相关的条目有 4 个，与细胞组成相关的条目有 1 个。模块 1 中，根据 $P < 0.01$ 且 $FDR < 0.01$ 筛选得到 8 个通路，主要有细胞凋亡通路（hsa04210：Apoptosis）、TNF 信号通路（hsa04668：TNF signaling pathway）、p53 信号通路（hsa04115：p53 signaling pathway）等。模块 2 中，根据 $P < 0.01$ 且 $FDR < 0.01$ 筛选得到的通路 23 个，主要有 ErbB 信号通路（hsa04012：ErbB signaling pathway）、胶质瘤通路（hsa05214：Glioma）、慢性粒细胞白血病通路（hsa05220：Chronic myeloid leukemia）、子宫内膜癌通路（hsa05213：Endometrial cancer）等。

7. 潜在靶点的 GO 功能富集和 KEGG 富集分析

利用 DAVID 平台进行 GO 功能富集分析，对丙型肝炎相关的茵陈蒿汤活性成分 - 潜在靶点网络中涉及的 12 个蛋白在基因功能中的作用进行了研究，得到 127 个 GO 条目。根据错误发现率（false discovery rate，FDR）确定了 4 个 GO 条目（$FDR < 0.05$，彩图 5-17a）。4 个 GO 条目均为生物过程相关，分别是：凋亡过程的负调节、细胞增殖的

积极调节、对糖皮质激素的反应、伤口愈合。利用 DAVID 平台的 KEGG 通路富集分析功能，对与丙型肝炎相关的茵陈蒿汤活性成分 – 潜在靶点网络中涉及的 12 个蛋白在信号通路中的作用进行研究，得到 59 条信号通路，根据 $P < 0.01$，FDR < 0.05 筛选出 12 条（彩图 5-17b）。其中，人类疾病 – 癌症概述通路 1 个，包括：癌症的途径（Pathways in cancer）；人类疾病 – 特定类型癌症 3 个；包括：胰腺癌通路（pancreatic cancer）、膀胱癌通路（pladder cancer）和前列腺癌通路（prostate cancer）；人类疾病 – 病毒传染病 1 个，包括：乙型肝炎通路（hepatitis B）；人类疾病 – 细菌传染病通路 1 个，包括：结核通路（tuberculosis）；人类疾病 – 寄生虫传染病通路 1 个：弓形体病（toxoplasmosis）；环境信息处理 – 信号转导通路 4 个，包括：PI3K–Akt 信号通路（PI3K–Akt signaling pathway）、FoxO 信号通路（FoxO signaling pathway）、HIF–1 信号通路（HIF–1 signaling pathway）、TNF 信号通路（TNF signaling pathway）；细胞过程 – 细胞生长和死亡通路 1 个，包括：细胞凋亡通路（apoptosis）。

8. 网络合并

基于以上研究结果，构建"药物 – 化合物 – 靶点 – 通路网络"（彩图 5-18）。红色表示药物、黄色表示化合物、绿色表示潜在目标、粉色表示路径。蓝线表示：与癌症相关通路中度值最高的通路和其高度值靶点及其高对接分数的化合物。橙色线表示：凋亡通路中和其关键靶点及其高对接分数的化合物。红线表示：与信号转导相关通路中度值最高的通路和其高度值靶点及其高对接分数的化合物。

（三）讨论

茵陈蒿汤具有清热利湿、解毒退黄的功效，是临床治疗湿热黄疸的主方，用药历史悠久。为了研究茵陈蒿汤治疗丙型肝炎的作用机制，本研究依托 TCMSP 重要系统药理学分析平台研究了茵陈蒿汤中 3 味中药（茵陈、栀子、大黄）的活性成分，同时构建了活性成分 – 预测靶点网络、活性成分 – 潜在靶点网络，分析了活性成分与靶点、靶点与通路直接的相互作用关系，希冀为茵陈蒿汤治疗丙型肝炎"多组分 – 多靶点 – 多疾病"的治疗机制提供参考。

茵陈蒿汤活性成分 – 潜在靶点网络中的关键靶点包括磷脂酰肌醇 –4，5– 二磷酸 –3– 激酶催化 γ 亚基（PIK3CG）、半胱氨酸蛋白酶 –3（CASP3）、凋亡调节因子 Bcl–2（BCL2）、半胱氨酸蛋白酶 –8（CASP8）、间质胶原酶（MMP1）等。杨海峰等认为 Caspase–3、Caspase–8 在病毒性丙型肝炎随病理损伤程度加重其阳性表达率增高，有统计学意义。Caspase–3、Caspase–8 在病毒性丙型肝炎中的表达与病毒复制水平密切相关（r=–0.434，r=–0.376，$P < 0.001$）。结果表明 Caspase–3、Caspase–8 参与病毒性丙型肝炎肝细胞凋亡的发生，并参与病毒性丙型肝炎的发病过程。进而我们可以推断，茵陈蒿汤治疗丙型肝炎的机制可能与诱导 CASP3、CASP8 活化，促进肝细胞凋亡有关。Bcl–2 是细胞凋亡的关键调节因子，并显示出抗细胞凋亡的活性。比对聚乙二醇干扰素加利巴韦林治疗前后埃及 HCV 基因型 –4 患者 bcl–2 基因（Ala43Thr）单核苷酸多态性与生长激素（GH1）水平之间的统计学关系。结果显示具有正常 GH1 浓度和 bcl–2/43Ala 基因型的 HCV 基因型 –4 患者可成功实现对干扰素治疗的反应。调查丙型肝炎、肝硬化病人组织中的丙型肝

炎病毒（HCV）核心蛋白、p21、bcl-2 的表达以及相互间关系，HCV 核心蛋白和突变 p21 的阳性表达主要位于细胞核，bcl-2 的阳性表达主要位于细胞质；HCV 核心蛋白表达阳性组织中，P21 阳性表达率仅 13%，Bcl-2 阳性表达率则达 95.7%，三组间比较差异有显著性（P=0.012）。结果表明三种蛋白的表达有相关性，HCV 核心蛋白可能促进 Bcl-2 蛋白的表达，抑制 P21 蛋白表达，推断茵陈蒿汤可以维持 Bcl-2 持续表达，进行细胞凋亡，使临床有效方案聚乙二醇联合利巴韦林产生持续应答。MMP1 可以分解间质胶原蛋白，参与正常生理过程中细胞外基质的分解，在组织修复和重塑中起着至关重要的作用。MMP1 的过度表达，可减少肝内短暂过度表达时活化的肝星状细胞（HSC）的数量，减少肝纤维化。这些结果表明 MMP1 在肝损伤过程中的保护作用。而肝细胞中 HCV 感染触发 HSC 中关键纤维化因子，推断茵陈蒿汤可促进 MMP1 的表达，降低肝纤维化的发生，控制丙型肝炎的进一步发展。综上所述，推断茵陈蒿汤中的活性成分可能通过对这些关键靶点进行调控，从而治疗丙型肝炎。

　　为了说明茵陈蒿汤作用靶点在基因功能和信号通路中的作用，本研究对得到的潜在靶点进行 GO 功能富集和 KEGG 通路分析。GO 功能富集分析发现，茵陈蒿汤治疗丙型肝炎主要体现在凋亡过程的负调节、细胞增殖的积极调节、对糖皮质激素的反应、伤口愈合。在 KEGG 通路富集中筛选得到 12 条通路，可推断茵陈蒿汤治疗丙型肝炎是通过多组分作用于这些信号通路达到治疗疾病的目的。大多数的基因富集到了与癌症相关的通路上，包括 pathways in cancer，pancreatic cancer、bladder cancer、prostate cancer。丙型肝炎病毒感染是引起慢性丙型肝炎的直接原因，持续发生的炎症会导致肝纤维化、硬化甚至是肝癌的出现。故而推测茵陈蒿汤可能有抑制肝炎向肝癌转化的作用。

　　综上所述，本研究应用网络药理学方法，对茵陈蒿汤治疗丙型肝炎的多成分、多靶点、多途径的复杂网状关系进行研究。研究结果验证了茵陈蒿汤防治丙型肝炎的分子机制，为进一步更加深入探讨其作用机制提供先导信息和基础，也为研究成分更为复杂的中药复方作用机制提供借鉴。

五、基于整合药理学的舒冠颗粒治疗心绞痛分子机制研究

　　舒冠颗粒由制何首乌、丹参、黄精（制）、川芎、淫羊藿、红花、五灵脂（醋制）七味药组成，具有养阴活血、益气温阳的功效，可用于防治冠心病、心绞痛、动脉粥样硬化、高脂血症及血栓形成等多种疾病。本研究依托整合药理学平台以及 ETCM 数据库分别检索收集舒冠颗粒植物药作用靶点和适应证靶标，对这些信息进行系统的分析，明确舒冠颗粒可能的最优适应证，找寻其药效物质基础及作用机制，为临床精准化用药提供帮助。

（一）材料与方法

1. 舒冠颗粒化学成分来源

　　基于整合药理学平台（www.tcmip.cn）的中药材数据库分别检索何首乌、丹参、黄精、川芎、淫羊藿、红花，选择检索出的所有成分，构建舒冠颗粒化学成分库。舒冠颗粒中的药材五灵脂，为鼯鼠科动物复齿鼯鼠 *Trogopterus xanthipes* Milne- Edwards 的干燥粪便，其化学成分有尿嘧啶、尿素、酚酸及萜类等，因其作为粪便类药材的特殊性，现代药理研究

发现其内有一些菌株，目前尚不能确定其药理作用是否与这些菌类有关，故本文方法暂时无法将其纳入分析范围。

2. 舒冠颗粒药物靶标预测、通路富集及功能分析

在整合药理学 – 信息设定页面，添加中药何首乌、丹参、黄精、川芎、淫羊藿、红花，以上述六味药作为分析对象，进行药物靶标预测，选择相似性打分 ≥ 0.6 的成分靶标作为候选靶标，共计 598 个。将上述靶标导入 DAVID6.7，基于 KEGG 通路数据库（http://www.genome.jp/kegg）资源和基因本体数据库 GO（http://www.geneontology.org）分别对药物靶标进行通路富集和功能分析。

3. 适应证疾病靶标收集

分别以 "coronary heart disease"（冠心病）、"angina"（心绞痛）、"atherosclerosis"（动脉粥样硬化）作为关键词，在 ETCM 数据库（http://www.nrc.ac.cn：9090/ETCM）对舒冠颗粒适应证靶标进行检索，分别建立这三种疾病的靶标库，得到冠心病相关靶标 22 个，心绞痛相关靶标 20 个，动脉粥样硬化相关靶标 60 个。

4. 舒冠颗粒药物靶标及适应证靶标交集分析

将舒冠颗粒药物靶标、冠心病靶标、心绞痛靶标以及动脉粥样硬化靶标分别导入 Venny 在线工具（http://bioinfogp.cnb.csic.es/tools/venny），生成 VENN 图。分别对三种疾病与药物靶标重合的部分进行分析，对 Degree 值大于中位数的靶标进行分析，进一步计算 3 个拓扑结构特征值（degree、node–betweenness、closeness），3 个拓扑结构特征值均大于中位数的节点作为候选，进行 T 检验分析，仅心绞痛满足统计学差异。

5. 舒冠颗粒药物靶标与心绞痛靶标核心网络构建、通路富集及功能分析

将舒冠颗粒药物靶标及心绞痛疾病靶标导入 STRING10.5，获取其相互作用关系，置信度为 0.4。对参数 degree、node–betweenness、closeness 进行分析。将满足条件的 107 个靶标及其相互作用关系导入 Cytoscape3.5.1 软件构建舒冠颗粒成分靶标及心绞痛疾病靶标核心网络。并将这 107 个靶标导入 DAVID6.7，基于 KEGG 通路数据库（http://www.genome.jp/kegg）资源和基因本体数据库 GO（http://www.geneontology.org）分别对核心网络靶标进行通路富集和功能分析。

（二）结果

1. 舒冠颗粒方解分析

舒冠颗粒治则以补虚泻实为主，丹参可活血调经、祛瘀止痛，又凉血除烦、益精养血，为君药。制何首乌补肝肾、益精血，与丹参配伍共增补虚养血之功；川芎、红花活血散瘀止痛，与丹参配伍共达活血散瘀、祛瘀止痛之力，制何首乌、川芎、红花共为臣药；制黄精补气养阴益肾，淫羊藿补肾壮阳，一阴一阳共增养阴温阳补虚之力，共为佐药。五灵脂行血散瘀，虽无生血之力，可引经起到佐使药的作用。丹参、制首乌、黄精、淫羊藿四药合用，养阴补阳，活血祛瘀，扶正气以祛邪，丹参、川芎、红花、五灵脂四药合用，增强活血行气、祛瘀止痛之力，具体组方分析见彩图 5-19。

丹参、川芎、红花、淫羊藿、何首乌均是心血管疾病中应用较多的中药。药理研究表明丹参能扩张冠状动脉，增加冠脉血流量，对心肌缺血有显著的保护作用，有利于冠心

病心绞痛的预防治疗。制何首乌具有降低血脂、抗动脉硬化、扩张血管和抗心肌缺血等功能；龚彦胜等研究发现川芎及川芎为主的复方对治疗冠心病心绞痛效果明显，有解除微血管痉挛，扩张毛细血管，增加血流速等作用；红花主要具有抗血栓、抗氧化、抗凝血、改善血液微循环等作用。黄精有降血脂和抗动脉粥样硬化的作用。现代药理研究表明，黄精能够明显抑制胆固醇的生物合成的限速酶羟甲基戊二酰辅酶 A 还原酶的活性，从而减少胆固醇的生成。淫羊藿具有降低心肌耗氧量，清除心肌组织氧自由基、减少脂质过氧化物、增加心肌血流量、降低冠状动脉阻力、总外周阻力等作用。五灵脂可缓解平滑肌痉挛，改善血液循环，改善血管内皮病理学形态。

2. 舒冠颗粒作用潜在靶标和通路富集分析

DAVID6.7 分析结果以 P 值降序排列，分别取前 20 条通路。GO 功能分析结果见彩图 5-20，主要有氧化应激、线粒体电子传递、氨基酸代谢、一氧化氮合成等，kegg 通路富集分析结果见彩图 5-21 与氧化磷酸化、多种氨基酸代谢等有关。查阅文献发现，大部分通路都有三种疾病的病理过程有关。

3. 舒冠颗粒与适应证的共同靶标分析

冠心病、心绞痛、动脉粥样硬化疾病之间靶标之间，两两互有重合，但并无三种疾病共同靶标，且大部分靶标并不相同。其中冠心病与心绞痛有 4 个共同靶标，冠心病与动脉粥样硬化也有 4 个共同靶标，心绞痛与动脉粥样硬化有 7 个共同靶标。由此可以得出冠心病、心绞痛及动脉粥样硬化三者病理机制有共同部分，这或许能为中医"异病同治"提供一些依据，此外这三种疾病靶标均与舒冠颗粒药物靶标有重合，进一步为舒冠颗粒治疗三种疾病提供依据。通过对疾病与药物靶标重合部分分析，仅心绞痛满足统计学差异，在此评判标准下，舒冠颗粒的适应证中，心绞痛或为其最优适应证，故选择心绞痛进行进一步分析。

4. 舒冠颗粒与心绞痛关键靶标网络分析

使用 cytoscape 构建舒冠颗粒成分靶标及心绞痛疾病靶标网络，网络中靶标共有 107 个，其中药物靶标 100 个，疾病靶标 5 个，共同靶标 2 个。共同靶标有肿瘤坏死因子（tumor necrosis factor，TNF）、基质金属蛋白酶 9（matrix metalloproteinase-9，MMP9）。文献研究表明，炎症与心绞痛关联密切，心绞痛患者血清水平的 TNF-α 含量上升，而 TNF 则是非常经典的炎症靶标。MMP9 由巨噬细胞等炎症细胞释放，其浓度水平亦与心绞痛患者的病程密切相关。疾病靶标酪氨酸蛋白激酶 JAK2（tyrosine-protein kinase JAK2，JAK2）、精氨酸升压素（vasopressin-neurophysin 2-copeptin，AVP）、白介素 -8（interleukin-8，IL-8）、载脂蛋白 B（apolipoprotein B receptor，APOB）以及低密度脂蛋白（low-density lipoprotein receptor，LDL-R），虽非药物直接作用靶点，但均与多个药物作用靶点链接，提示舒冠颗粒干预心绞痛是直接与间接共同作用的结果。

5. 舒冠颗粒与心绞痛关键靶标通路富集分析

基于 GO 和 KEGG 数据库对上述 107 个靶标进行通路富集分析，以 PVluae 的 -1og10 为纵坐标，Fold Enrichment 为横坐标构建气泡图，结果见彩图 5-22 和彩图 5-23。雌激素不足与心绞痛发病密切相关，尤其是微血管型心绞痛。治疗心绞痛的经典药物硝酸甘油，可通过抑制 PI3K-AKT 通路，干预内皮依赖性持续缺氧导致的血管收缩。Chung 等在研究中发现许多稳定性心绞痛的患者往往伴随着慢性炎症，其在使用叶黄素治疗这些患者的过程中，发现了 TNF mRNA 的表达降低。

6. 舒冠颗粒治疗心绞痛多维网络分析

以 kegg 通路富集分析 PValve 最小的前 20 条通路做多维网络分析见彩图 5-24，共涉及 229 种化合物、109 个靶标。舒冠颗粒中的六味植物药：何首乌主要成分为二苯乙烯苷类、醌类、磷脂类、糖苷类等化合物，具有降血脂、抗炎的作用；红花主要成分有黄酮类以及亚精胺类，对心血管疾病有着较好的功效；丹参主要成分为丹参酮型二萜醌类化合物、酚酸类化合物，具有抗氧化、消炎、减轻心肌缺氧损伤、抑制血小板聚集、扩张冠状动脉等作用；淫羊藿主要成分有淫羊藿总黄酮、淫羊藿苷、生物碱、植物甾醇、萜类等，可作用于心血管系统，调节血糖血脂、降压；川芎主要成分有苯酞及其二聚体、生物碱类、有机酸酚、多糖等类化合物，具有舒张平滑肌、扩张血管、镇痛、抗血小板聚集、抗血栓的作用；黄精主要成分有多糖、甾体皂苷、黄酮、蒽醌、酸类等，具有降血糖、降血脂、抗炎、抗血小板聚集等作用。彩图 5-24 中已被证实与心绞痛相关且关联性较强的通路有 PI3K-Akt、雌激素、Ras、TNF、糖异生等通路。这些通路可通过抵抗心肌缺血、介导炎症反应、促进血管平滑肌增殖转移等过程干预心绞痛。舒冠颗粒中的六味植物药中有多个成分可以作用这些通路中的靶标。

（三）讨论

中医方解分析发现舒冠颗粒以丹参、川芎、红花配伍行气活血、散瘀祛瘀、祛邪止痛，动物粪便类药物五灵脂引经通络，使祛瘀止痛之力增强；丹参、制首乌、黄精、淫羊藿配伍阴阳并补、气血同调，以扶正气，可谓标本同治。对药物作用靶标及适应证靶标分析发现舒冠颗粒有治疗冠心病、心绞痛及动脉粥样硬化的分子基础，其可能的最优适应证为心绞痛。进一步的网络药理学分析发现舒冠颗粒多个成分可通过直接作用于疾病靶标 TNF 以及 MMP9 对心绞痛进行干预，亦可通过多个靶标如 MAPK1、NFKB1、LDHA、LDHB、VEGFA 等间接作用于疾病靶标。其干预心绞痛病程最可能的通路为 estrogen signaling pathway、PI3K-Akt signaling pathway、TNF signaling pathway、glycolysis / gluconeogenesis、Ras signaling pathway。其作用过程可能为干预雌激素水平及血脂代谢，介导炎症反应，促使血管扩张等。综上，本研究以"治法－病机－组方－成分－靶标－通路－活性"为研究模式，将传统中医理论与现代医学研究有机结合。该研究模式既贴合中药多成分、多靶点、多效应的特点，又紧密结合中医理论。

六、基于系统药理学的中药口服制剂复方丹参方作用机制研究

心血管疾病（cardiovascular diseases，CVD）是世界上导致人口死亡的头号杀手。仅在 2008 年，世界上就大约有 1730 万的人死于心血管疾病，预计该数量将在 2030 年增加至 2360 万。作为经典的治疗心血管疾病的中药复方，口服复方丹参方（compound danshen formula，CDF）由丹参、三七和冰片三味中药组成，它们分别按照 450g：141g：8g 的比例进行配伍。该方被广泛应用于治疗心血管疾病，并且被推广至日本、美国和欧洲等多个国家。大量的临床研究表明，复方丹参方具有增加冠状动脉的流量、激活超氧化物歧化酶，

以及扩张冠状血管等作用。然而，该复方治疗心血管疾病的分子机制还不甚清楚。本文介绍如何采用系统药理学技术来揭示该复方活性组合、分子靶标及其治疗疾病的机制。

（一）研究思路和研究内容

本研究中，我们引入包括口服可利用度预测、药物多靶点分析、分子动力学模拟、热动力学分析以及网络药理学技术等方法的系统药理学模型（彩图 5-25）来揭示复方丹参方治疗心血管疾病的具体作用机制。

1. 复方分子数据库建立

通过文献挖掘和整理共得到复方丹参方共 320 个化合物，包括丹参中的 201 个化合物、三七中 112 个化合物和冰片中 31 个化合物，其中 24 个为三味草药共有成分。化合物的结构从 LookChem（www.lookchem.com）数据库下载，或用 ISIS Draw2.5 软件绘制，并使用 Sybyl6.9 软件进行分子优化。

2. 口服生物利用度预测

口服生物利用度（OB）评价对于决定中药中一个化学成分是否具有药理活性是必不可少的，但是实验测定十分困难，借助动物模型往往由于种属差异原因导致结果非常不准确，人体实验的研究费用则极高而且难度很大，因此至今，即使西药中具有完整 OB 数值的化合物也不过一千个左右。特别地，由于难以大量获得中药成分以及人体实验的困难，开展大规模中药潜在活性物质的 OB 检测几乎是不现实的。因此，开发一套准确预测 OB 的技术显得十分迫切。为此，我们建立了一套可预测口服利用度的数学模型 OBioavail 1.1 和一个升级版的 OB 整合预测系统（IntegOB）。该系统和过去 OB 预测模型相比，其突出不同在于 IntegOB 系统通过整合较完整 ADME 的信息来预测药物口服利用度，从而大大提高了预测精度，克服了过去 OB 预测非常不准确的不足。

3. 靶点预测

分子的靶点通过 PharmMapper 数据库（http://59.78.96.61/pharmmapper）预测得到。在研究过程中，对于每个分子，我们保留了 300 个匹配分数 ≥ 3.00 的匹配靶点。在靶点集中，仅保留了人类的靶点，共有 2214 个，所有的参数采用默认值。我们分离出与 CVD 相关的靶点，并通过 TTD（http://bidd.nus.edu.sg/group/ttd）、PharmGkb（www.pharmgkb.org）和 DrugBank（http://www.drugbank.ca）数据库来验证这些靶点与心血管疾病的关系。

4. 分子对接

为验证与 CVD 相关的分子和靶点相互作用，利用 AutoDock4.2 软件（http://autodock.scripps.edu）对每一个生物活性成分与它们对应的靶点进行分子对接模拟。除了 P- 糖蛋白，所有的蛋白结构均直接从 RCSB 蛋白数据库下载，而 P- 糖蛋白的同源模型则来自我们的前期研究。采用 AutoDock 工具对分子对接前的蛋白和配体进行优化。一般来说，每个分子都进行了加氢（包括非极性的）、加电荷（Kollman 电荷）和溶剂参数处理。所有的配体也进行了加电荷（Gasteiger 电荷）和非极性氢处理。我们利用辅助程序 Autogrid 来生成每个对接复合体的网格图。分子对接的空间被定位在一个以配体结合位点为中心的 $60 \times 60 \times 60$ 的三维网格中。利用拉马克遗传算法（Lamarckian genetic algorithm）来进行分子对接，但对接过程不考虑配体键的旋转。

5. 分子动力学模拟

利用 Amber10 软件进行分子动力学模拟，选用标准的 AMBER99SB 力场来计算每个蛋白。配体的电荷和参数通过 Amber 前厅模块的 AM1-BCC 电荷和原子力场（GAFF）计算得到。所有的模型被溶入一个长方形的 TIP3P 水盒子里，每个方向都从溶质向外延伸至少 10Å，并添加足量的 Na^+/Cl^- 平衡离子来中和电荷。截断半径设定为 8Å，来计算非氢键作用。所有的模拟在周期性边界条件下进行，远程的静电场通过 Particle-mesh-Ewald（PME）方法计算。所有氢键，包括氢原子都通过 SHAKE 算法来固定。

初始化配置后，用一个标准平衡方法来进行分子动力学模拟。模拟系统通过 500 步的最速下降法和 1000 步共轭梯度法来进行最小化，从而去掉分子结果中不理想的相互作用，并利用 $2.0\ kcal/mol \cdot Å^2$ 谐波抑制慢慢将系统加热到 300 K。随后，利用一个 50 ps 的压力恒定周期来提供密度，且保持复合体的原子能被束缚，并进行 500 ps 的平衡。每个系统进行 300 K 恒温下的 5 ns 动力学模拟，积分时间步长为 2fs，每 2ps 保存一个坐标。

6. 结合自由能计算

利用 Amber 软件 MM-PBSA、SANDER 和 NMODE 模块中 Molecular Mechanics-Poisson Boltzmann Surface Area（MM-PBSA）法来计算蛋白和配体之间的结合能。在该方法中，MD 轨迹中的抗衡离子和水分子被去除，并通过公式（5-2）~（5-6）来计算结合自由能（ΔG_{bind}）：

$$\Delta G_{bind} = \Delta H_{bind} - T\Delta S_{bind} \tag{式 5-2}$$

$$\Delta H_{bind} = \Delta E_{bind} - \Delta G_{sol} \tag{式 5-3}$$

$$\Delta E_{bind} = \Delta E_{int} - \Delta E_{vdW} + \Delta E_{ele} \tag{式 5-4}$$

$$\Delta G_{sol} = \Delta G_{pb} + \Delta G_{np} \tag{式 5-5}$$

$$\Delta G_{np} = \gamma SASA \tag{式 5-6}$$

公式中，ΔE_{gas} 表示分子力学的气相能，是内能（ΔE_{int}）、范德华能（ΔE_{vdw}）和静电能（ΔE_{ele}）的总和。溶剂化自由能（ΔG_{sol}）是通过一个 PB/SA 模型计算得到，它将溶剂化能分为静电的（ΔG_{pb}）和非极性的（ΔG_{np}）两部分。ΔG_{pb} 通过默认空腔半径的 PBSA 程序计算得到。内部溶质的介电常数设定为 2，而周围溶剂的介电常数设定为 80。ΔG_{np} 通过式（5-6）计算得到，在该公式中，γ 表示表面张力，设定为 $0.0072\ kcal/mol \cdot Å^2$；SASA 表示溶剂可到达的表面积（$Å^2$），通过两两重叠模型的线性组合确定。熵的贡献率（$T\Delta S_{bind}$）来源于平移、旋转和振动的角度的变化，通过统计力学公式计算得到。由于平移和转动过程中角度的变化比振动中的变化要小很多，所以 $T\Delta S_{bind}$ 通常使用 Amber 软件的 NMODE 模块中的简化公式计算得到。

7. 网络药理学分析

分别采用候选靶点、潜在靶点和候选化合物构建化合物 - 靶点网络（compound-target Networks）。化合物 - 通路网络（compound-pathway network，C-P network）则通过连接候选化合物和其参与的信号通路而建立。潜在靶点对应的疾病是从 PharmGkb、TTD、DrugBank 以及文献数据库中收集得到，所得疾病和靶点的相互作用被进一步用来构建靶

点 – 疾病网络（target–disease network，T–D network）。

（二）研究结果与结论

1. 复方中口服易吸收分子

高口服可利用度是有药效作用的生物活性分子具有类药性的一个关键指标。对中药系统来说，很多化学成分由于缺乏药代动力学特征（尤其是口服可利用度），无法到达人体的分子靶点产生疗效。在复方丹参方中，如表 5-1 所示，90 个化合物被证明具有较高的口服生物利用度（OB ≥ 50%），占总化学成分的28.1%。下面针对每个草药进行详细说明。

表 5-1　复方丹参方中化学成分口服可利用度的分布情况

口服生物利用度	化合物数量	百分数（%）
≥ 90%	6	1.88
≥ 80%	15	4.69
≥ 70%	31	9.69
≥ 60%	53	16.56
≥ 50%	90	28.13

（1）丹参

如表 5-1 所示，在复方丹参方的 90 个高口服可利用度的化合物中，有 54 个是来自丹参，这一现象直接印证了丹参是"君"药的重要性。在此 54 个化合物中，丹参素 A（78.20%）、原儿茶醛（53.40%）、隐丹参酮（57.40%）、丹参酮 ⅡB（70.19%）、异丹参酮 ⅡA（50.09%）和 ⅡB（61.64%），以及丹参新酮 Ⅱ（70.17%）都有较高的口服可利用度（OB ≥ 50%）。这其中也有一个例外，就是丹酚酸 B，它的口服生物利用度较低，仅为 3.01%。然而，丹酚酸 B 是丹参中含量最多的成分之一，并对动脉粥样硬化、脑血流量阻塞、血小板聚集具有较好的药理学作用。上述现象让人产生疑问，即若此化合物经口服后不能被良好地吸收利用，那么它是怎样在体内发挥其疗效的？更进一步的研究证明，丹酚酸 B 是水溶性的化合物，经口服后在体内被迅速代谢，生成丹参素 A（OB=78.2%）、异阿魏酸（OB=67.7%）和原儿茶醛（OB=53.40%），并且被迅速排泄到胆汁中。这些数据充分揭示了丹酚酸 B 口服生物利用度较低之谜，即它在体内迅速被代谢了，有趣的是其代谢产物的生物利用度都很高，并具有良好的药理学作用。除丹酚酸 B 之外，丹参酮 Ⅰ（OB=29.30%）和丹参酮 ⅡA（OB=20.30%）也是候选的活性化合物。这 3 个化合物的 OB 值虽相对偏低，但他们却是丹参中含量最丰富的成分（约大于 0.20%），因此一次口服汤剂，进入体内的丹参酮药量却并不低。

（2）三七

三七中有 29 种化合物具有较好的口服可利用度，其中有 2 个成分与丹参重复。这 29 个化学成分包括两个公认的具有高生物活性的分子——三七素（OB=71.70%）和槲皮素（OB=51.00%）。已有研究表明这两种化合物均具有止血、抗癌和抗血栓的作用。然而，三七中的主要成分，如人参皂苷 RF2（OB=36.40%）和其他 18 种皂苷（OB < 17.70%）的口服可利用度都相对偏低。这些亲水性的皂苷类化合物都含有糖基，很易被水解成脂溶性

化合物，其体内代谢物主要包括四类：原人参二醇（protopanoxadiol，PPD）、原人参三醇（protopanaxatriol，PPT）、人参皂苷 C-K 和 F1，其 OB 值分别为 20.10%、29.60%、6.50% 和 4.10%。它们较低的 OB 值也解释了为什么在口服给药人参皂苷后老鼠的血清中，只发现了 3.29% 的 Rg1 和 0.64% 的 Rb1，也解释了为什么完整的人参皂苷、三七总皂苷以及它们的代谢物在小肠和胃中的吸收能力都很差。较低的 OB 值可能是由以下四个原因引起：①进入生物体循环前的消耗；②胃肠道的代谢；③较强的外排作用；④较低的膜通透性。在这些原因之中，膜的通透性可能是决定药物能否进入体循环的一个关键因素。

但是，这些现象与已有的实验数据在某种程度上相矛盾。研究证明三七具有惊人的药理学活性，如神经保护作用、抗氧化作用、血管生成调节等。此外，有研究分析表明，即使用药剂量很低，人参皂苷也可发挥较强的药效。更有趣的是，人参皂苷经过肠道微生物区系（如 Prevotella oris、Eubacterium A-44）水解后的代谢产物比原人参皂苷具有更强的生物学作用。那么，这就又产生了一个问题：为什么三七主要成分的口服生物利用度较低，却仍具有较好药效呢？为研究这一现象，在本文中，化合物 K、PPD、人参皂苷 F1 和 PPT 被作为候选的活性化合物，与它们的作用靶点一起在下一节里被进一步地分析。

（3）冰片

冰片中共有 9 种化合物（其中有 3 个成分与丹参重复）具有较好的口服生物利用度，包括含量最丰富的 D-龙脑（OB=81.80%）。同样，D-龙脑的同分异构体 L-龙脑和异龙脑也有较好的口服生物利用度，分别为 88.00% 和 87.00%。

冰片常被作为"佐使"药来引导其他药物到达靶组织或靶器官，具有高脂溶性，其在胃肠道中能被快速吸收并能透过血脑屏障（blood brain barrier，BBB）。最新研究表明，冰片可以增加血脑屏障细胞中胞饮小泡的数量和容量，从而加速了药物的转运和运输。冰片还可抑制跨膜蛋白 P-gp 的功能，而 P-gp 是细胞膜上（大脑细胞、胃肠道细胞黏膜、肝脏细胞等）最重要的外排转运蛋白之一。P-gp 的抑制剂对药物吸收的药代动力学特性有着非常重要的影响。本研究表明，D-龙脑对人 P-gp 蛋白的底物识别区域具有较高的亲和力，其结合自由能达 −6.34 kcal/mol。这可解释为什么在众多中药复方中添加冰片能够促进其他药物分子的口服吸收，在复方丹参方中添加冰片也是同样的道理。

综上所述，最终，共有 101 个化合物分子被确定为"候选活性化合物"，包括 77 个较易吸收的化合物、17 个完整的人参皂苷分子、4 个主要的人参皂苷代谢物和 3 个含量最丰富的化合物。

2. 靶点确定及验证

目前，超过 230 个蛋白靶点被证明与心血管疾病有关，但是仅有少量蛋白被证明是 FDA 批准药物的靶点。获取已知药物的新靶点以及靶点间的交叉药理学关系，对于研究靶点之间的联系和开发新型药物非常必要。而实验方法却由于耗时长、花费大以及规模小等缺点而受到限制。

在复方丹参方的研究中，一个基于"药物候选化合物"的药效团模型被首次应用于预测化合物的蛋白靶点。在以药效团为基础的靶点鉴定过程中，药物的生物活性仅通过测试其原子和化学键的特性来评估，而不是考虑整个配体的结构。为进一步增加所得模型的可靠性，用分子对接方法验证所得的与心血管疾病相关的候选靶蛋白，最后与配体的结合自由能≤ –5.00 kcal/mol 的蛋白被保留下来成为"潜在靶蛋白"。

经过分子对接筛选之后，受体（与心血管疾病有关的候选靶蛋白）和配体（候选化合物）之间相互作用的数量从 1580 锐减到 735，与此相应，"潜在靶蛋白"和与心血管疾病相关的"候选化合物"分别降到了 41 和 85。

相比于药效团模型，分子对接可能提供了更为可靠的结果。但对接结果也有蛋白 – 配体亲和力预估值过高的风险。因此，本研究继续采用了更加复杂的模拟系统，即分子动力学模拟和结合自由能计算，来进一步预测配体和受体之间的结合强度。REN–15、REN–94 和 VDR–176 三个系统被挑选出来进行深度分析，主要是考虑了以下几个原因：①肾素（REN，renin）是被 FDA 认证的用于治疗心血管类疾病药物（如二氢氯噻嗪和阿利吉仑）的靶点，且被预测出能够与化合物 15（3α– 羟基丹参酮ⅡA）和 94（二氢丹参酮Ⅰ）结合，故被选为阳性对照；②维生素 D_3 受体（VDR，Vitamin D_3 receptor）是化合物 176（丹参酮ⅡA）的一个重要的测靶点；③上述三个化合物都是复方丹参方中的关键成分，分子对接结合能均小于 –5.00 kcal/mol。

三个复合物被放入显性溶剂中，计算其 5 ns 的分子动力学轨迹，结果显示蛋白 Cα 主链原子的均方根偏差（root mean square deviation，RMSD）的变化非常小（约 1.8Å），说明了模拟结果的可靠性。随后，用单轨道 MM–PBSA 法来计算三个系统的绝对结合自由能。一般情况下，自由能低的模型比自由能高的模型更稳定。而三个化合物和它们靶点之间的结合自由能都非常低（–21.24~–27.14 kcal/mol），这表明化合物和靶点之间具有较高的亲和力。此结果与 REN 和 VDR 受体的结合口袋主要由疏水性残基组成这一事实相吻合。

3. 网络构建和分析

目前，研究者们已经发现心血管疾病可能是由多种复杂的原因引起，如代谢紊乱和遗传变异等。随着对复杂疾病认识的加深，新药研发的焦点已经从目前主导的用来设计"一个靶点，一个药物"的模型转向了一种新型的系统调节体内多个靶点的"多靶点、多药物"模型。值得注意的是，传统中药是一个多组分的经验型疗法，而多组分药物的协同效应能够系统地控制多种如血管生成障碍等的疾病。此外，复杂的网络药理学分析能够为阐明中药系统理论，以及复方中不同成分之间的协同效应提供有效的依据。

（1）药物 – 靶点网络和拓扑学分析

最优的 93 个"候选化合物"和它们对应的"候选靶点"构建了一个化合物 – 候选靶点相互作用的"C–cT"网络图，见彩图 5–26。该图中，蓝色代表候选化合物，粉色代表候选靶点。

注：左图为 C–cT 网络，右图为 C–T 网络

C–cT 网络图由 93 个候选化合物和 385 个候选靶点共生成了 9220 个相互作用关系。由图可见，大多数候选化合物仅有少数几个靶点，但也有一些化合物具有较多靶点。例如，第 235 号分子（人参皂苷 Rb1）共有 180 个候选靶点，数量最多；其次是 236 号（人参皂苷 Rb2，有 179 个候选靶点）和 247 号（人参皂苷 Ro，有 178 个）。然而，第 209（1– 甲基 –5– 异丙烯基 – 环己烯）、221（3– 乙基 –2，4– 戊二烯醇）、255（丁基环丁烷）和 344 号分子（β– 萜品醇）却只拥有单靶点（1 个）。这表明 C–cT 网络编码化合物和靶点空间更偏向于特定的药物分子。同样地，候选靶点相互作用的化合物的平均值为 23.9，

也呈现出一定的偏向性。385 个候选靶点中，第 168 号（谷胱甘肽 S 转移酶，glutathione S-transferase P）和 185 号蛋白（热休克蛋白 heat shock protein 90kDa alpha）具有最多有相互作用的候选分子（81 个）。此外，第 67 号（碳酸酐酶 2，carbonic anhydrase 2）和 374 号蛋白（蛋白酪氨酸磷酸酶 -1，tyrosine-protein phosphatase non-receptor type 1）作用的候选化合物也较多，分别有 80 和 79 个。C-cT 网络中，高相关度的候选化合物和候选靶点彼此之间可以优先连接起来，而非分散在整个网络之中，它们形成了比预期值小的一个极大簇。因此，C-cT 网络是介于由许多巨大化合物组成的完全随机网络和由独立簇组成的功能完全不同的网络之间。显然，C-cT 网络系统地反映了 CVD 治疗中的候选化合物和候选靶点的相互关系。表 5-2 列举了一些 C-cT 网络的基本属性。

表 5-2　C-cT 和 C-T 网络的基本属性

网络	节点数	连接数	平均中心度	网络紧密中心度	网络中介中心度	最短路径	最短路径	网络异构性
C-cT	478	9，220	38.577	0.081	0.298	2.429	228006	1.110
C-T	126	735	11.667	0.093	0.320	2.485	15750	0.831

通过对 C-cT 网络中化合物和靶点间相互作用的自由能计算，共筛选出 85 个与 CVD 相关的候选化合物（结合自由能 ≤ -5.00 kcal/mol）和 41 个潜在的靶点。彩图 5-26 中右图显示了由此 85 个化合物和 41 个靶点组成的 C-T 网络，其中，蓝色代表候选化合物，红色则代表潜在的靶点。该网络包含 126 个节点和 735 条边，共由 85 个候选化合物和 41 个潜在靶点组成。

表 5-2 列举了 C-T 网络图的一些基本属性。该网络中候选化合物平均的潜在靶点数为 8.6 个，其中，31 个化合物有 10 个以上的潜在靶点。如第 13 号分子（甲酸橙花酯）可与 25 个潜在靶点产生相互作用，是度最高的一个化合物。此外，第 331 号（乙酸橙花酯，21 个靶点）、117 号（泪杉醇，21 个靶点）、128 号（新隐丹参酮，20 个靶点）和 69 号化合物（丹参素 I，20 个靶点）相互作用的靶点也较多。这些表明 C-T 网络也偏向于某些特定的药物小分子。

同样地，在 C-cT 网络图中，许多蛋白与多个候选化合物有相互作用。例如，HSP90-alpha（热休克蛋白 90kDa alpha）、PDE4D（磷酸二酯酶 4D 抗体，cAMP-specific 3, 5-cyclic phosphodiesterase 4D）、VDR（维生素 D 受体，vitamin D receptor）和 RXR-beta（视网醛 X 受体 -beta，retinoid X receptor, beta）分别与 51、44、41 和 40 候选化合物有相互作用。该网络中，潜在靶点的平均候选化合物数目是 17.90，表明许多 CVD 相关的蛋白靶点与配体之间的结合模式可能是相似的。有趣的是，C-T 网络在药物 - 靶点相互作用方面的特性与 C-cT 网络相似，这更进一步证明了所得网络的合理性。

对网络结构的拓扑学性质的计算和分析，有助于我们发现节点之间不易发觉的重要特性，以及这些节点之间的关系。C-T 网络的整体拓扑学性质均来自该网络的直径和平均距离的延伸。该网络的直径为 5.00，平均距离为 2.48，说明其是一个高度连接网络。网络中候选化合物和潜在靶点在功能上连接得非常紧密，这一现象也可以用网络的图心和偏心率的数据来证明，即有 61 个节点的图心比平均图心（-66.70）大，且 100 个节点的偏心率也比平均值 4.12 大。

此外，节点的中心度（某个节点与其他节点的连接数）也是网络最基本的属性之一，那些高度连接的节点被称为网络的枢纽。C-T 网络中大多数节点的中心度，即节点相互连接的数目介于中间值，而小部分节点的中心度分布于大小值两端。这表明 C-T 网络中的相互作用并不是随机产生的，而是与临床学数据有关联。在 85 个候选化合物中，有 43 个化合物具有较高的中心度和中介中心度。而在这 43 个化合物中，又有 24 个是已知的有效成分，这些候选化合物参与了较多的连接，是 C-T 网络的枢纽。

网络节点的另一个基本性质是"中介中心度"（betweenness），是指网络中不同节点到该节点之间的最短路径，这个性质也被定义为"通信量"。高中介中心度的节点被称为网络的瓶颈。研究已证明，高通信量节点之间潜在的生物关联与它们的调节功能以及表型效应有关。在 C-T 网络的 85 个候选化合物中，前 30 个中介中心度较高的有 16 个是已知的活性化合物，前 43 个（总数的一半）中介中心度高的化合物中有 25 个是活性化合物。

一般情况下，中心度和中介中心度较高的节点在网络中是非常重要的。有趣的是，C-T 网络中的中介中心度和中心度的值相关度很大，其相关系数达到 $R^2=0.77$。而中心度较高的节点，其中介中心度也较大。事实上，前 43 个候选化合物中有 40 个化合物同时有较高的中心度（≥ 8）和中介中心度（≥ 48.05）；而前 20 个中有 18 个化合物具有高的中心度和中介中心度。这意味着 C-T 网络中的枢纽也是该网络的瓶颈，它通过直接或间接的相互作用来影响网络分布。

可以肯定的是，复方丹参方中具有较高的中心度和中介中心度的候选化合物在该复方中也是非常重要的。在 18 个具有高中心度和中介中心度的关键化合物中，有 10 个已经被证明是复方丹参方的活性成分，有 23 个是已知的活性化合物。例如，第 148 号分子（丹参素 A）能扩大单一冠状动脉，增加冠状动脉的血流速度和舒张血管；第 177 号（丹参酮 ⅡB）和 230 号化合物（三七素）则能抑制血小板的凝聚。这同时也说明了网络分析能够发现中药复方中的关键化合物。另外，值得注意的是，在今后的研究中应当重视 CDF 中那些作用机制不明的化合物，如第 117（泪杉醇）、128（新隐丹参酮）、157（丹酚酸 J）和 99 号化合物（epidanshen spiroketal lactone），它们可能是心血管疾病治疗中潜在的新药。此外，40 个关键成分中丹参共占了 28 个，这进一步证明了丹参作为君药，在复方丹参方中扮演着关键的角色。

除此之外，有研究发现复方丹参方中有些化学成分能够作用于胃肠道系统，而且研究人参皂苷在小肠中的代谢产物也有助于理解三七的作用机制。人参皂苷 Rd、C-K、F2 和 PPD 是人参皂苷 Rb1 的代谢物；人参皂苷 Rh2 和 PPD 则是 Rg3 的代谢物；而 Re 的代谢物是 Rh1、Rg2、F1 和 PPT。网络分析显示代谢产物人参皂苷 C-K 和 PPD 比未水解产物 Rb1 发挥的作用更为重要。同时也发现，PPD 比人参皂苷 Rg3 的药理学作用更重要，F1、Rg2 和 PPT 的作用也比 Re 重要。这些都说明，在 CVD 的治疗中主要是人参皂苷的代谢产物，而非其原始皂苷成分负责发挥药理作用。同样，由网络分析可见，人参皂苷 C-K 和 PPD 作为 PPDs 的两个主要小肠代谢物比原始 PPDs 发挥着更重要的药理学作用。而 F1（PPTs 的主要小肠代谢产物）也比 PPTs 更重要。这些都表明，在 CVD 的治疗中，三七的主要作用成分是人参皂苷的小肠代谢产物。

在复方丹参方中含量最丰富的 10 个化合物，即丹参酮ⅡA、丹酚酸 B、隐丹参酮、protocaterchuic aldehyde、丹参素 A、丹参酮Ⅰ、三七皂苷 R1、人参皂苷 Rg1、人参皂苷 Rb1 和右旋冰片）中，有 3 个化合物即丹酚酸 B、protocaterchuic aldehyde 和丹参素 A 包含在 20 个关键药物候选化合物中，这意味着这 3 个分子相对于其他化合物来说发挥着更重要的药理学作用。在前 20 个关键化合物中，CK 和 PPD 比 Rb1 贡献率更大，而丹参酮ⅡA 和隐丹参酮也比其他化合物表现出更大的药理学作用，表明丹酚酸 B、protocaterchuic aldehyde、丹参素 A、人参皂苷 Rb1、丹参酮ⅡA 和隐丹参酮这 6 个化合物可能是复方丹参方治疗 CVD 的最关键的化学成分。

另外，在前 20 个具有较高中心度或中介中心度的潜在靶点（共 41 个）中，18 个化合物同时具有较高的中心度和中介中心度。值得注意的是，这 18 个化合物同时是丹参和三七的作用靶点，这也解释了为什么这两味药在 CDF 中发挥着首要或辅助功能，表明复方丹参方不同成分之间的相互协同及交互作用来治疗心血管疾病的。

（2）网络药理学分析揭示治疗机制

病理生理学的最新研究表明，心血管疾病的发生始于导致组织损伤过程的一系列风险因素。这些病理生理学因素包含氧化应激、内皮功能障碍、发炎过程、CVD 开始和后续阶段的血管重建、血栓形成、血脂异常和血压异常等。现代药物治疗疾病的策略是通过抑制发病机制中一个极为重要的分子靶点来使病人恢复健康状态。然而，对 CVD 网络更加深入的分析结果却显示，单独一个靶点的抑制不足以让机体恢复正常。那么，同时调节多个靶点的活动来达到最佳的治疗效果就毋庸置疑。在中医药治疗过程中，草药的活性成分是通过与生物网络中的多个蛋白靶点产生作用，而使生物系统达到一种新的平衡。

在此复方的研究中，通过验证，我们共得到了 41 个与心血管疾病的病理过程密切相关的潜在靶点，这些蛋白可能是通过调节心血管疾病的不同阶段来起作用。例如，F2（凝血酶）、F7（凝血因子Ⅶ）、F10（凝血因子 Xa）和 PPAR–delta（peroxisome proliferator activated receptor delta，过氧化物酶体增殖物激活受体 –delta）在血栓形成过程中扮演着重要角色；LXRs（liver X receptor alpha and beta，肝 X 受体）、PPAR alpha、detla 和 gamma、ERs（estrogen receptor alpha and beta，雌激素受体）及 Mn–SOD（superoxide dismutase［Mn］，mitochondrial，线粒体超氧化物歧化酶）等与脂代谢和过氧化反应紧密相关，且有可能导致血脂异常。有趣的是，这些经过验证的靶点（除 eNOS 和 ACE2 之外）中，有 39 个是复方丹参方中"君"药丹参的作用靶点。因此，这些化合物可通过与血栓和血脂异常相关受体的相互作用，来抑制血液凝固、激活纤维蛋白的溶解、降低血小板的黏着性和血浆黏度，并最终达到治疗血栓的目的。

eNOS（nitric oxide synthase，一氧化氮合酶）、CYP2C9（polypeptide 9 in subfamily C of cytochrome P450 family 2，HSP90s（heat shock protein 1，热休克蛋白）、PPAR alpha、PPAR gamma 和 MIF（macrophage migration inhibitory factor，巨噬细胞移动抑制因子）等蛋白与血管舒张、活性氧和炎症有关，调控这些蛋白可以改善内皮和血管舒缩功能障碍，抑制发炎并阻止炎症因子对血管和心肌的损伤。而 PPAR alpha、PPAR gamma、E- 选择素、GR（glucocorticoid receptor，糖皮质激素受体）、RXR–alpha（retinoid X receptor alpha，维甲酸受体）和 AR（androgen receptor，雄激素受体）等都与高血压有关。所以，复方丹参方也

可能通过调节这些蛋白来达到治疗高血压的目的。

与血管收缩有关的蛋白靶点有血浆肾素、血管紧张素转换酶（angiotensin converting enzyme，ACE）和胃促胰酶、VDR（维生素 D 受体）和 VEGFR-2（血管内皮生长因子受体 -2），这些靶点的调节可以引起血管扩张，进而降低血压。Caspase-3、MMP-9（matrix metalloproteinase 9）、MR（mineralocorticoid receptor，盐皮质激素受体）、TGF-β1R、Ang（angiogenin，血管生成素）、AR（aldose reductase，醛糖还原酶）、PDE4D（cAMP-specific 3，5-cyclic phosphodiesterase 4D）和 sPLA2-ⅡA（phospholipase A2 membrane associated）等蛋白与血管平滑肌细胞的增殖和凋亡有一定的联系。内膜上血管平滑肌细胞的增殖是动脉粥样硬化形成的一个重要的原因。因此，调节这些蛋白可以抑制血管平滑肌细胞的增殖，进而减少心血管疾病的发生。AR（aldose reductase，醛糖还原酶）、MMP-9（基质金属蛋白酶）和 Cathepsin K and S（组织蛋白酶）三个靶点与血管重建有关，因此，通过调节这些靶点可以减少血管重建，治疗动脉粥样硬化和高血压。

三七共有 36 个潜在靶点，其中 34 个靶蛋白与丹参重复。有趣的是，来自三七中的 21 个化合物参与了上述的 6 个药理过程。这表明三七也具有抗凝血、降血脂、抗高血压和抗炎等作用，并能够抑制血管重建和血管平滑肌细胞的增殖。值得注意的是，三七有两个独有的蛋白靶点，即 ACE2（血管紧张素转换酶，angiotensin converting enzyme）和 eNOS（内皮型一氧化氮合酶，endothelial nitric oxide Synthase）。其中，ACE2 能够催化血管紧张素 I 转化为血管紧张肽，或者催化血管紧张素 Ⅱ 转化为血管紧张素，所以调节 ACE2 可能对高血压或者缺血性心血管疾病有一定疗效。而 eNOS 对调节血管平滑肌紧张性起着决定性作用，调节 eNOS 可能会导致血管平滑肌细胞的增殖。因此，我们可以推断复方丹参方药物组合的作用机制，即该复方中的活性成分通过协同作用来系统地治疗心血管疾病，其中丹参是关键药物，三七起辅助作用。此外，结果还表明丹参的作用靶点集中于整个心血管系统，而三七除了对丹参有增效作用之外，还能调节血管平滑肌细胞。这些结果也解释了为什么在复方丹参方中，丹参是作为"君"药，而三七是作为"臣"药来加强丹参的药理作用，同时也证明了中药理论中复方组成的合理性。

（3）化合物 - 相关信号通路互作网络

药物发挥疗效不仅与其作用靶点有关，也与它所影响的各种代谢酶、转运蛋白、药物作用的下游效应以及特定疾病相关的信号通路有关。多种化合物可以共同调节相同的疾病信号通路。所以，研究药物作用靶点所参与的信号通路对于深入探索药物的治疗机制也非常重要。

为解析复方丹参方的治疗机制，我们将候选靶点映射到 KEGG（www.genome.jp/kegg）数据库中发现了 6 条与 CVD 最为相关的信号通路，包括肾素 - 血管紧张素 - 醛固酮系统通路、糖皮质激素和炎性通路、PPAR 信号通路、血小板聚集通路，以及 L- 精氨酸 /NO 信号通路和 TGF-β 信号通路。其中，肾素 - 血管紧张素 - 醛固酮通路系统在调节血容量和全身血管阻力上有着重要作用，影响了心脏的输出量和动脉血压；糖皮质激素 - 炎性信号通路参与了炎症的调节，而 PPAR 信号通路则通过调节脂类代谢相关基因的表达来清除循环的或细胞内的脂质；血小板聚集信号通路与血小板的活化和凝聚有关，精氨酸 /NO 信号通路则涉及 NO 的生物合成和血管内皮功能的调节；至于 TGF-β 信号通路则通过多种途径来调节心血管细胞，包括调节细胞生长、纤维化和发炎，并参与了高血压、动脉粥样硬化、心肌肥厚和心力衰竭等疾病的发生。

随后，我们将候选化合物映射到这6个KEGG信号通路中，并生成了一个化合物－信号通路网络（C-P网络）。除了7个没有参与此6条信号通路的化合物，C-P网络由84个节点和254条边组成，包含了78个候选化合物和6个KEGG信号通路。彩图5-27是该网络的全局视图，其中候选化合物用粉色节点表示，信号通路用红色节点表示。可以清楚地看到，所有的候选化合物都有相应通路。

C-P网络中的60个候选化合物均参与到了PPAR信号通路。糖皮质激素和炎症信号通路与58个候选化合物有相互作用，是CDF参与的靶点数次多的通路，随后是L-精氨酸/NO信号通路，它与56个化合物有相互作用。CDF中35个候选的化合物参与干扰肾素－血管紧张素－醛固酮系统。而对于血小板聚集信号通路和TGF-β信号通路，与它们相互作用的候选化合物数目分别为31和13个。事实上，已有研究证明复方丹参方参与了这6条信号通路相关的生理过程。例如，丹参酮ⅡA已被发现能调节血小板凝聚通路并改善免疫性血管炎造成的炎性损伤。由此，我们推测复方丹参方能调节PPAR信号通路，糖皮质激素和炎性通路，以及L-精氨酸/NO信号通路来发挥抗高血脂、抗炎症和改善内皮血管舒缩功能等药效。而调节肾素－血管紧张素－醛固酮系统则可以降低动脉血压、心室负荷和血容量，也可以抑制和改善心脏及血管的过度增大。调节血小板聚集信号通路可以抑制血小板的活化并阻止血栓形成。而TGF-β信号通路的调节可能对高血压的纤维化和心肌损伤有一定的改善作用。

这6条信号通路通过候选化合物相互关联，更进一步表明复方丹参方在不同的信号通路上发挥协同作用。此外，一个候选化合物可能与同一信号通路或不同信号通路中的多种蛋白有相互作用，这也说明了中药的多靶点机制。由于6条信号通路与炎症、凝血功能、血压、纤维化和血脂紧密相关，我们推测复方丹参方可能通过扰乱这些信号通路，从而发挥抗炎、抗凝血、扩张血管、抗高血压、抗纤维化和抗高血脂的作用。

（4）网络药理学预测发现CDF疗效的多样性及其新用途

我们基于作用在同一网络中不同疾病的共有靶点上的某个药物可能引发不同疾病的假设，构建了T-D网络（靶点－疾病网络，如彩图5-28所示）来寻找复方丹参方的新疗效。该图中，红色节点表示疾病，粉红色节点表示潜在靶点。

代谢物组学数据可以为探索疾病，尤其是由代谢紊乱引起的代谢性疾病的潜在机制提供一些有用的信息。在该研究的41个潜在靶点中，有些靶点已被确认与新陈代谢紧密相关。例如，醛糖还原酶、LXRs、PPARs、3-羟基-3甲基戊二酸单酰辅酶A还原酶（HMG-CoA reductase）和视黄醇结合蛋白（RBP-4），能够调节葡萄糖和脂类的代谢，而糖尿病、高血压、脂肪肝和肿瘤都与糖类、脂类和能量的代谢紊乱有关。复方丹参方能够作用于一些与代谢相关的靶点，因而有可能对代谢类疾病有药理作用。

此外，TTD中发现这41个潜在靶点也参与了一些其他疾病的发生和发展：靶点ACE、ACE2、aldose reductase、CYP2C9、eNOS、E-selectin、HMG-CoA reductase、LXRs、MIF、PPARs、RBP-4和rennin与糖尿病及其并发症有关；而ACE、E-selectin、GR、MMP-9、RBP-4、rennin和VEGFR-2与肾病相关；ACE、CYP2C9、eNOS、E-selectin和F7与中风

有关；ACE、ER 和 AR（androgen receptor）则与老年痴呆症有关。同时，肿瘤的产生涉及 CA2、eNOS、ER、HSP90、iNOS、LXRs、PPARs、MIF、sPLA2-ⅡA 和 VEGFR-2 等靶点，而 GR、iNOS、MIF 和 PDE4D 的功能则与哮喘有关；另外，HMG-CoA reductase、PPARs 和 RBP-4 也与高脂血症脂肪肝有关联。以上结果都表明复方丹参方可能通过复杂的蛋白互作网络调节整个人体系统，因而对多种疾病都有一定的疗效。

事实上，这些假设在最近的一些研究中已被证实。例如，在中国丹参被用作治疗中风的关键草药。在对 82 个糖尿病患者的调查中，发现复方丹参方可以通过减少血小板膜糖蛋白的活性来改善血管状态。丹参不仅在肾移植的初期帮助肾功能的恢复，而且在小儿原发性肾病综合征的治疗中也发挥着重要作用。在支气管哮喘的治疗中，与酮替芬（一种过敏性药物）相比，复方丹参方没有明显的副作用。此外，在延迟大脑老化、改善认知和记忆能力、预防老年痴呆症等方面，复方丹参方也有较好的疗效。该研究从分子水平上解释了为什么复方丹参方对心血管疾病之外的多种疾病也有治疗效果，为中药研究提供了一种新的思路，并且能充分地补充当前的实验性研究。

（三）结论和展望

在本研究中，我们第一次提出了一种新型的结合口服可利用度筛选、多重药物靶点预测和确认以及网络药理学的模型，探索一个典型中药处方——复方丹参方治疗心血管疾病的高效性。结果表明，在这个处方中，丹参是"君"药，三七和冰片分别作为"臣"药和"佐使"药，这不仅有助于我们理解复方丹参方的作用机制，也提供一种解析中药"君臣佐使"理论的现代方法。通过该研究我们得出结论：①构建了一种新的中药研究系统，通过结合化学、基因组学和药理学信息来深入地研究复方丹参方的作用机制。②以化合物、靶点和信号通路之间的协同互作为基础，找出复方丹参方中关键的活性成分和其对应的靶点。这对中药的临床应用有很大的帮助。③该系统可以有效地解析中药协同作用的本质和中药最有影响力的"君臣佐使"理论，其对中药系统网络的分析，为探索复杂疾病之间的相互联系和药物干预提供了一种新方法。

七、基于网络药理学的复方苦参注射液治疗肺癌作用机制研究

肺癌可分为肺腺癌、鳞状细胞肺癌、大细胞癌和小细胞肺癌。目前肺癌的治疗策略包括手术、化疗、放疗、激光治疗和光动力治疗。由于中药可以缓解不适症状，提高生存质量，减少化疗的副作用，已成为综合治疗癌症的重要选择之一。复方苦参注射液（又名岩舒注射液）以苦参、白茯苓两味中药为原药材。苦参碱和氧化苦参碱是复方苦参注射液的主要活性成分，对乳腺癌细胞株（MCF-7）、胃癌细胞（SGC-7901 和 MKN45）、人肝癌细胞（SMMC-7721）等不同的癌细胞均有抗肿瘤作用。许多临床研究证实，复方苦参注射液可通过诱导肿瘤细胞凋亡，抑制癌细胞增殖和肿瘤生长、迁移、侵袭等作用治疗恶性肿瘤。此外，复方苦参注射液增强了癌症患者放疗和化疗的疗效，减轻了放疗和化疗的毒副作用。尤其是复方苦参注射液能够减轻癌症患者的痛苦，对于提高患者的生活质量，延长患者生存时间具有重要意义。本研究采用网络药理学方法预测复方苦参注射液治疗肺癌的分子机制，希冀为深入开展实验研究奠定基础。

（一）材料与方法

1. 复方苦参注射液化学成分的收集

经过文献调研，选取复方苦参注射液中含有的 23 个化学成分为对象进行研究，通过 PubChem 数据库（https://pubchem.ncbi.nlm.nih.gov）查找，共收集了 16 种化学成分，根据其分子描述符，采用 K-means 聚类算法对其进行聚类。

2. 复方苦参注射液潜在靶点预测

将 16 个成分的简化分子输入条目规范信息分别导入 STITCH、SuperPred、SwissTargetPrediction 这三个数据库进行检索，剔除重复数据，得到相应的靶点。

3. 肺癌相关的靶标的收集

TherapeuticTargetDatabase（TTD），（http://bidd.nus.edu.sg/group/ttd/ttd.asp）是一个可以提供有关核酸靶标和有治疗作用的蛋白质靶点信息的数据库；Online Mendelian Inheritance in Man（OMIM）（http://www.omim.org）是一个持续更新的人类基因和遗传疾病的在线数据库。以 "lung cancer" 为关键词在 TTD、OMIM 数据库进行搜索，收集与肺癌相关的蛋白。

4. 肺癌相关的蛋白互作（PPI）数据

STRING10.5 数据库（https://string-db.org）包含蛋白直接和间接关联的相互作用，是储存已知与预测的蛋白质相互作用数据库，它对于每一个蛋白互作（Protein-protein interaction，PPI）信息都有一个打分值，打分值越高说明蛋白的相互作用置信度越高。把 TTD 与 OMIM 数据库收集到的与肺癌有关的蛋白输入 STRING10.5 数据库中，选取打分值高于 0.7 的置信数据。

5. 网络构建

利用 Cytoscape 3.5.1 软件（http://www.cytoscape.org）构建网络。Cytoscape 是一个生物信息分析软件，应用于可视化生物通路、分子间相互作用网络等等，它提供了一套基本的数据整合、分析和可视化的功能，用于复杂网络的分析，对于交互网络中的每个节点，计算一个重要的参数 "度" 来评估其拓扑特征。

6. 分子对接模拟

SystemsDock（http://systemsdock.unit.oist.jp/iddp/home/index）是一种新兴的基于网络药理学预测分析的 web 服务器，应用高精度对接仿真和分子通路图，阐明配体作用于复杂分子网络的机制。SystemsDock 的对接分数为实验解离 / 抑制常数（pKd/pKi）的负对数，可以直接表示结合强度。我们使用 SystemsDock 来评估化合物肺癌靶点网络中所选靶点与相应化合物之间的结合势能。

7. 基因本体（GO）功能富集分析与京都基因与基因组百科全书（KEGG）通路富集分析

为了说明复方苦参注射液治疗肺癌的潜在作用靶点在基因功能和信号通路中的作用，本研究采用 DAVID v 6.8 数据库（https://david.ncifcrf.gov）对复方苦参注射液化合物 – 肺癌靶点网络中的蛋白进行 GO 功能富集分析和 KEGG 通路富集分析。

（二）结果

1. 化合物 – 预测靶点网络

根据分子描述符将复方苦参注射液中 16 种化合物聚类分成 5 类。化合物 – 预测靶点网络包括 196 个节点（16 个化合物节点和 180 个预测靶点节点）和 326 条边，如彩图 5-29 所示。在这个网络中，许多靶点是由多种化合物调控的。比如：苦参碱、氧化苦参碱等化合物可以调控 CHRNA4、CHRNB2。此外，网络分析表明，化合物节点的平均度值（degree）为 20.38，说明了复方苦参注射液治疗肺癌的多靶点性质。值得注意的是，有 3 个化合物的度值大于 20.38，分别为腺嘌呤（degree= 72）、苦参碱（degree= 21）和氧化苦参碱（degree= 21），说明它们在网络中的重要地位。

2. 与肺癌相关的 PPI 网络

从 TTD 和 OMIM 数据库共检索了 97 个肺癌靶点，与肺癌相关的 PPI 网络由 188 个肺癌相关靶点和 2019 个肺癌相关蛋白互作关系组成。计算网络中每个节点的三个拓扑特征，找出主要节点。最终选取平均中心度值 ≥ 21.48、中介中心度 ≥ 0.01251、紧密中心度 ≥ 0.4547 的 26 个节点作为主要节点，这些基因可能是肺癌发展过程中的关键基因。

3. 化合物 – 肺癌靶点网络

化合物 – 肺癌靶点网络如彩图 5-30 所示，包括 39 个节点（12 个化合物节点和 27 个靶点节点）和 41 条边。这 27 个节点可能是复方苦参注射液治疗肺癌的潜在靶点。化合物 – 肺癌靶点网络中靶点 degree 均值为 1.52，共有 8 个靶点 degree ≥ 1.52，即神经元乙酰胆碱受体亚基 α-3（CHRNA3）、多巴胺受体 D2（DRD2）、蛋白激酶 Cα 型（PRKCA）、细胞周期蛋白依赖性激酶 1（CDK1）、细胞周期蛋白依赖性激酶 2（CDK2）、神经元乙酰胆碱受体亚基 α-5（CHRNA5）、间质胶原酶（MMP1）、基质金属蛋白酶 -9（MMP9），说明它们很可能是复方苦参注射液中的成分对肺癌发挥作用的关键靶点。此外，6 个化合物的 degree ≥ 3，即腺嘌呤、大泽米苷、苦参碱、氧化苦参碱、鹰靛叶碱、N- 甲基金雀花碱，说明这些化合物可能是复方苦参注射液治疗肺癌的关键化合物。

4. 分子对接验证

从 PDB 数据库（https://www.rcsb.org）中收集上述 8 个重要靶点的三维结构，结果表明，有 7 个靶点（CHRNA3、DRD2、PRKCA、CDK1、CDK2、MMP1、MMP9）具有三维结构，CHRNA5 没有相应三维结构。将这 7 个靶点输入到 systemsDock 中进行分子对接验证。如表 5-3 所示，共有 20 对靶点 – 化合物组合进行分子对接验证。其中大多数的对接分数都大于 5.52，说明它们具有良好的结合活性。靶点 – 化合物对接模拟信息如彩图 5-31 所示。

表 5-3　7 个靶点与对应化合物对接信息

编号	靶点	PDBID	化合物	CID	对接分数
1	CHRNA3	4ZK4	isomatrine	5271984	6.802
			baptifoline	621307	6.787
			matrine	91466	6.783
			sophoridine	165549	6.731
			lamprolobine	87752	6.123
			N-methylcytisine	670971	6.069

编号	靶点	PDBID	化合物	CID	对接分数
2	DRD2	2HLB	baptifoline	621307	6.616
			sophocarpine	115269	6.486
			N-methylcytisine	670971	6.370
3	PRKCA	4RA4	9α-hydroxymatrine	15385684	6.657
			sophoranol	12442899	6.635
			adenine	190	6.058
4	CDK1	5LQF	macrozamin	9576780	6.111
			adenine	190	5.385
5	CDK2	2R3I	macrozamin	9576780	5.933
			adenine	190	5.712
6	MMP1	1SU3	adenine	190	5.508
			oxymatrine	114850	5.371
7	MMP9	1ITV	adenine	190	6.068
			matrine	91466	5.464

5. GO 功能富集和 KEGG 通路富集分析

利用 DAVID 平台进行 GO 功能富集分析，对化合物 - 肺癌靶点网络中涉及到的 27 个靶点蛋白在基因功能中的作用进行了研究，确定了 16 个 GO 条目（FDR < 0.01），其中生物过程相关的条目最多，主要涉及蛋白质磷酸化（GO：0006468）、正调控 ERK1 和 ERK2 级联（GO：0070374）、有丝分裂细胞周期的 G_1 / S 转换（GO：0000082）、正调控基因表达（GO：0010628）、ERBB2 信号通路（GO：0038128）、磷脂酰肌醇介导的信号传导（GO：0048015）、蛋白质磷酸化的正调控（GO：0001934）、蛋白质自磷酸化（GO：0046777）、调节磷脂酰肌醇 3- 激酶信号传导（GO：0014066）；分子功能相关的条目主要涉及蛋白激酶活性（GO：0004672）、蛋白质丝氨酸 / 苏氨酸激酶活性（GO：0004674）、ATP 结合（GO：0005524）、细胞周期蛋白依赖性蛋白丝氨酸 / 苏氨酸激酶活性（GO：0004693）、激酶活性（GO：0016301）、细胞周期素结合（GO：0030332）；细胞组成相关条目为细胞周期蛋白依赖性蛋白激酶全酶复合物（GO：0000307）。利用 DAVID 平台的 KEGG 通路富集分析功能，对上述 27 个蛋白在信号通路中的作用进行研究，根据 FDR < 0.01 筛选出 22 条信号通路，包括癌症蛋白多糖（proteoglycans in cancer）、非小细胞肺癌（non-small cell lung cancer）、癌症通路（pathways in cancer）、胶质瘤（glioma）、膀胱癌（bladder cancer）、前列腺癌（prostate cancer）、胰腺癌（pancreatic cancer）、黑色素瘤（melanoma）、子宫内膜癌（endometrial cancer）、慢性粒细胞白血病（chronic myeloid leukemia）、小细胞肺癌（small cell lung cancer）、FoxO 信号通路（foxO signaling pathway）、局部黏着（focal adhesion）、孕酮介导的卵母细胞成熟（progesterone-mediated oocyte maturation）、雌激素信号通路（estrogen signaling pathway）、p53 信号通路（p53 signaling pathway）、Rap1 信号通路（rap1 signaling pathway）等。最后，基于整体研究，我们构建了"药物 - 化合物 - 靶点 - 通路网络"（彩图 5-32），全面展示了复方苦参注射液治疗肺癌的可能作用机制。

（三）讨论

本研究构建了化合物－预测靶点网络、肺癌靶点 PPI 网络、化合物－肺癌靶点网络和药物－化合物－靶点－通路网络，来系统地分析复方苦参注射液治疗肺癌的作用机制。在化合物－预测靶点网络中，腺嘌呤、苦参碱和氧化苦参碱被认为是重要的化合物。腺嘌呤被证明与多种肺癌靶点有关，包括 CDK1、CDK2、MMP1、MMP9 等。苦参碱是复方苦参注射液的主要成分，一项研究表明，苦参碱通过干扰上皮－间质转化信号通路，抑制非小细胞肺癌（NSCLC）细胞的迁移和侵袭。此外苦参碱衍生物 YF-18 通过诱导 G_2/M 细胞周期阻滞和下调 Skp2 来抑制 LC 细胞的生长和迁移。本研究发现苦参碱与一些 LC 相关靶点有关，包括 MMP9、CHRNA3 和 CCND1。此外，以往的研究也表明苦参碱可降低 MMP9 和 cyclin D1 的表达。有研究表明氧化苦参碱通过多种机制在不同类型的癌细胞中具有抗癌潜能。此外，相关报道证实氧化苦参碱通过抑制 EGFR 信号通路的活性来抑制 NSCLC，亦被证明是 TLR2 和 TLR4 的抑制剂和 MMP1 的激动剂。本研究也发现氧化苦参碱与上述三个与肺癌相关的靶点相互作用。

化合物－肺癌靶点网络包括 27 个靶点，这些靶点主要与腺嘌呤、大泽米苷、苦参碱、氧化苦参碱、鹰靛叶碱、N-甲基金雀花碱有关。8 个 degree ≥ 1.52 的靶点被确定为关键靶点，包括 CHRNA3、DRD2、PRKCA、CDK1、CDK2、CHRNA5、MMP1、MMP9。此外，我们将上述靶点和相应的化合物输入到 systemsDock 中进行分子对接验证。对接分数显示，靶点－化合物对大部分具有良好的结合活性，特别是 CHRNA3-异苦参碱（6.802）、CHRNA3-鹰靛叶碱（6.787）、CHRNA3-苦参碱（6.783）、CHRNA3-槐果碱（6.731）和 PRKCA-9α-羟基苦参碱对（6.657）。对于 CHRNA3 和 CHRNA5，一些全基因组关联研究（GWAS）已经确定，CHRNA3 和 CHRNA5 与肺癌的风险相关。CHRNA3 可能是肺癌的一个重要的候选易感基因。一项研究表明，CHRNA3 亚基结合 NNK，随后上调 NF-κB 诱导细胞增殖和增加肺癌的风险。有研究表明，敲除由 CHRNA5 基因编码的 α5-nAChR 可以显著调节一些关键途径，包括细胞周期分布、细胞凋亡、DNA 复制。因此，复方苦参注射液可能通过抑制 CHRNA3 和 CHRNA5 的表达而产生治疗作用。DRD2 与复方苦参注射液中的鹰靛叶碱、N-甲基金雀花碱、槐果碱有关。PRKCA 是一种丝氨酸－苏氨酸激酶，与多种细胞功能有关。既往研究证实 PRKCA 基因可能对肺有多种影响，如支气管周围细胞增殖、促炎、促纤维化细胞因子表达等。此外，有研究表明，PKCα（PRKCA）在肺癌中是一种重要的蛋白质，是肺癌相关信号的潜在枢纽。因此，CKI 治疗肺癌的机制可能与其调控 PRKCA 表达有关。MMP1 和 MMP9 是基质金属蛋白酶（matrix metalloproteinase，MMP）基因，属于锌依赖性内肽酶的一个大家族。MMP 的上调已在各种类型的实体癌中得到证实。

在本研究中，我们进行了 GO 富集分析，从系统的层面阐明了复方苦参注射液治疗肺癌的多重机制。在 GO 富集分析中，这些靶点与有丝分裂细胞周期的 G_1/S 转换、ERK1 和 ERK2 级联、蛋白质磷酸化、蛋白激酶活性和 ATP 结合高度相关。因此，结果表明，复方苦参注射液主要通过参与这些生物学过程和分子功能发挥治疗作用。在通路富集中，我们发现与肺癌直接相关的通路为非小细胞肺癌（hsa05223）和小细胞肺癌（hsa05222）。肺癌的组织学亚型主要包括 NSCLC 和 SCLC；大约 85% 的肺癌病例为 NSCLC，15% 为 SCLC。此外，癌症通路（hsa05200）被认为是肺癌治疗中基因数量最多的重要通路。在这个通路中，化合物 – 肺癌靶点网络中的基因参与了许多重要子通路，如 PI3K–Akt 信号通路。PI3K–Akt 信号通路（hsa04151）具有调控细胞生长、增殖、分化、存活、侵袭等多种功能，与 NSCLC 的发生有关。此外，PI3K–Akt 通路参与多个细胞系的细胞凋亡，如肺癌细胞系。有研究表明 MMP9 通过 PI3K–Akt 信号通路促进肺癌的发展。其他研究表明苦参碱通过 PI3K–Akt 信号转导通路调控相关基因和蛋白表达，诱导 A549 细胞（肺癌细胞系）凋亡。因此，推测复方苦参注射液中的成分可能通过这些信号通路在治疗肺癌中发挥重要作用。

综上所述，本研究应用网络药理学方法，对复方苦参注射液治疗肺癌多成分、多靶点、多途径的复杂网状关系进行研究，本研究结果在系统水平上验证并预测了复方苦参注射液治疗肺癌的分子机制，为深入了解复方苦参注射液等抗癌中药的作用机制，促进复方苦参注射液在肺癌治疗中的广泛应用提供了理论依据。然而，本研究结果基于计算分析，需要进一步的实验来验证这些分析结果。

八、基于网络药理学的参芪扶正注射液治疗乳腺癌作用机制研究

乳腺癌是全球女性最常见的恶性肿瘤和癌症死亡的主要原因。目前，手术、放疗、化疗和内分泌治疗是乳腺癌的主要治疗方法。参芪扶正注射液由黄芪和党参提取物以 1∶1 的比例混合而成，现已被临床广泛应用于治疗乳腺癌。以往的研究表明，参芪扶正注射液联合化疗可显著降低乳腺癌患者可溶性白细胞介素 2 受体（SIL–2R）、白细胞介素 6（IL–6）和肿瘤坏死因子 α（TNFα）的水平。有 Meta 分析研究也表明参芪扶正注射液对乳腺癌有一定治疗作用，主要功效在于降低化疗的毒副作用，提高患者的免疫功能，改善生活质量。本研究应用网络药理学技术揭示参芪扶正注射液对乳腺癌的作用机制。

（一）方法

1. 参芪扶正注射液活性化合物及靶点预测

采用文献挖掘法，筛选关于参芪扶正注射液化学成分的最新研究文献。经过全面的检索，本研究共选取三篇文献作为研究参芪扶正注射液化学成分的参考。所有这些化合物的三维结构均来自 Pubchem 数据库（https:// pubchem.ncbi.nlm.nih.gov）。不含 Pubchem ID 的化合物则被剔除。

利用 STITCH（http://stitch.embl.de），SuperPred（http://prediction.charite.de）和 Swiss–Target Prediction（http://www.swisstargetprediction.ch）数据库，对参芪扶正注射液活性成分的潜在靶点进行了预测，收集上述 3 个数据库中的预测靶点，并剔除重复数据，从而确定了 262 个参芪扶正注射液预测靶点。

2. 乳腺癌相关靶点及蛋白互作分析

以"乳腺癌"为关键词，在 TTD 数据库（https://db.idrblab.org/ttd）和中药系统药理学数据库和分析平台（TCMSP）（http://lsp.nwu.edu.cn/tcmsp.php）检索与乳腺癌相关的已知靶点。所有靶点基因 / 蛋白质标识符（ID）都被转换成相应的基因符号，以便于进一步的数据分析。删除重复数据后，将两个数据库所得结果取并集作为乳腺癌的靶点蛋白。

通过 STRING 数据库（https://string-db.org）进行蛋白质 - 蛋白质相互作用（PPI）分析，选择了置信度＞ 0.7 的 PPI 数据用于进一步研究。

3. 构建网络图

为了从网络角度描述参芪扶正注射液治疗乳腺癌的治疗机制，我们构建了三种可视化网络：化合物 - 靶点网络、乳腺癌靶点 PPI 网络和化合物 - 乳腺癌靶点网络。所有网络图都是由 Cytoscape 软件 3.6.1 构建。在网络中，一个节点可以表示化合物或基因 / 蛋白质，"边"表示节点与节点之间的相互作用。对于每个节点，通过三个关键参数来评估其拓扑特征。其中，"中心度值"定义为与节点关联的边数。"中介中心度"定义为网络中所有最短路径中经过该节点的路径的数目占最短路径总数的比例。"紧密中心度"为节点间距离之和的倒数。

4. 功能富集分析与通路富集分析

运用 DAVID 数据库（https://david.ncifcrf.gov/，version 6.7）进行 GO 功能和 KEGG 通路富集分析。GO 是一个功能性地将基因和蛋白质注释为三个主要术语的数据库，分别是：细胞成分（CC）、分子功能（MF）和生物过程（BP）；通路富集分析揭示了关键基因可能的生物过程。富集分析结果在 omicshare 平台（http://www.omicshare.com）进行可视化。

5. 分子对接

分子对接将配体分子置于受体的活性部位，根据几何互补、能量互补和化学环境互补的原则，实时评价配体与受体的相互作用，找出两分子间的最佳结合方式。利用 systemsdock website（http://systemsdock.unit.oist.jp/iddp/home/index）对化合物 - 乳腺癌靶点网络中的关键靶点与相应化合物的结合效率进行了对接。对接前需要准备好蛋白质和相应化合物的名称或 PDB ID。蛋白质的 PDB ID 来自 PDB 数据库（http://www.rcsb.org），所有化合物的分子文件从 Pubchem 数据库下载并以 *.sdf 格式保存。对接结果用实验解离 / 抑制常数（pkd/pki）的负对数表示，得分范围为 0 到 10。大于 4.25 分表示有一定结合活性，大于 5 分表示结合活性较好，大于 7 分表示结合活性很好。

（二）结果

1. 化合物 - 靶点网络

共检索到 25 个参芪扶正注射液的化学成分，预测到 239 个靶点。化合物 - 靶点网络由 264 个节点（25 个化合物节点和 239 个靶点节点）和 261 条边（彩图 5-33）构成。每种化合物都会影响多个靶点以触发生物效应，反之亦然。在该网络中，度值较高的节点在整个网络中起着关键作用。根据拓扑学分析，在所有化合物中，芒柄花素的度值最高，其次是丁香酸、腺苷、5- 羟甲基糠醛、花萼素、果糖、香草酸和丁香酸葡萄糖苷。

2. 乳腺癌靶点蛋白互作网络

从 TTD 和 TCMSP 数据库共收集得到 106 个与乳腺癌相关的靶点。PPI 网络通过在 STRING 数据库中连接已知的乳腺癌相关靶点蛋白和其他与之相互作用的人类蛋白质而建立。最终选择 70 个靶蛋白之间的相互作用。

3. 化合物 - 乳腺癌靶点网络

为了进一步探讨参芪扶正注射液对乳腺癌的治疗机制，我们将化合物 - 靶点网络映射到乳腺癌靶点，得到化合物－乳腺癌靶点网络。25 个乳腺癌靶点和化合物预测靶点的共同靶点被认为是乳腺癌的主要药物靶点。如彩图 5-34 所示，化合物－乳腺癌靶点网络包含了 25 个关键靶点和 17 个相应的化合物。关键节点的度值高于网络中所有节点的度值的平均值。因此，基于平均度值 ≥ 2.32 得到 10 个关键节点，分别是 CA1、CA2、CA9、CA12、ESR1、ESR2、CDK1、CDK4、CDK6 和 DRD2。

4. 分子对接

在本研究中，对接分数是参芪扶正注射液化合物与相应候选靶点之间结合效率的表征。对接过程中，由于靶点蛋白 CA2、CA12、ESR1、CA9 没有完整的结构信息，我们共搜索了 6 个关键靶点（CA1、ESR1、CDK4、CDK6、DRD2、ESR2）的三维结构进行对接分析。结果显示，40 对参芪扶正注射液化合物－预测靶点具有较好的结合活性，它们的对接分数高于 5.5。彩图 5-35 为分子对接结果，原子间的虚线代表了氢键作用，圆弧代表了疏水作用，与靶蛋白结合的化合物受非极性相互作用的影响。

5. GO 功能和 KEGG 通路富集分析

通过对化合物－乳腺癌靶点网络中 25 个关键靶点的生物学功能进行分析，最终确定了 8 个富集的 GO 条目（FDR ＜ 0.01）。参芪扶正注射液的化合物靶点主要富集的有关生物过程的 GO 条目包括碳酸氢盐转运（GO：0015701）和一个碳代谢过程（GO：0006730）上；与细胞组成相关的条目包括受体复合物（GO：0043235）和基底外侧质膜（GO：0016323）；与分子功能相关的条目包括跨膜受体蛋白酪氨酸激酶活性（GO：0004714）、碳酸盐脱水酶活性（GO：0004089）、受体信号蛋白酪氨酸激酶活性（GO：0004716）和蛋白激酶活性（GO：0004672）。我们筛选了 13 条 FDR ＜ 0.01 的关键通路进一步分析，包括氮代谢（hsa0910）、非小细胞肺癌（hsa05223）、胶质瘤（hsa05214）、黏附连接（hsa0520）、间隙连接（gjs，hsa04540）、缺氧诱导因子 -1（hif-1）信号通路（hsa04066）、癌症中的蛋白聚糖（hsa05205）、卵巢类固醇激素分泌（hsa04913）、胰腺癌（hsa05212）、黑素瘤（hsa05218）、erbb 信号通路（hsa4012）、rap1 信号通路（hsa4015）和膀胱癌（hsa05219），这些通路主要与代谢、细胞过程、环境信息处理、组织系统或癌症有关。彩图 5-36 直观地显示了参芪扶正注射液治疗乳腺癌的过程中化学成分与预测靶点和通路的相互作用。

（三）讨论

本研究采用网络药理学方法揭示参芪扶正注射液治疗乳腺癌的药理作用机制。在化合物－乳腺癌靶点网络中，筛选的 10 个节点可能是乳腺癌治疗过程中涉及的关键基因。在这些基因中，碳酸酐酶（CA）是一大类锌金属酶，其作用是催化二氧化碳的可逆水合。有研究表明，CA1 是一种潜在的致癌基因，它可导致乳腺癌中异常的细胞钙化、凋亡和迁移。雌激素受体 α（ERα）是一种可以与雌激素结合，然后导致蛋白质合成，从而促进细胞增殖和存活的蛋白。研究表明，ERα 是 ERα 阳性乳腺癌生长的主要驱动因素，是 ERα 阳性乳腺癌内分泌治疗中最常用的临床生物标志物。另外，细胞周期蛋白依赖激酶（CDK）是参与细胞周期进展调节的一个蛋白质家族。据研究，CDK1 活性的丧失或 CDK1 的异常表达和许多类型肿瘤的发生有关。最后一类基因 DRD2，也称为 D2R，是编码多巴胺受体 D2 蛋白的基因。所有多巴胺受体都是 G 蛋白偶联受体（GPCR），其控制着促存活信号传导途径（如 ERK 和 Akt）。许多研究已经证明了神经递质在癌症发生和发展中的作用。更有研究表明癌症分期与 D2 基因受体表达之间存在显著相关性。

在本研究中，GO 富集分析提供了一个更系统的视角来阐明参芪扶正注射液治疗乳腺癌的多种机制。8 个 GO 条目与癌症的发生均具有一定相关性，如酪氨酸激酶在控制细胞生长和分化中的作用十分重要，并被发现参与人类肿瘤疾病过程，是乳腺癌细胞存活和增殖的关键调节因子。对癌症的分子病理生理学的最新研究显示，许多酪氨酸激酶在癌基因或肿瘤抑制基因的上游或下游被发现，特别是受体酪氨酸激酶。根据 KEGG 通路富集分析结果可知，这些靶标与癌症中的氮代谢、黏附连接、GJ、HIF-1 信号传导途径和蛋白多糖密切相关。研究发现，在许多患有乳腺癌的癌症患者体内，氮代谢发生了变化，产生了可检测的体液变化并导致癌组织中的新突变。例如尿素循环失调（UCD）是肿瘤的共同特征，其深刻地影响癌发生。细胞黏附分子与上皮 – 间质转化（EMT）密切相关。研究表明，粘连失调在体内肿瘤的转化和转移中起着重要作用。综上所述，参芪扶正注射液主要通过参与以上生物过程并发挥相应分子功能而实现治疗乳腺癌的效果。

九、基于系统药理学的热毒宁注射液作用机制研究

中药注射剂是在中药基础上发展起来的我国特有的新剂型，它既保留了中医药特色，又具有西药注射剂起效快、生物利用度高等特点，是当代中药剂型的突破性创新。

笔者开发了一套专门应用于中药注射液评价和系统分析的新型系统药理学模型，尝试从分子以及系统水平揭示中药注射液的物质基础和生物学本质。本研究将以热毒宁注射液为例，通过对各个草药的成分、药理学和相容性进行深入研究，揭示热毒宁注射液抗炎、抗病毒、解热和提高机体免疫力等分子机制，从而为中药注射剂的系统研究提供借鉴。

热毒宁注射液处方源于名老中医经验方，由青蒿（*Artemisiae annuae* L.，菊科，蒿属）、栀子（*Ardenia jasminoides* J. Ellis，茜草科，栀子花属）和金银花（*Lonicera japonica* Thunb.，忍冬科，金银花属）三味药组成。在临床上主要应用于治疗病毒性感染、发烧、呼吸道发炎或其所引起的其他炎症等。

（一）设计思路和研究内容

针对中药注射液开发的系统药理学模型主要包括以下几个步骤：①通过数据挖掘和分析化学等技术构建化合物数据库；②开发适合中药特点的 ADME 评价技术，最大限度地耦合重要的［包括 logS、logP、PPB、P-gp、P450 酶代谢产物（2C6、2D9、3A4）在内的］ADME 性质和药物半衰期等信息，筛选出注射液的活性成分，开展系统水平的药动学、药效学预测和验证；③开发注射液半衰期预测模型 PreDHL；④靶点预测包括计算机模型、化学基因组方法和公共网络资源查询；⑤系统网络的构建以及分析，定量地描述多种相关关系以及它们之间的联系。⑥开展包括体外抗炎等生物学研究验证该理论的正确性。

1. 注射剂中活性化合物的筛选模型

区别于传统口服途径，注射液直接进入人体被吸收，因此对于注射液的活性分子筛选提出了更大的挑战。为确定具有明显药代动力学特征的新药在体内的连续运输途径，最主

要的工作就是对其 ADME 参数的评估。为此，本文建立了一个新的系统——ADME 预测模型，如彩图 5-37 所示。

（1）亲油性（logP）计算

亲油性是反映生物膜之间通透性的主要物理化学参数之一。本次实验使用软件 ALOGPS2.1 计算分配系数 P（logP），根据里宾斯基五规则（Lipinski's rule of five）将 logP 的阈值设定义为小于 5。

（2）水溶性（logS）计算

水溶性是药物的另一个主要特性，用 logS 来表示，与很多 ADME 特性相关，如药物吸收、运输等。同样是应用软件 ALOGPS2.1 计算，并设定 -5＜logS＜-1 为有效临界范围。

（3）配体和 P- 糖蛋白相互作用预测

P- 糖蛋白所发挥的功能是将细胞内多种结构或化学特性不同的化合物主动转运出细胞，是目前研究最多的 ATP- 结合多药物转运体。为区分 P- 糖蛋白潜在的底物和抑制剂，采用我们先前构建的 Kohonen 自组织特征映射神经网络模型（SOM，准确度 82.30%）用来预测 P- 糖蛋白与化合物之间的关系。

（4）血浆蛋白结合（plasma-protein binding，PPB）预测

药物与血浆蛋白，尤其是人类血清清蛋白（血浆中的含量最为丰富）的结合是影响药物在体内分布的多种因素之一。很多药物在到达目标组织之前会与血清清蛋白结合，因此克服与人类血清清蛋白的结合是预测合格 ADME 性质的难题之一。在本研究中，采用一个（基于支持向量机预测技术和分子对接技术所建的）精准的网上预测模型（http://albumin.althotas.com），来预测化合物是否与血清清蛋白结合，其阈值定义为 ＞0.3。

（5）药物代谢预测

细胞色素 P450 在新陈代谢中起重要作用。P450 的有效抑制剂与其他药物的协同作用可诱导药物间的不良相互作用。由于三类重要的细胞色素 P450 酶——3A4、2D6 和 2C9 能代谢超过 80% 的药物，本文主要研究分子在这三类酶作用下的代谢。此外，采用基于支持向量机 SVM 和分子标签技术（molecular signatures）对实验高通量数据所建的一个模型 WhichCyp（http://drug.ku.dk/whichcyp），来预测待测化合物是否是 CYP 的抑制剂。

（6）半衰期（half-life）预测

半衰期是指药物的浓度在体内被降解至一半所经历的时间，被认为是一种重要的药物特性，其主要用作一种界定化合物引起疗效的时间量度。在本研究中，针对注射液我们开发了 PreDHL 程序，来预测注射液药物半衰期。

2. 药物靶标的获取

从整体角度明确化合物与靶标的分布是阐释药物作用机制的一个重要步骤。为精准预测草药活性化合物的对应靶标，我们采用了一种集成了计算机模拟模型、化学基因组方法和公共网络资源查询的药物靶标查询策略来确定靶标。具体如下：①采用我们开发的 CGPI 技术预测靶标；②作为补充和交互验证，我们同时采用了基于药物结构系综相似度方法 SEA 工具（SEArch，http://sea.bkslab.org），以及 STITCH 3 工具（Search Tool for Interacting Chemicals，http://stitch.embl.de）寻找靶标。该工具根据文献挖掘和数据库检索来确定蛋白与化合物之间的空间结构关系。

3. 网络构建和分析

采用最终获得的蛋白靶点作为线索搜索其对应的通路与疾病。靶标 – 疾病的相关性是从 TTD 数据库（Therapeutic Target Database，http://bidd.nus.edu.sg/group/cjttd）和文献中获得。此外，借助美国国家图书馆分类（the US National Library's Medical Subject Headings，http://www.nlm.nih.gov/mesh）将疾病分为不同的类型。靶标 – 通路相关性则是从 KEGG 数据库（Kyoto Encyclopedia of Genes and Genomes，http://www.genome.jp/kegg）获取。

（二）研究结果和结论

1. 热毒宁注射液分子 ADME 评价分析

热毒宁注射液的化学成分已由康缘药业成功分离出来，包括 15 种环烯醚萜类化合物、12 种木酚素、11 种酚醛酸类化合物、10 种黄酮类化合物、10 种咖啡酰奎宁酸衍生物、5 种类倍半萜烯化合物和 3 种香豆素苷共 69 种化合物。除此之外，由于 17 种带有糖基基团的化学组分很容易由糖基化酶的水解反应被去糖基化，所以，用 –sg 标记它们带有糖基的化学组分，并添加到该化学组分数据库中。由此，共筛选了 86 种化学组分。

一个好的药物，其生物学活性和 ADME 性质也往往较好。针对热毒宁注射液分子开展的 ADME 评价主要包括亲油性 LogP、亲水性 LogS、P–gp、PPB（血浆蛋白结合）、细胞色素 P450、半衰期和类药性等。这里我们设定克服 62.5% 的 ADME 屏障，并具有合适类药性（TS ≥ 0.18）的组分是优良的候选药物。有 31 种小分子和其 4 种代谢物具有良好的 ADME 特性。其中，金银花的主要活性组分绿原酸（M56）已被证明具有良好的药理学特性，它和人类血清蛋白的主要结合部位可能是 ⅡA。此外，两种黄酮类化合物槲皮黄酮（M30）木犀草素（M36）也已被证明可通过抑制 P– 糖蛋白和细胞色素 P450 来克服多种 ADME 屏障。此外，栀子苷是栀子花中主要的环烯醚萜苷类物质之一，既是细胞色素 P450 潜在的抑制剂，又是 P– 糖蛋白的底物。

2. 药物 – 靶标网络

如彩图 5–38 所示，本研究所建的热毒宁注射液的药物 – 靶标网络由 29 个核心天然产物（紫色）和与之相连的 121 种靶标蛋白（绿色）及 395 个药物靶标互作关系构成，其中每个药物平均含有 13.6 个靶蛋白。

药物 – 靶标网络的拓扑性质可以用来构建网络的核心特征，如彩图 5–38 中，呈现出具有多相药理学特性的药物与其靶标间的互作关系，即一种药物与多靶标结合。由于这种关系使得药物对疾病具有全方位的疗效，即治疗的多相药理学（Ploypharmacology）。例如，网络中具有向心性的两个节点是 M30（槲皮黄酮）和 M34（木犀草素）。槲皮黄酮是与不同的靶标集群相连的重要枢纽之一，显示其具有复杂的药理学特性如抗炎性、抗氧化性等，并且与糖原合成激酶 3、一氧化氮合成酶、前列腺素合酶 1/2 等有很高的互作关系。

此外，大部分靶标蛋白（61.9%）之间交叉相连。若两种药物有共同的受体靶标或生物学过程，可以推断出两者之间可能具有增强药效的协同作用。例如，由彩图 5–38 可见，作为同时是炎症通路、非正常的血凝固通路、肿瘤侵袭通路、动脉粥样硬化通路等多种病理通路中的一个常见蛋白——胰蛋白酶 1 就是多个药物的靶点。它与咖啡酰奎宁酸衍生物，如 3，5– 二 –O– 咖啡酰奎宁酸（M38）、4，5– 二 –O– 咖啡酰奎宁甲酯（M41）和 5–O–

咖啡酰奎宁甲酯（M55）等都有相互作用。综上可见，药物－靶标网络分析可以深入研究药物的作用机制，如靶标确定、治疗的多向药理学，以及草药之间的协同作用等。

3. 靶标－疾病网络

流感常是一种复杂疾病，其特征体现在发病之前会有突发性高烧、上呼吸道发炎和支气管炎并引发咳嗽、头痛等。我们从与流行性感冒相关疾病的预测靶标中检索出了 49 种靶标蛋白，并且根据美国国家图书馆医学主题词将这些流感相关疾病分为 11 组，如病理条件、表征、支气管疾病（pathological conditions，signs and symptoms，respiratory tract diseases）和免疫系统疾病（immune system diseases）、病毒性疾病（virus diseases）、细菌传染病（bacterial infections）等。然后，我们构建了包括 110 种靶标－疾病相互作用在内的靶标－疾病网络，其中含 49 种靶标和 11 类疾病，而且大约一半的靶标与至少一种疾病相关。

对靶标－疾病网络的深入分析可得，热毒宁注射液主要通过治疗呼吸道疾病（degree=25）、增强机体免疫力（degree=23）和消炎（pathological conditions，signs and symptoms，degree=19）这三种途径来对抗流感，以促进机体恢复。这三种疾病涵盖的靶标表明，不同疾病可能具有相同的病变并可被同一种草药组合所治愈（彩图 5-39）。例如，5- 花生四烯酸脱氧合酶（arachidonate 5-lipoxygenase，ALOX5）是花生四烯酸形成促炎花生酸的关键酶类之一，必须经过脂肪酸转化成白细胞三烯，而白细胞三烯 B4 则是白细胞趋化反应的有效激活剂。在本研究中，ALOX5 能与多种化合物如 M30、M34 等互作。另外，热毒宁注射液也可以通过直接作用于病毒分子，并抑制其 DNA（DNA topoisomerase 2-alpha，TOP2A）的复制来限制病毒感染。

4. 靶标－通路网络

本研究构建了一个包含了 48 个候选热毒宁注射液靶标蛋白和 154 个 KEGG 通路的靶标－通路网络。显而易见，大多数靶标蛋白出现在多个通路中，表明这些靶蛋白在不同通路间互作调节并进行信号传递。并且许多重要的通路已被证实为流感治疗的相关靶标通路，例如 PI3K-Akt 信号转导通路（hsa04151）、激活神经组织配体－受体相互结合（hsa04080）、钙离子信号通路（hsa04020）和 Toll-like 受体信号通路（hsa04620）。

5. 实验验证

（1）热毒宁注射液显著减少 NO 的产生

当 RAW264.7 细胞受到 LPS 刺激 24h 后，细胞培养液中 NO 含量显著升高，当加入一定浓度的热毒宁注射液（1.63 到 6.5 mg 干药材提取物 /ml 培养基）后，NO 浓度明显降低，并呈现出浓度依赖性。NO 浓度在维持机体内平衡中起重要的调节作用，在炎症状态下，NO 大量表达，损伤机体，被认为是评价抗炎药效的重要指标。iNOS（诱导型一氧化氮合成酶）催化合成 NO，是炎症过程中重要的酶，为了探索 NO 产量变化的原因，通过实时荧光定量 PCR 和 western blot 测定 iNOS 蛋白基因表达和蛋白产量。LPS 刺激下，iNOS 蛋白 mRNA 和蛋白量在都大量表达，但经过热毒宁注射液治疗后，iNOS 表达显著降低，证明 NO 产量的变化主要由于 iNOS 表达而导致。

（2）热毒宁注射液抑制细胞因子基因表达

结果显示，RAW264.7 细胞在 LPS 刺激下，细胞因子 TNF-α、IL-1β、IL-6 基因表达显著升高，当给予倍比稀释的热毒宁注射液后，IL-1β、IL-6 基因表达显著降低，并呈现出浓度依赖性。热毒宁注射液对 TNF-α 的基因表达则没有影响。

（3）热毒宁注射液对 NF-κB 和 MAPKs 信号通路的影响

①热毒宁注射液抑制 NF-κB 信号通路的活化：为探究热毒宁注射液对 NF-κB 信号通路的影响，通过 western blot 技术测定细胞中磷酸化 p65、IκB-α 和非磷酸化 p65、IκB-α 含量变化。结果显示，热毒宁注射液能显著抑制由 LPS 刺激而增加的 p65 和 IκB-α 的磷酸化，从而有效地抑制炎症的发展。

②热毒宁注射液对 MAPKs 信号通路的影响：MAPKs 信号通路主要由 ERK、JNK 和 p38 三条通路组成，LPS 通过 toll 受体激活 MAPKs 信号通路，继而促进相关基因表达，在炎症发展过程中发挥重要作用。彩图 5-40A 显示，LPS 刺激 RAW264.7 细胞 30 分钟后，三条信号通路均被激活，其中，热毒宁注射液显著抑制了 JNK 通路的激活，而 ERK 和 p38 两条通路被热毒宁注射液进一步激活。但当药物作用 18 小时后，ERK1/2 和 c-Jun 蛋白总量明显减少，如彩图 5-40B 所示。ERK 通路在细胞分裂中发挥着重要作用，同时促进 T 细胞活化，热毒宁注射液在短时间内对该通路的激活可能与增强机体细胞免疫，进而有效清除外来物质有关，而在炎症后期，又能通过减少该酶总量抑制炎症的继续发展，从而达到抗病毒抗炎的疗效。热毒宁注射液激活 p38 信号通路，但是没有增加炎症因子的表达，这与 Otterbein 等人的报道有类似的现象。

综上所述，热毒宁注射液发挥抗炎、抗病毒作用部分是通过抑制 NF-κB 信号通路，以及短时间和长时间对 MAPKs 信号通路的抑制、激活过程实现的。热毒宁注射液调节的炎症信号通路如彩图 5-40C 所示。

6. 基于网络 - 通路药理学探讨热毒宁抗病毒新思路

为进一步描述热毒宁注射液的分子作用机制，建立了一个整合的"与流感相关的通路"，如彩图 5-41 所示。由图可见，流感的感染可刺激免疫系统中多条通路，包括 Toll-like 受体信号通路、NOD-like 受体信号通路、T 细胞受体信号通路等。宿主先天免疫系统发起普遍防御机制，可能导致感染炎症的激活，诱发细胞因子、趋化因子和前列腺素等的产生。以 NOD-like 受体（NLRs）为例，他们是宿主防御入侵病原体的一类重要的细胞内受体。然而，除了宿主先天免疫系统的重要功能，他们的核因子 -kappa B（NF-κB）和 interleukin-1-beta（IL-1β）信号调节功能也对研究人类疾病各种炎症的发病机制至关重要。IL-1β 还可以导致数以百计的基因表达，包括细胞因子（IL-6 和 TNF-α）和促炎介质（与肿瘤形成密切相关的诱导型一氧化氮 PLA2）。另一个例子是 Toll-like 受体，其在先天调节免疫中扮演着重要的角色，并可以通过调节炎症性细胞因子，如 IL-1β、TNF-α 和 IL-6 来调节炎症反应。Toll-like 受体信号参与调控与炎症反应有关的受 NF-κB 转录因子调控的基因表达。

总之，我们的研究结果揭示，热毒宁注射液这种多组分中药控制传染病主要基于三个方面：①激活机体自身免疫调节（如 GSK3B、MAPK14、PPAR γ），从而增强先天或者后天免疫；②草药成分对炎症细胞因子和促炎介质（如 IL-6、IL-8、TNF-α 和 COX2）的调控作用会有助于减轻炎症反应；③抑制病毒表达，对病毒起到直接杀灭作用。近年来由于流感病毒持续出现耐药性，现有的疫苗和抗病毒药物将无法满足预防全球流感病毒的需求，本研究为科学家研究流感和疾病治疗提供了新的思路。

十、基于整合基因表达谱信息挖掘的胃癌潜在预后标志物研究

整合基因表达谱分析是一种综合性策略，能够对不同批次的研究数据进行整合，增大样本量，突破批次差异，消除离群样本的干扰，更高效地挖掘潜藏在数据中的信息。该方法已广泛应用于胃癌生物标志物研究。本研究分别对 9 个胃癌基因芯片数据集中的癌症和正常组织样本进行差异表达分析，随后采用稳健秩聚类方法对 9 个基因芯片数据集进行整合分析，确认在 9 个数据集中共同被确认为差异表达的基因，并将这些基因与胃癌测序数据集确认的差异基因取交集，筛选共同的差异基因。通过蛋白互作网络和 Cox 比例风险回归分析确认与胃癌发病机制和预后相关的潜在关键基因。

（一）资料与方法

1. 数据收集

本研究基于 GEO 数据库纳入 9 个胃癌基因表达谱芯片数据集（GSE19826、GSE27342、GSE29272、GSE33335、GSE54129、GSE56807、GSE63089、GSE65801、GSE79973），同时获取这些数据集的表达矩阵文件用于后续分析。这些数据集满足以下筛选条件：①使用人类胃组织样本；②包含胃癌组及正常对照组；③每个数据集的样本量至少为 10。同时，基于 TCGA 数据库（版本 v10.1）获取了 375 个胃腺癌样本和 32 个正常样本的 mRNA 测序数据。通过 Ensembl（http://www.ensembl.org/index.html）获得相应的注释信息，从而保留蛋白质编码基因进行研究。同时，在 TCGA 数据库中获取胃癌患者的临床信息，删除缺乏总生存（overall survival，OS）时间和没有对应 mRNA 表达数据的患者后，保留 368 例胃癌患者进行生存分析。

2. 差异表达基因筛选

对于 9 个基因芯片数据集，使用 limma 包对表达量进行归一化，并对其进行 log2 转换，然后同样通过 limma 包进行差异表达分析。进一步通过 RobustRankAggreg 包中的稳健秩聚类（robust rank aggregation，RRA）方法进行整合分析，筛选出在 9 个数据集中共同被确认为差异表达的基因。RRA 方法基于输入基因随机排序的零假设，确认排序始终比预期更好的基因并为每个基因产生一个显著性得分。为了避免假阳性结果，本研究使用了 Bonferroni 校正，筛选 $|\log_2 FC| > 1$ 且校正后 $P < 0.05$ 的基因作为差异表达基因（FC：fold change，差异倍数）。

对于 TCGA 中的 mRNA 测序数据，本研究保留转录组表达计数（counts）平均值大于 1 的蛋白质编码基因，并对重复基因的 counts 取平均值。通过 edgeR 包进行表达量计算、标准化、差异表达分析，$|\log_2 FC| > 1$ 且 FDR < 0.05 作为阈值（FDR：false discovery rate，错误发现率）。将在 9 个基因芯片数据集中共同被确认为差异表达的基因与在 TCGA 胃癌测序数据集中被确认为差异表达的基因取交集，筛选共同的差异基因。

3. 功能富集分析

为了确认与差异基因相关的生物过程、分子功能和细胞组成，使用 Database for Annotation，Visualization and Integrated Discovery（DAVID，https://david.ncifcrf.gov/，版本 6.8）对差异基因进行 GO 富集分析（GO：gene ontology，基因本体）。同时，为了确认与

差异基因相关的生物学通路，采用 KEGG 的功能注释信息，通过 clusterProfiler 包对差异基因进行 KEGG 通路富集分析。$P < 0.05$ 且校正后 $P < 0.05$ 作为显著性阈值（KEGG：Kyoto Encyclopedia of Genes and Genomes，京都基因和基因组百科全书，https://www.genome.jp/kegg）。

4. 蛋白互作网络和模块分析

为了确认差异基因所编码蛋白的相互作用，应用 STRING（http://string-db.org/，版本 10.5）检索蛋白质相互作用信息，检索条件中物种设置为 "Homo sapiens"，置信度为高置信度（大于 0.7）。通过 Cytoscape（https://cytoscape.org/，版本 3.5.1）构建差异基因的蛋白互作网络。此外，为了识别蛋白互作网络中的关键聚类模块，使用 Cytoscape 中的 Molecular Complex Detection（MCODE）插件进行模块分析，参数设置采用默认值。通过 DAVID 和 clusterProfiler 分别对核心模块中的基因进行 GO 富集和 KEGG 通路富集分析，$P < 0.05$ 且校正后 $P < 0.05$ 作为显著性阈值。

5. 生存分析

对于纳入的 368 例胃癌患者，提取总体生存时间、生存状态、共同差异基因的 mRNA 表达量进行生存分析。采用 survival 包进行单因素 Cox 回归分析，初步筛选与生存时间相关的基因，选取 $P < 0.05$ 的基因进行多因素 Cox 回归分析，以评价某个基因作为患者生存独立预后因子的贡献度。计算全部候选模型的 AIC 值，采用具有最小 AIC 值的最优模型。通过 Kaplan-Meier 和 Log-rank 检验的方法评估高、低风险组样本总体生存率的差异，使用 survival 包绘制生存曲线。采用 survivalROC 包绘制时间依赖性受试者工作特征（receiver operating characteristic，ROC）曲线，计算曲线下面积（area under the curve，AUC）以评价该预后模型对时间依赖性癌症死亡的预测准确性。本研究中所有的统计分析均由 R 软件（https://www.r-project.org/，版本 3.4.3）完成。

（二）结果

1. 样本信息及差异表达基因筛选

首先，通过 RRA 方法对 9 个芯片数据集进行整合分析，得到 411 个差异表达基因，包括 234 个下调基因和 177 个上调基因（彩图 5-42A）。其次，对 TCGA 胃癌测序数据进行分析，得到 4623 个差异表达基因，包括 2219 个下调基因和 2404 个上调基因。最后，对这些差异基因取交集，最终共得到 268 个共同差异基因，包括 149 个下调基因和 119 个上调基因（彩图 5-42B，彩图 5-42C）。

2. 功能富集分析

GO 富集分析显示，下调的差异基因显著富集在多种与代谢相关的生物过程（彩图 5-43A），而上调的差异基因与细胞外基质密切相关，如细胞外基质组织、细胞外基质分解、细胞外基质结构成分等（彩图 5-43A）。KEGG 通路富集分析显示，下调的差异基因显著富集在多种与代谢相关的信号通路，如药物代谢 - 细胞色素 P450、细胞色素 P450 异生素代谢、视黄醇代谢、酪氨酸代谢等（彩图 5-43B）。上调的差异基因显著富集在与环境信息处理和肿瘤演进相关的通路，例如细胞因子 - 细胞因子受体相互作用、ECM- 受体相互作用、黏着斑等（彩图 5-43B）。

3. 蛋白互作网络和模块分析

差异基因的蛋白互作网络包含 173 个节点和 711 条边（彩图 5-44A）。通过计算蛋白互作网络的 2 个关键拓扑参数——中心度（degree）和中介中心度（betweenness）确认网络中的核心节点，2 个参数越高表明该节点在网络中越重要。本研究筛选中心度值和中介中心度分别大于 4 倍对应中位值的节点，共得到 10 个潜在核心基因，分别为：DNA 拓扑异构酶 Ⅱ α（DNA topoisomerase Ⅱ alpha，TOP2A）、Ⅰ 型胶原蛋白 α_1 链（collagen type Ⅰ alpha 1 chain，COL1A1）、Ⅰ 型胶原蛋白 α_2 链（collagen type Ⅰ alpha 2 chain，COL1A2）、Ⅲ 型胶原蛋白 α_1 链（collagen type Ⅲ alpha 1 chain，COL3A1）、C-X-C 基序趋化因子配体 8（C-X-C motif chemokine ligand 8，CXCL8）、NDC80 动粒复合体（NDC80 kinetochore complex component，NDC80）、细胞周期蛋白依赖性激酶抑制剂 3（cyclin dependent kinase inhibitor 3，CDKN3）、中心体蛋白 55（centrosomal protein 55，CEP55）、TPX2 微管成核因子（TPX2 microtubule nucleation factor，TPX2）、TIMP 基质金属蛋白酶抑制剂 1（TIMP metallopeptidase inhibitor 1，TIMP1）（表 5-4）。此外，通过 MCODE 对蛋白互作网络进行模块分析，筛选打分值最高的前 3 个模块作为该网络的核心聚类模块（彩图 5-44B，彩图 5-44C，彩图 5-44D）。本研究发现，除了 CXCL8 之外其余 9 个潜在核心基因都出现在这 3 个核心聚类模块中，这意味着这 3 个模块在很大程度上代表了该蛋白互作网络的关键生物特征，同时这 9 个基因被确认为该蛋白互作网络的核心基因。

GO 富集分析显示，模块 1 与有丝分裂核分裂、细胞分裂、有丝分裂胞质分裂、中间体、中心体、细胞核密切相关；模块 2 与胶原分解代谢过程、胶原纤维组织、细胞外基质结构成分、血小板衍生生长因子结合、内质网腔、胶原三聚体密切相关；模块 3 与细胞外基质分解、细胞外区域、细胞外空间密切相关（彩图 5-45A）。KEGG 通路富集分析显示，模块 1 中的基因显著富集在 p53 信号通路、细胞周期、FoxO 信号通路；模块 2 中的基因显著富集在 ECM- 受体相互作用、黏着斑、PI3K-Akt 信号通路；模块 3 中的基因显著富集在 Toll 样受体信号通路、TNF 信号通路（彩图 5-45B）。本研究的数据显示，某些差异基因的过表达可能会影响它们所参与的信号通路中的正常调控。例如，胃癌组织中过表达的 COL1A2、COL1A1、COL4A1 可能会导致 ECM- 受体相互作用、黏着斑、PI3K-Akt 信号通路的失调，而 SPP1、CXCL10、CXCL9 的过表达可能会导致 Toll 样受体信号通路的失调。此外，由于模块 3 中 3 个表达下调的差异基因 SSTR1、SST、GPER1 没有出现在显著富集的通路中，因此对模块进行通路富集得到的这些信号通路都是由表达上调的差异基因所富集。在 3 个下调基因中，只有 SSTR1 在 GO 功能中出现显著富集，其富集的 GO 功能为细胞外区域和细胞外空间。

表 5-4　蛋白互作网络潜在核心基因的基本信息

基因名	Ensembl 编号	中心度	中介中心度	模块	表达水平
CDKN3	ENSG00000100526	24	0.02380326	模块 1	上调
CEP55	ENSG00000138180	24	0.08234078	模块 1	上调
COL1A1	ENSG00000108821	29	0.0587049	模块 2	上调
COL1A2	ENSG00000164692	27	0.05364215	模块 2	上调

基因名	Ensembl 编号	中心度	中介中心度	模块	表达水平
COL3A1	ENSG00000168542	24	0.03778156	模块 2	上调
CXCL8	ENSG00000169429	26	0.12185051	无	上调
NDC80	ENSG00000080986	24	0.02201208	模块 1	上调
TIMP1	ENSG00000102265	21	0.11374446	模块 3	上调
TOP2A	ENSG00000131747	32	0.19071944	模块 1	上调
TPX2	ENSG00000088325	23	0.03264936	模块 1	上调

4. 生存分析

通过单因素 Cox 回归分析研究胃癌患者差异基因与生存时间的相关性，根据 $P < 0.05$ 筛选了 44 个与生存时间相关的基因。通过多因素 Cox 回归分析，筛选得到 9 个基因构建 Cox 回归模型，分别为：胱抑素 SA（cystatin SA，CST2）、芳基乙酰胺脱乙酰酶（arylacetamide deacetylase，AADAC）、丝氨酸蛋白酶抑制剂家族 E 成员 1（serpin family E member 1，SERPINE1）、胶原蛋白 VIII 型 α1 链（collagen type VIII alpha 1 chain，COL8A1）、鞘磷脂磷酸二酯酶 3（sphingomyelin phosphodiesterase 3，SMPD3）、无孢蛋白（asporin，ASPN）、整合素亚基 β 样 1（integrin subunit beta like 1，ITGBL1）、微管相关蛋白 7 结构域包含 2（microtubule–associated protein 7 domain containing 2，MAP7D2）、普列克底物蛋白同源结构域包含 S1（pleckstrin homology domain containing S1，PLEKHS1）。3 个基因（COL8A1、SMPD3、PLEKHS1）的回归系数小于零，HR < 1，与患者生存时间呈正相关；6 个基因（CST2、AADAC、SERPINE1、ASPN、ITGBL1、MAP7D2）的回归系数大于零，HR > 1，与患者生存时间呈负相关。提取 9 个基因多因素 Cox 回归分析的回归系数，构建由 9 个基因组成的预后风险评分模型：

风险评分 =（0.0797 × CST2 的表达量）+（0.1058 × AADAC 的表达量）+（0.3060 × SERPINE1 的表达量）+（–0.4913 × COL8A1 的表达量）+（–0.0871 × SMPD3 的表达量）+（0.2596 × ASPN 的表达量）+（0.1901 × ITGBL1 的表达量）+（0.0624 × MAP7D2 的表达量）+（–0.0646 × PLEKHS1 的表达量） （式 5–7）

184 名风险评分高于风险评分中位值（1.060）的患者被分入高风险组，而其余 184 名患者被分入低风险组（彩图 5–46A）。Kaplan–Meier 生存分析显示，与低风险组患者相比，高风险组患者的生存时间更短，死亡人数更多（Log–rank 检验 $P < 0.0001$），提示这 9 个基因的表达能够有效地区分这些胃癌患者的高、低风险（彩图 5–46B）。具体而言，低风险组患者 1 年、3 年、5 年总体生存率分别为 88.3%（95%CI：83.50%~93.40%）、65.5%（95%CI：57.20%~75.00%）、62.5%（95%CI：53.10%~73.60%），而高风险组患者 1 年、3 年、5 年总体生存率分别为 64.70%（95%CI：57.65%~72.60%）、31.25%（95%CI：23.37%~41.80%）、9.52%（95%CI：2.99%~30.30%）。1 年、3 年、5 年生存率的时间依赖性 ROC 曲线下面积分别为 0.696、0.741、0.838，表明该预后基因标签具有良好的预测准确性（彩图 5–46C）。

（三）讨论

本研究对 GEO 中的 9 个基因芯片数据集和 TCGA 中的 RNA 测序数据集进行整合分析，得到 268 个在胃癌组织中发生差异表达的基因，包括 149 个下调基因和 119 个上调基因。功能富集分析显示，下调基因主要参与多种代谢过程，包括异生素、辅助因子、维生素、氨基酸、碳水化合物等的代谢。对于上调基因而言，它们主要在信号转导、细胞生长和死亡、传染性疾病、免疫系统中发挥重要作用。值得注意的是，多数上调基因富集在癌症相关通路，如 ECM- 受体相互作用、PI3K-Akt 信号通路、Toll 样受体信号通路等，这表明这些基因可能在胃癌的发生和转移中发挥重要作用。同时，本研究功能富集分析结果与已有的研究一致。

通过对差异基因蛋白互作网络进行分析，得到 9 个核心基因，分别为 TOP2A、COL1A1、COL1A2、COL3A1、NDC80、CDKN3、CEP55、TPX2、TIMP1。值得注意的是，这 9 个核心基因在胃癌组织中均表达上调。TOP2A 在基因拷贝数和基因表达水平上的改变经常出现在癌细胞中，TOP2A 表达的失调可能在染色体不稳定性和肿瘤发生中起重要作用。此外，TOP2A 的过表达可以增加 II / III 期胃癌患者血源性复发的风险。COL1A1 和 COL1A2 属于 I 型胶原蛋白家族成员，该家族成员被广泛认为参与癌症发生。已证实 COL1A1 和 COL1A2 在胃癌中过表达，过表达的 COL1A1 和 COL1A2 可能与胃癌患者的不良预后相关。有研究表明，miR-129-5p 可以通过选择性地降低 COL1A1 的表达来抑制胃癌细胞增殖、侵袭和迁移。此外，COL1A2 基因沉默抑制胃癌细胞增殖、侵袭和迁移，同时该基因的沉默通过失活 PI3K-Akt 通路从而促进细胞凋亡。COL3A1 是 III 型胶原基因家族的成员，已有的生物信息学研究发现 COL3A1 是人类胃癌中潜在的重要基因。然而，目前缺乏 COL3A1 对胃癌调控机制的相关报道。NDC80 的 mRNA 和蛋白质水平通常在包括胃癌在内的几种人类癌症中过表达。NDC80 在体外和体内维持胃癌细胞生长方面发挥重要作用，NDC80 的高表达可能出现在胃癌的早期阶段。有研究发现 CDKN3 在胃癌的发生中起关键作用，并提出 CDKN3 可以作为胃癌的潜在治疗靶标。具体而言，CDKN3 经常在胃癌组织和细胞系中表达升高，高表达的 CDKN3 与胃癌的晚期临床分期、复发和不良预后密切相关。此外，CDKN3 的下调不仅可以抑制胃癌的细胞增殖、侵袭和迁移，还可以诱导细胞周期阻滞和细胞凋亡。CEP55 在胃癌组织和细胞系中表达大幅升高，过表达的 CEP55 与胃癌细胞增殖、集落形成和肿瘤发生高度相关。此外，敲减 CEP55 可能通过诱导 G_2/M 期细胞周期停滞来抑制胃癌增殖。TPX2 已被证实在包括胃癌在内的多种恶性肿瘤中过表达，高表达的 TPX2 与胃癌演进相关，可能作为胃癌患者预后不良的潜在标志。TIMP1 在胃癌中作为生物标志物的预后价值存在争议，尽管 TIMP1 作为基质金属蛋白酶（matrix metalloproteinase，MMP）的抑制剂起作用，而 MMP 在癌症中表达升高并促进肿瘤侵袭和转移性疾病的发展，但是 TIMP1 在肿瘤侵袭和转移中发挥的作用相对复杂。一项基于文献检索的研究表明，胃癌患者肿瘤组织提取物或血浆中 TIMP1 蛋白水平的升高与预后不良相关。

通过对差异基因进行生存分析，构建了 9 个基因组成的风险模型，结果表明 3 个基因（COL8A1、SMPD3、PLEKHS1）的表达水平与病人的生存时间呈正相关，提示它们可能是胃癌的抑癌基因；6 个基因（CST2、SERPINE1、ASPN、ITGBL1、AADAC、MAP7D2）的表达水平与病人的生存时间呈负相关，提示它们可能是胃癌的致癌基因。在 3 个与病人生存时间呈正相关的基因中，COL8A1 在胃癌中的预后价值已有报道，而 SMPD3 和 PLEKHS1 在胃癌中的预后价值缺乏相关报道。

综上所述，本研究通过对胃癌基因芯片和 RNA 测序数据进行整合分析，发现了 9 个与胃癌发病机制密切相关的潜在基因，以及 9 个与胃癌预后密切相关的潜在生物标志物。本研究结果为未来胃癌患者的预后预测和分子靶向治疗进一步提供了证据。然而，由于本研究是基于数据分析进行的，因此需要进一步的生物学实验对本研究结果进行验证。

十一、基于整合基因表达谱信息挖掘的结直肠癌潜在预后标志物研究

本研究使用 6 个基于全基因组平台的基因芯片数据集为原始数据，每个数据集都由 30 个或 30 个以上的癌症和配对癌旁样本组成，分别对它们进行相应的标准化，以使这些数据更具可比性。同时，本研究应用稳健秩聚类方法筛选出在这 6 个数据集中共同被确认为差异表达的基因，而不是仅仅对每个数据集的差异基因直接取交集，使得差异基因的筛选结果更加可靠。此外，本研究对每个结直肠癌数据集进行 GSEA 富集分析，将出现在 3 个或 3 个以上数据集中的信号通路确认为在结直肠癌中显著改变的生物学功能。最后，本研究整合了单因素、LASSO、多因素 Cox 回归分析，以确认影响结直肠癌患者预后的关键基因。

（一）资料与方法

1. 数据收集和预处理

在 GEO 数据库中获取了 6 个结直肠癌基因表达谱芯片数据集，分别为 GSE21510、GSE22598、GSE37182、GSE39582、GSE44076、GSE89076。这些数据集满足以下筛选条件：①来自人类结直肠癌组织样本；②包含结直肠癌组织及配对癌旁正常组织样本；③每个数据集的样本量至少为 30。芯片数据集 GSE21510（23 对配对样本）、GSE22598（17 对配对样本）、GSE39582（17 对配对样本）基于 Affymetrix Human Genome U133 Plus 2.0 Array 平台；GSE44076（98 对配对样本）、GSE89076（24 对配对样本）、GSE37182（82 对配对样本）分别基于 Affymetrix Human Genome U219 Array、Agilent-039494 SurePrint G3 Human GE v2 8x60K Microarray 039381、Illumina HumanHT-12 V3.0 平台。总共筛选了 261 个结直肠癌样本和 261 个配对癌旁样本进行分析。

通过 TCGA 数据库（版本 v14.0）获取了 398 个结肠腺癌样本和 39 个正常样本的 mRNA 测序数据。通过 Ensembl 获得相应的注释信息，从而保留蛋白质编码基因进行研究。应用 AnnotationDbi 和 org.Hs.eg.db 包进行 gene symbol、Entrez ID、Ensembl ID 之间的转换。同时，本研究获取了 TCGA 数据库中 385 例结肠腺癌患者的临床资料，保留其中 349 例患者留作进一步研究。本研究排除了 36 例患者，原因如下：① 12 名患者缺乏总体生存时间、生存状态或病理分期；② 20 名患者的总体生存时间短于 30 天；③ 4 名患者缺乏相应的 mRNA 表达数据。

2. 差异表达基因筛选

使用 limma 包分别对 6 个基因芯片数据集进行差异表达分析，再进一步通过 RobustRankAggreg 包中的 RRA 方法筛选出在这 6 个数据集中共同被确认为差异表达的基因。RRA 方法基于输入基因随机排序的零假设，确认排序始终比预期更好的基因并为每个基因产生一个显著性得分。为了避免假阳性结果，本研究使用了 Bonferroni 校正，筛选 $|\log_2 FC| > 1$ 且校正后 $P < 0.05$ 的基因作为差异表达基因。

对于 TCGA 中的 mRNA 测序数据，本研究保留了在 75% 以上的样本中 counts 大于 1 的蛋白质编码基因，并对重复基因的 counts 取平均值。通过 edgeR 包进行表达量计算、标准化、差异表达分析，$|\log_2 FC| > 1$ 且 FDR < 0.05 作为阈值。标准化表达量的缺失值通过 impute 包进行补充。将在 6 个基因芯片数据集中共同被确认为差异表达的基因与在 TCGA 结肠癌测序数据集中被确认为差异表达的基因通过 Entrez ID 取交集，筛选共同的差异基因。此外，在 TCGA 结肠腺癌数据集中对这些共同差异基因的表达量进行 log2 转化，用于后续分析。

3. 基因集富集分析

为了确认结直肠癌中显著失调的生物学通路，本研究采用 KEGG 的功能注释信息，使用 7 个数据集中全部基因的 Entrez ID 及其对应的 $\log_2 FC$ 值，通过 ClusterProfiler 包分别对这些数据集中的全部基因进行 GSEA 富集分析，置换数（permutation）和最小基因集分别设定为 10 万和 120（GSEA：gene set enrichment analysis，基因集富集分析）。对每个数据集中校正后 $P < 0.05$ 的信号通路进行整合，将出现频率较高（在 3 个或 3 个以上的数据集中出现）的通路确认为在结直肠癌中显著改变的生物学功能。

4. 生存分析

对于纳入的 349 例结直肠癌患者，提取总体生存时间、生存状态、共同差异基因的 mRNA 表达量进行生存分析。首先，通过 survival 包进行单因素 Cox 回归分析，初步筛选与生存时间相关的基因。其次，选取单因素 Cox 分析中 $P < 0.05$ 的基因，采用 glmnet 包进行 LASSO Cox 回归分析以进一步筛选关键基因，最大迭代次数设置为 10 万次，依据由 10 折交叉验证（10 fold cross-validation）估算的预期泛化误差，返回一系列调优参数（tuning parameter，lambda，λ），选取最小平均交叉验证误差的 lambda 值（lambda.min）（LASSO：least absolute shrinkage and selection operator，最小绝对收缩与选择算子）。最后，采用 survival 包对 LASSO Cox 回归分析确认的生存相关基因进行多因素 Cox 回归分析，以评价某个基因作为患者生存独立预后因子的贡献度。通过 Kaplan-Meier 和 Log-rank 检验的方法评估高、低风险组样本总体生存率的差异，使用 survminer 包绘制生存曲线。采用 survivalROC 包绘制时间依赖性 ROC 曲线，计算 AUC 以评价该预后模型对时间依赖性癌症死亡的预测准确性。本研究中所有的统计分析均由 R 软件（版本 3.5.2）完成。

（二）结果

1. 差异表达基因筛选

通过 RRA 方法对 6 个结直肠癌芯片数据集进行整合分析，得到 990 个差异基因，包括 495 个下调基因和 495 个上调基因（彩图 5-47A）。随后，对 TCGA 结肠癌测序数据进行分析，得到 4131 个差异基因，包括 2050 个下调基因和 2081 个上调基因（彩图 5-47B）。最后，对这些差异基因取交集，最终共得到 885 个共同差异基因，包括 458 个下调基因和 427 个上调基因（彩图 5-47C，彩图 5-47D）。

2. 基因集富集分析

GSEA 富集分析显示，有 32 条信号通路出现在 3 个或 3 个以上的数据集中，包括 9 条激活通路和 23 条抑制通路，它们被确认为结直肠癌中显著失调的生物学通路。6 条抑制通路出现在全部 7 个数据集中，分别为：心肌细胞肾上腺素能信号、钙信号通路、cAMP 信号通路、cGMP-PKG 信号通路、神经活性配体 - 受体相互作用、肌动蛋白细胞骨架调节。排名前 3 位的激活通路分别是细胞周期、RNA 转运、Wnt 信号通路，出现在 5 个或 5 个以上的数据集中。在 32 条显著改变的通路中，细胞周期、Ras 信号通路、Wnt 信号通路、MAPK 信号通路已被公认为是在结直肠癌发生和演进中发挥重要作用的信号通路。

3. 生存分析

通过单因素 Cox 回归分析研究结直肠癌患者差异基因与生存时间的相关性，根据 $P < 0.05$ 筛选了 101 个与生存时间相关的基因。然后，为了进一步筛选与生存时间相关的基因，采用 10 折交叉验证和 10 万次迭代的 LASSO Cox 模型来获得最佳惩罚参数。当选择 $\log(\lambda) = -3.52$（$\lambda = 0.02957$）时，LASSO Cox 模型包含 22 个基因（彩图 5-48）。最后，通过多因素 Cox 回归分析，筛选得到 7 个基因构建 Cox 回归模型，分别为：TIMP1、轴蛋白抑制蛋白 2（Axin 2，AXIN2）、C-X-C 基序趋化因子配体 1（C-X-C motif chemokine ligand 1，CXCL1）、亮氨酸拉链肿瘤抑制剂家族成员 3（leucine zipper tumor suppressor family member 3，LZTS3）、内凝集素 1（intelectin 1，ITLN1）、肉毒碱棕榈酰转移酶 2（carnitine palmitoyltransferase 2，CPT2）、紧密连接蛋白 23（claudin 23，CLDN23）（彩图 5-49A，彩图 5-50A）。如彩图 5-50B 所示，与正常组相比，TIMP1、AXIN2、CXCL1、LZTS3 在结直肠癌中表达上调，而 ITLN1、CPT2、CLDN23 在结直肠癌中表达下调。此外，CXCL1 和 CPT2 的表达与肿瘤分期负相关（Kruskal-Wallis 检验 $P < 0.05$，彩图 5-50C，彩图 5-50D），而其他 5 个基因与病理分期的相关性无统计学意义。在这 7 个基因中，5 个基因（AXIN2、CXCL1、ITLN1、CPT2、CLDN23）的回归系数小于零，HR < 1，与患者生存时间呈正相关；2 个基因（TIMP1、LZTS3）的回归系数大于零，HR > 1，与患者生存时间呈负相关。提取 7 个基因多因素 Cox 回归分析的回归系数，构建由 7 个基因组成的预后风险评分模型：

$$风险评分 = (0.3259 \times TIMP1 的表达量) + (-0.2607 \times AXIN2 的表达量) + (-0.1289 \times CXCL1 的表达量) + (0.4504 \times LZTS3 的表达量) + (-0.0619 \times ITLN1 的表达量) + (-0.7526 \times CPT2 的表达量) + (-0.4304 \times CLDN23 的表达量) \qquad （式 5-8）$$

174 名风险评分高于风险评分中位值（1.0048）的患者被分入高风险组，而其余 175 名患者被分入低风险组（彩图 5-59B）。Kaplan-Meier 生存分析显示，与低风险组患者相比，高风险组患者的生存时间更短，死亡人数更多（Log-rank 检验 $P < 0.0001$），提示这 7 个基因的表达能够有效地区分这些结肠癌患者的高、低风险（彩图 5-49C）。1 年、3 年、5 年生存率的时间依赖性 ROC 曲线下面积分别为 0.738、0.776、0.851，表明该预后基因标签具有良好的预测准确性（彩图 5-49D）。

（三）讨论

本研究通过对 GEO 中的 6 个基因芯片数据集和 TCGA 中的 RNA 测序数据集进行整合分析，得到 885 个在胃癌组织中发生差异表达的基因，包括 458 个下调基因和 427 个上调基因。通过 GSEA 富集分析，发现了结直肠癌中 27 条显著失调的生物学通路，其中细胞周期、Ras 信号通路、Wnt 信号通路、MAPK 信号通路等已被证实在结直肠癌的发生和演进中发挥重要作用。通过对差异基因进行单因素和 LASSO Cox 回归分析，得到 22 个与生存时间相关的基因，随后通过多因素 Cox 回归分析，最终构建了 7 个基因组成的风险模型，2 个基因（TIMP1、LZTS3）的表达水平与病人的生存时间呈负相关，提示它们可能是结直肠癌的致癌基因；5 个基因（CXCL1、ITLN1、CPT2、CLDN23、AXIN2）的表达水平与病人的生存时间呈正相关，提示它们可能是结直肠癌的抑癌基因。本研究的生物信息学分析显示，与正常组相比，TIMP1、AXIN2、CXCL1、LZTS3 在结直肠癌组织中表达上调，而 ITLN1、CPT2、CLDN23 在结直肠癌组织中表达下调。在 2 个与病人生存时间呈负相关的基因中，TIMP1 在结直肠癌中的预后价值已得到证实，而 LZTS3 在结直肠癌中的预后价值缺乏相关报道。TIMP-1 是 MMP 的人类天然内源性抑制剂之一。MMP 是一组蛋白水解酶，在细胞外基质（extracellular matrix，ECM）组分的降解中起重要作用，细胞外基质组分的降解对肿瘤的生长、侵袭、转移至关重要。除了作为 MMP 抑制剂的功能外，TIMP-1 还可以通过 MMP 非依赖性的方式刺激细胞增殖、诱导抗细胞凋亡信号并影响血管新生。越来越多的证据，特别是来自荟萃分析的证据表明，TIMP-1 在结直肠癌中具有潜在的诊断和预后价值，TIMP-1 表达升高可能与没有全身炎症反应的患者更短的总体生存时间相关。与这些研究一致，本研究同样发现，TIMP1 在结直肠癌患者中表达上调，是一个风险预后基因。亮氨酸拉链肿瘤抑制因子（LZTS）蛋白家族成员被认为在细胞生长调节中发挥作用，该蛋白家族的成员 LZTS3 是潜在的肿瘤抑制因子。最近的一项研究发现，高表达的 miR-1275 可以通过靶向 LZTS3 促进非小细胞肺癌的增殖和转移。然而，对于 LZTS3 在结直肠癌中的功能缺乏相关报道。在 5 个与病人生存时间呈正相关的基因中，CXCL1、ITLN1、CPT2、CLDN23 在结直肠癌中的预后价值已有报道，而 AXIN2 在结直肠癌中的预后价值缺乏相关报道。CXCL1 是一种趋化细胞因子，参与癌症演进和侵袭。CXCL1 在结直肠癌中表达升高，促进肿瘤发生、演进、转移，高表达的 CXCL1 与更大的肿瘤尺寸和更晚的肿瘤分期相关。最近的研究表明，CXCL1 在结直肠癌患者中作为独立的不良预后生物标志物，它可能是结直肠癌的新型生物标志物和潜在治疗靶标。与之相反的是，本研究结果显示结直肠癌中 CXCL1 表达越高，肿瘤的分期越低，患者预后越好。不同的结果可能源于人群异质性和样本量不够大，而 CXCL1 在结直肠癌中预后价值的证据有限，有待于进一步开展大规模的多中心临床研究。由 ITLN1 基因编码的 intelectin-1，也称为 omentin-1，是一个具有代谢、炎症和免疫相关特性的蛋白质，因此可能与结直肠癌风险相关。已有的一项研究表明，intelectin-1 表达升高与胃癌患者更好的预后密切相关。本研究结果显示，ITLN1 与结直肠癌患者生存时间呈正相关。同时，已有的研究显示 intelectin-1 表达与 IV 期结直肠癌患者更好的预后相关。这些发现支持 ITLN1 作为胃肠癌潜在肿瘤抑制因子发挥功能。相反，一项前瞻性队列研究表明，更高的循环 intelectin-1

浓度与更高的结直肠癌风险相关。由于 ITLN1 在结直肠癌发生中作为肿瘤抑制因子还是促进因子尚未得到完全阐明，因此 ITLN1 的预后价值应该受到高度重视，值得深入研究。CPT2 是脂肪酸氧化中的关键酶，位于线粒体膜上。与本研究一致，在结直肠癌组织中检测到 CPT2 的表达降低，在癌组织中高表达的 CPT2 是结直肠癌患者预后更好的独立预后因子。CLDN23 基因编码紧密连接蛋白家族的一个成员，且紧密连接蛋白在肿瘤生长和演进中是至关重要的。据报道，结直肠癌组织中 CLDN23 的表达显著降低，而该基因的低表达与结直肠癌患者更低的总体生存率相关，这与本研究的发现一致。此外，CLDN23 的表达受到表观遗传学调节，CLDN23 基因座处二价组蛋白修饰的破坏可能导致结直肠癌组织中 CLDN23 表达显著降低。AXIN2 基因的生殖细胞和体细胞突变均出现在结直肠癌中。AXIN2 是组装 β-catenin 降解复合物的重要支架蛋白，负调节 β-catenin 依赖性 Wnt 信号转导，而众所周知 Wnt 信号通路在结直肠癌发生和演进中至关重要，其特征是遗传及表观遗传改变的积累。同时，AXIN2 是 β-catenin 依赖性 Wnt 信号转导的转录靶标，AXIN2 的高表达出现在携带激活 Wnt 通路突变的癌症中。鉴于 AXIN2 不仅是 β-catenin 下游靶标，而且是诱导 β-catenin 降解的 Wnt 信号转导的关键负反馈调节因子，因此 AXIN2 长期以来被假设为潜在的肿瘤抑制因子。然而，AXIN2 在结直肠癌中的预后价值缺乏相关报道。

综上所述，本研究通过对结直肠癌基因芯片和 RNA 测序数据进行整合分析，发现了 7 个与结直肠癌预后密切相关的潜在生物标志物。本研究结果为新型诊断和预后标志物应用于结直肠癌的个性化治疗提供了证据。

第六章
基于经典数据挖掘方法的中药组方规律研究实例

中药复方是中医在辨证、辨病、辨体质基础上，遵循中医药君臣佐使和七情配伍等原则将单味中药有机组合而成的产物，是中医治疗疾病的最主要手段和工具。中药组方规律是医生遣药组方智慧的体现，体现了中医理论与临床实践结合的认识观与方法论。传统上中药组方研究多基于经典医案研究和统计运算，不易发现处方中深层次的隐形规律和大样本配伍中的用药模式。近年来，关联规则、熵聚类、贝叶斯网络、支持向量机等数据挖掘方法被广泛应用于中医组方规律研究，为名老中医经验传承和中成药新方研发等领域提供了新的思路和方法。本章精选中药组方数据挖掘研究实例共计 15 个，其中既有处方数据挖掘分析，也有处方分析与整合药理学研究相衔接的复合研究，较全面展现了大数据理念和数据挖掘方法在中药组方规律研究的现状。

一、基于复杂网络与点式互信息法的名老中医用药经验研究

名老中医有丰富的临床经验，代表了中医临床的最高水平，他们的临床经验是中医药传承和发展的重要源泉。目前多数名老中医临床病历以纸质或电子文档记录为主，专家本人及后学者无法对其进行系统总结。为实现对临床数据全面利用的目标，我们建立了"名中医诊疗信息采集及分析挖掘平台"，在完整记录医生文本诊疗信息的前提下，将中医临床中的主要要素如四诊信息、检查结果、诊断、治法、方药、疗效指标等直接转化为可分析的数据。本研究基于中医理论，建立中医数据模型，以方药为核心，结合"症 – 证 – 病 – 治"等要素，分析挖掘名老中医的临床经验。旨在通过用药特点的分析，系统总结名老中医的临床经验。

（一）资料来源与方法

1. 资料来源

病例资料来自北京市科技计划重大项目课题"基于信息挖掘技术的名老中医临床诊疗经验研究"（课题编号：H020920010590）、"名老中医临床诊疗信息采集及经验挖掘研究"（D08050703020803）形成的北京市当代名老中医医案，以及国家"十五"科技攻关项目"名老中医学术思想、经验传承研究"课题资料《当代名老中医典型医案集——内科分册》中的医案等。

2. 研究方法

（1）复杂网络方法

复杂网络分析方法是复杂科学研究的热点之一。在社会、生物学、商业、通信和计算

机网络等领域广泛应用。方剂是中医临床治疗疾病的重要手段。在辨证确定病机和通过立法确定遣药组方的指导原则的前提下，方剂的配伍遵循基本的组方结构和药物配伍原则，所谓"药有个性之专长，方有合群之妙用"，通过"君、臣、佐、使"配伍，达到调整人体整体生理功能之功效。

前期研究发现，基于古方及当代临床复方数据的分析表明，中医药理论指导下的复方配伍过程具有无尺度复杂网络现象。这对中医药理论如复方配伍、药物相互作用以及药性理论等的研究提供了实证基础。我们能够对名老中医的基本处方药物配伍经验或者面向某一特定病证的药物配伍经验进行分析，从而发现其关键的药物组配结构如核心药物、药对等信息，同时，通过分析不同复方之间的相互关系，能够发现名老中医某方面的学术思想及临证经验。

此外，针对中药配伍网络边的密集性特点，我们研究了多层核心网络的分析方法，该方法基于中药网络中边的权重幂律分布特性，从稠密的网络中自动分析抽取核心的中药网络及其多层次的加减配伍网络。基于无尺度网络现象的核心药物配伍结构发现是为了寻找具有一定代表性和覆盖度的某名老中医的共性处方配伍网络。我们基于 Java 编程语言开发实现了中医临床复杂网络分析系统（系统界面见彩图 6-1），并通过该系统筛选中医临床数据，进行复杂网络构建，并实现核心网络结构的分析。

（2）点式互信息法概述

点式互信息（pointwise mutual information，PMI）是一种广泛用于分析事件相关性的方法，具有针对离散随机变量中相对稀疏的数据分布进行分析的特点，PMI 的定义公式如下：

$$SI(x,y) = \log \frac{p(x,y)}{p(x)p(y)} \qquad （式 6-1）$$

公式 6-1 体现了二元关系。如用本法分析药症关系，则反映了药症的同现频度，表示某药物与所有相关症状的累计同现频度之和，及某症状与所有相关药物的累计同现频度之和。对于其他的二元关系也采用同样的计算方式。

中医临床经验分析挖掘平台集成了这一分析挖掘方法，用"点式互信息方法"分析相关系数，较单纯的频次分析更符合临床。我们采用 PMI 实现药证、药症和药病之间相关关系的权重排序功能，用于分析"药—症""药—病""药—证"关系以确定专家临床用药加减变化规律。

（二）结果

1. 复杂网络方法分析用药特点

① 复杂网络方法分析核心方药：尽管中医临床具有个体化的特点，但对于某种临床病证，由于其证候分布有一定的共性特征，治疗时必然存在一定的核心方药。前期研究实践也证明，对于特定的病例群体，名老中医在选方用药时有一些核心配伍，而个体化的治疗则体现在这些核心配伍下的加减变化，这种核心药物配伍，即是"核心处方"。核心处方体现了名老中医对疾病的整体认识，是名老中医针对临床主病主证起效的关键因素。

a. 疾病核心处方分析：利用课题组自主研发的无尺度网络分析系统开展研究，无尺度网络分析系统提供了节点数的动态设定功能，选择不同的结点数，分析其处方网络图，在一定程度上反映了医生的临床思维方式。本研究选择孙桂芝教授治疗 189 例（1221 诊次）肿瘤患者，其核心处方如彩图 6-2，如选择 23 例（83 诊次）胃癌患者，则其核心方如彩图 6-3。图中每一个结点表示一味药物，不同的颜色表示不同的药性，结点药物与周围结点药物间连接的边上数值为其配伍使用的频度，可以衡量各药物间的紧密关系，反映核心药物及它们之间的关联度。

b. 证候核心处方分析：选取当代名医肝脾不调医案共 968 例，1870 诊次，核心处方配伍网络图如彩图 6-4。

图中每一味药物与周围药物的连线表示他们关系的权重，线上的数字是同时应用的次数。从图中可以看出，肝脾不调证以柴胡、白术、白芍、当归、甘草等为核心药物，符合逍遥散证调肝健脾的治法特点。其次使用较多的还有枳壳、木香、厚朴、陈皮、半夏及丹参等。这一配伍特点反映了肝脾不调证气郁有轻重之别，容易犯胃导致胃失和降及易入血分，导致血瘀的基本病理转归。

c. 名老中医应用经方或传统方经验分析：擅用经方是名老中医的用药特点之一，如薛伯寿教授临床用小柴胡汤加减化裁，异病同治，用于多种疾病中。基于 71 例，153 诊次应用小柴胡汤的病例构成的核心处方复杂网络如彩图 6-5、彩图 6-6，通过复杂网络图可以看出，薛伯寿在应用小柴胡时，均加入了茯苓，反映了薛老应用小柴胡汤的特点之一。

d. 不同老中医核心处方比较分析：同病异治也是中医的重要特点之一，不同老中医对同一疾病的病机认识、处方用药常有不同，应用复杂网络分析方法，可直观地反映他们的异同，如彩图 6-7 和彩图 6-8。

② 复杂网络法分析药物配伍特点：本研究通过多层核心网络的分析方法，得出朴炳奎教授治疗肺癌除核心方外的常用药物配伍，反映了朴教授加减变化特点（彩图 6-9）。

2. 利用点式互信息法分析临证加减变化

中医辨证论治具有个体化特点，针对不同的疾病、证候、症状、地域、季节及体质等的变化，用药也不同，平台提供了通过点式互信息法、关联规律等，分析医生随证、随病、随症等的加减变化规律。随证加减相当于二维开多维的关系，通过选择数据范围，可应用点式互信息法对临证加减进行多方面的分析。

① 分析随症加减特点：通过点式互信息法分析朴炳奎教授针对咳血的加减用药规律。

表 6-1　点信息法分析朴炳奎教授针对咳血的加减

中药名称	使用频次	相关系数
清半夏	1	0.0792
白茅根	1	0.0204
侧柏炭	2	0.0135

中药名称	使用频次	相关系数
生地黄	3	0.0097
制何首乌	1	0.0085
徐长卿	1	0.0076

②分析随证加减特点：利用点式互信息法，选取戴希文教授480诊次慢性肾脏病患者的证候及药物数据进行分析，结果如下。

表6-2　点信息法分析戴希文教授治疗慢性肾脏病针对证候的药物加减

证候	药物	相关系数	药物使用频次
肺气虚	炒白术	0.4336	14
	茯苓	0.2698	12
	生黄芪	0.2630	14
	陈皮	0.1495	2
	防风	0.1489	8
脾气虚	党参	22.9720	56
	防风	5.1235	50
	生黄芪	5.0295	72
风热	金银花	77.6964	304
	连翘	73.8750	307
寒热错杂	瓜蒌	4.6302	6
	制吴茱萸	4.0802	6
	炒枳实	2.1456	4
	黄连	0.8000	4

③分析随病加减特点：基于以上数据，选择药物及西医疾病进行分析，结果如下。

表6-3　点信息法分析戴希文教授治疗慢性肾脏病针对疾病的药物加减

疾病名称	药物	相关系数	药物使用频次
反流性食管炎	瓜蒌	8.8428	7
	制吴茱萸	5.0250	6
	炒枳实	4.8257	5
	山药	2.7573	6
	黄连	1.0105	4

续表

疾病名称	药物	相关系数	药物使用频次
肺部感染	黄芩	0.0380	2
	鱼腥草	0.0242	1
	大青叶	0.0238	2
过敏性皮炎	白鲜皮	3.9889	3
	土茯苓	1.1848	3
	荆芥穗	1.1139	3
	苦地丁	0.1317	3
	大青叶	0.0550	3
	炒白术	0.0546	3
	浮萍	0.0468	2
过敏性紫癜	荆芥穗炭	1.0017	5
	浮萍	0.7739	7
	牡丹皮	0.7109	3
	南沙参	0.5942	3
	北沙参	0.5942	3
	仙鹤草	0.5938	7
	侧柏	0.5830	7
慢性咽炎	连翘	250.0969	380
	金银花	217.2490	351
	白花蛇舌草	206.9274	355
	白芍	177.3220	337
	赤芍	171.2785	331
肾病综合征	泽泻	15.7208	50
	茯苓	11.4848	60
	穿山龙	9.3800	58
	生黄芪	8.9177	64
	白花蛇舌草	8.4807	61
	金银花	8.3336	59
痛风	金钱草	1.3183	2
	大黄	0.1501	2
	苦地丁	0.0661	2
	川芎	0.0372	2
	紫苏梗	0.0285	1
	藿梗	0.0285	1

3. 两法结合总结名老中医用药经验

将复杂网络分析方法及点式互信息法相结合，可总结出较完整的用药经验。通过对方和谦、薛伯寿用药进行分析，总结经验如下：

①方和谦教授治疗胃炎的特点：a. 重视滋养胃阴，善用石斛、麦冬、百合、枸杞子等滋养胃阴之品，对伴有泛酸烧心等症状者，多从滋养胃阴着手论治。b. 重视扶正，益气、温阳、滋阴、养血皆有应用，体现了方老"和解法"中"和为扶正""解为散邪"的认识。c. 重视消食健胃，慢性胃炎因肝脾胃功能失常，即便没有明显的腹胀、嗳腐等食积之症，亦需加入消食化积之品，如神曲、炒谷芽、炒麦芽、莱菔子等，但较少加入山楂。d. 较少使用苦寒之品，如黄连、黄芩、栀子、蒲公英等药物较少使用，偶用到连翘，仿保和丸以清湿中之热。

②薛伯寿教授治疗胃炎的特点：a. 主方以左金丸、四逆散为主。善用黄连，但用量不大，一般用量为 6g，与吴茱萸用量之比为 6∶2 居多，据证调整。b. 善用经方加减，常据证加入小陷胸汤、半夏厚朴汤、乌梅丸等。一般而言，对于痰热中阻导致烧心、胃胀等，常用小陷胸汤，如见嗳气、心下痞满等，常用半夏厚朴汤；如伴肠鸣、腹泻、腹痛等症，证属寒热错杂者，常用乌梅丸加减。c. 临床常见寒热错杂证，以辛开苦降治之，如腹痛多用黄芩、法半夏、干姜、黄连等加减治疗。d. 据证灵活加减，临床慢性胃炎单一证候多见，常有不同的兼夹，需要据症加减，如失眠加酸枣仁、远志、菖蒲等，痛经加赤芍、益母草等。

（五）讨论

复杂网络方法用于中药配伍的分析，反映了药物之间的相互作用的强度，优于一般的中药频数统计、关联规则等，前期形成的核心处方等配伍特点，与临床专家的思维基本相同，利用结构化的临床数据，可以从多个角度，如某疾病、某证候或出现某个或某几个临床表现时的情况分别进行总结，可满足从中医从个体化诊疗数据中发现隐性知识的需要。通过网络图的形式展示出来，使名老中医用药经验可视化、直观化，有利于临床经验的传承。点式互信息法分析中医临证加减规律，可对中医临床鲜活的用药规律进行分析，彰显中医个体化的特点，具有重要的价值。

由于目前算法及运行速度的限制，本次研究中未加入中药"量"的信息，而中医剂量在临床治疗中同样起着非常重要的作用，为此，在今后的研究工作中，将结合量的信息，使分析结果更具有临床实用性。

同时，由于名老中医经验内容十分丰富，目前用于分析的数据只是其中的一小部分，未必能代表其总体经验，加上每种分析挖掘方法都有一定的局限性，因此，未来名老中医经验研究中，仍应遵循"人机结合，以人为主"的方法，不断优化算法，使其能真正适应适应中医个体化诊疗新知识新疗法发现的需要，从名老中医临床数据中发现更多有价值的知识。

二、基于数据挖掘的国医大师颜正华治疗气滞证用药规律研究

颜正华教授是国医大师、首都国医名师，治验甚众，尤擅长气滞、血瘀等内科杂证的

诊疗。气滞证是指人体某一部分或某一脏腑、经络的气机阻滞，运行不畅，以胀闷疼痛为主要临床表现的证候。本研究首先收集、整理颜正华教授治疗气滞证处方，进而基于中医传承辅助平台软件，采用关联规则 apriori 算法、复杂系统熵聚类等数据挖掘方法，分析处方中药物的使用频次及药物之间的关联规则、处方规律，探讨颜正华教授治疗气滞证的用药经验。

（一）资料与方法

1. 处方来源与筛选

本次研究以 2005-2010 年颜正华教授在北京中医药大学国医堂出诊处方为来源进行筛选，共筛选出气滞证处方 255 个。

2. 分析软件

"中医传承辅助平台系统（V2.0.1）"软件，由中国中医科学院中药研究所提供。

3. 处方的录入与核对

将上述筛选出的处方录入"中医传承辅助平台系统（V2.0.1）"中，录入完成后，由双人负责数据的审核，以确保数据的准确性。通过"中医传承辅助平台系统（V2.0.1）"软件"数据分析系统"中的"方剂分析"功能，对所选择数据进行用药规律的挖掘。

4. 数据分析

①提取数据源：在"中医证候"项中输入"气滞"，点击查询，提取出治疗气滞证的全部方剂。共 255 个处方。

②频次统计分析：将气滞证方剂中所有药物的使用频次按从大到小的顺序排序，并将"频次统计"结果导出。

③组方规律分析：此次分析共涉及 255 个处方，233 味中药。其中"支持度"（表示在所有药物中同时出现的次数）设为 50，"置信度"设为 0.9，按药物组合出现频次从大到小的顺序进行排序。

④核心组合分析：首先进行聚类分析（核心算法包括改进的互信息法、复杂系统熵聚类），在聚类分析前，先选择合适的相关度和惩罚度，然后点击"提取组合"按钮，提取核心组合。

（二）结果

1. 用药频次

对颜正华教授 255 首气滞证处方中的药物频次进行统计，使用频次在 50 以上的有 26 味药，使用频次前三位药物分别是陈皮、香附、赤芍。具体见表 6-4。

表 6-4　处方中使用频次 50 以上的药物情况表

序号	中药名称	频次	序号	中药名称	频次
1	陈皮	211	14	青皮	94
2	香附	208	15	当归	91
3	赤芍	176	16	炒酸枣仁	89

续表

序号	中药名称	频次	序号	中药名称	频次
4	白芍	157	17	郁金	80
5	佛手	137	18	乌药	78
6	柴胡	118	19	首乌藤	67
7	旋覆花	111	20	牡蛎	64
8	枳壳	107	21	龙骨	58
9	茯苓	102	22	炒枳壳	56
10	丹参	102	23	炒神曲	52
11	煅瓦楞子	101	24	延胡索	51
12	紫苏梗	101	25	绿萼梅	51
13	砂仁	97	26	神曲	50

2. 基于关联规则的组方规律分析

按药物组合出现的频次将药对由高到低排序，前三位分别是"陈皮－香附""赤芍－香附""赤芍－陈皮"。具体见表6-5。对所得出的药对进行用药规则分析，结果见表6-6，关联规则网络图见图6-1。

表6-5　处方中高频次药物组合情况表

序号	药物组合	频次	序号	药物组合	频次
1	陈皮－香附	178	11	白芍－陈皮－香附	115
2	赤芍－香附	145	12	佛手－陈皮－香附	110
3	赤芍－陈皮	138	13	白芍－赤芍－陈皮	108
4	白芍－香附	137	14	香附－旋覆花	101
5	白芍－赤芍	133	15	香附－柴胡	99
6	白芍－陈皮	128	16	陈皮－紫苏梗	97
7	佛手－陈皮	127	17	白芍－赤芍－陈皮－香附	96
8	佛手－香附	120	18	陈皮－旋覆花	95
9	赤芍－陈皮－香附	117	19	陈皮－青皮	93
10	白芍－赤芍－香附	117	20	香附－煅瓦楞子	93

表6-6　处方中药物组合关联规则（置信度大于0.96）

序号	规则	置信度
1	赤芍－青皮→陈皮	1
2	赤芍－青皮－香附→陈皮	1
3	赤芍－青皮－柴胡→陈皮	1

续表

序号	规则	置信度
4	白芍－赤芍－青皮→陈皮	1
5	青皮→陈皮	0.9894
6	青皮－香附→陈皮	0.9873
7	青皮－柴胡→陈皮	0.9853
8	白芍－青皮→陈皮	0.9853
9	青皮－枳壳→陈皮	0.9833
10	青皮－香附－柴胡→陈皮	0.9833
11	白芍－青皮－香附→陈皮	0.9831
12	白芍－青皮－柴胡→陈皮	0.9811
13	青皮－枳壳－香附→陈皮	0.9808
14	绿萼梅→陈皮	0.9804
15	佛手－砂仁－紫苏梗→陈皮	0.9804
16	青皮－枳壳－柴胡→陈皮	0.9804
17	白芍－煅瓦楞子→香附	0.9730
18	白芍－佛手－煅瓦楞子→香附	0.9701
19	白芍－赤芍－煅瓦楞子→香附	0.9701
20	白芍－陈皮－煅瓦楞子→香附	0.9697
21	赤芍－佛手－煅瓦楞子→香附	0.9692
22	白芍－旋覆花－煅瓦楞子→香附	0.9692
23	赤芍－旋覆花－煅瓦楞子→香附	0.9677
24	白芍－赤芍－佛手－煅瓦楞子→香附	0.9672
25	砂仁－紫苏梗→陈皮	0.9667
26	乌药－赤芍→香附	0.9661
27	乌药－白芍→香附	0.9661
28	白芍－佛手－陈皮－煅瓦楞子→香附	0.9661
29	白芍－赤芍－陈皮－煅瓦楞子→香附	0.9661
30	白芍－佛手－旋覆花－煅瓦楞子→香附	0.9655
31	白芍－赤芍－旋覆花－煅瓦楞子→香附	0.9655
32	赤芍－佛手－陈皮－煅瓦楞子→香附	0.9649
33	白芍－陈皮－旋覆花－煅瓦楞子→香附	0.9649
34	紫苏梗－煅瓦楞子→香附	0.9636

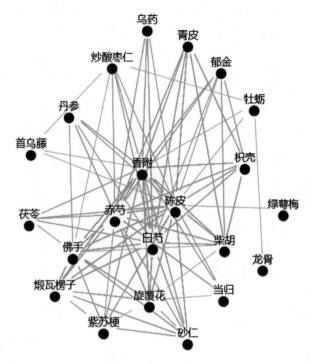

图 6-1　关联规则网络展示图（支持度 50，置信度 0.9）

3. 基于熵聚类的方剂组方规律分析

①基于改进的互信息法的药物间关联度分析：根据处方数量，结合经验判断和不同参数提取数据的预读，设置相关度为 9，惩罚度为 4，进行聚类分析，得到方剂中两两药物之间的关联度，将关联系数 0.023 以上的药对列表。结果见表 6-7。

表 6-7　基于改进的互信息法的药物间关联度分析结果

序号	药对	关联系数	序号	药对	关联系数
1	佛手 – 焦山楂	0.0344	9	牛膝 – 首乌藤	0.0241
2	砂仁 – 陈皮	0.0315	10	佛手 – 黄连	0.0239
3	佛手 – 焦麦芽	0.0312	11	炙甘草 – 郁金	0.0239
4	佛手 – 焦神曲	0.0312	12	砂仁 – 牛膝	0.0237
5	佛手 – 土茯苓	0.0306	13	炙甘草 – 泽泻	0.0235
6	牛膝 – 木通	0.0285	14	佛手 – 合欢皮	0.0233
7	砂仁 – 合欢皮	0.0247	15	砂仁 – 炒栀子	0.0232
8	白芍 – 益母草	0.0243	16	旋覆花 – 焦神曲	0.0230

②基于复杂系统熵聚类的药物核心组合分析：以上利用改进的互信息法分析出的药物间关联度分析结果为基础，按照相关度与惩罚度相互约束原理，基于复杂系统熵聚类的层次聚类分析，演化出核心药物组合 28 个，具体见表 6-8。

表 6-8　基于复杂系统熵聚类的治疗气滞证的核心组合

序号	核心组合	序号	核心组合
1	旋覆花－煅瓦楞子－牛膝	15	旋覆花－煅瓦楞子－香附
2	白茅根－蒲公英－土茯苓	16	白茅根－土茯苓－鱼腥草
3	白茅根－太子参－鱼腥草	17	酸枣仁－太子参－栀子
4	续断－牛膝－桑寄生	18	牛膝－桑寄生－制何首乌
5	白芍－薤白－远志	19	白芍－延胡索－炒川楝子
6	炒麦芽－炒薏苡仁－炒白术	20	炒麦芽－泽泻－炒白术
7	牡蛎－龙骨－珍珠母	21	牡蛎－龙骨－炒酸枣仁－首乌藤
8	炒谷芽－炒薏苡仁－炒白术	22	炒谷芽－泽泻－炒白术
9	佛手－紫苏梗－陈皮	23	川芎－陈皮－红花
10	生姜－丹参－炙甘草	24	生姜－炙甘草－桂枝
11	款冬花－浙贝母－白前	25	款冬花－浙贝母－紫花地丁
12	神曲－砂仁－佛手－煅瓦楞子	26	神曲－砂仁－佛手－炒神曲
13	神曲－砂仁－佛手－紫苏梗	27	砂仁－佛手－紫苏梗－郁金
14	枳壳－炒川楝子－柴胡－紫苏梗	28	枳壳－柴胡－紫苏梗－郁金

（三）讨论

本研究应用关联规则和熵聚类方法分析颜正华教授治疗气滞证的用药经验。经过关联算法分析，提炼出颜教授治疗气滞证的常用药物有：陈皮、香附、赤芍、白芍、佛手、柴胡、旋覆花、枳壳、茯苓、丹参、煅瓦楞子、紫苏梗、砂仁、青皮、当归、炒酸枣仁、郁金、乌药、首乌藤等，这些药多具有理气解郁、健脾和中、止痛、活血等功效。常用的药物组合有：① 陈皮－香附；② 赤芍－香附；③ 赤芍－陈皮；④ 白芍－香附；⑤ 白芍－赤芍；⑥ 白芍－陈皮；⑦ 佛手－陈皮；⑧ 佛手－香附；⑨ 赤芍－陈皮－香附；⑩ 白芍－赤芍－香附等。经过聚类算法分析，常用的药对包括：佛手－焦山楂，砂仁－陈皮，佛手－焦麦芽，佛手－焦神曲，佛手－土茯苓，牛膝－木通，砂仁－合欢皮，白芍－益母草，牛膝－首乌藤，佛手－黄连等。基于复杂系统熵聚类的治疗气滞证的核心组合包括：① 旋覆花－煅瓦楞子－牛膝；② 白茅根－蒲公英－土茯苓；③ 白茅根－太子参－鱼腥草；④ 续断－牛膝－桑寄生；⑤ 白芍－薤白－远志；⑥ 炒麦芽－炒薏苡仁－炒白术等。

以上研究结果较好的验证了国医大师颜正华教授诊疗气滞证的用药经验。气滞证为邪气亢盛或病理产物蓄积的证候，气行不畅则胀，气滞不通则痛。颜教授认为气滞多责于肝郁，行气当重视疏肝，调畅肝气，莫忘扶正，疏肝解郁，辅以活血。既往基于医案的研究表明，颜教授治疗气滞证思想全面，常从肝郁脾虚、肝胃不和、胃肠气滞等方面综合考量，灵活论治。纳入本研究的病案以肝郁脾虚、肝胃不和所导致气滞证居多，故颜教授处方中所用药物以疏肝解郁、理气止痛为主。如单味药出现频次最高的陈皮，其味辛、苦、性温，归脾、肺经，功能理气健脾、燥湿化痰，用于湿阻中焦、脘腹胀满及脾胃气滞等。香附亦为出现频率较高的药物，其味辛、微苦、甘，性平，归肝、三焦经，被李时珍称为

"气病之总司，妇科之主帅"，功能理气解郁、调经止痛，用于肝郁气滞，胸胁、脘腹胀痛，消化不良，胸脘痞满等。再如出现频次较高的赤芍，味苦，性微寒，归肝经，功能清热凉血，散瘀止痛，清肝泻火，用于肝郁胁痛、经闭痛经、吐血衄血等。

颜教授认为，肝为刚脏，喜调达、疏泄，肝气郁则疏泄失职，气机不畅，肝郁邪实、横逆克脾，脾气不运则胃气不降，导致运化不利，而出现反酸、呃逆等症状。颜教授治疗气滞证属肝气郁结者常以疏肝健脾、理气止痛立法。本研究显示，出现频次和置信度较高的药物组合多具有疏肝理气、活血之功，如"陈皮与香附""赤芍与香附""赤芍与陈皮""白芍与香附""白芍与陈皮""佛手与陈皮""佛手与香附"均为理气组合或理气与活血组合。在以上组合中，除上文介绍过的陈皮、香附、赤芍外，还包括白芍、佛手，其中白芍味苦、酸，性微寒，归肝、脾经，功能养血敛阴，柔肝止痛，平抑肝阳，治疗血虚肝郁，胸腹胁肋疼痛效果佳。佛手味辛、苦、酸，性温，归肝、脾、肺经，功能疏肝理气、和胃止痛，用于肝胃气滞、胸胁胀痛、胃脘痞满等。

综上所述，本研究基于中医传承辅助平台系统对颜正华教授治疗气滞证用药规律进行挖掘研究，获得了既往传统研究没有得到的新知识、新信息，为颜正华教授气滞证诊疗经验的深入挖掘和传承提供了参考。上述通过关联规则和层次聚类分析研究得到的组方规则、核心组合等，尚需与专家经验结，并经过临床进一步验证。同时，本研究亦表明，中医传承辅助平台系统为深入分析、挖掘名老中医经验提供了良好的平台，值得进一步推广和应用。

三、基于数据挖掘的国医大师颜正华治疗咳嗽用药规律研究

颜正华教授是国医大师，首都国医名师，国家级非物质遗产传承人，治验甚众，尤擅长呼吸、消化等系统杂病的诊疗。本研究首先收集、整理颜正华教授治疗咳嗽处方，进而基于中医传承辅助平台软件，构建处方数据库，采用关联规则 apriori 算法、复杂系统熵聚类等数据挖掘方法，分析处方中药物的使用频次及药物之间的关联规则、处方规律，探讨颜正华教授治疗咳嗽的用药经验。

（一）资料与方法

1. 处方来源与筛选

本次研究以颜正华教授在北京中医药大学国医堂出诊处方为主要来源进行筛选，以《中医内科学》教材咳嗽的主要症状为判断标准，共筛选出咳嗽处方 188 首。

2. 分析软件

"中医传承辅助平台系统（V2.0.1）"软件，由中国中医科学院中药研究所提供。

3. 处方的录入与核对

将上述筛选出的处方录入"中医传承辅助平台系统（V2.0.1）"中，录入完成后，由双人负责数据的审核，以确保数据的准确性。通过"中医传承辅助平台系统（V2.0.1）"软件"数据分析系统"中的"方剂分析"功能，对所选择数据进行用药规律的挖掘。

4. 数据分析

①提取数据源：在"中医证候"项中输入"咳嗽"，点击查询，提取出治疗咳嗽的全

部方剂。共 188 个处方。

②频次统计分析：将咳嗽方剂中的所有药物的使用频次按从大到小的顺序排序，并将"频次统计"结果导出。

③组方规律分析：此次分析共涉及 188 个处方，212 味中药。其中"支持度"设为50，"置信度"设为 1，按药物组合出现频次从大到小的顺序进行排序。

④新方分析：首先进行聚类分析（核心算法包括改进的互信息法、复杂系统熵聚类），在聚类分析前，先选择合适的相关度和惩罚度，然后点击"提取组合"按钮，发现新组方（基本算法是无监督的熵层次的聚类）。

（二）结果

1. 用药频次

对颜正华教授 188 首咳嗽处方中的药物频次进行统计，使用频次在 35 以上的有 23 味药，使用频次的前三位分别是浙贝母、杏仁、紫菀。具体见表 6-9。

表 6-9　处方中出现频次大于 35 次的药物情况表

序号	中药名称	频次	序号	中药名称	频次
1	浙贝母	167	13	茯苓	62
2	杏仁	154	14	连翘	61
3	紫菀	134	15	金银花	61
4	甘草	127	16	炒酸枣仁	47
5	陈皮	107	17	首乌藤	41
6	百部	106	18	荆芥	40
7	桔梗	106	19	桑叶	40
8	黄芩	102	20	清半夏	38
9	白前	95	21	瓜蒌	38
10	竹茹	91	22	枳壳	35
11	鱼腥草	73	23	丹参	35
12	款冬花	67			

2. 基于关联规则的组方规律分析

按药物组合出现的频次将药对由高到低排序，前三位分别是"杏仁–浙贝母"，"浙贝母–紫菀"，"杏仁–紫菀"。具体见表 6-10。对所得出的药对进行关联规则分析，结果见表 6-11。

表 6-10　高频次药物组合情况表

序号	药物组合	频次	序号	药物组合	频次
1	杏仁–浙贝母	140	11	白前–百部	94
2	浙贝母–紫菀	123	12	百部–紫菀	93
3	杏仁–紫菀	119	13	甘草–桔梗	93

续表

序号	药物组合	频次	序号	药物组合	频次
4	甘草 – 浙贝母	116	14	甘草 – 浙贝母 – 紫菀	93
5	甘草 – 杏仁	110	15	陈皮 – 浙贝母	92
6	杏仁 – 浙贝母 – 紫菀	108	16	杏仁 – 桔梗	92
7	甘草 – 杏仁 – 浙贝母	102	17	浙贝母 – 黄芩	91
8	桔梗 – 浙贝母	100	18	陈皮 – 杏仁	90
9	甘草 – 紫菀	100	19	杏仁 – 黄芩	89
10	百部 – 浙贝母	99	20	甘草 – 杏仁 – 紫菀	89

表 6-11 处方中药物关联规则情况（置信度 =1）

序号	规则	置信度
1	白前 – 陈皮→百部	1
2	白前 – 黄芩→百部	1
3	白前 – 桔梗→百部	1
4	甘草 – 白前→百部	1
5	白前 – 鱼腥草→百部	1
6	白前 – 竹茹→百部	1
7	连翘 – 杏仁→浙贝母	1
8	白前 – 杏仁 – 黄芩→百部	1
9	甘草 – 白前 – 杏仁→百部	1
10	白前 – 竹茹 – 杏仁→百部	1
11	白前 – 浙贝母 – 黄芩→百部	1
12	白前 – 桔梗 – 浙贝母→百部	1
13	甘草 – 白前 – 浙贝母→百部	1
14	白前 – 竹茹 – 浙贝母→百部	1
15	白前 – 黄芩 – 紫菀→百部	1
16	甘草 – 白前 – 黄芩→百部	1
17	甘草 – 白前 – 紫菀→百部	1
18	白前 – 竹茹 – 紫菀→百部	1
19	甘草 – 白前 – 桔梗→百部	1
20	甘草 – 白前 – 竹茹→百部	1
21	连翘 – 杏仁 – 金银花→浙贝母	1
22	白前 – 杏仁 – 浙贝母 – 黄芩→百部	1
23	甘草 – 白前 – 杏仁 – 浙贝母→百部	1
24	白前 – 竹茹 – 杏仁 – 浙贝母→百部	1

续表

序号	规则	置信度
25	白前 – 杏仁 – 黄芩 – 紫菀→百部	1
26	甘草 – 白前 – 杏仁 – 紫菀→百部	1
27	白前 – 竹茹 – 杏仁 – 紫菀→百部	1
28	甘草 – 白前 – 竹茹 – 杏仁→百部	1
29	白前 – 浙贝母 – 黄芩 – 紫菀→百部	1
30	甘草 – 白前 – 浙贝母 – 紫菀→百部	1
31	白前 – 竹茹 – 浙贝母 – 紫菀→百部	1
32	甘草 – 白前 – 桔梗 – 浙贝母→百部	1
33	甘草 – 白前 – 竹茹 – 浙贝母→百部	1
34	甘草 – 白前 – 杏仁 – 浙贝母 – 紫菀→百部	1

3. 基于熵聚类的组方规律分析

①基于改进的互信息法的药物间关联度分析：根据处方数量，结合经验判断和不同参数提取数据的预读，设置相关度为 9，惩罚度为 3，进行聚类分析，得到方剂中两两药物之间的关联度，将关联系数 0.0340 以上的药对列表。结果见表 6-12。

表 6-12　基于改进的互信息法的药物间关联情况

序号	药对	关联系数	序号	药对	关联系数
1	生地黄 – 甘草	0.0532	14	竹茹 – 麦冬	0.0366
2	生地黄 – 金钱草	0.0460	15	竹茹 – 南沙参	0.0366
3	生地黄 – 天花粉	0.0430	16	竹茹 – 北沙参	0.0366
4	黄芩 – 白前	0.0419	17	生地黄 – 陈皮	0.0361
5	连翘 – 炒酸枣仁	0.0416	18	连翘 – 丹参	0.0357
6	麦冬 – 甘草	0.0410	19	竹茹 – 芦根	0.0356
7	竹茹 – 桑寄生	0.0396	20	金银花 – 制僵蚕	0.0354
8	竹茹 – 桑叶	0.0395	21	生地黄 – 桔梗	0.0353
9	连翘 – 茯苓	0.0393	22	川贝母 – 桔梗	0.0353
10	黄芩 – 桑枝	0.0389	23	麦冬 – 桑枝	0.0352
11	麦冬 – 玄参	0.0384	24	黄芩 – 玄参	0.0344
12	南沙参 – 覆盆子	0.0376	25	川贝母 – 五味子	0.0343
13	连翘 – 薄荷	0.0370	26	川贝母 – 百合	0.0343

②基于复杂系统熵聚类的药物核心组合分析：在以上药物间关联度分析的基础上，按照相关度与惩罚度相互约束原理，应用复杂系统熵聚类的层次聚类分析，演化出核心药物组合 3-4 味，具体见表 6-13。得到 10 个新处方，具体见表 6-14。

表 6-13　基于复杂系统熵聚类的治疗咳嗽的核心组合

序号	核心组合	序号	核心组合
1	竹茹 – 杏仁 – 紫菀	11	杏仁 – 紫菀 – 桑寄生
2	荆芥 – 桑叶 – 炒酸枣仁	12	桑叶 – 炒酸枣仁 – 首乌藤
3	荆芥 – 桔梗 – 丹参	13	荆芥 – 连翘 – 金银花 – 桔梗 – 芦根
4	连翘 – 枳壳 – 清半夏	14	连翘 – 金银花 – 清半夏
5	紫菀 – 黄芩 – 桑寄生	15	竹茹 – 紫菀 – 黄芩 – 枇杷叶
6	防风 – 薏苡仁 – 炒牛蒡子	16	防风 – 紫苏叶 – 炒牛蒡子
7	赤芍 – 甘草 – 白前	17	赤芍 – 白前 – 鱼腥草
8	生谷芽 – 鸡内金 – 金钱草	18	鸡内金 – 生麦芽 – 覆盆子
9	砂仁 – 佛手 – 白豆蔻	19	砂仁 – 佛手 – 炒神曲 – 紫苏梗
10	玄参 – 陈皮 – 南沙参	20	化橘红 – 地骨皮 – 陈皮

表 6-14　基于复杂系统熵聚类的候选新处方

序列号	候选新处方
1	竹茹 – 杏仁 – 紫菀 – 桑寄生
2	荆芥 – 桑叶 – 炒酸枣仁 – 首乌藤
3	荆芥 – 桔梗 – 丹参 – 连翘 – 金银花 – 芦根
4	连翘 – 枳壳 – 清半夏 – 金银花
5	紫菀 – 黄芩 – 桑寄生 – 竹茹 – 枇杷叶
6	防风 – 薏苡仁 – 炒牛蒡子 – 紫苏叶
7	赤芍 – 甘草 – 白前 – 鱼腥草
8	生谷芽 – 鸡内金 – 金钱草 – 生麦芽 – 覆盆子
9	砂仁 – 佛手 – 白豆蔻 – 炒神曲 – 紫苏梗
10	玄参 – 陈皮 – 南沙参 – 化橘红 – 地骨皮

（三）讨论

本研究运用关联规则和聚类算法分析颜正华教授治疗咳嗽的用药经验。研究结果较好地验证了颜正华教授诊疗咳嗽的经验。颜教授认为，咳嗽是由六淫外邪侵袭肺系，或者脏腑功能失调，内伤及肺，肺失宣肃，肺气上逆所致，主要分为外感和内伤两类，外感咳嗽多为新病，属邪实，以宣肺散邪为主，内伤咳嗽多宿病，常反复发作，多属邪实正虚，治当祛邪扶正标本兼治。既往医案研究表明，颜教授治疗咳嗽常从风寒咳嗽、风热咳嗽、燥热咳嗽、痰热郁肺、肝火犯肺、肺阴亏耗、肺肾阴虚等方面综合考量，辨证论治。本研究显示常用药物以疏散风热、清肺止咳者为主。如单味药出现频次最高者为浙贝母，其味苦，性寒，归肺、心经，功能清热散结、化痰止咳，用于风热、痰热咳嗽及瘰疬、瘿瘤、疮痈、肺痈等。杏仁亦为出现频次较高的药物，味苦，性微温，有小毒，归肺、大肠经，功能止咳平喘、润肠通便，既善降肺气，又可宣肺气而达止咳平喘之效，为治咳喘要药。又如紫菀，味苦、甘，性微温，归肺经，长于润肺下气、化痰止咳，凡咳嗽痰多，无论新久，寒热虚实，皆可应用。再如甘草，味甘，性平，归心、肺、脾、胃经，功能益气补中、清热解毒、祛痰止咳、缓急止痛、调和药性，药力缓和，治疗咳喘证，无论寒热虚实、有痰无痰均可随证配伍选用。另如陈皮，味辛、苦，微温，归脾、肺经，功能理气健脾、燥湿化痰，治寒痰咳嗽、痰多清稀者，可配伍甘草、杏仁等。

同时，本研究较好的验证了颜老经验方的临床应用。如颜老治疗咳嗽喜用止嗽散加减，笔者曾多次在门诊和颜老家中聆听颜老讲解止嗽散的应用技巧与心得。止嗽散中紫菀、百部、白前止咳化痰；桔梗、陈皮宣肺理气；荆芥祛风解表；甘草调和诸药。七味相配，共奏止嗽化痰，宣肺解表之功。本研究所得置信度为 1 的关联规则中有多个止嗽散相关规则，如"甘草，白前，紫菀→百部""白前，桔梗→百部""甘草，白前→百部""甘草，白前，桔梗→百部"等。这较好的验证了既往医案挖掘所得规律和结果。

再者，本研究所得候选方剂与核心组合对临床用药具有指导意义，如候选处方"荆芥–桔梗–丹参–连翘–金银花–芦根"药物组成合理，配伍得当，其中荆芥、金银花、连翘均有解表之功，连翘、金银花、芦根均有清热之效，桔梗宣肺化痰，丹参凉血祛瘀，六药合用，适宜于外感风热束肺，肺气不宣，兼有内热者。又如候选处方"玄参–陈皮–南沙参–化橘红–地骨皮"中，陈皮、化橘红长于燥湿祛痰、理气调中，玄参、南沙参、地骨皮均能养阴生津，润肺除燥，五药合用共奏燥湿祛痰、润肺生津止咳之效。

综上所述，本研究基于中医传承辅助系统平台开展颜正华教授用药规律数据挖掘研究，获得了既往传统医案整理和统计学研究未获得的新知识、新信息，为颜正华教授咳嗽治验的深入挖掘和传承提供了参考。

四、基于数据挖掘的国医大师颜正华治疗心系病证用药规律研究

颜正华教授是国医大师，首都国医名师，北京中医药大学终身教授，当代孟河医派的杰出代表，擅长多种内科杂病的诊疗，治验甚众。本研究收集、整理颜正华教授治疗心系病证处方，应用关联规则 apriori 算法和复杂系统熵聚类等无监督数据挖掘方法，分析处方中药物的使用频次及药物之间的关联规则、处方规律，探讨颜正华教授治疗心系病证的用药经验，希冀为阐明颜正华教授心系病证用药思想提供参考。

（一）资料与方法

1. 处方来源与筛选

本研究以颜正华教授在北京中医药大学国医堂出诊处方为主要来源进行筛选，以《中医内科学》教材心系病证的主要症状为判断标准，共筛选出心系病证处方 305 首。

2. 分析软件

"中医传承辅助平台系统（V2.0.1）"软件，由中国中医科学院中药研究所提供。

3. 处方的录入与核对

将上述筛选出的处方录入"中医传承辅助平台系统（V2.0.1）"中，录入完成后，由双人负责数据的审核，以确保数据的准确性。通过"中医传承辅助平台系统（V2.0.1）"软件"数据分析系统"中的"处方分析"功能，对所选择数据进行用药规律的挖掘。

4. 数据分析

①频次统计分析：将心系病证处方中的所有药物的使用频次按从高到低的顺序排序，并将"频次统计"结果导出。

②组方规律分析：在支持度 20%，置信度 0.9 条件下，开展关联规则分析，导出关联规则网络图，并将置信度为 1 的规则列表呈现。

③新方分析：首先进行聚类分析（核心算法包括改进的互信息法、复杂系统熵聚类），在聚类分析前，先选择合适的相关度和惩罚度，然后点击"提取组合"按钮，发现新组方（基本算法是无监督的熵层次的聚类）。

（二）结果

1. 用药频次

对颜正华教授 305 首心系病证处方中的药物频次进行统计，使用频次在 50 以上的有 28 味药，使用频次的前三位分别是丹参、炒酸枣仁、首乌藤，具体见表 6-15。

表 6-15 处方中使用频次 50 以上的药物情况表

序号	中药名称	频次	序号	中药名称	频次
1	丹参	233	15	薤白	73
2	炒酸枣仁	206	16	麦冬	73
3	首乌藤	203	17	枳壳	68
4	牡蛎	172	18	香附	67
5	茯苓	170	19	降香	64
6	龙骨	166	20	川芎	60
7	赤芍	149	21	郁金	60
8	远志	144	22	葛根	57
9	陈皮	100	23	桑寄生	57
10	白芍	91	24	佛手	57
11	瓜蒌	91	25	柏子仁	55
12	黄芪	91	26	党参	53
13	珍珠母	84	27	牛膝	50
14	当归	79	28	红花	50

2. 基于关联规则的组方规律分析

按药物组合出现的频次将药对由高到低排序，前三位分别是"牡蛎-龙骨"，"首乌藤-炒酸枣仁"，"丹参-炒酸枣仁"。具体见表 6-16。对所得出的药对进行用药规则分析，结果见表 6-17，关联规则网络图见图 6-2。

表 6-16 心系病证处方中药物组合频次表

序号	药物组合	频次	序号	药物组合	频次
1	牡蛎-龙骨	165	15	茯苓-炒酸枣仁	123

序号	药物组合	频次	序号	药物组合	频次
2	首乌藤 – 炒酸枣仁	163	16	丹参 – 龙骨	120
3	丹参 – 炒酸枣仁	156	17	丹参 – 牡蛎 – 龙骨	120
4	丹参 – 首乌藤	155	18	远志 – 炒酸枣仁	118
5	牡蛎 – 首乌藤	147	19	牡蛎 – 首乌藤 – 炒酸枣仁	117
6	首乌藤 – 龙骨	143	20	茯苓 – 首乌藤	114
7	牡蛎 – 首乌藤 – 龙骨	143	21	首乌藤 – 龙骨 – 炒酸枣仁	113
8	丹参 – 赤芍	135	22	牡蛎 – 首乌藤 – 龙骨 – 炒酸枣仁	113
9	牡蛎 – 炒酸枣仁	131	23	丹参 – 远志	112
10	龙骨 – 炒酸枣仁	127	24	远志 – 首乌藤	109
11	牡蛎 – 龙骨 – 炒酸枣仁	127	25	丹参 – 牡蛎 – 首乌藤	108
12	丹参 – 首乌藤 – 炒酸枣仁	126	26	丹参 – 首乌藤 – 龙骨	105
13	丹参 – 牡蛎	125	27	丹参 – 牡蛎 – 首乌藤 – 龙骨	105
14	丹参 – 茯苓	125			

表 6-17　心系病证处方中药物组合关联规则（置信度 =1）

序号	规则	置信度
1	降香→丹参	1
2	薤白→丹参	1
3	龙骨→牡蛎	1
4	丹参 – 龙骨→牡蛎	1
5	薤白 – 瓜蒌→丹参	1
6	首乌藤 – 龙骨→牡蛎	1
7	远志 – 龙骨→牡蛎	1
8	珍珠母 – 龙骨→牡蛎	1
9	茯苓 – 龙骨→牡蛎	1
10	龙骨 – 炒酸枣仁→牡蛎	1
11	赤芍 – 龙骨→牡蛎	1
12	丹参 – 首乌藤 – 龙骨→牡蛎	1
13	丹参 – 远志 – 龙骨→牡蛎	1
14	丹参 – 珍珠母 – 龙骨→牡蛎	1
15	丹参 – 牡蛎 – 珍珠母→龙骨	1
16	丹参 – 茯苓 – 龙骨→牡蛎	1
17	丹参 – 龙骨 – 炒酸枣仁→牡蛎	1
18	丹参 – 赤芍 – 龙骨→牡蛎	1

续表

序号	规则	置信度
19	远志 – 首乌藤 – 龙骨→牡蛎	1
20	珍珠母 – 首乌藤 – 龙骨→牡蛎	1
21	茯苓 – 首乌藤 – 龙骨→牡蛎	1
22	首乌藤 – 龙骨 – 炒酸枣仁→牡蛎	1
23	远志 – 茯苓 – 龙骨→牡蛎	1
24	远志 – 牡蛎 – 茯苓→龙骨	1
25	远志 – 龙骨 – 炒酸枣仁→牡蛎	1
26	茯苓 – 龙骨 – 炒酸枣仁→牡蛎	1
27	丹参 – 远志 – 首乌藤 – 龙骨→牡蛎	1
28	丹参 – 茯苓 – 首乌藤 – 龙骨→牡蛎	1
29	丹参 – 首乌藤 – 龙骨 – 炒酸枣仁→牡蛎	1
30	远志 – 茯苓 – 首乌藤 – 龙骨→牡蛎	1
31	远志 – 牡蛎 – 茯苓 – 首乌藤→龙骨	1
32	远志 – 首乌藤 – 龙骨 – 炒酸枣仁→牡蛎	1
33	茯苓 – 首乌藤 – 龙骨 – 炒酸枣仁→牡蛎	1

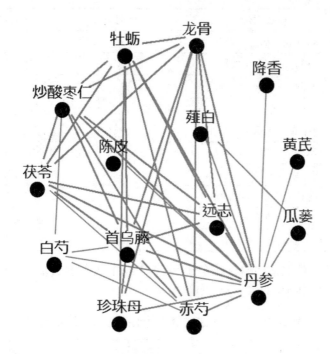

图 6-2　关联规则网络展示图（支持度 20%，置信度 0.9）

3. 基于熵聚类的组方规律分析

①基于改进的互信息法的药物间关联度分析：根据处方数量，结合经验判断和不同参数提取数据的预读，设置相关度为 7，惩罚度为 2，进行聚类分析，得到处方中两两药物

之间的关联度，将关联系数 0.03 以上的药对列表。结果见表 6-18。

表 6-18 基于改进的互信息法的药物间关联度分析

序号	药对	关联系数	序号	药对	关联系数
1	薤白 – 牡蛎	0.0642	11	瓜蒌 – 丹参	0.0339
2	川芎 – 葛根	0.0435	12	降香 – 大枣	0.0328
3	川芎 – 生山楂	0.0391	13	五味子 – 山茱萸	0.0325
4	薤白 – 大枣	0.0388	14	红花 – 首乌藤	0.0322
5	川芎 – 麦冬	0.0380	15	五味子 – 薤白	0.0316
6	红花 – 龙骨	0.0367	16	珍珠母 – 石菖蒲	0.0311
7	川芎 – 五味子	0.0353	17	川芎 – 大枣	0.0310
8	红花 – 生山楂	0.0351	18	红花 – 葛根	0.0309
9	瓜蒌 – 生地黄	0.0348	19	瓜蒌 – 龙骨	0.0308
10	瓜蒌 – 炒酸枣仁	0.0345	20	瓜蒌 – 牡蛎	0.0302

②基于复杂系统熵聚类的药物核心组合分析：将以上利用改进的互信息法分析出的药物间关联度分析结果为基础，按照相关度与惩罚度相互约束原理，基于复杂系统熵聚类的层次聚类分析，演化出核心药物组合 3–4 味，具体见表 6-19。

表 6-19 基于复杂系统熵聚类的治疗心系病证的核心组合

序号	核心组合	序号	核心组合
1	炒神曲 – 砂仁 – 陈皮	11	陈皮 – 青皮 – 乌药
2	枳壳 – 郁金 – 香附	12	郁金 – 香附 – 五味子
3	白菊花 – 天麻 – 白蒺藜	13	天麻 – 磁石 – 胆南星
4	川芎 – 红花 – 赤芍	14	丹参 – 生姜 – 赤芍
5	莲子心 – 珍珠母 – 牡蛎	15	佛手 – 降香 – 牡蛎
6	续断 – 桑寄生 – 牛膝	16	桑寄生 – 防风 – 秦艽
7	苦杏仁 – 浙贝母 – 百部	17	苦杏仁 – 浙贝母 – 瓜蒌皮
8	鱼腥草 – 车前子 – 制香附	18	鱼腥草 – 车前子 – 木蝴蝶
9	白茅根 – 蒲公英 – 滑石	19	蒲公英 – 滑石 – 连翘
10	珍珠母 – 首乌藤 – 柏子仁 – 龙骨	20	佛手 – 降香 – 龙骨 – 薤白

③基于无监督熵层次聚类的新处方分析：在以上核心组合提取的基础上，运用无监督熵层次聚类算法，得到 10 个新处方，具体见表 6-20。

表 6-20 基于熵层次聚类的治疗心系病证新处方

序号	候选新处方
1	炒神曲 – 砂仁 – 陈皮 – 青皮 – 乌药
2	枳壳 – 郁金 – 香附 – 五味子
3	白菊花 – 天麻 – 白蒺藜 – 磁石 – 胆南星
4	川芎 – 红花 – 赤芍 – 丹参 – 生姜

续表

序号	候选新处方
5	莲子心－珍珠母－牡蛎－佛手－降香
6	续断－桑寄生－牛膝－防风－秦艽
7	苦杏仁－浙贝母－百部－瓜蒌皮
8	鱼腥草－车前子－香附－木蝴蝶
9	白茅根－蒲公英－滑石－连翘
10	珍珠母－首乌藤－柏子仁－龙骨－佛手－降香－薤白

（三）讨论

本研究应用关联规则和熵聚类方法分析了颜正华教授治疗心系病证的用药经验。研究结果显示，颜教授治疗心系病证的常用药物有：丹参、炒酸枣仁、首乌藤、牡蛎、茯苓、龙骨、赤芍、远志、陈皮、白芍、瓜蒌、黄芪、珍珠母、当归、薤白、麦冬、枳壳、香附、降香、川芎等，这些药多具有活血化瘀、养心安神、镇惊定志、理气止痛等功效。常用的药物组合有：①牡蛎－龙骨；②首乌藤－炒酸枣仁；③丹参－炒酸枣仁；④丹参－首乌藤；⑤牡蛎－首乌藤等。基于熵层次聚类的治疗心系病证新处方主要有：①炒神曲－砂仁－陈皮－青皮－乌药；②枳壳－郁金－香附－五味子；③白菊花－天麻－白蒺藜－磁石－胆南星；④川芎－红花－赤芍－丹参－生姜；⑤莲子心－珍珠母－牡蛎－佛手－降香等。本研究高频次药物多具有活血化瘀、养心安神、镇惊定志、理气止痛等功效。如单味药出现频次最高的丹参，其味苦，性微寒，归心、心包、肝经，功能活血调经、祛瘀止痛、凉血消痈、除烦安神，用于血瘀心痛、心悸失眠等。又如炒酸枣仁亦为出现频率较高的药物，其味甘、酸，性平，归心、肝、胆经，功能养心益肝、安神、敛汗，用于心肝血虚所致的心悸失眠，为养心安神之要药。再如首乌藤味甘、性平，归心、肝经，功能养血安神、祛风通络，用于心神不宁、失眠多梦、血虚身痛等。以上研究结果为深入分析国医大师颜正华教授诊疗心系病证的用药经验提供了良好的数据实证，且与既往研究结果具有一致性。颜教授治疗心系病证经验丰富，如对于眩晕证属肝肾阴虚、肝阳上亢者，颜教授自拟经验方潜降汤，药物组成为地黄、白芍、生石决明、生牡蛎、茯苓、丹参、益母草、怀牛膝、夜交藤、白菊花，诸药合用，具有滋阴潜阳，平肝降逆之功，随证加减，屡获良效。再如，颜教授自拟防治老年冠心病的经验方剂填精补血化瘀方，药物组成为熟地黄、制首乌、黄精、枸杞子、当归、川芎、丹参、蜂蜜，具有补肾精、养心血、化瘀滞、通脉络之功。本研究同时显示，出现频次和置信度较高的药物组合均具有安神之功。如龙骨与牡蛎同用可增强镇惊安神之功效，首乌藤与炒酸枣仁同用可增强养心安神之功效，丹参与炒酸枣仁同用既能清心，又能养血，增强安神定志之功。基于熵层次聚类所得核心组合多较好地体现了药物临床效用的一致性和协同作用。如"白菊花－天麻－白蒺藜"组合中三者均具有平肝潜阳的功能，合用共奏平肝阳、降血压之功；又如"续断－桑寄生－牛膝"组合中三者均具有补肝肾、强筋骨作用，合用共奏益肝肾、强腰膝之效；再如"珍珠母－首乌藤－柏子仁－龙骨"，其中珍珠母、龙骨具有重镇安神作用，首乌藤、柏子仁具有养心安神之功，四药联用，安神定志效增。

综上所述，本研究应用数据挖掘方法对颜正华教授治疗心系病证的用药规律进行了较为深入的分析，并探索了名老中医经验研究新方法，研究结果从数据信息角度为颜正华教授心系病证诊疗经验的深入挖掘和传承提供了参考。

五、基于数据挖掘的国医大师颜正华含陈皮处方用药规律研究

颜正华教授是国医大师、首都国医名师，诊疗经验丰富。既往研究表明，陈皮为颜正华教授临床常用药物之一，其性温燥，长于燥湿化痰，理气调中，临床多用于湿阻中焦，湿痰咳嗽和脾胃气滞，脘腹胀满等病症。本研究收集、整理颜正华教授含陈皮处方1027首，进而基于中医传承辅助平台软件，应用数据挖掘方法，分析含陈皮处方的药物频次、核心组合与高置信度关联规则等，希冀为继承、发扬颜正华教授学术思想提供参考。

（一）资料来源于方法

1. 方剂收集

从颜正华教授在北京中医药大学国医堂出诊处方中收集整理含有陈皮的处方1027首。

2. 分析软件

本研究采用"中医传承辅助平台系统（V2.0.1）"软件为研究平台，软件由中国中医科学院中药研究所提供。

3. 处方的录入与核对

将上述筛选出的处方录入"中医传承辅助平台（V2.0.1）"中，录入完成后，由双人负责数据的审核，以确保数据的准确性。

4. 数据分析

通过"中医传承辅助平台（V2.0.1）"软件"统计报表系统"中的"方剂统计"功能以及"数据分析系统"中的"方剂分析"功能开展研究，主要研究包括药物频次统计和组方规律分析（包括关联规则分析、提取组合、网络化展示等）。

（二）结果

1. 中医疾病情况分析

1027首含有陈皮的处方共涉及46种中医疾病，其中频次高于10的疾病有22种，具体结果见表6-21。

表6-21　处方涉及中医疾病情况

序号	中医疾病名称	频次	序号	中医疾病名称	频次
1	胃痛	139	12	不寐	24
2	咳嗽	107	13	水肿	21
3	反酸	75	14	痹证	18
4	眩晕	69	15	腰痛	16
5	胸痹	59	16	虚劳	16
6	胁痛	58	17	厌食	15
7	泄泻	58	18	月经不调	15

续表

序号	中医疾病名称	频次	序号	中医疾病名称	频次
8	痞满	58	19	便秘	13
9	头痛	31	20	痰饮	13
10	腹痛	28	21	淋证	10
11	呃逆	28	22	心悸	10

2. 常用药物频次分析

在 1027 首处方中，出现频次高于 150 的共有 30 味药物，具体见表 6-22。

表 6-22 处方中出现频次前 30 位的药物情况

序号	中药名称	频次	序号	中药名称	频次
1	陈皮	1027	16	炒白术	205
2	茯苓	526	17	紫苏梗	203
3	赤芍	450	18	青皮	202
4	香附	409	19	旋覆花	198
5	白芍	391	20	炒枳壳	197
6	丹参	367	21	煅瓦楞子	194
7	枳壳	355	22	浙贝母	175
8	佛手	328	23	柴胡	172
9	砂仁	321	24	清半夏	170
10	炒酸枣仁	320	25	炒神曲	166
11	首乌藤	284	26	生薏苡仁	164
12	当归	259	27	郁金	159
13	甘草	245	28	竹茹	158
14	牡蛎	237	29	苦杏仁	153
15	龙骨	214	30	黄芩	152

3. 高频次药物组合与关联规则分析

用关联规则挖掘方法，在支持度 ≥ 20%，置信度 ≥ 0.9 的条件下开展研究，得到常用药物组合 28 个，其中 2 味药的组合有 21 个，3 味药的组合有 7 个，具体见表 6-23。关联规则如表 6-24。支持度分别为 10%、20%、30% 条件下的药物关联网络图见图 6-3。

表 6-23 处方中高频次药物组合情况（支持度 ≥ 20%，置信度 ≥ 0.9）

序号	药物组合	频次	序号	药物组合	频次
1	陈皮 – 茯苓	526	15	赤芍 – 香附	247
2	陈皮 – 赤芍	450	16	甘草 – 陈皮	245
3	陈皮 – 香附	409	17	牡蛎 – 陈皮	237
4	白芍 – 陈皮	391	18	丹参 – 赤芍	234
5	丹参 – 陈皮	365	19	丹参 – 赤芍 – 陈皮	234

续表

序号	药物组合	频次	序号	药物组合	频次
6	陈皮－枳壳	355	20	白芍－香附	223
7	佛手－陈皮	328	21	佛手－陈皮－香附	223
8	陈皮－砂仁	321	22	佛手－香附	223
9	陈皮－炒酸枣仁	320	23	白芍－陈皮－香附	223
10	白芍－赤芍	306	24	首乌藤－炒酸枣仁	223
11	白芍－赤芍－陈皮	306	25	陈皮－首乌藤－炒酸枣仁	223
12	陈皮－首乌藤	284	26	陈皮－龙骨	214
13	当归－陈皮	259	27	牡蛎－龙骨	214
14	赤芍－陈皮－香附	247	28	牡蛎－陈皮－龙骨	214

表6-24 处方关联规则分析（支持度≥20%，置信度≥0.9）

序号	规则	置信度	序号	规则	置信度
1	甘草→陈皮	1	14	砂仁→陈皮	1
2	白芍→陈皮	1	15	龙骨→牡蛎	1
3	当归→陈皮	1	16	白芍－香附→陈皮	1
4	茯苓→陈皮	1	17	白芍－赤芍→陈皮	1
5	香附→陈皮	1	18	赤芍－香附→陈皮	1
6	首乌藤→陈皮	1	19	佛手－香附→陈皮	1
7	炒酸枣仁→陈皮	1	20	首乌藤－炒酸枣仁→陈皮	1
8	丹参→陈皮	1	21	丹参－赤芍→陈皮	1
9	赤芍→陈皮	1	22	陈皮－龙骨→牡蛎	1
10	牡蛎→陈皮	1	23	牡蛎－龙骨→陈皮	1
11	枳壳→陈皮	1	24	龙骨→牡蛎－陈皮	1
12	龙骨→陈皮	1	25	牡蛎→龙骨	0.9029
13	佛手→陈皮	1	26	牡蛎－陈皮→龙骨	0.9029

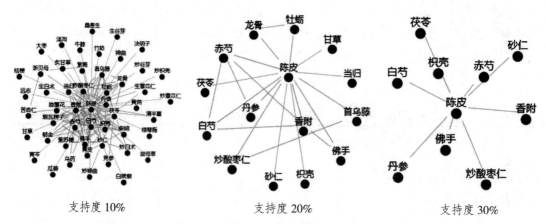

支持度10%　　　　　　　　支持度20%　　　　　　　　支持度30%

图6-3 含有陈皮常用药物组合网络

如图 6-3 所示，在支持度较低（10%）时，可全面展示药物的使用状况；在支持度不断上升（20%）时，可清晰展示药物的组方规律，陈皮常与补血活血、安神、理气、补气、利水渗湿几类药联用；当支持度上升到 30% 时，可明确得出理气类、活血类药物与陈皮的搭配频率最高，如枳壳、佛手、香附、砂仁、白芍、丹参等。

4. 含陈皮方剂核心药物组合深度分析

根据表 6-24 中所示高频次药物组合，选取其中频次最高的三个组合"陈皮-茯苓""陈皮-赤芍""陈皮-香附"进行深入分析，分别设置支持度为 20%、30%、40%，制作不同支持度条件下的药物组合网络图，详见图 6-4、图 6-5 和图 6-6。

（1）陈皮与利水渗湿药联用：如陈皮-茯苓

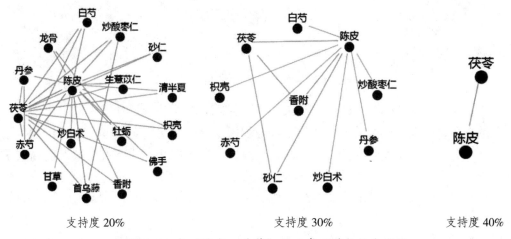

支持度 20%　　　　　　　支持度 30%　　　　　　　支持度 40%

图 6-4　含"陈皮-茯苓"处方常用药物组合网络

（2）陈皮与清热凉血药联用：陈皮-赤芍

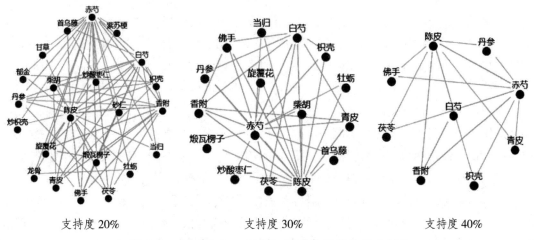

支持度 20%　　　　　　　支持度 30%　　　　　　　支持度 40%

图 6-5　含"陈皮-赤芍"处方常用药物组合网络

（3）陈皮与理气药联用：如陈皮－香附

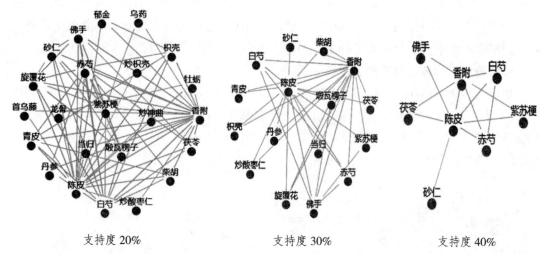

支持度 20%　　　　　　支持度 30%　　　　　　支持度 40%

图 6-6　含"陈皮－香附"处方常用药物组合网络

在图 6-4、图 6-5 和图 6-6 中，自左向右观察发现，当支持度为 20% 时，显示出的药物数量较多，可以较全面的展示药物组合与配伍情况；当支持度为 30% 时，药物数量有所减少，只显示置信度和支持度更高的药物组合；当支持度上升至 40% 时，药物数量进一步减少，使用频率最高的核心组合明显的展示出来。如图所示，这三个药物组合"陈皮－茯苓""陈皮－赤芍""陈皮－香附"均多与理气、活血药物同用，如"陈皮－赤芍"组合多与丹参、白芍、佛手、青皮等同用，"陈皮－香附"组合多与白芍、赤芍、苏梗、佛手等同用。

（三）讨论

本研究应用数据挖掘关联规则方法对颜正华教授含陈皮处方的用药特点进行了分析。研究结果显示，处方涉及 46 种疾病，其中频次较高的包括胃痛、咳嗽、反酸、眩晕、胸痹、胁痛、泄泻、痞满、头痛、腹痛、呃逆等。研究同时表明，处方中频次较高的中药为理气类和活血化瘀类药物，如枳壳、佛手、香附、砂仁、白芍、丹参等。同时，本研究从不同支持度，多层次对药物组合进行了研究，通过横向和纵向对比分析药物之间的规律，既能体现各药物组合之间的个性特征，又能反映不同组合共性的核心药物，为发现和总结规律提供了一种良好的方法。如陈皮－香附组合分析中，在支持度 40% 条件下，核心配伍药物包括苏梗、赤芍、白芍、佛手、茯苓、砂仁等，其中苏梗、佛手均为颜正华教授治疗肝胃气滞常用药物，赤芍－白芍是颜正华教授治疗气滞兼血瘀病证时的常用组合，对气滞日久，而生血瘀者适用，茯苓补气健脾，使脾运而气行，砂仁化湿行气，适用于气滞兼湿阻者，诸药合用，健脾益气行滞，活血化瘀化湿，组合精巧合法。另如陈皮－赤芍组合分析中，在支持度 40% 条件下，核心配伍药物包括白芍、佛手、茯苓、枳壳、香附、丹参等。其药物功能特点与陈皮、香附组合分析结果基本一致。

本研究显示，处方涉及最多的疾病包括胃痛、咳嗽和反酸等。从疾病概念和病因病机分析，胃痛是由于胃气阻滞，胃络瘀阻，胃失所养，不通则痛导致的以上腹胃脘部发生疼痛为主症的一种脾胃肠病证；咳嗽是肺气不宣、痰湿壅滞等原因引起的，以气逆而咳为主症的一类病证；反酸是指胃内容物经食管反流达口咽部，口腔感觉到出现酸性物质。胃痛、咳嗽与反酸虽概念有所区别，但病机有共性之处，如胃痛、咳嗽、反酸的发生均与气机不畅有密切关联，且胃痛、反酸临床中常同时出现。陈皮长于理气健脾、燥湿化痰，为脾胃病和外感病的常用药物。颜老谙熟药性，知药善用，充分利用陈皮调理气机，舒畅肺胃的特点灵活应用，这充分体现出颜老的"整体观"及"异病同治"思想。

综上所述，本研究基于中医传承辅助平台对国医大师颜正华教授含陈皮处方用药规律进行了挖掘研究，展示并比较分析了不同支持度条件下的药物组合特点，并在此基础上对治疗不同疾病的用药规律和特点进行了分析，获得了既往传统研究未发现的新知识、新信息，为颜正华教授用药规律的深入挖掘和传承提供了参考。

六、基于数据挖掘的国医大师颜正华含香附处方用药规律研究

颜正华教授是国医大师、首都国医名师，治验甚重，擅长内科多种病症的诊疗。既往研究表明，香附是颜正华教授处方中的常用药物之一。香附始载于《名医别录》，为莎草科植物莎草的干燥根茎，性平，微苦，微甘，具有疏肝理气、调经止痛作用，临床应用于肝郁气滞胁痛、月经不调、痛经等病症。本研究收集、整理颜正华教授含香附处方 649 首，进而应用关联规则等数据挖掘方法，分析含香附处方的药物频次、核心组合与高置信度关联规则等，希冀为继承、发扬颜正华教授学术思想提供参考。

（一）资料来源与方法

1. 处方收集

从国家级名医传承工作室——颜正华名医工作室资料库遴选含有香附的处方 649 首。处方共涉及 30 种中医疾病，其中频次较高的包括胃痛（121 次）、反酸（62 次）、胁痛（56 次）、痞满（45 次）、胸痹（42 次）、月经不调（40 次）、眩晕（37 次）、腹痛（31 次）、不寐（24 次）、咳嗽（21 次）等。

2. 分析软件

本研究采用"中医传承辅助平台系统（V2.0.1）"软件为研究平台，软件由中国中医科学院中药研究所提供。

3. 处方的录入与核对

将上述筛选出的处方录入"中医传承辅助平台（V2.0.1）"中，录入完成后，由双人负责数据的审核，以确保数据的准确性。

4. 数据分析

通过"中医传承辅助平台（V2.0.1）"软件"数据分析系统"内嵌入的"处方分析"功能开展研究，主要使用的分析功能包括药物频次统计、关联规则分析、网络化展示等结果。

（二）结果

1. 常用药物频次分析

在 649 首处方中，出现频次较高的药物除香附外，包括陈皮、赤芍、白芍、丹参、佛

手等，频次 100 次以上的药物共 28 味，具体结果见表 6-25。

表 6-25 含香附处方中高频次药物情况

序号	中药名称	频次	序号	中药名称	频次
1	香附	649	15	郁金	187
2	陈皮	431	16	首乌藤	185
3	赤芍	422	17	煅瓦楞子	183
4	白芍	348	18	益母草	166
5	丹参	305	19	牡蛎	159
6	佛手	266	20	青皮	150
7	茯苓	262	21	乌药	148
8	当归	250	22	龙骨	143
9	枳壳	226	23	甘草	129
10	炒酸枣仁	211	24	炒枳壳	115
11	砂仁	198	25	茺蔚子	107
12	柴胡	198	26	川芎	105
13	紫苏梗	195	27	决明子	103
14	旋覆花	188	28	炒神曲	101

2. 高频次药物组合与关联规则分析

在 649 首处方中，出现频次 150 次以上的有 60 个配伍组合，具体见表 6-26。应用关联规则方法，在支持度 ≥ 20%，置信度 ≥ 0.97 的条件下开展研究，得关联规则 30 条，具体见表 6-27。

表 6-26 含香附处方高频次药物组合

序号	药物组合	频次	序号	药物组合	频次
1	陈皮 – 香附	409	31	香附 – 煅瓦楞子	174
2	赤芍 – 香附	407	32	陈皮 – 香附 – 紫苏梗	174
3	白芍 – 香附	333	33	陈皮 – 砂仁	172
4	丹参 – 香附	292	34	当归 – 赤芍	171
5	白芍 – 赤芍	287	35	白芍 – 当归	170
6	白芍 – 赤芍 – 香附	277	36	白芍 – 佛手	168
7	赤芍 – 陈皮	253	37	当归 – 赤芍 – 香附	167
8	茯苓 – 香附	251	38	赤芍 – 佛手	165
9	佛手 – 香附	251	39	陈皮 – 旋覆花	164
10	赤芍 – 陈皮 – 香附	247	40	白芍 – 佛手 – 香附	164
11	当归 – 香附	239	41	丹参 – 陈皮	163
12	佛手 – 陈皮	237	42	白芍 – 当归 – 香附	163

序号	药物组合	频次	序号	药物组合	频次
13	白芍 – 陈皮	230	43	陈皮 – 砂仁 – 香附	162
14	丹参 – 赤芍	223	44	陈皮 – 煅瓦楞子	161
15	白芍 – 陈皮 – 香附	223	45	赤芍 – 佛手 – 香附	161
16	佛手 – 陈皮 – 香附	223	46	陈皮 – 枳壳	160
17	枳壳 – 香附	220	47	香附 – 益母草	159
18	丹参 – 赤芍 – 香附	213	48	丹参 – 陈皮 – 香附	158
19	香附 – 炒酸枣仁	204	49	佛手 – 煅瓦楞子	157
20	陈皮 – 茯苓	197	50	陈皮 – 香附 – 旋覆花	157
21	香附 – 柴胡	196	51	陈皮 – 枳壳 – 香附	157
22	陈皮 – 茯苓 – 香附	189	52	丹参 – 白芍	155
23	白芍 – 赤芍 – 陈皮	187	53	赤芍 – 枳壳	155
24	陈皮 – 紫苏梗	185	54	旋覆花 – 煅瓦楞子	154
25	砂仁 – 香附	185	55	陈皮 – 香附 – 煅瓦楞子	154
26	香附 – 紫苏梗	184	56	赤芍 – 柴胡	153
27	郁金 – 香附	184	57	赤芍 – 枳壳 – 香附	152
28	白芍 – 赤芍 – 陈皮 – 香附	183	58	赤芍 – 香附 – 柴胡	152
29	香附 – 旋覆花	179	59	牡蛎 – 香附	151
30	香附 – 首乌藤	176	60	佛手 – 香附 – 煅瓦楞子	151

表 6-27 含香附处方关联规则分析（支持度 ≥ 20%，置信度 ≥ 0.97）

序号	规则	置信度
1	龙骨→牡蛎	1
2	香附 – 龙骨→牡蛎	1
3	赤芍 – 柴胡→香附	0.9934
4	青皮→陈皮	0.9933
5	青皮 – 香附→陈皮	0.9931
6	白芍 – 柴胡→香附	0.9927
7	柴胡→香附	0.9898
8	赤芍 – 茯苓→香附	0.9863
9	赤芍 – 郁金→香附	0.9856
10	郁金 – 枳壳→香附	0.9856
11	陈皮 – 柴胡→香附	0.9847
12	郁金→香附	0.9839
13	陈皮 – 枳壳→香附	0.9812

续表

序号	规则	置信度
14	赤芍–枳壳→香附	0.9806
15	白芍–赤芍–佛手→香附	0.9787
16	白芍–赤芍–陈皮→香附	0.9786
17	赤芍–炒酸枣仁→香附	0.9772
18	当归–赤芍→香附	0.9766
19	赤芍–陈皮→香附	0.9762
20	白芍–佛手→香附	0.9761
21	赤芍–佛手→香附	0.9757
22	枳壳→香附	0.9734
23	青皮→香附	0.9733
24	陈皮–青皮→香附	0.9731
25	白芍–佛手–陈皮→香附	0.9724
26	赤芍–佛手–陈皮→香附	0.9716
27	佛手–紫苏梗→陈皮	0.9712
28	白芍–旋覆花→香附	0.9708
29	陈皮–炒酸枣仁→香附	0.9703
30	白芍–煅瓦楞子→香附	0.9703

3. 核心药物组合深度分析

根据表6-26中所示高频次药物组合，选取其中频次较高且具代表性的三个组合"香附–陈皮""香附–赤芍""香附–白芍"进行深入分析，分别设置支持度为20%、30%、40%，制作不同支持度条件下的药物组合网络图，详见图6-7、图6-8和图6-9。

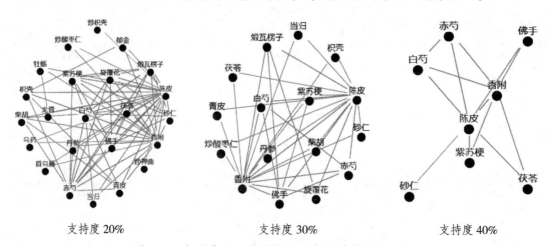

支持度 20%　　　　　　支持度 30%　　　　　　支持度 40%

图6-7　含"香附–陈皮"处方核心药物组合网络

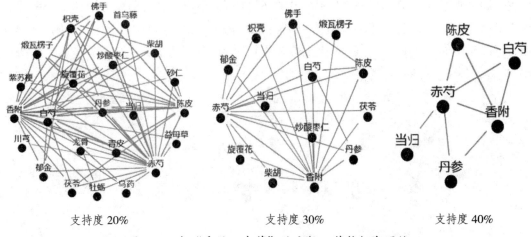

支持度 20%　　　　　　　　支持度 30%　　　　　　　　支持度 40%

图 6-8　含"香附－赤芍"处方核心药物组合网络

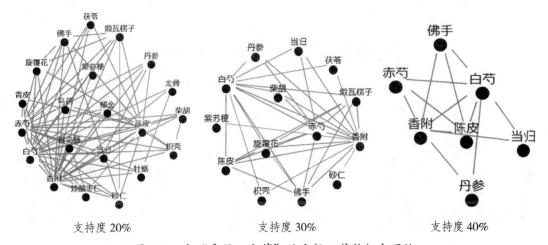

支持度 20%　　　　　　　　支持度 30%　　　　　　　　支持度 40%

图 6-9　含"香附－白芍"处方核心药物组合网络

在图 6-7、图 6-8 和图 6-9 中，从左至右横向来看，当支持度为 20% 时，显示出的药物数量较多，可以较全面的显示出药物组合的临床使用情况；当支持度为 30% 时，药物数量有所减少，只显示置信度和支持度更高的药物组合；当支持度上升至 40% 时，使用频率最高的核心组合明显的展示出来。将图 6-7、图 6-8 和图 6-9 中支持度 40% 条件下的网络图进行比较可见，图 6-7 与图 6-8 共有药物包括"香附、陈皮、白芍、赤芍"四味药物，与图 6-8 比，图 6-7 多出"紫苏梗、佛手、砂仁、茯苓"四味药物，其中紫苏梗、佛手、砂仁均具有理气作用，这与"香附－陈皮"配伍之疏肝、调中、理气的主旨相符合。图 6-8 与图 6-9 共有药物包括"香附、陈皮、白芍、赤芍、丹参、当归"六味药物，其中丹参、当归、赤芍、白芍均具有活血之功，与理气药配伍，以助气行血行，通则不痛，这与香附长于调经止痛的功效特点相吻合。

4. 主治疾病的用药规律分析

选取频次最高的两种疾病"胃痛"和"反酸"进行分析，分别设置支持度为 30%、40%、50%，置信度≥ 0.9，制作不同支持度条件下的药物组合网络图，详见图 6-10、图 6-11。由图 6-10 可以看出，含香附处方治疗胃痛用药的核心组合为香附－佛手－砂仁－

陈皮－煅瓦楞子－赤芍－当归－白芍。由图6–11可以看出，含香附处方治疗反酸用药的核心组合为香附－白芍－赤芍－旋覆花－煅瓦楞子－陈皮－黄连－佛手。其中"香附、白芍、赤芍、煅瓦楞子、陈皮、佛手"六味药物为两个组合的共有药物。

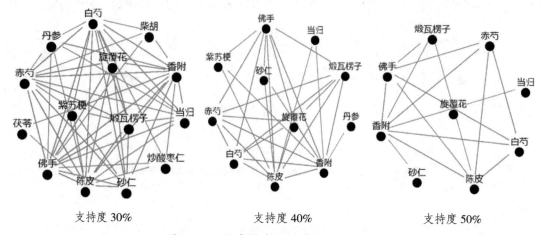

图6–10　治疗胃痛核心药物组合网络

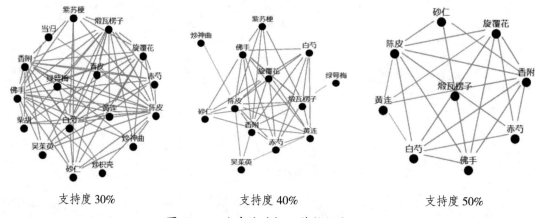

图6–11　治疗反酸核心药物组合网络

（三）讨论

本研究应用数据挖掘关联规则方法对颜正华教授含香附处方的用药规律进行了分析。结果显示，高频次药物包括陈皮、赤芍、白芍、丹参、佛手等，高频次药物组合包括"陈皮－香附""赤芍－香附""白芍－香附"等，置信度≥0.97的关联规则包括"龙骨→牡蛎""香附，龙骨→牡蛎""赤芍，柴胡→香附""青皮→陈皮"等。在基础分析之后，本研究从不同支持度的层次进行对比分析，目的是提取出与香附有关的常用核心组合，这既能体现各药物组合之间的个性特征，又能反映出不同组合中香附药对共性的核心组合。结果显示，香附与理气药陈皮同用的处方和香附与理血药（白芍、赤芍）不同药物合用时，处方中的核心关联组合有较大变化，而香附－白芍组合处方的核心组合与香附－赤芍组合处方的核心组合在支持度40%条件下，几乎完全一致，均包括"香附、陈皮、白芍、赤芍、丹参、当归"六味药物，其中丹参、当归、赤芍、白芍均具有活血和（或）调经之功，这与香附长于调经止痛，治疗经闭痛经的临床特点相吻合。

本研究从治疗疾病的角度，选取胃痛、反酸为切入点展开探讨，从疾病概念和病因病机分析认为，胃痛的发生主要是由外邪犯胃、饮食伤胃、情志不畅和脾胃素虚等，导致胃气郁滞，胃失和降，不通则痛。反酸是指胃中酸水上泛，若随即咽下称为吞酸，若随即吐出者称为吐酸，可单独出现，但常与胃痛兼见。两病均为脾胃系常见病证，亦皆为颜老擅长之病证。结果显示，含香附处方治疗胃痛用药的核心组合为香附、佛手、砂仁、陈皮、煅瓦楞子、赤芍、当归、白芍等，其中香附、佛手、砂仁、陈皮均具有理气作用，赤芍、当归、白芍同用，活血止痛，诸药配伍，共奏理气活血止痛之功。治疗反酸用药的核心组合为香附 – 白芍 – 赤芍 – 旋覆花 – 煅瓦楞子 – 陈皮 – 黄连 – 佛手 – 吴茱萸。其中除常用理气活血之品，还包括煅瓦楞子、黄连、吴茱萸，以制酸止痛，诸药合用，以达理气制酸之效。

综上所述，本研究应用数据挖掘方法对国医大师颜正华教授含香附处方用药规律进行了挖掘研究，展示并比较分析了不同支持度条件下的药物组合特点，以及药物组合在治疗不同疾病下用药规律和特点，其中既有与原有病案研究相吻合之处，更有准确展示深层次规律之妙，为颜正华教授用药规律的深入挖掘和传承提供了参考。

七、基于数据挖掘的国医大师颜正华含龙骨处方用药规律研究

颜正华教授是国医大师、孟河学派杰出代表、我国著名中医药学家，临证诊疗经验丰富，对中药认识独到。笔者课题组之前的研究表明，龙骨为颜老临床常用药之一。龙骨始载于《神农本草经》，为古代大型哺乳类动物象类、三趾马类、犀类、鹿类、牛类等骨骼的化石。味甘、涩，性平。归心、肝、肾经。具有镇惊安神、平肝潜阳、收敛固涩之功，外用还可收湿止血、生肌敛疮。临床用于心悸易惊、失眠多梦、惊痫癫狂；肝阳上亢之头晕目眩；遗精、滑精、尿频、遗尿、崩漏、带下、自汗、盗汗、久泻久痢等滑脱诸证；外治湿疮痒疹、疮疡久溃不敛。本研究收集、整理颜正华教授含龙骨处方 587 首，利用关联规则 Apriori 算法，分析含龙骨处方的组方用药规律，希冀为探讨、继承颜正华教授临证经验和学术思想提供参考。

（一）资料与方法

1. 处方收集

从国医大师颜正华教授在北京中医药大学国医堂出诊处方中收集整理出含有龙骨的处方 587 首。587 首含有龙骨的处方涉及多种中医疾病，其中频次较高的包括不寐、眩晕、胃痛、胸痹等。

2. 分析软件

本研究采用中国中医科学院中药研究所提供的"中医传承辅助平台系统（V2.5）"软件进行数据管理和分析。

3. 处方的录入与核对

将上述筛选出的处方录入"中医传承辅助平台（V2.5）"中，录入完成后，由双人负责数据的审核，以确保数据的准确性。

4. 数据分析

利用"中医传承辅助平台（V2.5）"软件"统计报表系统"中的统计运算功能以及"数据分析系统"中嵌入的关联规则数据挖掘功能开展研究，主要包括药物频次统计、组方规律分析等，并实现网络化展示。

（二）结果

1. 常用药物频次分析

在 587 首处方中，出现频次较高的药物除龙骨外，还有牡蛎、炒酸枣仁、首乌藤、丹参、赤芍等，频次 90 次以上的药物详见表 6-28。

表 6-28　含龙骨处方中高频次药物情况（频次 ≥ 90）

序号	中药名称	频次	序号	中药名称	频次
1	龙骨	587	14	香附	140
2	牡蛎	561	15	牛膝	133
3	炒酸枣仁	459	16	枳壳	132
4	首乌藤	448	17	柏子仁	127
5	丹参	330	18	麦冬	125
6	赤芍	307	19	黄芪	116
7	白芍	284	20	决明子	115
8	茯苓	259	21	炒白术	98
9	陈皮	222	22	白菊花	94
10	远志	153	23	生地黄	93
11	当归	147	24	佛手	92
12	珍珠母	144	25	合欢皮	91
13	桑寄生	141	26	益母草	90

2. 高频次药物组合与关联规则分析

结果显示，处方中常用药物组合共 54 个，其中 2 味药的组合有 25 个，3 味药的组合 22 个，4 味药的组合 7 个，详见表 6-29。用关联规则 Apriori 算法，在支持度 ≥ 35%，置信度 ≥ 0.9 的条件下开展研究，所得结果中置信度 ≥ 0.99 的关联规则如表 6-30，常用药物网络图见图 6-12。

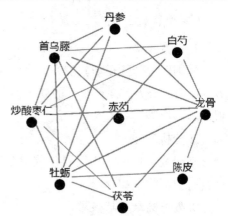

图 6-12　含龙骨处方常用药物组合网络
（支持度 ≥ 35%，置信度 =1）

表 6-29　含龙骨处方高频次药物组合分析

序号	药物组合	频次	序号	药物组合	频次
1	牡蛎 – 龙骨	560	28	茯苓 – 龙骨	248
2	牡蛎 – 炒酸枣仁	442	29	牡蛎 – 茯苓 – 龙骨	248
3	龙骨 – 炒酸枣仁	441	30	丹参 – 龙骨 – 炒酸枣仁	248
4	牡蛎 – 龙骨 – 炒酸枣仁	441	31	丹参 – 牡蛎 – 龙骨 – 炒酸枣仁	248
5	牡蛎 – 首乌藤	438	32	赤芍 – 炒酸枣仁	228
6	首乌藤 – 龙骨	438	33	白芍 – 赤芍	228
7	牡蛎 – 首乌藤 – 龙骨	438	34	赤芍 – 首乌藤	222
8	首乌藤 – 炒酸枣仁	377	35	赤芍 – 牡蛎 – 炒酸枣仁	220
9	牡蛎 – 首乌藤 – 炒酸枣仁	367	36	赤芍 – 龙骨 – 炒酸枣仁	219
10	首乌藤 – 龙骨 – 炒酸枣仁	367	37	赤芍 – 牡蛎 – 龙骨 – 炒酸枣仁	219
11	牡蛎 – 首乌藤 – 龙骨 – 炒酸枣仁	367	38	赤芍 – 牡蛎 – 首乌藤	218
12	丹参 – 牡蛎	323	39	赤芍 – 首乌藤 – 龙骨	218
13	丹参 – 龙骨	322	40	赤芍 – 牡蛎 – 首乌藤 – 龙骨	218
14	丹参 – 牡蛎 – 龙骨	322	41	白芍 – 赤芍 – 牡蛎	216
15	赤芍 – 牡蛎	295	42	白芍 – 赤芍 – 龙骨	215
16	赤芍 – 龙骨	294	43	白芍 – 赤芍 – 牡蛎 – 龙骨	215
17	赤芍 – 牡蛎 – 龙骨	294	44	牡蛎 – 陈皮	214
18	白芍 – 牡蛎	270	45	陈皮 – 龙骨	214
19	白芍 – 龙骨	269	46	牡蛎 – 陈皮 – 龙骨	214
20	白芍 – 牡蛎 – 龙骨	269	47	茯苓 – 首乌藤	213
21	丹参 – 炒酸枣仁	255	48	茯苓 – 炒酸枣仁	211
22	丹参 – 首乌藤	253	49	牡蛎 – 茯苓 – 首乌藤	209
23	丹参 – 牡蛎 – 首乌藤	251	50	茯苓 – 首乌藤 – 龙骨	209
24	丹参 – 首乌藤 – 龙骨	251	51	牡蛎 – 茯苓 – 首乌藤 – 龙骨	209
25	丹参 – 牡蛎 – 首乌藤 – 龙骨	251	52	白芍 – 炒酸枣仁	208
26	丹参 – 牡蛎 – 炒酸枣仁	249	53	白芍 – 首乌藤	206
27	牡蛎 – 茯苓	248	54	丹参 – 首乌藤 – 炒酸枣仁	206

表 6-30　含龙骨处方关联规则分析（支持度 ≥ 35%，置信度 =1）

序号	关联规则	置信度
1	龙骨→牡蛎	1
2	茯苓 – 龙骨→牡蛎	1
3	牡蛎 – 茯苓→龙骨	1
4	龙骨 – 炒酸枣仁→牡蛎	1

续表

序号	关联规则	置信度
5	丹参－龙骨→牡蛎	1
6	白芍－龙骨→牡蛎	1
7	赤芍－龙骨→牡蛎	1
8	陈皮－龙骨→牡蛎	1
9	牡蛎－陈皮→龙骨	1
10	首乌藤－龙骨→牡蛎	1
11	牡蛎－首乌藤→龙骨	1
12	茯苓－首乌藤－龙骨→牡蛎	1
13	牡蛎－茯苓－首乌藤→龙骨	1
14	丹参－龙骨－炒酸枣仁→牡蛎	1
15	赤芍－龙骨－炒酸枣仁→牡蛎	1
16	首乌藤－龙骨－炒酸枣仁→牡蛎	1
17	牡蛎－首乌藤－炒酸枣仁→龙骨	1
18	丹参－首乌藤－龙骨→牡蛎	1
19	丹参－牡蛎－首乌藤→龙骨	1
20	白芍－赤芍－龙骨→牡蛎	1
21	赤芍－首乌藤－龙骨→牡蛎	1
22	赤芍－牡蛎－首乌藤→龙骨	1

3. 含龙骨处方核心药物组合深度分析

　　根据表6-30中所示高频次药物组合，选取其中频次最高且具代表性的三个组合"龙骨－牡蛎""龙骨－炒酸枣仁""龙骨－丹参"进行深入分析，分别设置支持度为20%、30%、40%，制作不同支持度条件下的药物组合网络图，详见图6-13、图6-14和图6-15。

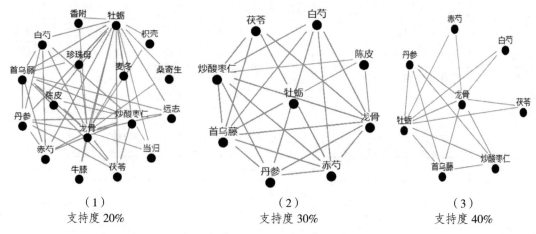

（1）
支持度20%

（2）
支持度30%

（3）
支持度40%

图6-13　含"龙骨－牡蛎"处方常用药物组合网络

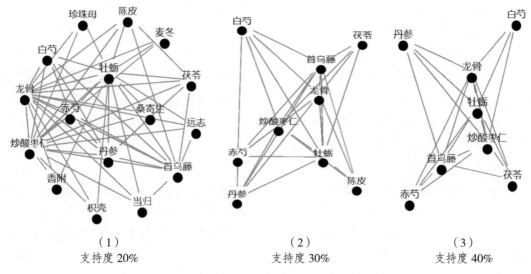

（1）
支持度 20%

（2）
支持度 30%

（3）
支持度 40%

图 6-14 含"龙骨 – 炒酸枣仁"处方常用药物组合网络

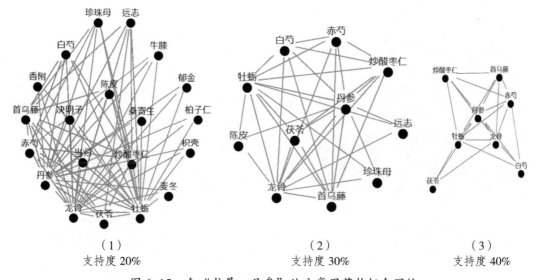

（1）
支持度 20%

（2）
支持度 30%

（3）
支持度 40%

图 6-15 含"龙骨 – 丹参"处方常用药物组合网络

在图 6-13、图 6-14 和图 6-15 中，从左至右横向来看，当支持度为 20% 时，显示出的药物数量较多，可以较全面的显示出药物组合的临床使用情况；随着支持度的升高，药物数量逐渐减少，当支持度上升至 40% 时，将使用频率最高的核心组合明显的展示出来。

从上至下纵向比较，当支持度为 30% 时，与图 6-14-（1）相比，图 6-13-（1）中多了"牛膝"一味药，图 6-15-（1）中多了"牛膝、郁金、柏子仁、决明子"四味药。分析可知，图 6-13 中"龙骨 – 牡蛎"的组合既可镇心安神，又可平肝潜阳，而牛膝可引血引火下行而止眩晕，三者组合为治疗肝阳上亢、头晕目眩之经典组合；而图 6-15"龙骨 – 丹参"组合中丹参性微寒，有活血祛瘀、凉血消痈、清心除烦之功，故图 6-15-（1）中增加活血祛瘀之牛膝、郁金，性寒清热之郁金、决明子，加柏子仁助丹参补心安神之功。当支持度为 40% 时，图 6-13-（3）、图 6-14-（3）和图 6-15-（3）显示的核心组合相同，均为"龙骨 – 牡蛎 – 首乌藤 – 炒酸枣仁 – 茯苓 – 白芍 – 赤芍 – 丹参"，该核心组合明显具有安神宁心之功。该结果体现了"龙骨－牡蛎""龙骨－炒酸枣仁""龙骨－丹参"三个药对均具有安神之功的共性特征。

4. 含龙骨处方主治疾病的用药规律分析

选取频次较高的两种疾病"不寐"和"眩晕"进行分析，分别设置支持度为30%、40%、50%，置信度≥0.9，制作不同支持度条件下的药物组合网络图，详见图6-16、图6-17。由图6-16可以看出，含龙骨处方治疗不寐用药的核心组合为"龙骨－牡蛎－珍珠母－首乌藤－炒酸枣仁－远志－丹参－茯苓"，该组合中诸药均有安神之效，在镇心、清心、养心兼顾的基础上，又遣炒酸枣仁养肝血而宁心，远志交通心肾而宁心，茯苓健脾而宁心，心肝脾肾同调。由图6-16可以看出，含龙骨处方治疗眩晕用药的核心组合为"天麻－牡蛎－龙骨－白芍－赤芍－丹参－首乌藤－炒酸枣仁－桑寄生－牛膝"。其中，天麻息风止痉；牡蛎、龙骨平肝潜阳又镇惊安神；白芍养血敛阴、平抑肝阳；赤芍清泻肝火、直折亢阳；桑寄生、牛膝补益肝肾、资水涵木；首乌藤、炒酸枣仁养心安神，丹参清热除烦，为防虚火上扰心神而设；又牛膝引火引血下行而止眩，赤芍、丹参活血祛瘀、补而不滞。诸药合用共奏益阴潜阳、止眩安神之功。

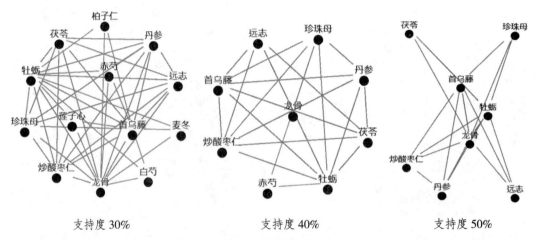

支持度30%　　　　　支持度40%　　　　　支持度50%

图6-16　治疗不寐常用药物组合网络

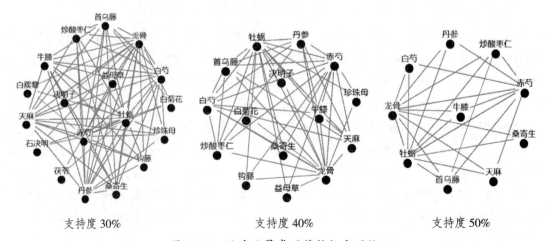

支持度30%　　　　　支持度40%　　　　　支持度50%

图6-17　治疗眩晕常用药物组合网络

（三）讨论

本研究应用数据挖掘关联规则方法对颜正华教授含龙骨处方的用药规律进行了分析。研究结果显示，龙骨常与具有宁心安神、平抑肝阳、滋阴养血、益气健脾、活血化瘀或清热凉血等功效的药物联用，如牡蛎、炒酸枣仁、首乌藤、白芍、茯苓、丹参、赤芍等。如表6-30和表6-31所示，高频药物组合统计和关联规则分析表明，"龙骨－牡蛎""龙骨－牡蛎－炒酸枣仁""龙骨－牡蛎－首乌藤""龙骨－牡蛎－茯苓""龙骨－牡蛎－丹参""龙骨－牡蛎－陈皮""龙骨－牡蛎－白芍－赤芍"等均为临床处方常用组合，均具有宁心安神、平肝潜阳之功。图6-11所得含龙骨处方常用药物组合为"龙骨－牡蛎－炒酸枣仁－首乌藤－茯苓－丹参－白芍－赤芍－陈皮"。其中，龙骨、牡蛎重镇安神，即"惊者平之"之法；首乌藤、炒酸枣仁养心安神，白芍养血敛阴，三者养血滋阴，即"虚者补之"之法；茯苓益气健脾、宁心安神，强气血生化之源；赤芍清热凉血、散瘀止痛，丹参活血化瘀、清心除烦安神，两者合用以防热扰心神，又可助养血滋阴之品祛瘀生新；陈皮理气健脾，补而不滞。该药物组合镇心、养心、清心合用，滋阴养血固其本，安神镇心治其标，标本兼顾，且补中兼清，补中寓行，心肝脾同治，共奏安神良效。

在基础分析之后，利用高频药物组合统计结果，选取3个有代表性的含龙骨的常用药对，从支持度的不同层次进行深度挖掘和对比分析。单味中药往往一药多效，而药对多由于协调作用而表现为某一或某几方面功效更加突出，以药对为切入点提取核心药物组合，所得结果更适应临床应用的实际。而且笔者以往的研究和本研究的分析，均表明此种方法既能体现各药物组合之间的个性特征，又能反映出不同组合中药对共性特征，如图6-12、图6-13和图6-14中，支持度为40%时，均获得具有安神之功的"龙骨－牡蛎－首乌藤－炒酸枣仁－茯苓－白芍－赤芍－丹参"核心药物组合网络。

进而以含龙骨处方主治疾病"不寐""眩晕"为切入点展开探讨，结果如图6-15和图6-16所示。对处方功效和配伍原则进行分析，可得图6-15所得处方具有安神宁心之功，镇心、清心、养心兼顾，心肝脾肾同调，组方法度清晰。同时，值得注意的是，颜正华教授在选取重镇安神药时，多用无毒或价廉可再生的龙骨、珍珠母、牡蛎，而不用有毒的朱砂等，这体现了颜正华教授对中药应用的全方面考量和对中药安全性的重视。图6-16所得处方经分析具有益阴潜阳、止眩安神之功，反映该核心组合的主治证候为肝阴不足、肝阳上亢型眩晕，这与颜正华教授的"眩晕疾病的发生多以阴虚阳亢者居多，治疗当以滋阴潜阳为要"的认识相符合。

综上所述，本研究以关联规则Apriori算法为主要数据挖掘方法对国医大师颜正华教授含龙骨处方的用药规律从单味药、药对、主治疾病等多个角度进行了较为深入的分析，获得了颜正华教授临床应用龙骨时的配伍经验和配伍规律。本研究的成果也表明以关键药物为线索的处方研究思路是以病证为线索的处方研究思路的有益补充。希冀本研究能够为名老中医经验传承研究的思路和方法提供一定参考。并希望这些研究结果获得更多临床推广和中药现代研究的深入分析。

八、基于数据挖掘的国医大师颜正华含甘草处方用药规律研究

颜正华教授是首届国医大师、首都国医名师，孟河医派当代杰出代表，诊疗经验丰富。本研究收集、整理颜正华教授含甘草处方823首（其中甘草593首，炙甘草230首），在构建处方数据库的基础上，应用关联规则 Apriori 算法为主的研究方法，分析含甘草处方中单味药物频次、药物组合频次、关联规则与核心药物组合等，希冀为继承、发扬颜正华教授学术思想与临床经验提供参考。

（一）资料来源与方法

1. 处方收集

从颜正华教授在北京中医药大学国医堂出诊处方中收集整理出含有甘草的处方823首，治疗疾病包括咳嗽、胃痛、感冒、泄泻等。

2. 分析软件

本研究以"中医传承辅助平台（V2.0.1）"为研究软件，由中国中医科学院中药研究所提供。

3. 处方的录入

将上述筛选出的处方录入"中医传承辅助平台（V2.0.1）"中，双人负责数据的审核。

4. 数据分析

以"中医传承辅助平台（V2.0.1）"软件中嵌入的关联规则 Apriori 算法为主的研究方法，分析含甘草处方中单味药物频次、药物组合频次、关联规则与核心药物组合等。

（二）结果

1. 常用药物频次分析

处方中，出现频次较高的药物除甘草外，包括陈皮、赤芍、茯苓、丹参、白芍等，频次前30位的药物详见表6-31。

表6-31　含甘草处方中高频次药物情况

序号	中药名称	频次	序号	中药名称	频次
1	甘草	593	16	大枣	183
2	陈皮	373	17	香附	176
3	赤芍	319	18	苦杏仁	171
4	茯苓	315	19	牡丹皮	170
5	丹参	248	20	党参	167
6	白芍	243	21	枳壳	162
7	炙甘草	230	22	砂仁	152
8	浙贝母	216	23	紫菀	136
9	连翘	216	24	蒲公英	134
10	金银花	214	25	牡蛎	133
11	炒酸枣仁	210	26	黄芩	129

序号	中药名称	频次	序号	中药名称	频次
12	当归	204	27	生薏苡仁	123
13	桔梗	195	28	土茯苓	121
14	首乌藤	190	29	鱼腥草	119
15	炒白术	188	30	龙骨	116

2. 高频次药物组合与关联规则分析

结果显示，处方中常用药物组合共 11 个，其中 2 味药的组合有 10 个，3 味药的组合 1 个，具体见表 6-32。用关联规则挖掘方法，在支持度 ≥ 20%，置信度 ≥ 0.9 的条件下开展研究，具体关联规则如表 6-33。

表 6-32 含甘草处方高频次药物组合（支持度 ≥ 20%，置信度 ≥ 0.9）

序号	药物组合	频次
1	甘草 - 赤芍	267
2	甘草 - 连翘	213
3	甘草 - 陈皮	245
4	甘草 - 金银花	211
5	甘草 - 桔梗	189
6	甘草 - 浙贝母	202
7	丹参 - 甘草	189
8	连翘 - 金银花	188
9	陈皮 - 茯苓	183
10	炙甘草 - 茯苓	168
11	甘草 - 连翘 - 金银花	185

表 6-33 含甘草处方关联规则分析（支持度 ≥ 20%，置信度 ≥ 0.9）

序号	规则	置信度
1	连翘→甘草	0.986111
2	金银花→甘草	0.985981
3	连翘 - 金银花→甘草	0.984043
4	桔梗→甘草	0.969231
5	浙贝母→甘草	0.935185

3. 含甘草处方核心药物组合深度分析

根据表 6-32 中所示高频次药物组合，选取其中频次最高且具代表性的三个组合"甘草 - 赤芍""甘草 - 连翘""甘草 - 陈皮"进行深入分析，分别设置支持度为 20%、30%、40%，制作不同支持度条件下的药物组合网络图，详见图 6-18、图 6-19 和图 6-20。

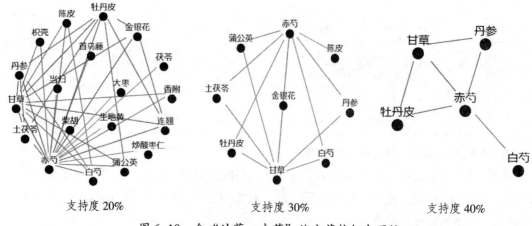

图 6-18 含"甘草－赤芍"处方药物组合网络

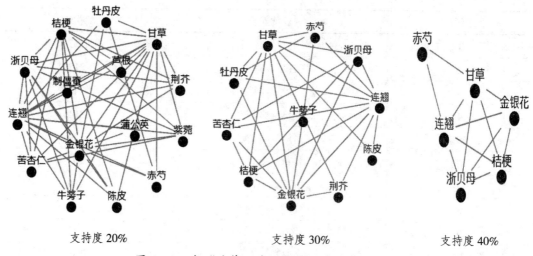

图 6-19 含"甘草－连翘"处方药物组合网络

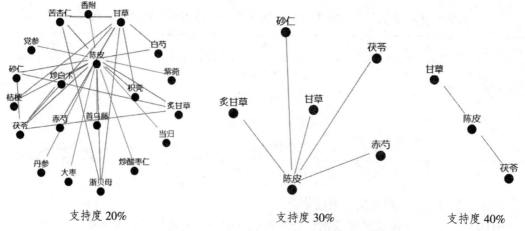

图 6-20 含"甘草－陈皮"处方药物组合网络

在图 6-18、图 6-19 和图 6-20 中，从上至下纵向比较，可清晰看出甘草一药多效的显著特点。如图 6-18，当支持度为 30% 时，甘草与赤芍、金银花、蒲公英、土茯苓、丹参、白芍、牡丹皮的组合关系密切，这些药物多具有清热解毒、凉血活血的作用，如赤芍、牡丹皮为清热凉血药，金银花、蒲公英、土茯苓为清热解毒药，丹参、白芍均可活血。如图 6-19，当支持度为 30% 时，可以清晰看出，甘草与金银花、桔梗、浙贝母、连翘、牡丹皮、赤芍关联密切，其中金银花、连翘为常用的清热解毒药，桔梗、浙贝母为清热化痰药。

4. 含甘草处方主治疾病的用药规律分析

含甘草处方用于咳嗽和胃痛等多种疾病，选择频次最高治疗的咳嗽和胃痛的处方进行分析，分别设置支持度为 30%、40%、50%，置信度 ≥ 0.9，制作不同支持度条件下的药物组合网络图，详见图 6-21、图 6-22。由图 6-21 可以看出，含甘草处方治疗咳嗽用药的核心组合为苦杏仁 – 浙贝母 – 紫菀 – 白前 – 百部 – 桔梗 – 陈皮等，这与《医学心悟》中止嗽散加减类似。由图 6-22 可以看出，含甘草处方治疗胃痛用药的核心组合为炙甘草 – 陈皮 – 香附 – 佛手 – 茯苓 – 砂仁，这与香砂养胃丸有一定相似度，其中陈皮、香附、佛手为理气药，茯苓为利水消肿之要药，砂仁为醒脾调胃要药。

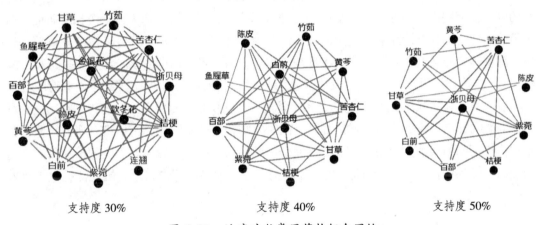

支持度 30%　　　　　　支持度 40%　　　　　　支持度 50%

图 6-21　治疗咳嗽常用药物组合网络

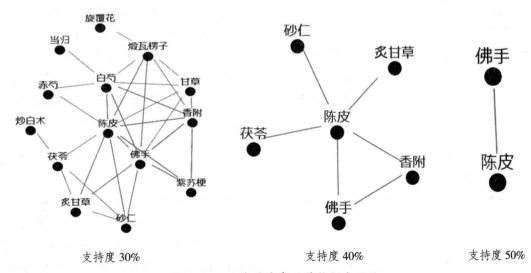

支持度 30%　　　　　　支持度 40%　　　　　　支持度 50%

图 6-22　治疗胃痛常用药物组合网络

（三）讨论

本研究应用数据挖掘关联规则方法对颜正华教授含甘草处方的用药规律进行了分析。结果显示，含甘草处方的临床应用广泛，治疗疾病包括咳嗽、胃痛、感冒、泄泻等；甘草常与理气、清热解毒、凉血活血、止咳、安神等几类药联用，如陈皮、赤芍、茯苓、丹参、白芍、浙贝母、连翘、炒酸枣仁、当归等。在基础分析之后，本研究从支持度的不同层次进行对比分析，目的是提取出与甘草有关的常用核心组合，此种方法既能体现各药物组合之间的个性特征，又能反映出不同组合中甘草药对共性的核心组合，通过横向与纵向和共性与个性对比分析药物之间的规律，结果显示，甘草在与赤芍、连翘、陈皮等不同药物合用时，处方中的核心关联组合有显著变化，这与其具有清热解毒、补脾益气、调和诸药等多项功效相符合。

从治疗疾病的角度，本研究选取咳嗽、胃痛为切入点展开探讨。从疾病概念和病因病机分析，咳嗽是指外感或内伤等因素，导致肺失宣肃，肺气上逆，冲击气道，发出咳声或伴咯痰为临床特征的一种病症。胃痛是由于胃气阻滞，胃络瘀阻，胃失所养，不通则痛导致的以上腹胃脘部发生疼痛为主症的一种脾胃肠病症，以上两病均为颜老擅长之病证。结果显示，含甘草处方治疗咳嗽用药的核心组合为苦杏仁－浙贝母－紫菀－白前－百部－桔梗－陈皮等，与《医学心悟》中止嗽散加减类似，治疗胃痛用药的核心组合为炙甘草－陈皮－香附－佛手－茯苓－砂仁，其中陈皮、香附、佛手为理气药，茯苓为利水消肿之要药，砂仁为"醒脾调胃要药"，诸药合用，常用于气滞所致之脘腹胀痛等脾胃不和诸症。可见，颜老临证擅于古方化裁，灵活加减。同时，结合前述不同药物配伍组合研究结果，甘草在治疗不同的疾病过程中，通过配伍完全不同的药物组合可以实现不同的治疗目的，这为中医"异病同治""同病异治"提供了数据支撑，为寻找药物临床配伍规律提供了有效方法。

九、基于数据挖掘的国家级名老中医治疗肿瘤用药规律研究

近年来，肿瘤发病率不断攀升，已成为威胁人类健康，影响生活质量的主要疾病之一。中医对于肿瘤的病因病机认知源远流长，综合历代医家对肿瘤发病机制的认识，可归纳为毒邪为主说、痰邪为主说、瘀血为主说、气郁学说、阳虚学说、正虚学说等。临床中，中医遵循辨证、辨病相结合的整体思路，在肿瘤的治疗中发挥着重要作用。本研究在收集国家级名老中医治疗肿瘤病处方的基础上，采用关联规则算法和复杂系统熵聚类方法，探讨名老中医治疗肿瘤的用药规律。

（一）资料与方法

1. 处方来源

以杨建宇、邢晓彤、魏素丽等编著的《国家级名老中医专科专病丛书——肿瘤病验案良方》（中原农民出版社，2010年）为处方遴选来源，书中国家级名老中医以国家中医药管理局遴选的第一、第二、第三、第四批全国名老中医药专家学术经验继承工作指导老师为依据，共筛选纳入研究处方234首，涉及患者118人，诊治次数221次，依据2010版中华人民共和国药典和全国中医药高等教育规划教材《中药学》，对处方中药物名称进行

规范统一。

2. 分析软件

"中医传承辅助系统（V2.0.1）"软件，由中国中医科学院中药研究所提供。

3. 处方的录入和核对

将上述处方录入"中医传承辅助系统（V2.0.1）"。录入完成后，由双人负责数据的审核，以确保数据的准确性。通过"中医传承辅助系统（V2.0.1）"软件"数据分析"模块中的"处方分析"功能，进行用药规律挖掘。

4. 数据分析

①频次统计分析：将肝病方剂中每味药的出现频次从大到小排序，并将"频次统计"结果导出。

②处方规律分析："支持度个数"（表示在所有药物中同时出现的次数）分别设为20，"置信度"设为0.8，按药物组合出现频次从大到小的顺序进行排序。

③新方分析：首先进行聚类分析（核心算法包括改进的互信息法、复杂系统熵聚类），在聚类分析前，先选择合适的相关度和惩罚度，然后点击"提取组合"按钮，发现新组方（基本算法是无监督的熵层次的聚类）。

（二）结果

1. 用药频次

处方中共涉及534味中药，其中使用频次高于30的有21味药，使用频次前五位分别是黄芪、半夏、茯苓、白花蛇舌草、生地黄。具体见表6-34。

表6-34　处方中使用频次30以上的药物情况表

序号	中药名称	频次	序号	中药名称	频次
1	黄芪	87	12	太子参	34
2	半夏	87	13	当归	34
3	茯苓	86	14	白芍	32
4	白花蛇舌草	68	15	夏枯草	32
5	生地黄	63	16	丹参	32
6	白术	57	17	麦冬	32
7	陈皮	56	18	赤芍	32
8	莪术	54	19	白术	31
9	党参	48	20	柴胡	31
10	甘草	47	21	桃仁	31
11	半枝莲	44			

2. 基于关联规则的组方规律分析

按照药物组合出现频次由高到低排序，前三位分别是"白术－茯苓"，"陈皮－茯苓"，"白术－党参"。具体见表6-35。分析所得的用药规则见表6-36，关联规则网络图见图6-23。

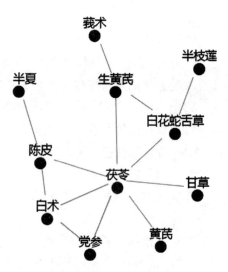

图6-23 关联规则网络展示图

（支持度20，置信度0.8）

表6-35 处方中高频次药物组合情况表

序号	药物组合	频次	序号	药物组合	频次
1	白术－茯苓	35	8	甘草－茯苓	21
2	陈皮－茯苓	35	9	莪术－黄芪	21
3	白术－党参	32	10	半夏－陈皮	21
4	茯苓－党参	31	11	白花蛇舌草－黄芪	21
5	茯苓－黄芪	29	12	白术－陈皮	20
6	半枝莲－白花蛇舌草	23	13	茯苓－白花蛇舌草	20
7	白术－茯苓－党参	22	14	茯苓－黄芪	20

表6-36 处方中药物组合关联规则

序号	规则	置信度
1	三棱→莪术	1
2	牡丹皮－桃仁→赤芍	1
3	全蝎→蜈蚣	0.9375
4	赤芍－牡丹皮→桃仁	0.9231
5	茯苓－枳壳→陈皮	0.9091
6	甘草－白术－黄芪→茯苓	0.9091
7	甘草－茯苓－白术→黄芪	0.9091
8	白术－黄芪→茯苓	0.8824
9	半夏－黄芪→陈皮	0.8750
10	甘草－黄芪→茯苓	0.8667

续表

序号	规则	置信度
11	赤芍 – 桃仁→牡丹皮	0.8571
12	半夏→甘草	0.8462
13	甘草 – 白术→茯苓	0.8462
14	甘草 – 白术→黄芪	0.8462
15	太子参 – 黄芪→茯苓	0.8462
16	穿山甲→莪术	0.8333
17	女贞子 – 党参→茯苓	0.8333
18	女贞子 – 茯苓→党参	0.8333
19	茯苓 – 柴胡→陈皮	0.8333
20	白花蛇舌草 – 白术→茯苓	0.8333
21	枸杞子 – 莪术→黄芪	0.8333
22	白术 – 陈皮 – 党参→茯苓	0.8333
23	厚朴→茯苓	0.8235
24	半夏→茯苓	0.8125
25	半夏→陈皮	0.8125
26	炒白术 – 黄芪→茯苓	0.8125
27	砂仁→茯苓	0.8000
28	白术 – 陈皮→茯苓	0.8000
29	莪术 – 党参→黄芪	0.8000

3. 基于熵聚类的组方规律分析

①基于改进的互信息法的药物间关联度分析：依据处方数量，结合经验判断和不同参数提取数据的预读，设置相关度为 8，惩罚度为 3，进行聚类分析，得到处方中两两药物间的关联度，将关联系数 0.0250 以上的药对列表，结果见表 6-37。

表 6-37　基于改进的互信息法的药物间关联度分析

药对	关联系数	药对	关联系数
茯苓 – 连翘	0.0285	蜈蚣 – 桑葚	0.0266
茯苓 – 黄芪	0.0278	黄芪 – 莪术	0.0265
茯苓 – 焦山楂	0.0277	白茅根 – 防己	0.0261
白术 – 露蜂房	0.0277	白茅根 – 地肤子	0.0261
白术 – 龙葵	0.0277	白术 – 干姜	0.0255
蜈蚣 – 没药	0.0274	厚朴 – 苍术	0.0254
仙灵脾 – 枸杞子	0.0268	仙灵脾 – 天冬	0.0252
白术 – 太子参	0.0268	焦山楂 – 白豆蔻	0.0251
仙灵脾 – 灵芝	0.0267		

②基于复杂系统熵聚类的药物核心组合分析：以改进的互信息法的药物间关联度分析结果为基础，按照相关度与惩罚度约束，基于复杂系统熵聚类，演化出 3-4 味药核心组合。具体见表 6-38。

表 6-38　基于复杂系统熵聚类的药物核心组合

序号	核心组合	序号	核心组合
1	白术 – 茯苓 – 大枣	13	茯苓 – 陈皮 – 半夏
2	白术 – 灵芝 – 大枣	14	白术 – 大枣 – 附子
3	重楼 – 沙参 – 皂角刺	15	海藻 – 昆布 – 皂角刺
4	蜈蚣 – 白僵蚕 – 䗪虫	16	蜈蚣 – 全蝎 – 钩藤 – 白僵蚕
5	泽泻 – 牡丹皮 – 山药	17	牡丹皮 – 防风 – 升麻
6	炙鸡内金 – 款冬花 – 鬼针草	18	炙鸡内金 – 款冬花 – 橘红
7	苦参 – 白僵蚕 – 炒麦芽	19	地龙 – 白僵蚕 – 炒麦芽
8	茜草根 – 制香附 – 藤梨根	20	海蛤壳 – 制香附 – 橘叶
9	生牡蛎 – 牛膝 – 白蒺藜	21	益母草 – 桑寄生 – 牛膝 – 龙骨
10	炒白术 – 黄芪 – 清半夏	22	黄芪 – 枸杞子 – 露蜂房
11	北沙参 – 麦门冬 – 木蝴蝶	23	北沙参 – 麦门冬 – 石斛
12	白术 – 茯苓 – 大枣	24	茯苓 – 陈皮 – 半夏

③基于无监督熵层次聚类的新处方分析：在以上核心组合提取的基础上，运用无监督熵层次聚类算法，得到 17 个新处方，具体见表 6-39。

表 6-39　基于熵层次聚类的新处方

序号	新方组合
1	白术 – 茯苓 – 大枣 – 陈皮 – 半夏
2	白术 – 灵芝 – 大枣 – 附子
3	重楼 – 沙参 – 皂角刺 – 海藻 – 昆布
4	蜈蚣 – 白僵蚕 – 䗪虫 – 全蝎 – 钩藤
5	泽泻 – 牡丹皮 – 山药 – 防风 – 升麻
6	炙鸡内金 – 款冬花 – 鬼针草 – 橘红
7	苦参 – 白僵蚕 – 炒麦芽 – 地龙
8	茜草根 – 制香附 – 藤梨根 – 海蛤壳 – 橘叶
9	生牡蛎 – 牛膝 – 白蒺藜 – 益母草 – 桑寄生 – 龙骨
10	炒白术 – 黄芪 – 清半夏 – 枸杞子 – 露蜂房
11	北沙参 – 麦门冬 – 木蝴蝶 – 石斛
12	玄参 – 连翘 – 栀子 – 桑白皮 – 冬瓜子
13	太子参 – 赤芍 – 党参 – 桃仁
14	山慈菇 – 枸杞子 – 天门冬 – 石见穿 – 南沙参 – 仙灵脾 – 肉苁蓉

序号	新方组合
15	海马 – 生晒参 – 蜣螂 – 龙虱
16	海马 – 急性子 – 蜣螂 – 龙虱
17	莪术 – 三棱 – 穿山甲 – 夏枯草 – 川续断

（三）讨论

本研究运用关联规则和聚类算法对国家级名老中医治疗肿瘤病的用药经验进行了较为深入的分析。研究显示，高频次药物包括黄芪、半夏、茯苓、白花蛇舌草、生地黄等；高频次药物组合包括"白术 – 茯苓"，"陈皮 – 茯苓"，"白术 – 党参"，"茯苓 – 党参"等；置信度为 1 的关联规则包括"三棱→莪术""牡丹皮，桃仁→赤芍"等；新处方包括"莪术 – 三棱 – 穿山甲 – 夏枯草 – 川续断""重楼 – 沙参 – 皂角刺 – 海藻 – 昆布"等。组方中频次较高药物大多具有补脾益气、清热解毒、活血化瘀等功效，这与经典理论的阐释具有较好的吻合度。

同时，本研究在支持度 20，置信度 0.8 条件下，所得关联规则网络图较好地展示了名老中医治疗肿瘤的思辨特点。具体而言，网络图中共包括 10 味药物，分别是党参、白术、茯苓、甘草、法半夏、陈皮、黄芪、莪术、白花蛇舌草、半枝莲。其中党参、白术、茯苓、甘草即补气健脾名方四君子汤，而法半夏、陈皮、茯苓、甘草即治疗痰湿证名方二陈汤，黄芪补中益气，莪术破血消癥，二者一补一消，攻守兼具。白花蛇舌草微苦、甘寒，归胃大肠、小肠经，功能清热解毒，利湿通淋，用治热毒所致诸症；半边莲具有清热解毒，利尿消肿功能，可用于痈肿疔疮，蛇虫咬伤，膨胀水肿，湿热黄疸，湿疹湿疮等；以上二药均为中医治疗肿瘤常用药。综上，基于关联规则网络图可见，名老中医治疗肿瘤立法以补中益气健脾、清热解毒消癥为主。

同时，本研究基于熵聚类方法挖掘出多个新处方，其中多数处方配伍精巧合法。如新处方"白术 – 茯苓 – 大枣 – 陈皮 – 半夏"中，陈皮、半夏均能燥湿化痰；白术、陈皮、茯苓均能健脾除湿，大枣补中益气，养血安神，诸药合用，共奏补气健脾祛湿之功，适用于肿瘤证属气虚兼痰湿内困者。再如新处方"重楼 – 沙参 – 皂角刺 – 海藻 – 昆布"中，重楼清热解毒，消肿止痛；沙参养阴清肺，益胃生津；皂角刺消肿排脓，祛风杀虫；海藻和昆布消痰软坚，利水消肿；诸药合用共达散结消癥，解毒消肿之功。

综上所述，本研究应用数据挖掘方法对名老中医治疗肿瘤病用药规律进行了深入研究，获得了既往医案分析较难获得的用药数据和信息。诚然，应用关联规则和聚类研究得到的组方规则、核心组合和新处方等还需进一步临床验证，数据挖掘方法亦有其局限性，需结合中医药理论与实践综合分析、评价，希望本研究为中医治疗肝病经验的提炼与升华提供参考。

十、基于数据挖掘和整合药理学的治疗溃疡性结肠炎中药组方规律及机制研究

溃疡性结肠炎（ulcerative colitis，UC）是现代多发病常见病，病变主要限于直肠、结

肠黏膜及黏膜下层，以溃疡为主，临床主要表现为腹痛、腹泻、脓血便、里急后重。溃疡性结肠炎以"泄泻""痢疾""肠澼""休息痢""久痢"等概念散见于中医典籍，经典名方虽然经过长期临床，但有效成分不明确，作用机制不清楚，如何进一步衍生新方仍是有待解决的问题。本研究运用"中医传承辅助系统（V2.5）"和中药整合药理学平台（TCM-IP，www.tcmip.cn），基于《中医方剂大辞典》提供的历代方剂，寻找经典名方用药规律、挖掘新方并进行潜在分子机制探索研究。

（一）资料来源与方法

1. 数据来源

①中药处方来源：本研究处方以《中医方剂大辞典》为来源进行筛选，评判标准参照《溃疡性结肠炎中医诊疗共识意见》以及《溃疡性结肠炎中西医结合诊疗共识》。将组方中明确有"泄泻""痢疾""肠澼""休息痢""久痢"的病症名称的，记载包含腹痛、腹泻、黏液、脓血便、里急后重等典型症状的处方纳入。对于无典型性症状且有痘疮、麻疹、妊娠产后、小儿等病因明确的组方进行排除。以评判标准中所记载的溃疡性结肠炎主要症状，共筛选出治疗溃疡性结肠炎处方257首，378味中药，并采用双人复核输入的方式录入"中医传承辅助系统"。

②化学成分来源：在整合药理学平台信息设定页面，以中医传承平台筛选出的新方和经典名方中药组成，建立化学成分库。

③候选靶标来源：在整合药理学平台的信息设定界面，以DRUGBANK提供的"ulcerative colitis"药物信息作为疾病或症状关键词进行检索，建立候选疾病靶标库。在中药靶标预测界面对所建立的化学成分库中的成分进行靶标预测，选取相似性分数大于0.9的成分预测靶标作为候选。

2. 方法

①"中医传承辅助系统"软件由中国中医科学院中药研究所中药新药设计课题组开发，该软件采用规则分析、改进的互信息法、复杂系统熵聚类、无监督的熵层次聚类等数据挖掘方法，集"数据录入–数据管理–数据查询–数据分析–网络可视化展示"为一体，可以有效实现病案、疾病、证候、中药、方剂、四诊等信息的管理、查询、综合分析等功能，可用于方剂组方规律分析及新药处方发现等领域。

②整合药理学平台以多学科边缘交叉、融合为基础，以大数据库为依托，采用人工智能、数据挖掘、网络计算科学等方法和技术，运用系统工程的方法，融合了"整体与局部""体内ADME过程与活性评价""体外与体内"等多层次、多环节的综合性网络药理学分析模式。

③蛋白质–蛋白质相互作用信息（PPI）通过TCMIP直接获得，该平台镶嵌了HAPPI、Reactome、OPHID、InAct、HPRD、MINT、DIP、PDZBase等数据库中蛋白质–蛋白质相互作用数据。

④TCMIP整合基因本体数据库GO和KEGG通路数据库资源，可直接提取靶标基因或蛋白质的分子功能（molecular function）、细胞内定位（sub cellular localization）及其所参与的生物学反应（biological process）和通路（pathway），并通过富集计算，针对中药方剂

的直接作用靶标，进行基因功能分析和通路分析，并将 P-Value 排名靠前的通路展示在结果中。

⑤ TCMIP 通过网络分析模块，针对中药方剂的潜在靶标与疾病靶标之间的蛋白质-蛋白质相互作用信息计算网络特征值，以"中心度（degree）"的 2 倍中位数为卡值，选取中药靶标-疾病基因互作网络的核心节点（hubs）；在此基础上，以"中心度（degree）""紧密中心度"和"节点中介中心度（Node-betweenness）"的中位数为卡值，选取同时满足 3 个卡值的节点为中药方剂的潜在靶标与疾病靶标之间的相互作用的关键靶标网络。通过对其候选靶标所参与的通路进行富集分析，进一步挖掘中药方剂治疗溃疡性结肠炎的关键靶标、成分以及中药，并构建可视化的"中药方剂-中药材-化学成分-核心靶标-关键通路-疾病关键病理环节"多层次网络关联图，明确其作用机制。

（二）结果

1. 用药频次统计

对《中医方剂大辞典》治疗溃疡性结肠炎的处方中的药物频次进行统计，使用频次高于 20 的有 23 味药，使用频次前 10 位的分别是甘草、黄连、木香、当归、陈皮、厚朴、干姜、白芍、槟榔、枳壳。溃疡性结肠炎病位在肠，又因肺和大肠相表里，可用归大肠经的药物，亦常配伍归肺经的药物，以达到表里同治的目的。溃疡性结肠炎病因病机为"脾虚为本，湿热为标"，溃疡性结肠炎便血患者需遵循急则治其标的止血原则，故应用药物归经也包括肝经。脾胃位于中焦，为后天之本，主运化水湿，归脾胃经可达温中健脾、运化水湿之功效。肾为先天之本，归肾经以温补脾肾。诸多医家认为脾虚是溃疡性结肠炎发病的基础，正如张景岳所说"泄泻之本，无不由于脾胃……脾胃受伤，则水反为湿，谷反为滞……而泻痢作矣。"故中药治疗溃疡性结肠炎所采用的补益类药物中，多以健脾益气为主。

甘草气平禀金气入肺，味甘禀土味益脾。黄连气寒味苦，归心、胃、肝、大肠经，泻心火，除脾胃中湿热，针对"湿热为标"的病机。木香味甘、苦，气温，归脾、胃、大肠、胆经，能调中宣滞、行气止痛。当归入肝、心、脾经，气温，味辛甘，禀土之甘味益脾。白芍味酸寒，归肝脾经，制肝补脾，缓中去水，利膀胱大小肠。厚朴味苦、温，厚肠胃，温中益气，疗霍乱及腹痛。

从配伍角度而言，以白芍、甘草为君，当归、白术为佐主治痢疾腹痛。木香与柴胡、枳壳等同用，治脾失运化，肝失疏泄，湿热郁蒸；木香与黄连同用，治湿热泻痢；木香与槟榔、青皮等同用治积滞内停，脘腹痞满胀痛、大便秘结者。木香能行气止痛，又能调中进食，与干姜、陈皮同用可和胃。

2. 组方规律分析

①分析所得药对及药物组合的用药规则，按照药物组合出现频次由高到低排序，前 5 位分别是"甘草-木香"（44 次）、"黄连-木香"（40 次）、"黄连-当归"（37 次）、"甘草-当归"（36 次）、"当归-木香"（35 次）。"甘草-木香"合用可缓解腹痛腹泻；"黄连-木香"合用既可清热燥湿又能行气导滞；"黄连-当归"合用可清肝泻火，和血止痛。"甘草-当归"合用可缓解当归因行血走血伤气之弊，可和中养胃培护脾土。"当归-木香"合用去

滞止痛，消除虚寒。高频出现的药对具有缓解溃疡性结肠炎的临床症状的作用，对腹痛、腹泻、黏液脓血便、里急后重等均有明确的疗效。

②经典名方挖掘：为保证中药方剂的精简高效和便于对比分析，经过对比《中医方剂大辞典》中治疗溃疡性结肠炎的中医方剂条目，寻找以包含核心药对在内的最少组成的方剂作为候选的经典名方，发现香连丸是唯一符合条件的由"黄连－木香"核心药对组成的经典名方。"香连丸"之名始见唐代李绛《兵部手集方》，香连丸所治泄泻病位在肠腑，病机主要是邪滞于肠，气血壅滞，肠道传化失司，脂膜血络受伤，腐败化为脓血而成，肠腑气机阻滞，通降不利则产生腹痛、大便失常之症，与溃疡性结肠炎病机相合。文献记载香连丸加味治疗慢性非特异性溃疡性结肠炎具有良好的疗效。

3. 新方分析

基于熵层次聚类获得治疗溃疡性结肠炎 3 个新处方，分别是"木香 _ 当归 _ 黄连 _ 槟榔 _ 莱菔子 _ 枳实""黄丹 _ 砒霜 _ 木鳖子 _ 黄蜡""麝香 _ 雄黄 _ 山慈菇 _ 朱砂"。利用本软件的"网络展示功能"可以直观地展示出药物不同组合之间的关系，得到治疗溃疡性结肠炎新处方的可视化网络。见图 6-24。

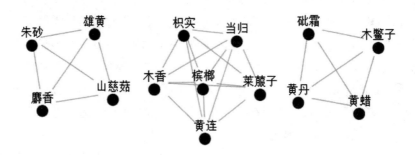

图 6-24　治疗溃疡性结肠炎新处方（相关度 5，惩罚系数 2）

参照经典名方制剂的符合条件，排除新方筛选出的有毒性的中药黄丹、砒霜、木鳖子、雄黄、山慈菇。确定最合适的新方为"木香－当归－黄连－槟榔－莱菔子－枳实"。新方中，木香健胃宽中，食可消而痢可止。黄连主治肠澼腹痛，久下泄澼脓血。当归气味辛温，温中止痛。槟榔味辛温，主消谷逐水，专破滞气下行。莱菔子味辛性温，下气宽中，攻肠胃积滞。枳实味苦酸，除热结，止痢。

4. 整合药理学平台分析

①化学成分统计分析：新方中槟榔共收集化学成分 34 个，主要化学成分为槟榔碱类、多酚、脂肪油、还有甘露糖、皂苷等。当归共收集化学成分 65 个，主要化学成分为挥发油、有机酸、多糖和黄酮等。挥发油中藁本内酯的含量最高，其次为丁烯基酞内酯。有机酸类主要是阿魏酸。黄连共收集化学成分 14 个，主要化学成分为生物碱，包括小檗碱、黄连碱等，非碱成分有阿魏酸、绿原酸等。莱菔子共收集化学成分 9 个，主要化学成分为天然硫苷，此外还含有挥发油类、脂肪酸类、生物碱类、黄酮类、多糖和蛋白类等。木香共收集化学成分 64 个，主要化学成分为倍半萜、三萜、木脂素等。枳实共收集化学成分 49 个，主要化学成分为黄酮类、生物碱类、挥发油类等。

②香连丸与新方组合对治疗溃疡性结肠炎的核心靶标网络分析：通过整合药理学平

台可获得香连丸和新方靶标功能 GO 富集分析和通路 KEGG 富集分析，以及分别构建基于 PPI 相互作用数据库的香连丸与新方组合核心对作用的潜在靶标与疾病靶标之间相互作用网络。

根据条件筛选出香连丸关键靶标 237 个，其中化学成分直接作用节点 82 个，疾病靶点 5 个，分别是 IKBKB、TPMT、MC2R、IFNG、MPO。新方组合关键靶标 298 个，其中化学成分直接作用节点 103 个，疾病靶点 4 个，分别为 LPL、CCR9、IFNG 和 TPMT。两者共同具有的疾病靶点为 IFNG 和 TPMT。

Eckmann L 等采用肠上皮细胞中缺乏 IKKβ 的小鼠模型进行验证实验，表明肠上皮细胞中缺乏 IKKβ 的小鼠的溃疡性结肠炎的症状更为严重，IKKβ 对溃疡性结肠炎初始损伤发挥全面保护作用。Toshihito Kosaka 等采用对照 UC 患者和健康对照人群获得的血样提取 DNA，测定 LPL 基因多态性，发现 LPL 多态性可能是影响 UC 发病年龄的重要因素。张芳宾等通过 PCR 技术检测溃疡性结肠炎患者服用硫唑嘌呤（AzA）之后的 TPMT 基因型，运用高效液相色谱法检测 TPMT 酶活性，评价硫嘌呤甲基转移酶（TPMT）基因型和酶活性检测对炎症性肠病患者发生不良反应的预测价值。朱玉等通过选择 UC 患者和正常对照者并测定两者粪便中 Cal、MMP-9、MPO 的水平，证实了粪便中 Cal、MMP-9、MPO 水平可作为 UC 患者疾病活动性评估的指标。钟万锷等用免疫组织化学法检测活动期 UC 及正常对照石蜡包埋组织中 CCL25 及 CCR9 的表达情况，表明 CCL25/CCR9 相互作用参与了 UC 的发生和发展，其高低反映了疾病的炎症程度，可能作为药物治疗的潜在靶点。

③药物靶标与疾病靶标基因功能及 KEGG 通路富集分析显示，香连丸与新方在 GO 基因功能相同的方面包括线粒体、线粒体基质、血红素结合、柠檬酸循环、琥珀酰辅酶 A 的代谢过程、磷脂酸的生物合成过程等多个条目。香连丸与新方在主要作用通路相同的方面有碳代谢通路、血管内皮生长因子信号转导通路、柠檬酸循环（TCA 循环）通路、促性腺激素释放激素的信号转导通路、脂质代谢通路、甘油磷脂代谢通路等多个条目。

药物靶标-疾病靶标的基因功能分析结果表明，香连丸可能的靶标基因与细胞代谢、细胞衰老、炎症反应有关，pathway 分析结果显示差异表达基因涉及能量代谢、炎症免疫反应等。新方可能的靶标基因都与细胞代谢、能量代谢有关，pathway 分析结果显示差异表达基因涉及细胞代谢、能量代谢等。有研究表明溃疡性结肠炎与细胞衰老凋亡、能量代谢有关，线粒体损伤会影响溃疡性结肠炎的程度。

（三）讨论

中医药历史悠久，经典名方众多，但是组成复杂、配伍灵活、作用机制不明确，难以适应产业化的开发需要，这是现代中医药产业化发展的主要难点之一。运用中医传承辅助平台和整合药理学平台能够顺利挖掘经典名方和衍生的新方，同时能够对物质基础及其治疗疾病的分子机制进行深入研究，从而突破了现代中医药研究和产业化的难点。本研究通过中医传承辅助平台，挖掘并分析了经典名方香连丸以及新方。既往的实验研究证实了本研究部分结果的科学性和正确性，如龙群等对香连丸对大鼠溃疡性结肠炎治疗作用进行了实验研究，结果显示，与模型对照组比较，香连丸组的大鼠疾病活动指数（DAI）、结肠肠重指数均有明显变化，有显著性差异（$P < 0.05$）。结肠炎症反应情况较轻微，大鼠

结肠黏膜未见糜烂及溃疡形成，炎细胞浸润轻、黏膜血管轻度充血。刘海荣等采用木香对溃疡性结肠炎大鼠干预作用进行了实验研究，结果显示，与模型对照组比较，木香组大鼠DAI 和 CMDI 评分影响、结肠组织病理学影响、血清 SOD、血浆 MDA 的影响、血浆 PGE2和 EGF 影响、结肠 TFF3 表达的影响均有显著性差异（$P < 0.05$）。茹庆国等采用当归提取物对溃疡性结肠炎大鼠干预作用进行了实验研究，结果显示，当归提取物对大鼠的大体损伤评分、病理切片分析均有显著性作用，对溃疡性结肠炎的发生发展均表现不同程度的延缓和改善作用。（$P < 0.05$）。综合既往实验结果可以推断，新方的中药成分可以治疗溃疡性结肠炎"腹痛、腹泻、黏液脓血便、里急后重"的结肠病症，改善实验动物大体损伤评分、病理切片分析、体质量增加、大鼠结肠 A C F 的增加、DAI 和 CMDI 评分影响、结肠组织病理学影响、血清 SOD、血浆 MDA 的影响、血浆 PGE2 和 EGF 影响、结肠 TFF3表达等指标，并且对结肠平滑肌的收缩活动有兴奋、抑制等双向调节作用。经过对分子机制关联进行深入分析，整合药理学挖掘发现的靶点也均获得文献支持，为下一步的深入研究提供了方向性的启示。

十一、基于数据挖掘和整合药理学的治疗喉痹中药组方规律及机制研究

中医概念的喉痹在广义上是咽喉病的总称，在狭义上专指咽炎。喉痹的产生原因以热邪火邪侵害为主，阴虚血虚为次。现代医学认为的咽喉疾病是以喉部肿胀、疼痛、呼吸闭阻不适为主要表现的一类疾病。本研究运用中医方剂数据挖掘软件研究喉痹中药组方的规律，并通过整合药理学平台建立咽喉疾病分子机制层面的传统中医与现代医学之间的过渡桥梁，深化中西医在咽喉疾病领域的探索和认知，以进一步提高临床咽喉疾病的治愈率。

（一）数据与方法

1. 数据来源

①处方来源与筛选：本研究将《中药成方制剂》所收集的组方作为数据分析来源。喉痹主要症状以《中医病证诊断疗效标准》为评判标准。在中医传承辅助系统《中药成方制剂》数据库中提取以"喉痹"为关键字的相关的全部方剂。依据降序排列的顺序将方剂中组成中药进行频次排序，并导出结果。

②组方规律分析：将"支持度个数"定义为在所有药物中同时出现的次数，按照经验及分析需要设为 17，"置信度"设为 0.6，计算分析相关规则。

③新方分析：选择合适的相关度和惩罚度，运用改进的互信息法和复杂系统熵聚类等核心算法进行聚类分析，运用无监督的熵层次聚类发现新组方，通过网络可视化直观展示。

④化学成分来源：在整合药理学平台信息设定页面，以中医传承平台筛选出的新方和经典名方中药组成为依据，建立化学成分库。

⑤候选靶标来源：在整合药理学平台的信息设定界面，以"iaryngopharyngitis"作为疾病或症状关键词进行检索，手工建立 DRUGBANK 对应的疾病靶标，在中药靶标预测界面导入所获得的化学成分库，候选成分预测靶标要求相似性分数大于 0.9。

2. 数据分析

①喉痹治疗方剂用药规律分析：对于已建立的喉痹中医方剂库，通过集成规则分析、互信息法等数据挖掘方法，相继开展了频次统计分析、组方规律分析和新方分析等深入计算，筛选出合适的新方。

②核心组合对分子机制研究：应用整合药理学平台靶标预测、网络构建等功能，进行分析及可视化工作。构建筛选新方的成分－靶标网络，及新方－喉痹相关靶标网络，并对筛选新方所作用的喉痹相关靶标进行功能分析及通路分析对比。

③新方确定：排除程序筛选出的有毒中药和临床不常用的中药，确定合适的新方。

（二）结果与讨论

1. 用药频次统计

对方剂数据库治疗喉痹的处方中的药物频次进行处理，发现使用频次高于 20 的共有 17 味药，位居使用频次前 10 位的分别是甘草、冰片、黄芩、大黄、玄参、薄荷、桔梗、牛黄、麦冬、金银花。在高频药物中，甘草补脾益气，清热解毒。冰片味辛苦，性温无毒，主治喉痹乳蛾。黄芩味苦平、大寒无毒，主治诸热，可以治肺热导致的咽喉肿痛。大黄味苦寒，除痰实，涤荡肠胃间热，适用于痰、肠热导致的咽喉肿痛。玄参味苦咸，主腹中寒热积聚。

2. 组方规律分析

分析所得的 2 味药和 3 味药的药物组合见表 6-40。

表 6-40　处方中支持度为 70% 条件下药物组合频次

序号	药物组合	频次	序号	药物组合	频次
1	黄芩－栀子	18	11	甘草－桔梗	19
2	黄芩－甘草	20	12	冰片－甘草	23
3	黄芩－大黄	27	13	麦冬－甘草	18
4	黄芩－桔梗	19	14	生地黄－甘草	19
5	栀子－甘草	17	15	冰片－青黛	18
6	玄参－甘草	24	16	冰片－珍珠	18
7	麦冬－玄参	24	17	冰片－牛黄	27
8	生地黄－玄参	20	18	麦冬－生地黄	17
9	甘草－薄荷	25	19	麦冬－玄参－甘草	17
10	甘草－大黄	19	20	麦冬－生地黄－玄参	17

按照药物组合出现频次由高到低排序，前 5 位分别是"黄芩－大黄"（27）、"冰片－牛黄"（27）、"甘草－薄荷"（25）、"玄参－甘草"（24）、"麦冬－玄参"（24）。"黄芩－大黄"合用可运用大黄苦寒走里，通便泻热以解毒，热从下泻，黄芩苦寒走表，清表泻火。二药合用，相辅相成，表里双解，实热自除；"冰片－牛黄"合用有清热泻火、止痛的功效；"甘草－薄荷"合用可发汗解表，散热疏风；"玄参－甘草"合用可生津滋阴、止咳清热；"麦冬－玄参"合用可利咽滋阴、止渴润燥。

3. 新方分析

以药物间关联度分析结果为基础，基于复杂系统熵聚类算法，获得治疗喉痹5个新处方。见表6-41。

表6-41　基于熵层次聚类的治疗喉痹新处方

序列号	新方组合
0	滑石－羌活－牵牛子－千里光－决明子
1	珍珠－青黛－冰片－雄黄－麝香－蟾酥
2	青黛－硼砂－冰片－珍珠－牛黄－蟾酥
3	野菊花－岗梅－鱼腥草－山芝麻－金盏银盘
4	麦冬－生地黄－川贝母－牡丹皮－栀子－黄芩－黄柏－大黄

通过"网络展示功能"直观地展示出药物不同组合之间的关系，得到治疗喉痹新处方的网络可视化展示。见图6-25。

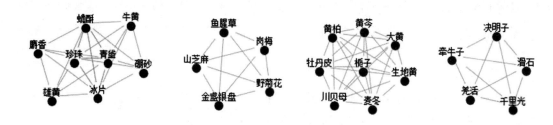

图6-25　治疗喉痹新处方（相关度5，惩罚系数2）

排除新方组成筛选出的矿物类、毒性类中药雄黄、蟾酥以及不常用的中药，以及考虑与整合药理学平台联用的一致性，通过中医传承辅助系统挖掘得到的合适的新方组成为"麦冬－生地黄－川贝母－牡丹皮－栀子－黄芩－黄柏－大黄"。

新方组成中，麦冬生津解渴、润肺止咳；生地黄清热凉血、养阴生津；川贝母润肺化痰；牡丹皮清热凉血、活血化瘀；栀子泻火除烦、清热利湿、消肿止痛；黄芩清热燥湿、泻火解毒；黄柏清热燥湿、泻火解毒；大黄利湿退黄、泻热通便。

4. 整合药理学平台分析

①化学成分统计分析：新方中麦冬共收集到化学成分53个，主要化学成分包括多种甾体皂苷如麦门冬皂苷、高异黄酮类、挥发油、微量元素、谷固醇、豆甾醇等。生地黄共收集到化学成分38个，主要化学成分为糠醛、酪醇、紫罗兰酮、阿魏酰基筋骨草醇、麦角甾苷、地黄苷、异地黄苷等。川贝母共收集到化学成分21个，主要化学成分为异甾类生物碱等。牡丹皮共收集到化学成分15个，包括单萜及其苷类、酚及酚苷类、三萜及其苷类和挥发油类等成分。栀子共收集到化学成分48个，包括环烯醚萜类化合物，同时还存在有机酸、黄酮、香豆素、挥发油、皂苷、木脂素、多糖等。黄芩共收集到化学成分54个，包括黄酮及其苷类、萜类化合物及挥发油等。黄柏共收集到化学成分24个，包括生物碱类、柠檬苷素类、留醇类、酯类、萜类、挥发性成分类及微量元素类等。大黄共收集到化学成分88个，包括蒽醌及其苷类、蒽酮及其苷类、二苯乙烯类、多糖类、鞣质

类等。

②新方组合治疗喉痹的核心靶标网络分析：通过整合药理学平台可获得新方靶标功能基因本体（gene ontology，GO）富集分析和通路 KEGG（kyoto encyclopedia of genes and genomes，KEGG）信号通路富集分析，以及分别构建基于蛋白质–蛋白质相互作用（protein-protein interaction，PPI）数据库的新方组合核心作用的潜在靶标与疾病靶标之间相互作用网络。

③运用平台的网络构建与分析功能进行新方中心蛋白质（Hub）节点及其通路、功能富集分析、通路富集分析并进行对比。药物靶标与疾病靶标基因功能及 KEGG 通路富集分析显示，新方 GO 基因功能包括细胞外谷氨酸门控离子通道活动、离子型谷氨酸受体信号通路、谷氨酸受体信号通路、谷氨酸（N-methyl-D-aspartic acid，NMDA）受体活性、用于蛋白质翻译的转运核糖核酸（transfer ribonucleic acid，tRNA）氨酰化、突触后膜、化学突触传递、甘氨酸结合、氨基酸跨膜转运蛋白活性、线粒体基质、细胞连接处、尿素循环、离子跨膜运输、tRNA 结合、氨基酸结合、突触传递，甘氨酸能、兴奋性突触后电位等多个条目。

（三）讨论

咽喉疾病作为常见病、高发病，西医对外部的微生物影响因素研究较多，但是缺乏特异性的治疗措施，目前临床上主要治疗措施是使用抗菌药物和抗病毒药物，无法应对致病菌的多样性和耐药性问题，容易使得患者病情出现反复，难以痊愈，同时长期大量使用抗生素、激素会对患者健康产生不利影响。本研究通过中医传承辅助平台，挖掘并分析了经典名方新方，经过分子机制关联进行深入分析，发现存在与氨基酸代谢通路的关联性，并且形成了中药组方通过氨基酸代谢通道影响咽喉部微生物群落平衡的观点，在诸多的研究中得到了一定程度的证实。这为下一步的深入研究提供了方向性的启示。目前这方面的文献报道还不充分，还有待于更多的深入研究工作提供数据支持。本研究仅是基于现有研究结果的一个预测，具体的机制还需要具体的实验进行验证。

十二、基于数据挖掘和整合药理学的含白芷方剂组方规律及机制研究

中药白芷为伞形科植物白芷或杭白芷的干燥根，辛、温，归胃、大肠、肺经，具有解表散寒、祛风止痛、宣通鼻窍、消肿排脓的功效，常用于感冒头痛、眉棱骨痛、鼻塞流涕、鼻衄、鼻渊、牙痛、带下、疮痈肿痛等治疗。本研究应用中医传承辅助平台，运用数据挖掘的方法分析白芷在《中医方剂大辞典》中的组方规律，旨在发现含白芷方剂中的核心组合，并通过整合药理学平台对该核心组合配伍的分子机制进行深入的研究，解析白芷方剂的核心组合协同分子机制，为白芷临床配伍用药及其现代化研究提供参考。

（一）数据与方法

1. 数据来源

①处方来源：本文对《中医方剂大辞典》中含有白芷的方剂进行收集整理，以"白芷"作为检索关键词（"禹白芷""杭白芷"等均作为药物白芷纳入检索结果），共得到3887 个处方。

②化学成分来源：在整合药理学平台信息设定页面，检索中药材"白芷""川芎"，选择检索出的所有的化学成分，建立"白芷－川芎"化学成分库。

③候选靶标来源：在整合药理学平台的信息设定界面，以"headache""migraine"作为疾病或症状关键词进行检索，勾选检索出来的所有靶标，作为候选的疾病靶标。在中药靶标预测界面对所建立的"白芷－川芎"化学成分库中的成分进行靶标预测，选取相似性分数大于 0.7 的成分预测靶标作为候选。

2. 数据分析

①白芷用药规律分析：使用中医传承辅助平台中集成规则分析、互信息法等数据挖掘方法，对《中医方剂大辞典》数据库进行药物频次分析、组方规律分析（聚类分析、提取组合、网络化展示等）等分析。对含白芷方剂治疗频次最高的疾病，进行深入分析，明确白芷治疗该疾病的核心组合。

②核心组合分子机制研究：应用整合药理学平台靶标预测、网络构建等功能，进行分析及可视化。构建"白芷－川芎"成分－靶标网络，及"白芷－川芎"－头痛及偏头痛相关靶标网络，并对"白芷－川芎"作用于头痛及偏头痛的相关靶标进行功能分析及通路分析。

（二）结果

1. 含白芷方剂组合规律分析

①含白芷方剂常用药物频次分析：在 3887 首方剂中，共涉及 2534 味中药，使用频次较高（大于 500）的共有 17 味中药（表 6-42）。结果显示，白芷经常与川芎、当归、防风这些活血祛风药配伍使用，这与上述分析中白芷用于治疗头痛、中风、痹症等中医疾病结果一致。

表 6-42　含白芷方剂常用药物使用频次

中药名称	频次	中药名称	频次
白芷	3887	人参	615
川芎	1833	桔梗	604
当归	1778	白术	588
甘草	1700	陈皮	574
防风	1450	苍术	560
羌活	898	荆芥	541
细辛	891	黄芩	528
肉桂	671	生地黄	523
茯苓	642		

②含白芷方剂用药高频核心组合分析：应用关联规则挖掘方法，将支持度设置为 20%（即该数据出现的频次至少占处方数的 20%），得到常用核心药物组合 16 个，其中 2 味药组合 11 个，3 味药组合 5 个。

表 6-43　含白芷方剂用药高频核心组合分析

药物组合	频次	药物组合	频次
白芷 – 川芎	1833	甘草 – 当归	885
白芷 – 当归	1778	白芷 – 细辛	884
白芷 – 甘草	1682	甘草 – 防风	839
白芷 – 防风	1432	白芷 – 川芎 – 当归	1091
川芎 – 当归	1076	白芷 – 川芎 – 甘草	1000
川芎 – 甘草	1012	白芷 – 川芎 – 防风	921
川芎 – 防风	933	白芷 – 甘草 – 当归	876
白芷 – 羌活	886	白芷 – 甘草 – 防风	830

③白芷在头痛方剂中的用药规律分析：含白芷方剂中治疗头痛的 77 个方剂共涉及药物 176 味，通过频次统计得出，使用频率较高（大于 20）的有 8 味，见表 6-44。再基于关联规则挖掘方法对治疗头痛的白芷方剂进行分析，在支持度为 30% 时，对核心药物组合进行分析，结果见表 6-45。从该表可以看出，这些方剂中，治疗头痛的核心组合中使用频率最高的为白芷 – 川芎。

表 6-44　治疗头痛的含白芷方剂常用药物使用频次

中药名称	频率	中药名称	频率
白芷	77	细辛	28
川芎	51	羌活	25
甘草	42	当归	22
防风	36	薄荷	20

表 6-45　治疗头痛的含白芷方剂药物组合

药物组合	频次	药物组合	频次
白芷 – 川芎	51	甘草 – 防风	26
白芷 – 甘草	42	白芷 – 羌活	25
白芷 – 防风	36	白芷 – 川芎 – 甘草	32
川芎 – 甘草	32	白芷 – 川芎 – 防风	30
川芎 – 防风	30	白芷 – 甘草 – 防风	26
白芷 – 细辛	28		

2. "白芷 – 川芎" 核心组合应用规律分析及分子机制

在前期分析中发现在含白芷方剂中配伍使用频率最高的药材是川芎。在支持度为 25% 时，核心药物组合比较明晰（图 6-26）。川芎具活血行气，祛风止痛之功效，临床常用于治疗胸痛、跌打肿痛、头痛等多种疾病。白芷与同为祛风之品的川芎配伍使用，可加强其祛除风邪的功效，是治疗头痛、中风的佳选。此外通过对含白芷方剂治疗头痛的用药规律进行分析，发现其治疗头痛的常用核心组合对依然是"白芷－川芎"（表6-45）。白芷－川芎应用于头痛治疗由来已久。《本草求真》记载"白芷……能治阳明一切头面诸疾，如头目昏痛……"。《神农本草经》中关于川芎有"主中风入脑头痛"的描述。《本草经集注》中关于川芎的描述中更有"白芷为之使"的说法。"白芷－川芎"配伍使用在我国历代方剂医案中均有记载，如《仁斋直指》卷二十一中主治头痛的芷芎散。

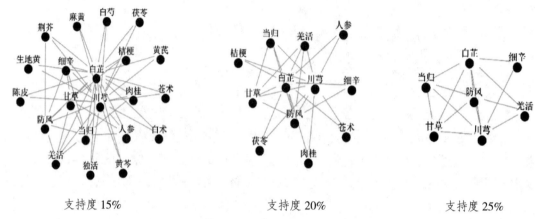

支持度15%　　　　　　　　支持度20%　　　　　　　　支持度25%

图6-26　含"白芷－川芎"方剂常用药物组合网络

①核心组合对预测靶标及共性靶标分析：共收集白芷化学成分54个，包括香豆素类如欧前胡素、异欧前胡素、白当归素等以及挥发油类如壬基环丙烷、α-蒎烯、1-十四烷醇等；川芎共收集到化学成分73个，包括挥发油类（如洋川芎内酯等）、生物碱类（如川芎嗪等）、酚类（如川芎酚）、大黄酚等及有机酸（如阿魏酸、咖啡酸等）。白芷的54个化学成分共预测出671个靶标，川芎的73个化学成分共预测出243个靶标，这些靶标中有91个靶标为白芷和川芎共有。

②"白芷－川芎"核心组合对治疗头痛的核心靶标网络分析：通过整合药理学平台网络分析模块，基于PPI相互作用数据库，构建核心组合对作用的潜在靶标与疾病靶标之间相互作用网络。首先，"中心度"大于中位数的节点为"hub"节点，在此基础上，进一步计算3个拓扑结构特征值（degree、node-betweenness、closeness），3个拓扑结构特征值均大于中位数的节点为关键靶标网络，根据条件筛选出关键靶标375个，其中核心组合化学成分直接作用节点78个，疾病靶点7个。"白芷－川芎"化学成分对头痛、偏头痛的干预虽无直接作用的疾病靶点，但7个疾病靶点HTR2C、HTR2B、HTR1B、HTR1A、HTR1D、HTR1F、HRH4往往与多个药物靶点相关联，推测"白芷－川芎"对头痛和偏头痛的干预更多是通过间接作用实现的。

③关键靶标网络基因功能分析和代谢通路分析：通过GO和KEGG数据库对375个关键靶标进行基因和功能分析，结果发现基因功能涉及细胞质基质、线粒体、线粒体基质、线粒体内膜、ATP结合、髓鞘等多个条目。靶标通路富集结果显示其主要集中在嘌呤代谢、丙酮酸代谢、脂肪酸降解、碳代谢、糖异生等信号通路。

对白芷－川芎药物靶标－疾病靶标进行基因功能分析显示，有多个聚集于线粒体、ATP、辅酶Q等机体能量相关的条目，在通路分析中同样发现多个通路与人体内能量代谢密切相关，如丙酮酸代谢、脂肪酸代谢、糖异生、氧化磷酸化等，推测头痛或偏头痛与人体能量代谢有着较大关联。查阅文献发现已有研究表明偏头痛与能量代谢有着密切的关系。线粒体损伤与糖异生有关并且会影响头痛的程度。偏头痛与 ATP 水解有着密切的关系，并且细胞质中与能量密切相关的 Ca^{2+}，Mg^{2+} 的变化同样会影响到头痛的程度。另有研究发现偏头痛患者体内丙酮酸水平与正常人有差异，嘌呤则参与头痛传递并能导致痛觉超敏。亦有文献研究发现偏头痛与雌激素受体有着一定的关联。

④"白芷－川芎"核心组合对"关键成分－核心靶标－关键通路分析"通路涉及多个方面，如能量代谢、嘧啶代谢、氨基酸代谢、核苷酸等多个代谢通路以及阿尔茨海默症、帕金森等疾病相关通路。这些通路相关的核心靶标共计137个，与37个"白芷－川芎"化学成分相关联，其中白芷成分15个，川芎成分22个，1个成分为二者共有。"白芷－川芎"化学成分对于头痛的干预主要集中在能量代谢相关通路的靶标上，如东莨菪苷、茴芋苷可作用于 GCK，而 GCK 与糖类代谢及糖异生息息相关。查阅相关文献发现，目前白芷、川芎对于头痛干预机制研究多集中于炎症方面，有关能量代谢方面的研究较少。"白芷－川芎"干预头痛是作用于丙酮酸代谢、糖异生、糖代谢等能量代谢通路还需要一定的实验进行验证。

（三）讨论

中药成分复杂，配伍灵活，难以全面描述其与人体的作用规律，这是制约中药现代化研究发展的重要因素。中医传承辅助平台能系统有效地获取中药配伍规律信息，整合药理学平台则能明确方剂药效物质基础及其治疗疾病的分子机制。这两个平台联用既可从宏观角度上了解中药在中医理论指导下的运用规律，又可从微观角度获取其潜在的分子机制，能充分在中医理论所要求的整体层面上对方剂与机体的交互作用进行分析，又可与现代医学"基因－疾病－药物"研究模式相结合。

本研究借助中医传承辅助平台，分析白芷方剂组合规律及疾病治疗等，发现白芷在治疗头痛方面应用广泛，记载颇多，其核心配伍"白芷－川芎"在治疗头痛方面也应用较多；又借助整合药理学平台对"白芷－川芎"干预头痛的分子机制关联进行深入分析，发现其与多个能量代谢通路息息相关。这为白芷后续研究及其他中医药的研究提供了一个简洁的思路与方法。

十三、基于数据挖掘和整合药理学的痔疮用药规律及机制研究

痔疮是常见病、多发病，本研究所涉及的痔定义为肛垫组织发生异常以及伴有出血、脱垂、疼痛等症状的痔病，其主要症状是便血、脱出、疼痛、反复发作。中医药治疗痔病的历史悠久，有众多临床效果显著的经典名方，但存在有效成分不确切、作用机制不清晰等问题。本研究通过"中医传承辅助系统（V2.5）"和中药整合药理学平台（TCM-IP，www.tcmip.cn）计算工具，依托《中医方剂大辞典》的方剂库，分析归纳痔疮用药规律、挖掘新方并进行潜在分子机制探索研究。

（一）数据与方法

1. 数据来源

①中药处方来源：基础数据以《中医方剂大辞典》方剂库为来源，建立 ACCESS 数据库进行筛选，以《中华人民共和国中医药行业标准·中医肛肠病诊断疗效标准》和《痔临床诊治指南》作为参考标准。将组方中明确有"痔"病症名称的，记载包含便血、脱出、疼痛、反复发作等典型症状的处方纳入。将无典型性症状且归属于非大肠器官部位、肠风、漏、瘘、妊娠产后、小儿等病因不明的组方进行排除，以评判标准中所记载的痔疮主要症状，共筛选出治疗痔疮处方 295 首，涉及 383 味中药，数据以双人互查复核输入的方式录入"中医传承辅助系统"。

②化学成分来源：将通过中医传承平台筛选出的新方中药组成在整合药理学平台信息设定页面录入，获取分析药物的化学成分库。

③候选靶标来源：在整合药理学平台的信息设定界面，以"hemorrhoid"作为疾病或症状关键词，建立候选疾病靶标信息。在中药靶标预测界面设定相似性分数大于 0.9 为筛选标准，对所建立的化学成分库中的成分进行靶标预测，选取符合要求的成分预测靶标作为候选。

2. 方法

①痔疮方剂用药规律分析：通过中医传承辅助平台集成的算法进行数据挖掘，对建立的痔疮中医方剂库进行频次统计、规律分析、新方分析等数据处理工作。针对痔疮治疗方剂中出现频率最高的药对组合，进行深入分析，明确治疗该疾病的核心组合，筛选合适的新方。

②核心组合分子机制研究：通过整合药理学平台靶标预测、网络构建等功能，进行分析及可视化工作。获得筛选新方的成分 – 靶标网络以及中药方剂 – 痔疮相关靶标网络，并进一步对筛选新方所作用的痔疮相关靶标进行功能分析及通路分析。

③新方确定：参照高频药对的排列顺序，排除新方筛选出的有毒中药，参照药食同源的目录，确定最合适的新方。并将确定的新方进行整合药理学分析。

（二）结果

1. 用药频次统计

统计《中医方剂大辞典》治疗痔疮的处方中的药物频次，有 22 味药的频次高于 20，前 10 位依次是枳壳、当归、黄芪、刺猬皮、地榆、甘草、生地黄、防风、黄连、槐花。痔疮发病位置在大肠，归属手阳明大肠经，归于本经的药物，均可配合应用，其中手太阴肺经和大肠经相表里，故而可实现表里同治的目的。痔疮初期的病因是"火盛三焦，金制阳明，木侮风邪"，病机为"肠气虚，玄府疏，风邪乘，热自生，攻于肠，便涩燥，血热散"。治法"泻三焦，金得气，反制木，病自愈"。痔疮便血患者需遵循急则治其标的止血原则，故应用药物归经也包括肝经。枳壳气寒、味苦酸，和中化积入阳明，破滞顺气利胸膈，行痰消水而通三焦除邪热，合于痔病治法。当归味甘辛，入足三阴血脏，领诸血归其经，归梢止血，归尾活血，归身和血，应痔病血症。黄芪气温味甘，入足太阴脾经、足少阳胆经、手少阳三焦经，脾主湿、胆主风、三焦主热，太阴脾行津液于阳明大肠，脾健运则肠澼行而痔愈。刺猬皮味苦甘，入胃与大肠血分，能疏胃中逆气瘀滞，治肠中痔漏下血。地榆性沉寒，入足厥阴、少阴、手足阳明经，沉寒入下焦，主下部湿热诸病，凉血泄热，热散则血活肿消。炙甘草气平味甘，归入足厥阴经、太阴经、少阴经，温补三焦元气，消肿敛疮。生地黄凉血，归入太阴脾、厥阴肝、手少阴、厥阴经，清大肠火。防风性温，归足阳明胃经、足太阴脾经，为太阳经本经药，祛风胜湿而敛疮。黄连气味苦寒，入手少阴心经，厚肠胃，涤除肠、胃、脾湿热而止血。槐花味苦酸，入足厥阴肝、手阳明大肠经，凉大肠，清血热，治五痔。

2. 组方规律分析

分析高频药物组合的用药规则，见表 6-46。

表 6-46　处方中支持度为 20 条件下药物组合频次

序号	药物组合	频次	序号	药物组合	频次
1	黄芪 – 当归	46	8	刺猬皮 – 枳壳	23
2	黄芪 – 枳壳	42	9	当归 – 刺猬皮	23
3	当归 – 枳壳	36	10	黄芩 – 当归	22
4	防风 – 枳壳	29	11	黄芪 – 刺猬皮	22
5	生地黄 – 当归	29	12	黄芩 – 生地黄	21
6	当归 – 槐角	25	13	甘草 – 当归	21
7	地榆 – 当归	24	14	川芎 – 当归	21

按照药物组合出现频次由高到低排序，前 5 位是"黄芪 – 当归"（46）、"黄芪 – 枳壳"（42）、"当归 – 枳壳"（36）、"防风 – 枳壳"（29）、"生地黄 – 当归"（29）。黄芪补气生血，当归补血行血，"黄芪 – 当归"合用血旺载气，气足生血。黄芪补气，枳壳行气，"黄芪 – 枳壳"合用则补气行气并举，补而不滞。当归补血活血，枳壳宽中理气，"当归 – 枳壳"合用则补血活血，宽中理气。防风升清气，配枳壳以宽肠顺气，"防风 – 枳壳"合用能宽肠顺气通便；当归补血和血，生地黄清热凉血养阴生津，"生地黄 – 当归"合用能补血养血凉血。

3. 新方分析

运用新方分析的算法获得治疗痔疮 3 个新处方，利用本软件的"网络展示功能"得到治疗痔疮新处方的网络可视化展示。见图 6-27。

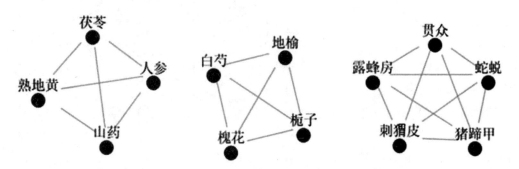

图 6-27　治疗痔疮新处方（相关度 5，惩罚系数 2）

利用软件共获得 3 个新处方，筛选标准设置为用药安全和药食同源，在"刺猬皮 – 贯众 – 猪蹄甲 – 蛇蜕 – 露蜂房"组合中，贯众与露蜂房有小毒，刺猬皮、猪蹄甲、蛇蜕均为动物类药材，考虑药物毒性以及药物来源的可持续性，故而排除本组合。"地榆 – 槐花 – 白芍 – 栀子"组合中，地榆不属于药食同源的中药材，故而排除本组合。

结合用药频次统计的结果，考虑到用药安全和药食同源的开发需求，确定最合适的新方为"熟地黄 – 茯苓 – 人参 – 山药"。新方中，熟地黄滋阴养血，益肾填髓；茯苓可益脾安神、利水渗湿；人参补五脏阳气，得茯苓助力，补下焦之气，泻肾中之火；山药入脾、肺、肾经而补虚。新方诸药可养血滋阴、补肺益三焦实脾，与脾虚气陷型的痔疮病症相吻合，因其组方具有药食同源的特性，可以在临床治疗的同时发挥药食同源的保健辅助作用。

4. 整合药理学平台分析

①化学成分统计分析：新方中熟地黄共收集到化学成分 38 个，包括环烯醚萜、糖类、氨基酸类。茯苓共收集到化学成分 33 个，包括萜类化合物、甾体类化合物、多糖类化合物、蛋白质等。人参共收集到化学成分 158 个，包括皂苷类、糖类、挥发性成分、有机酸及其酯、蛋白质、酶类、甾醇及其苷、多肽类、含氮化合物，木质素、黄酮类，维生素类、无机元素等成分，其中主要有效成分为人参皂苷和人参多糖。山药共收集到化学成分 61 个，包括多糖、尿囊素、皂苷、色素等。

②新方组合治疗痔疮的核心靶标网络分析：通过整合药理学平台可获得新方靶标功能 GO 富集分析和通路 KEGG 富集分析，并建立新方组合核心对作用的潜在靶标与疾病靶标之间相互作用网络。根据条件筛选出新方组合关键靶标 999 个，其中化学成分直接作用节点 300 个，进一步分析显示新方可能通过 CYP1A2、SCN10A、SCN5A 靶点对痔疮的干预存在间接地关联作用。

③运用平台的网络构建与分析功能进行新方 hub 节点及其通路靶标网络图、功能富集分析、通路富集分析，见图 6–28。

药物靶标与疾病靶标基因功能及 KEGG 通路富集分析显示，新方在 GO 基因功能方面包括细胞质、线粒体、线粒体基质、髓鞘、胞外体、ATP 结合、GTP 结合、蛋白结合、蛋白激酶活性、GTP 酶活性、血小板活化、蛋白质丝

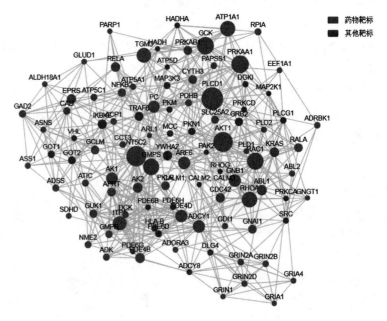

图 6–28 新方调节疾病失衡网络的候选靶标网络

氨酸/苏氨酸激酶活性、肽酰丝氨酸磷酸化、蛋白质磷酸化、嘌呤核苷—磷酸生物合成过程、柠檬酸循环、离子型谷氨酸受体信号通路等多个条目。新方的主要作用通路有嘌呤代谢、核苷酸代谢、神经系统、胰腺癌、谷氨酸能突触、Ras信号通路、雌激素信号通路、ErbB信号通路、FCεRI信号通路、T细胞受体信号通路、B细胞受体信号通路、神经营养因子的信号转导通路、血管内皮生长因子信号转导通路、趋化因子信号转导通路、促性腺激素释放激素的信号转导通路、乙型肝炎、前列腺癌、慢性粒细胞白血病、内分泌系统等多个条目。

（三）讨论

传统中医药组成复杂、配伍灵活、作用机制不明确，难以适应产业化的开发需要。系统运用中医传承辅助平台和整合药理学平台能够顺利挖掘衍生的新方，同时能够从物质基础及其治疗疾病的分子机制进行深入研究，突破了现代中医药研究和产业化的难点。本研究通过中医传承辅助平台，挖掘并分析了新方，结合网络关键靶标功能富集分析、关键靶标的通路富集分析、中药–成分–关键药靶–通路网络可视化分析的结果，可以发现新方化学成分对于痔疮的干预主要集中在细胞代谢、能量代谢相关通路的靶标上。查阅相关文献发现，目前对于痔疮的干预机制研究多集中于炎症方面，有关能量代谢方面的研究较少，之后可以从能量代谢方面对挖掘的新方机制进行研究。本研究仅是基于现有研究结果的一个预测，具体的机制还需要实验进行验证。

十四、基于复杂网络的中医干预放射性肺损伤用药规律研究

放射性肺损伤（radiation induced lung injury，RILI）是胸放射治疗最常见、最严重的副作用之一。西医治疗放射性肺炎最常用的方法是激素联合抗生素，但长期、大剂量使用激素可出现二重感染，还有激素减量后病情反复等副作用，不宜作预防性给药或长期使用。放射性肺炎可归属于中医"肺痿"范畴，根据疾病发展阶段将放射性肺损伤大体分为三个证型：热毒炽盛型、气阴两虚型、痰瘀互结型，相对应的治疗原则分别为清热化痰、益气养阴、活血化瘀。本研究系统全面地分析了中药治疗放射性肺损伤最核心的中药配伍情况，分析放射性肺损伤的中医方药规律，为放射性肺损伤的临床合理用药提供参考与借鉴。

（一）资料与方法

1. 文献来源和筛选

①文献检索：以"放射性肺炎""放射性肺损伤""辐射性肺炎""放射性肺纤维化"等为检索词，分别检索中国期刊全文数据库、万方数字化期刊全文数据库，选择题名、关键词和摘要为检索字段；然后在中国生物医学文献数据库对上述检索词实施主题词检索及高级检索（检索字段为常用字段）。检索由2位研究者同时独立进行，利用EndnoteX7去重，阅读所获文献题目和摘要，去重和排除明显不符合纳入标准的研究，并交叉核对纳入试验的结果，对有分歧而难以确定其是否纳入的研究通过讨论或由第3位研究者决定。同时，参考《中药学》教材（新世纪第2版），将纳入文献所含所有中药进行整理，重名、别名、炮制方式不同但功效无明显差异的中药名进行统一及合并，因炮制方式不同功效有

明显差异的予以保留。

②统计分析：采用 BICOMS（书目信息共现挖掘系统）分析软件对中药名称进行抽取和整理，采用 Ucinet 6.0 软件中的 NetDraw 按照中心度排列各中药名称，绘制网络图谱，并用 Gcluto 生成可视化矩阵图。

（二）结果

1. 检索分析

初步检索获取 9440 篇文献，其中万方数字化期刊全文数据库 3193 篇，中国期刊全文数据库 3088 篇，中国生物医学文献数据库 3159 篇，去重 5520 篇。在阅读题目和摘要基础上，排除与本研究纳入标准不符的文献 3368 篇，最后共纳入 552 篇文献。

2. 整体用药情况分析

①中药频次及类别分析：经整理和统计，552 篇文章共含有 304 味中药，按功效归类，分为 19 类，分别为清热药、补虚药、化痰止咳平喘药、活血化瘀药、解表药、止血药、利水渗湿药、祛风湿药、理气药、平肝息风药、消食药、收涩药、化湿药、泻下药、安神药、温里药、攻毒杀虫止痒药、开窍药、驱虫药。其中清热药、补虚药、化痰止咳平喘药共 162 味，占总药味数量的 53.29%，说明应用中药治疗放射性肺损伤以清热、补益、化痰止咳平喘为主要治法。304 味中药用药总频次 5220 次，平均每味中药出现频次 17.17 次。将所有中药名称及频次进行呈现（表 6-47）可得，10 味中药出现频次大于 100 次，剩余药物其中 25 味中药频次处于 50~99 次，27 味中药出现频次处于 20~49 次，38 味中药出现频次处于 10~19 次，204 味中药出现频次低于 9 次，说明频次低于 62 次的中药占相当大的比重，高频中药数量相对较少。

表 6-47　304 味中药频次一览表

功效大分类	功效小分类	中药名称（频次）
清热	清热解毒	金银花（134）、连翘（103）、鱼腥草（96）、熊胆粉（70）、白花蛇舌草（51）、半枝莲（25）、土茯苓（24）、蒲公英（12）、重楼（11）、龙葵（9）、金荞麦（8）、山豆根（7）、野菊花（7）、败酱草（6）、穿心莲（5）、山慈菇（5）、白英（4）、大青叶（4）、木蝴蝶（4）、石见穿（4）、硝石（3）、半边莲（3）、青黛（3）、紫花地丁（3）、板蓝根（2）、岗梅（2）、金莲花（2）、射干（2）、石上柏（2）、大血藤（1）、地锦草（1）、冬凌草（1）、漏芦（1）、青天葵（1）、山银花（1）、蛇莓（1）、蜀羊泉（1）、天葵子（1）、望江南（1）、威麦宁（1）、无花果（1）、鸦胆子（1）、肿节风（1）
	清热燥湿	黄芩（150）、苦参（43）、黄连（10）、黄柏（5）
	清热泻火	石膏（55）、知母（45）、天花粉（43）、芦根（19）、夏枯草（16）、栀子（16）、苇茎（9）、淡竹叶（4）、决明子（3）、竹叶（2）、煅石膏（1）
	清热凉血	生地（127）、南沙参（97）、赤芍（79）、玄参（66）、北沙参（53）、丹皮（51）、紫草（4）、水牛角（3）
	清虚热	地骨皮（14）、青蒿（3）、银柴胡（2）

功效 大分类	功效 小分类	中药名称（频次）
补虚	补阴	麦冬（229）、百合（80）、玉竹（37）、女贞子（34）、天冬（23）、枸杞（22）、石斛（18）、黄精（15）、墨旱莲（10）、鳖甲（6）、龟板胶（2）、桑椹（2）、川石斛（1）、山海螺（1）
	补气	甘草（181）、黄芪（166）、党参（73）、人参（66）、白术（62）、太子参（43）、炙甘草（33）、山药（18）、西洋参（16）、刺五加（15）、红参（14）、白扁豆（11）、大枣（10）、炒白术（8）、粳米（3）、炙黄芪（3）、炒党参（2）、红景天（2）、绞股蓝（2）、西党参（2）、高山红景天（1）
	补阳	冬虫夏草（10）、菟丝子（7）、紫河车（5）、蛤蚧（4）、鹿角（4）、淫羊藿（4）、补骨脂（3）、杜仲（3）、肉苁蓉（2）、胡桃肉（1）
	补血	当归（114）、熟地（40）、白芍（39）、阿胶（28）、炒白芍（9）、何首乌（4）
化痰止咳 平喘	清化热痰	桔梗（99）、川贝（84）、瓜蒌（59）、浙贝（56）、前胡（14）、瓜蒌皮（13）、竹茹（10）、瓜蒌仁（7）、海蛤粉（3）、海蛤壳（3）、海藻（3）、昆布（2）、胖大海（2）、天竺黄（2）、猪胆汁（2）、煅瓦楞子（1）、瓜蒌霜（1）、海浮石（1）、竹沥（1）、藜芦（1）
	温化寒痰	半夏（40）、法半夏（21）、猫爪草（9）、胆南星（8）、白前（7）、旋覆花（6）、姜半夏（4）、天南星（3）、白芥子（2）
	止咳平喘	杏仁（127）、桑白皮（59）、枇杷叶（58）、百部（48）、紫菀（39）、款冬花（31）、葶苈子（16）、紫金牛（10）、苏子（7）、白果（3）、炒苏子（3）、炒杏仁（3）、马兜铃（1）
活血化瘀	活血调经	丹参（118）、桃仁（59）、红花（54）、鸡血藤（24）、牛膝（6）、泽兰（4）、凌霄花（3）、益母草（2）
	活血止痛	川芎（88）、郁金（15）、延胡索（5）、姜黄（4）、五灵脂（3）、八月札（2）、没药（2）、乳香（2）、美洲大蠊干燥虫（1）
	破血消癥	莪术（17）、斑蝥（14）、三棱（4）、干漆（3）、炮山甲（2）、水蛭（2）
	活血疗伤	土鳖虫（4）、马钱子粉（3）、苏木（2）
解表	发散风热	桑叶（38）、柴胡（14）、薄荷（12）、蝉蜕（9）、葛根（4）、牛蒡子（3）、淡豆豉（2）、白菊花（1）
	发散风寒	麻黄（24）、荆芥（9）、防风（8）、细辛（5）、桂枝（4）、生姜（3）、苏梗（2）、荆芥穗（1）
止血	收敛止血	仙鹤草（18）、白及（8）、藕节（2）、乌贼骨（1）
	凉血止血	白茅根（13）、小蓟（3）、茜根炭（1）
	温经止血	炮姜（1）
	化瘀止血	三七（19）、降香（3）、炒蒲黄（1）、蒲黄炭（1）、茜草（1）
利水渗湿	利水消肿	茯苓（86）、薏苡仁（48）、泽泻（16）、冬瓜子（12）、猪苓（3）
	利尿通淋	石韦（4）、滑石（3）、车前草（2）、车前仁（1）、通草（1）、木通（1）
	利湿退黄	茵陈（2）、虎杖（1）
祛风湿	祛风寒湿	威灵仙（2）、金钱白花蛇（1）、路路通（1）、蕲蛇（1）、徐长卿（1）
	祛风湿热	防己（15）、守宫（4）、丝瓜络（2）、老鹳草（1）
	祛风湿强筋骨	蚂蚁（1）、桑寄生（1）、雪莲（1）

功效 大分类	功效 小分类	中药名称（频次）
理气		陈皮（47）、香附（20）、枳壳（17）、青皮（5）、橘络（4）、枳实（2）、沉香（1）、佛手（1）、化陈皮（1）、木香（1）、娑罗子（1）
平肝息风	息风止痉	山羊角（70）、地龙（24）、僵蚕（13）、蜈蚣（9）、全蝎（4）
	平抑肝阳	白蒺藜（7）、天麻（3）、牛黄（2）、牡蛎（1）、泽漆（1）
消食		焦神曲（10）、鸡内金（10）、焦山楂（9）、焦麦芽（8）、麦芽（7）、莱菔子（5）、谷芽（2）、神曲（2）、生山楂（1）、湘曲（1）
收涩	敛肺涩肠	五味子（64）、乌梅（2）、诃子（1）、西青果（1）、罂粟壳（1）
	固精缩尿止带	山茱萸（25）、莲子（2）、荷叶（1）、炙刺猬皮（1）
化湿		砂仁（7）、厚朴（4）、苍术（2）、佩兰（2）、豆蔻仁（1）、藿香（1）
泻下	润下	胡麻仁（15）、麻仁（4）
	攻下	大黄（2）、制大黄（2）、芒硝（1）
安神	养心安神	灵芝（4）、合欢皮（1）、远志（1）
温里		干姜（9）、附子（5）、肉桂（5）
攻毒杀虫止痒		蜂房（8）、白矾（3）
开窍		麝香（2）、石菖蒲（1）
驱虫		槟榔（2）

②网络及矩阵分析：304味中药按频次由高到低排序，对前20%味药（累计用药频次4092次，累计频率78.39%）进行网络及可视化矩阵分析，麦冬处于网络的核心地位，这表明大多数中药治疗放射性肺损伤的方剂中都选用了麦冬，而网络图中围绕麦冬的是甘草、黄芪、黄芩、金银花、生地黄、杏仁等药，说明它们与麦冬在同一方剂中共同出现的次数最多，这些中药占据了网络图的中心位置。而丹参、当归、连翘、桔梗等药处于中心位置周围，这些中药与核心药有关联，却不甚紧密。其次为玄参、人参、五味子、白术、桑白皮、瓜蒌等，离中心位置较远，表明这些中药与麦冬的联系更为稀疏，而处于网络图边缘的枸杞、法半夏、香附、白花蛇舌草等药与麦冬之间多以其他节点作为桥梁而获得间接联系。在可视化矩阵中，第2层的黄芪、党参和位于同一层的当归、赤芍、红花、川芎、丹参分别是参芪扶正注射液、血必净注射液的成分；第3层麦冬、生地黄、玄参、桔梗、川贝、鱼腥草、甘草、杏仁同用，正好为自拟滋阴补肺汤的主要药味；第5层黄芩、金银花、连翘、山羊角、熊胆粉是痰热清注射液的成分。

3. 高频中药分析

①频次、类别分析：频次累计百分比前50.36%的中药共25味（认为是高频药物），仅占所有中药数量的8.22%。按药物个体来说，这25味药的频次处于62~229次，以下选取这25味中药（表6-48）进行分析。前10味中药为麦冬、甘草、黄芪、黄芩、金银花、生地黄、杏仁、丹参、当归、连翘，出现频次均大于100次；其余药物介于80~99次的有7味，分别为桔梗、南沙参、鱼腥草、川芎、茯苓、川贝、百合，有8味中药出现频次处于62~79次。说明常用中药主要有甘草、黄芪、党参、人参、白术、当归、麦冬、百合

等补虚（补气、补血、补阴）药，金银花、连翘、鱼腥草、熊胆粉、生地黄、南沙参、赤芍、玄参、黄芩等清热（清热解毒、清热凉血、清热燥湿）药，桔梗、川贝、杏仁等化痰止咳平喘药和丹参、川芎等活血（活血调经、活血止痛）药。

表 6-48　频次累计前 25 位中药一览

序号	名称	类别	频次（%）	序号	名称	类别	频次（%）
1	麦冬	补阴	229（4.37）	14	川芎	活血止痛	88（1.68）
2	甘草	补气	181（3.46）	15	茯苓	利水消肿	86（1.64）
3	黄芪	补气	166（3.17）	16	川贝	清化热痰	84（1.60）
4	黄芩	清热燥湿	150（2.86）	17	百合	补阴	80（1.53）
5	金银花	清热解毒	134（2.56）	18	赤芍	清热凉血	79（1.51）
7	生地黄	清热凉血	127（2.42）	19	党参	补气	73（1.39）
6	杏仁	止咳平喘	127（2.42）	20	山羊角	清热解毒	70（1.34）
8	丹参	活血调经	118（2.25）	21	熊胆粉	息风止痉	70（1.34）
9	当归	补血	114（2.18）	22	人参	补气	66（1.26）
10	连翘	清热解毒	103（1.97）	23	玄参	清热凉血	66（1.26）
11	桔梗	清化热痰	99（1.89）	24	五味子	敛肺涩肠	64（1.22）
12	南沙参	清热凉血	97（1.85）	25	白术	补气	62（1.18）
13	鱼腥草	清热解毒	96（1.83）				

　　②药物配伍分析：基于复杂网络图分析方法，根据具体情况将这些药物进行聚类以研究治疗放射性肺损伤的常用处方，结果得到 6 个组合：①熊胆粉、黄芩、山羊角、连翘、金银花；②党参、黄芪；③麦冬、茯苓、百合、南沙参、白术、党参；④人参、麦冬、五味子；⑤麦冬、生地黄、杏仁、玄参、川贝、桔梗、鱼腥草、甘草；⑥当归、赤芍、丹参、川芎。分析发现分别为痰热清注射液、参芪扶正注射液、益气养阴方、生脉注射液、自拟滋阴补肺汤、血必净注射液的主要成分，这些方剂的功效与放射性肺损伤的中医病因病机相一致。

　　从常用中药之间的配伍频次较高的关系（表 6-49），可以看出频次最高的是麦冬 - 甘草，其次分别为麦冬 - 生地黄、麦冬 - 杏仁、麦冬 - 黄芪、黄芩 - 金银花、麦冬 - 南沙参、金银花 - 连翘、生地黄 - 当归、甘草 - 生地黄、黄芩 - 连翘、麦冬 - 当归等。中药的治疗作用不是各味药的叠加，而是配伍后的相互作用使疗效达到最大化。以"麦冬 - 甘草"为例，①频率：麦冬和甘草分别出现 229 次、181 次，而仅在麦冬、甘草的配伍中就达 61.57%、77.90%，多于 50%，说明此配伍方式在放射性肺损伤的治疗中有重要意义；②功用：麦冬能养阴生津，润肺清心，甘草能益气、清热解毒，二者合用益气养阴，符合放射性肺损伤气阴两虚证型的治疗方式；且甘草在与其他药物合用体现治疗作用的同时，也兼调和药性之功。综合表 6-49~ 表 6-51，发现清热药、补气养阴药、活血药为治疗放射性肺损伤的核心药物。

表 6-49　治疗放射性肺损伤常用中药配伍

序号	中药配伍	频次	序号	中药配伍	频次
1	麦冬 – 甘草	141	21	当归 – 川芎	72
2	麦冬 – 生地黄	108	22	甘草 – 当归	70
3	麦冬 – 杏仁	104	23	黄芩 – 山羊角	70
4	麦冬 – 黄芪	94	24	黄芩 – 熊胆粉	70
5	黄芩 – 金银花	94	25	金银花 – 山羊角	70
6	麦冬 – 南沙参	92	26	金银花 – 熊胆粉	70
7	金银花 – 连翘	87	27	丹参 – 川芎	70
8	生地黄 – 当归	84	28	连翘 – 山羊角	70
9	甘草 – 生地黄	83	29	连翘 – 熊胆粉	70
10	黄芩 – 连翘	83	30	黄芪 – 杏仁	69
11	麦冬 – 当归	81	31	黄芪 – 党参	68
12	麦冬 – 桔梗	78	32	甘草 – 桔梗	67
13	麦冬 – 川贝	78	33	黄芪 – 丹参	67
14	麦冬 – 鱼腥草	77	34	麦冬 – 黄芩	66
15	黄芪 – 当归	77	35	麦冬 – 赤芍	65
16	麦冬 – 丹参	76	36	麦冬 – 五味子	64
17	黄芪 – 茯苓	76	37	麦冬 – 茯苓	63
18	麦冬 – 玄参	75	38	黄芪 – 生地黄	61
19	麦冬 – 百合	72	39	杏仁 – 南沙参	61
20	甘草 – 杏仁	72	40	生地黄 – 玄参	60

③药物归经：将 25 味中药按照脏腑归经分类（表 6-50），得出归肺经的有 15 味、心经 13 味、脾经 9 味、胃经 8 味、肝经 8 味、肾经 3 味、胆经 3 味、大肠经 3 味、小肠经 2 味、心包经 1 味。

表 6-50　25 味中药脏腑归经一览表

序号	中药	归经	序号	中药	归经
1	麦冬	心经、肺经、胃经	14	川芎	肝经、胆经、心包经
2	甘草	心经、肺经、脾经、胃经	15	茯苓	肝经、胃经、脾经
3	黄芪	肺经、脾经	16	川贝	肺经、心经
4	黄芩	肺经、胆经、脾经、大肠经、小肠经	17	百合	肺经、心经、胃经
5	金银花	肺经、心经、胃经	18	赤芍	肝经
6	生地黄	心经、肝经、肾经	19	党参	脾经、肺经
7	杏仁	肺经、大肠经	20	山羊角	心经、肝经

序号	中药	归经	序号	中药	归经
8	丹参	心经、肝经	21	熊胆粉	肝经、胆经、心经
9	当归	肝经、心经、脾经	22	人参	肺经、脾经、心经
10	连翘	肺经、心经、小肠经	23	玄参	脾经、胃经、肾经
11	桔梗	肺经	24	五味子	肺经、心经、肾经
12	南沙参	肺经、胃经	25	白术	脾经、胃经
13	鱼腥草	肺经、膀胱、大肠经			

④药物来源分类：根据来源将25味中药进行分类（表6-51），发现同样具有润肺功效的麦冬、川贝、百合同属百合科，补气健脾之甘草、黄芪同属豆科，清热凉血滋阴之生地黄、玄参同属玄参科，活血止痛的当归、川芎同属伞形科；而某些药物功效虽不尽相同，但在应用方面具有一定的共性，比如同属桔梗科的桔梗、党参、南沙参都可治疗与肺相关的病证；同属唇形科的黄芩、丹参，二者都可应用于痈肿疮毒。

表6-51　中药来源科属分类

序号	中药	科	属	序号	中药	科	属
1	麦冬	百合科	沿阶草属	14	川芎	伞形科	藁本属
2	甘草	豆科	甘草属	15	茯苓	多孔菌科	茯苓属
3	黄芪	豆科	黄芪属	16	川贝	百合科	贝母组亚属
4	黄芩	唇形科	黄芩属	17	百合	百合科	百合属
5	金银花	忍冬科	忍冬属	18	赤芍	毛茛科	芍药属
6	生地黄	玄参科	地黄属	19	党参	桔梗科	党参属
7	杏仁	蔷薇科	杏仁亚属	20	山羊角	牛科	羊属
8	丹参	唇形科	鼠尾草属	21	熊胆粉	熊科	熊属
9	当归	伞形科	当归属	22	人参	五加科	人参属
10	连翘	木犀科	连翘属	23	玄参	玄参科	玄参属
11	桔梗	桔梗科	桔梗属	24	五味子	木兰科	五味子属
12	南沙参	桔梗科	沙参属	25	白术	菊科	苍术属
13	鱼腥草	三白草科	蕺菜属				

（三）讨论

研究结果显示，对整体处方而言，麦冬处于核心地位，其次是甘草、黄芪、黄芩、金银花、生地黄、杏仁、丹参、当归、连翘等，将中药进行归类后，清热、补虚、化痰止咳平喘、活血等药物数量占比重较高。进行处方聚类后出现6个组合，解析发现这6个组合分别与痰热清注射液、生脉注射液、参芪扶正注射液、益气养阴方、自拟滋阴补肺汤、血必净注射液的主要组成类似。将25味中药按照脏腑归经分类后发现总共涉及经脉10条，而排列前5的肺经、心经、脾经、胃经、肝经包含中药数量远远多于其他经脉。放射性肺损伤主要病变在于肺，故用大量归肺经药物标本同治。由于反复的射线照射导致热毒蕴结，肺阴耗伤，津枯肺燥，久之肺叶枯萎；肺叶受损，肺主气司呼吸、朝百脉、主治节之功能受限，故而影响气的生成和运行，导致气虚或气滞无以推动血液故而血液瘀滞。因脾为后天之本、气血生化之源，胃为水谷气血之海、五脏六腑之海，配以归脾经、胃经之药以补益气血；心主血脉，故配以归入心经的药助心行血；肝主疏泄，能促进血液与津液的运行输布，配以归入肝经的药行气活血。综上所述，从用药频次、数量、组方、归经等方面分析后，发现各结果都紧紧围绕清热、补虚、化痰止咳、活血，说明将放射性肺损伤分为热毒炽盛、气阴两虚、痰瘀互结 3 个证型，且在其治疗中使用清热化痰、益气养阴、活血化瘀的方法是可靠的。

综上，本研究基于文献计量学方法结合信息可视化手段，利用词频分析、共词聚类分析，采用 3 种可视化软件分别对中药治疗放射性肺损伤的研究进行了分析，并且结合多方面讨论，简洁、直观地展示了治疗放射性肺损伤的中药和处方信息以及在临床上应用的有效性，为中药治疗放射性肺损伤的处方优化提供了参考。

十五、基于数据挖掘的治疗疼痛中成药组方规律研究

疼痛是一种复杂的生理心理活动，是临床上最常见的症状之一。痛证是人类最早感受和认识的疾患，中医学根据部位不同，将疼痛分为头痛、胃痛、腹痛、胁痛、腰痛、痛经等。痛证的中医治疗，总以"不通则痛""不荣则痛"两则立论，以"通"为治疗大法。虽然"通"为治疗的总则，但由于部位的不同，其具体用药往往不尽相同。为深入研究中医治疗疼痛类疾病的用药规律，本研究基于中医传承辅助平台对《中药成方制剂》的方剂数据库收载的头痛、胃痛、腹痛、胁痛、腰痛、痛经的内服方剂，进行系统分析。

（一）资料与方法

1. 处方来源

《中药成方制剂》中收载的主治病症中含"头痛""胃痛""腹痛""胁痛""腰痛""痛经"的内服方剂。

2. 处方筛选

在《中药成方制剂》中分别筛选"主治"中明确含有"头痛""胃痛""腹痛""胁痛""腰痛""痛经"的内服方剂，剔除外用方剂，共筛选出符合条件的头痛方剂 113 首、胃痛方剂 167 首、腹痛方剂 149 首、胁痛方剂 125 首、腰痛方剂 116 首、痛经方剂 131 首。

3. 数据分析

通过"中医传承辅助平台"中"数据分析"模块中"方剂分析"功能，进行组方规律分析。

（二）结果

1. 用药频次与证候分布

系统提取出 113 个治疗头痛的方剂，涉及药物 319 种；167 个治疗胃痛的方剂，涉及药物 319 种；149 个治疗腹痛的方剂，涉及药物 358 种；125 个治疗胁痛的方剂，涉及药物 288 种；116 个治疗腰痛的方剂，涉及药物 348 种；131 个治疗痛经的方剂，涉及药物

281 种。通过"频次统计"，得到治疗"头痛""胃痛""腹痛""胁痛""腰痛""痛经"方剂中使用频次前 25 味药物，见表 6-52；以及疼痛方剂的症候分布，见表 6-53。

表 6-52　使用频次前 25 味药物

序号	头痛		胃痛		腹痛	
	药物	频次	药物	频次	药物	频次
1	川芎	41	甘草	71	木香	61
2	甘草	36	木香	52	甘草	60
3	当归	31	延胡索	48	香附	41
4	白芷	29	陈皮	48	当归	40
5	黄芩	18	白芍	46	白术	37
6	生地黄	18	香附	41	白芍	34
7	羌活	18	砂仁	39	茯苓	29
8	防风	17	厚朴	32	陈皮	29
9	细辛	15	白术	30	砂仁	28
10	丹参	15	海螵蛸	28	肉桂	28
11	冰片	15	豆蔻	26	川芎	24
12	薄荷	14	枳壳	25	干姜	22
13	牛膝	14	肉桂	23	沉香	20
14	赤芍	13	沉香	22	党参	20
15	何首乌	13	茯苓	22	丁香	18
16	天麻	13	白及	20	益母草	18
17	栀子	11	山楂	20	厚朴	18
18	茯苓	11	丁香	19	熟地黄	18
19	大黄	11	高良姜	18	延胡索	18
20	红花	11	青皮	18	大黄	17
21	荆芥	10	黄芪	18	莪术	16
22	钩藤	10	党参	16	乳香	15
23	黄连	10	大黄	16	没药	15
24	菊花	10	当归	15	广藿香	15
25	桔梗	10	川楝子	15	桃仁	14

序号	胁痛		腰痛		痛经	
	药物	频次	药物	频次	药物	频次
1	柴胡	38	当归	53	当归	95
2	当归	34	熟地黄	41	川芎	72
3	甘草	33	菟丝子	41	白芍	66

续表

序号	胁痛		腰痛		痛经	
	药物	频次	药物	频次	药物	频次
4	茵陈	33	枸杞子	36	香附	60
5	白芍	32	牛膝	34	甘草	52
6	茯苓	23	茯苓	34	熟地黄	49
7	郁金	22	杜仲	32	白术	46
8	栀子	20	山药	31	益母草	43
9	大黄	20	肉苁蓉	28	茯苓	41
10	延胡索	20	甘草	27	延胡索	41
11	木香	19	补骨脂	26	肉桂	36
12	山楂	17	黄芪	25	木香	35
13	香附	17	五味子	23	阿胶	30
14	枳壳	16	肉桂	23	红花	29
15	白术	16	白术	22	丹参	29
16	陈皮	15	鹿茸	21	艾叶	25
17	丹参	15	红花	21	砂仁	24
18	黄芩	15	淫羊藿	20	牡丹皮	24
19	板蓝根	14	山茱萸	20	党参	22
20	厚朴	12	续断	19	黄芩	21
21	五味子	12	巴戟天	19	黄芪	20
22	薄荷	11	乳香	18	陈皮	19
23	生地黄	11	人参	17	生地黄	18
24	砂仁	10	没药	17	续断	18
25	黄芪	10	生地黄	17	人参	17

表 6-53 疼痛方剂主治证候分布

序号	头痛		胃痛		腹痛	
	证候	频次	证候	频次	证候	频次
1	肝阳上亢证	15	肝胃不和证	27	脾胃阳虚证	19
2	风寒湿凝滞筋骨证	11	中焦气滞证	26	瘀阻胞宫证	15
3	心神不宁证	11	气滞血瘀证	15	气滞血瘀证	13
4	风邪犯头证	9	脾胃阳虚证	14	气血两虚证	11
5	气滞血瘀证	7	肝郁气滞证	12	风寒湿凝滞筋骨证	10
6	肝火上炎证	7	胃热气滞证	11	胃肠湿热证	9
7	风邪袭表证	7	脾胃气虚证	9	胃肠寒凝证	8

续表

序号	头痛		胃痛		腹痛	
	证候	频次	证候	频次	证候	频次
8	热毒炽盛证	6	食积证	9	寒凝气滞证	8
9	肝肾亏虚证	5	胃气滞血瘀证	9	湿困脾胃证	7
10	风热犯表证	4	寒凝气滞证	7	食积证	7

序号	胁痛		腰痛		痛经	
	证候	频次	证候	频次	证候	频次
1	肝胆湿热证	39	肾阳虚证	29	气滞血瘀证	35
2	热毒瘀肝证	17	风寒湿凝滞筋骨证	23	瘀阻胞宫证	34
3	肝郁气滞证	12	肾精亏虚证	17	气血两虚证	27
4	气滞血瘀证	12	肾虚髓亏证	12	胞宫虚寒证	24
5	肝郁血虚证	9	肝肾亏虚证	12	伤损筋骨证	8
6	肝肾亏虚证	8	伤损筋骨证	11	血虚证	8
7	肝胃不和证	7	肾虚不固证	7	肝郁血虚证	7
8	伤损筋骨证	4	脾肾阳虚证	5	风寒湿凝滞筋骨证	6
9	肝肾阴虚证	3	肾气虚证	5	寒凝胞宫证	5
10	肝郁脾虚证	3	精血亏虚证	5	肝胃不和证	3

2.疼痛治疗方剂关联规则分析

①头痛方剂关联规则分析：应用关联规则挖掘方法，将支持度设置为"11（10%）"，得到常用药对及组合51个，见表6-54。药物之间关联的"网络化展示"见图6-29。

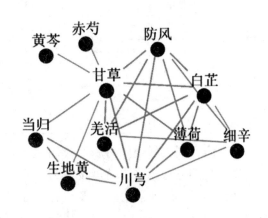

图6-29　治疗头痛常用药物组合图示（11，10%）

表6-54　头痛方剂中常用药对及组合

序号	药对及组合	频次	序号	药对及组合	频次
1	川芎–甘草	24	27	川芎–甘草–防风	12
2	川芎–白芷	23	28	川芎–甘草–羌活	12
3	川芎–当归	20	29	川芎–白芷–薄荷	12

续表

序号	药对及组合	频次	序号	药对及组合	频次
4	甘草－白芷	18	30	川芎－当归－生地黄	12
5	防风－羌活	16	31	甘草－白芷－防风	12
6	川芎－防风	15	32	甘草－防风－羌活	12
7	川芎－羌活	15	33	川芎－甘草－防风－羌活	12
8	川芎－甘草－白芷	15	34	川芎－细辛	11
9	川芎－防风－羌活	15	35	甘草－生地黄	11
10	川芎－生地黄	14	36	白芷－细辛	11
11	白芷－防风	14	37	防风－细辛	11
12	白芷－薄荷	14	38	防风－薄荷	11
13	当归－生地黄	14	39	羌活－细辛	11
14	甘草－防风	13	40	川芎－甘草－薄荷	11
15	甘草－羌活	13	41	川芎－甘草－当归	11
16	甘草－薄荷	13	42	甘草－白芷－羌活	11
17	甘草－黄芩	13	43	甘草－防风－薄荷	11
18	白芷－羌活	13	44	白芷－防风－薄荷	11
19	川芎－白芷－防风	13	45	防风－羌活－细辛	11
20	川芎－白芷－羌活	13	46	川芎－甘草－白芷－防风	11
21	甘草－白芷－薄荷	13	47	川芎－甘草－白芷－羌活	11
22	白芷－防风－羌活	13	48	川芎－甘草－白芷－薄荷	11
23	川芎－白芷－防风－羌活	13	49	甘草－白芷－防风－羌活	11
24	川芎－薄荷	12	50	甘草－白芷－防风－薄荷	11
25	甘草－当归	12	51	川芎－甘草－白芷－防风－羌活	11
26	甘草－赤芍	12			

②胃痛方剂关联规则分析：应用关联规则挖掘方法，将支持度设置为"21（12.5%）"，得到常用药对及组合33个，见表6-55。药物之间关联的"网络化展示"见图6-30。

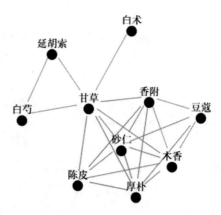

图6-30 治疗胃痛常用药物组合图示（21，12.5%）

表 6-55　胃痛方剂中常用药对及组合

序号	药对及组合	频次	序号	药对及组合	频次
1	甘草－白芍	35	18	豆蔻－砂仁	23
2	甘草－香附	32	19	砂仁－香附	23
3	甘草－陈皮	31	20	豆蔻－厚朴	22
4	木香－陈皮	29	21	木香－甘草－陈皮	22
5	木香－甘草	28	22	甘草－陈皮－香附	22
6	甘草－砂仁	27	23	陈皮－厚朴－砂仁	22
7	陈皮－厚朴	27	24	甘草－白术	21
8	甘草－延胡索	26	25	木香－豆蔻	21
9	厚朴－砂仁	26	26	豆蔻－香附	21
10	甘草－厚朴	25	27	甘草－厚朴－砂仁	21
11	木香－砂仁	25	28	甘草－厚朴－香附	21
12	厚朴－香附	25	29	甘草－陈皮－厚朴	21
13	陈皮－砂仁	25	30	木香－厚朴－砂仁	21
14	陈皮－香附	25	31	豆蔻－厚朴－砂仁	21
15	木香－香附	24	32	厚朴－砂仁－香附	21
16	白芍－延胡索	23	33	陈皮－厚朴－香附	21
17	木香－厚朴	23			

③腹痛方剂关联规则分析：应用关联规则挖掘方法，将支持度设置为"15（10%）"，得到常用药对及组合 52 个，见表 6-56。药物之间关联的"网络化展示"见图 6-31。

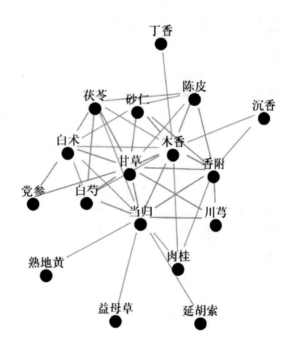

图 6-31　治疗腹痛常用药物组合图示（15，10%）

表 6-56　腹痛方剂中常用药对及组合

序号	药对及组合	频次	序号	药对及组合	频次
1	木香-香附	32	27	甘草-白术-党参	17
2	甘草-白术	30	28	木香-甘草-砂仁	17
3	甘草-白芍	27	29	木香-陈皮-香附	17
4	木香-甘草	25	30	木香-当归-香附	17
5	甘草-当归	24	31	白术-白芍	16
6	甘草-茯苓	24	32	白术-当归	16
7	当归-香附	23	33	陈皮-砂仁	16
8	甘草-砂仁	22	34	川芎-香附	16
9	木香-砂仁	22	35	白芍-茯苓	16
10	木香-当归	22	36	熟地黄-当归	16
11	川芎-当归	22	37	木香-甘草-香附	16
12	甘草-香附	21	38	丁香-木香	15
13	白术-茯苓	21	39	川芎-甘草	15
14	甘草-陈皮	20	40	白术-砂仁	15
15	木香-陈皮	19	41	木香-茯苓	15
16	陈皮-香附	19	42	陈皮-茯苓	15
17	白芍-当归	19	43	沉香-香附	15
18	甘草-党参	18	44	肉桂-香附	15
19	木香-沉香	18	45	当归-延胡索	15
20	木香-肉桂	18	46	当归-茯苓	15
21	甘草-白术-茯苓	18	47	当归-肉桂	15
22	白术-党参	17	48	川芎-甘草-当归	15
23	木香-白术	17	49	甘草-白芍-当归	15
24	木香-白芍	17	50	甘草-白芍-茯苓	15
25	砂仁-香附	17	51	木香-砂仁-香附	15
26	当归-益母草	17	52	川芎-当归-香附	15

　　④胁痛方剂关联规则分析：应用关联规则挖掘方法，将支持度设置为"13（10%）"，得到常用药对及组合 26 个，见表 6-57。药物之间关联的"网络化展示"见图 6-32。

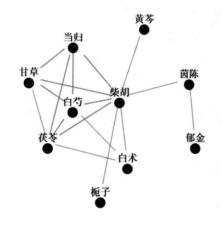

图 6-32　治疗胁痛常用药物组合图示（13，10%）

表 6-57 胁痛方剂中常用药对及组合

序号	药对及组合	频次	序号	药对及组合	频次
1	甘草-柴胡	23	14	栀子-柴胡	14
2	白芍-当归	22	15	茵陈-柴胡	14
3	甘草-当归	20	16	黄芩-柴胡	13
4	白芍-柴胡	19	17	甘草-茯苓	13
5	甘草-白芍	18	18	白术-白芍	13
6	当归-柴胡	18	19	白术-茯苓	13
7	白芍-茯苓	16	20	白术-柴胡	13
8	甘草-当归-柴胡	16	21	郁金-茵陈	13
9	当归-茯苓	15	22	白芍-当归-茯苓	13
10	甘草-白芍-当归	15	23	白芍-茯苓-柴胡	13
11	甘草-白芍-柴胡	15	24	当归-茯苓-柴胡	13
12	白芍-当归-柴胡	15	25	甘草-白芍-当归-柴胡	13
13	茯苓-柴胡	14	26	白芍-当归-茯苓-柴胡	13

⑤腰痛方剂关联规则分析：应用关联规则挖掘方法，将支持度设置为"20（17.5%）"，得到常用药对及组合32个，见表6-58，如图6-33。

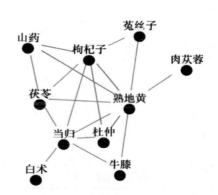

图6-33 治疗腰痛常用药物组合图示（20，17.5%）

表 6-58 腰痛方剂中常用药对及组合

序号	药对及组合	频次	序号	药对及组合	频次
1	熟地黄-菟丝子	27	17	熟地黄-杜仲-枸杞子	21
2	熟地黄-枸杞子	27	18	牛膝-熟地黄	20
3	当归-茯苓	25	19	白术-当归	20
4	山药-熟地黄	25	20	山药-熟地黄-枸杞子	20
5	牛膝-当归	25	21	肉苁蓉-枸杞子	19
6	熟地黄-茯苓	24	22	牛膝-茯苓	19
7	熟地黄-当归	23	23	山药-菟丝子	19
8	杜仲-枸杞子	23	24	山药-当归	19

续表

序号	药对及组合	频次	序号	药对及组合	频次
9	枸杞子－菟丝子	22	25	熟地黄－当归－枸杞子	19
10	山药－枸杞子	22	26	肉苁蓉－菟丝子	18
11	熟地黄－杜仲	22	27	牛膝－枸杞子	18
12	当归－枸杞子	22	28	甘草－当归	18
13	当归－杜仲	22	29	当归－黄芪	18
14	熟地黄－肉苁蓉	21	30	山药－熟地黄－茯苓	18
15	山药－茯苓	21	31	熟地黄－茯苓－枸杞子	18
16	茯苓－枸杞子	21	32	熟地黄－当归－茯苓	18

⑥痛经方剂关联规则分析：应用关联规则挖掘方法，将支持度设置为"39（30%）"，得到常用药对及组合22个，见表6-59。药物之间关联的"网络化展示"见图6-34。

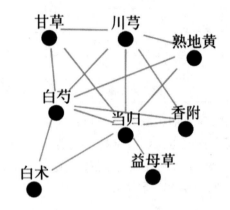

图6-34　治疗痛经常用药物组合图示（39，30%）

表6-59　痛经方剂中常用药对及组合

序号	药对及组合	频次	序号	药对及组合	频次
1	川芎－当归	69	12	川芎－熟地黄	43
2	白芍－当归	63	13	川芎－香附	43
3	当归－香附	54	14	白芍－熟地黄	43
4	川芎－白芍	53	15	川芎－熟地黄－当归	43
5	川芎－白芍－当归	53	16	川芎－当归－香附	43
6	甘草－当归	48	17	白芍－熟地黄－当归	43
7	熟地黄－当归	48	18	川芎－甘草	42
8	白芍－香附	45	19	川芎－甘草－当归	42
9	白芍－当归－香附	44	20	甘草－白芍－当归	41
10	甘草－白芍	43	21	当归－益母草	39
11	白术－当归	43	22	白术－白芍	39

（三）讨论

头痛的病位在头，风、火、瘀、虚为致病因素，因脉络痹阻，清窍不利而成，治疗时必以调神利窍、缓急止痛为基本原则。《中药成方制剂》中收录了 113 个治疗头痛的方剂，涉及药物 319 种，其中，最常用的前 15 味药物为：川芎、甘草、当归、白芷、黄芩、生地黄、羌活、防风、细辛、丹参、冰片、薄荷、牛膝、赤芍、何首乌，多为行气活血，祛风止痛之品，以性温、味苦、归肝经的药物为主。常用的药对和药物组合中，以川芎 - 甘草、川芎 - 白芷、川芎 - 当归、甘草 - 白芷、防风 - 羌活最为常见，这些组合是名方川芎茶调散的核心组成，具有祛风止痛的功效。川芎乃治疗头痛之要药，具有行气活血，祛风止痛的功效。主治头痛的成方制剂中，含有川芎的方剂有 42 首，涉及药物 130 味，是头痛的成方制剂中应用最多的药物，常见的配伍药物有甘草、白芷、当归、防风、羌活等祛风药物为主，充分体现了"巅顶之上，唯风可到"的认识，也说明了祛风止痛是头痛治疗的基本原则。

胃痛是因胃气失和，气机不利，而发生胃部疼痛的疾病，其病变脏腑关键在胃，与肝脾有密切关系，理气和胃止痛为基本治法。《中药成方制剂》中收录了 167 个治疗胃痛的方剂，涉及药物 319 种，其中，最常用的前 15 味药物为：甘草、木香、延胡索、陈皮、白芍、香附、砂仁、厚朴、白术、海螵蛸、豆蔻、枳壳、肉桂、沉香、茯苓，多为理气止痛，健脾和胃之品，以性温、味辛、归脾经的药物为主。常用的药对和药物组合中，以甘草 - 白芍、甘草 - 香附、甘草 - 陈皮、木香 - 陈皮、木香 - 甘草、甘草 - 砂仁最为常见，这些组合多具有和胃止痛的功效，充分体现了理气和胃止痛的治疗原则。白芍 - 甘草是一个常用的药对，也是经典名方，具有柔肝止痛的功效，用于各种疼痛的治疗，在主治胃痛的方剂中，含有白芍 - 甘草的方剂有 46 首，涉及药物 197 味，以白芍 - 甘草为基础，常见的配伍药物为延胡索、香附、党参、白术等，这些药物多具有理气止痛，健脾和胃之功效。

腹痛多因脏腑、经脉感受外邪侵袭、饮食不节、情志失调及素体阳虚等导致气机郁滞，脉络痹阻或经脉失养，气血运行不畅所致，致痛之关键不外乎"不通则痛"和"不荣则痛"。不通则痛者宜通利，不荣则痛者宜温养。《中药成方制剂》中收录了 149 个治疗腹痛的方剂，涉及药物 358 种，其中，最常用的前 15 味药物为：木香、甘草、香附、当归、白术、白芍、茯苓、陈皮、砂仁、肉桂、川芎、干姜、沉香、党参、丁香，多为行气止痛之品，以性温、味辛、归脾经的药物为主。常用的药对和药物组合中，以木香 - 香附、甘草 - 白术、甘草 - 白芍、甘草 - 当归最为常见，这些组合多具有行气、健脾、养血、止痛的功效。木香具有行气止痛之功，为理气之要药，在主治腹痛的成方制剂中，含有木香的方剂有 61 首，涉及药物 239 味，是腹痛的成方制剂中应用最多的药物，香附、甘草、当归、砂仁、陈皮是常用的配伍药物。木香配伍香附，可以行气止痛，两药相须为用，止痛作用增强，在治疗腹痛的成方制剂中，含有木香 - 香附药对的方剂 32 首，涉及药物 188 味，以木香 - 香附为基础，常见的配伍药物为陈皮、当归、砂仁、沉香等。

胁痛的发生主要责之于肝胆，并与脾、胃、肾相关，其治疗着眼于肝胆，实证宜理气、活血；虚证宜滋阴、柔肝。《中药成方制剂》中收录了 125 个治疗胁痛的方剂，涉及药物 288 种，其中，最常用的前 15 味药物为：柴胡、当归、甘草、茵陈、白芍、茯苓、郁金、栀子、大黄、延胡索、木香、山楂、香附、枳壳、白术，多为疏肝理气，清泻湿热之品，以性温、味苦、归肝经的药物为主。常用的药对和药物组合中，以甘草 – 柴胡、白芍 – 当归、甘草 – 当归、白芍 – 柴胡最为常见，这些组合具有疏肝理气的功效，是名方四逆散、逍遥散的核心组成。柴胡主入肝胆，具有疏散风热，疏肝解郁之功效，主治胁痛的成方制剂中，含有柴胡的方剂有 40 首，涉及药物 133 味，是胁痛的成方制剂中应用最多的药物，甘草、白芍、当归是常用的配伍药物。

腰痛治疗时，实者祛邪活络为要，虚者补肾壮腰为主。《中药成方制剂》中收录了116 个主治腰痛的方剂，涉及药物 348 种，其中，最常用的前 15 味药物为：当归、熟地黄、菟丝子、枸杞子、牛膝、茯苓、杜仲、山药、肉苁蓉、甘草、补骨脂、黄芪、五味子、肉桂、白术，多为补肾之品，以性温、味甘、归肾经的药物为主。常用的药对和药物组合中以熟地黄 – 菟丝子、熟地黄 – 枸杞子、茯苓 – 当归、山药 – 熟地黄、牛膝 – 当归最为常见，这些组合是左归丸的核心组成，具有补肾的功效。主治腰痛的成方制剂中，含有当归的方剂有 53 首，涉及药物 272 味，是腰痛的成方制剂中应用最多的药物，常见的配伍药物有茯苓、牛膝、熟地黄、杜仲、白术等。

痛经的发生与冲任、胞宫的周期性生理变化密切相关，其治疗大法以通调气血为主。《中药成方制剂》中收录了 131 个治疗痛经的方剂，涉及药物 281 种，其中，最常用的前 15 味药物为：当归、川芎、白芍、香附、甘草、熟地黄、白术、益母草、茯苓、延胡索、肉桂、木香、阿胶、红花、丹参，多为养血行气止痛之品，以性温、味辛、归肝经的药物为主。常用的药对和药物组合中，以川芎 – 当归、白芍 – 当归、当归 – 香附、川芎 – 白芍最为常见，这些组合是名方四物汤的组成，具有养血补血，调经止痛的功效。当归具有养血活血，调经止痛，润肠之功，为妇科之要药，主治痛经的成方制剂中，含有当归的方剂有 96 首，涉及药物 240 味，是痛经的成方制剂中应用最多的药物，川芎、白芍、当归、香附是常用的配伍药物。当归配伍川芎，两者相须为用，活血养血，调经止痛，广泛用于临床气滞血瘀证的治疗，在治疗痛经的成方制剂中，含有当归 – 川芎药对的方剂 69 首，涉及药物 157 味，以当归 – 川芎为基础，常见的配伍药物为熟地黄、白芍、白术、香附、益母草等。

第七章
中医药其他相关数据研究实例

目前，大数据理念和数据挖掘方法已经应用渗透于中医药研究的各个领域，研究中所涉及的研究方法、研究理念、研究目标和研究对象不拘一格。除前面章节阐述例举的网状Meta分析研究、中医药生物信息与网络药理学研究和中医处方数据挖掘研究外，还包括诸多应用领域。本章例举数据库和数据挖掘方法在中医药信息可视化分析、信息平台建立及智能机器人开发等领域的应用，以期全面展现中医药临床大数据研究进展。

一、中药抗炎临床研究的可视化分析

炎性疾病近年来已成为国内外研究的热点，天然药物中抗炎药物的研究也越来越受到重视。多种中药具有抗炎、免疫调节、清热解毒、活血化瘀等功效，已广泛应用于炎性疾病。随着分子生物学技术发展，对中药抗炎作用的认识不断丰富，机制研究也不断深入。为了全面了解中药抗炎研究现状，本研究采用可视化的方法对中国学者在中药抗炎方面的研究论文进行研究，通过分析关键词、作者及其单位、发表时间和期刊等信息，揭示中药抗炎研究的主要方向，评估研究能力和合作关系，并分析研究的资助情况，以期为中药抗炎的进一步深入研究提供借鉴。

（一）资料与方法

1. 纳入与排除标准

纳入以中文发表的中药抗炎相关临床研究。排除会议摘要、消息、资讯和新闻报道等。

2. 检索策略

检索中文全文期刊数据库（CNKI）、中国生物医学文献数据库（SinoMed）、万方数据库（Wanfang Data）。检索词包括抗炎、中药、临床研究、临床观察等。检索时限均为建库至2017年1月。

3. 文献筛选

运用Endnote X7软件管理检索获得的文献，两人独立阅读文献题目和摘要，排除不符合纳入标准的文献，遇分歧通过讨论或由第三位研究者判断，信息不足时联系作者获取相关信息后进行判断。

4. 统计学方法

运用书目共现分析系统（Bibliographic Item Co-Occurrence Mining System，BICOMS-2）软件将纳入研究的关键词、作者及其单位、发表时间和期刊等信息进行提取和整理，并将关键词、作者、单位、发表时间等生成共现矩阵和词篇矩阵。针对关键词、作者及其单位、发表时间生成的共现矩阵，采用 UCINET 中的 NetDraw 软件分别生成关键词、作者和作者单位的社会网络图。针对关键词生成的词篇矩阵，利用 Gcluto 进行聚类分析，同时生成可视化曲面图和聚类图。运用地图慧软件对发表研究的省份进行绘图处理。

（二）结果

1. 文献检索结果

检索共获得 8153 篇文献，去重后获得 4100 篇，排除摘要、会议信息、学位论文、动物实验 178 篇，最终纳入 3922 篇研究。

2. 发表时间分布

从 1980 年至 2014 年，每年发表的中药抗炎研究数量大体呈现逐年上升的趋势（图 7-1），自 2005 年起，增幅明显加快，2007 年突破 200 篇，2010 年突破 300 篇，2014 年 416 篇，达到高峰。而近两年，研究数量逐渐递减，跌至每年 400 篇以下。

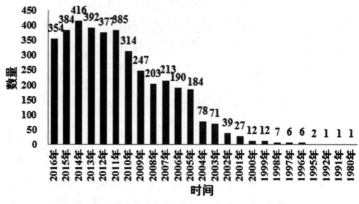

图 7-1　中药抗炎研究数量随时间变化趋势

3. 作者地区分布

32 个省、自治区、直辖市和特别行政区的作者发表了中药抗炎研究，前三位分别为广东省（505 篇）、河南省（411 篇）及江苏省（384 篇）；发文量介于 200~300 篇之间的

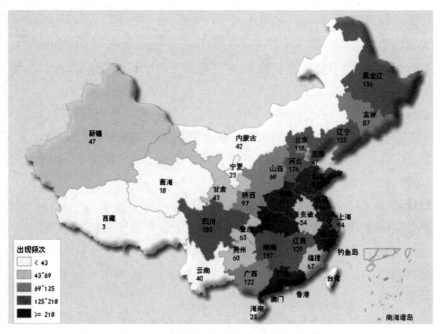

图 7-2　中药抗炎研究文献全国分布

有山东省、湖北省和浙江省；100~199篇之间的有四川省、河北省、湖南省、黑龙江省、江西省、辽宁省和广西壮族自治区，其他发文数量均少于100篇。见图7-2。

中药抗炎研究主要以广东省、江苏省、陕西省、湖北省、河北省、吉林省等多个节点为中心。边缘节点如甘肃省、海南省、云南省、安徽省等联系相对较稀疏，但他们都与中心节点有所联系，说明各省份的合作较为紧密。见图7-3。

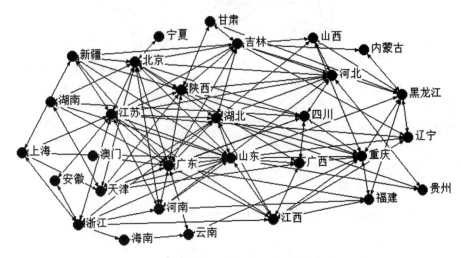

图 7-3　中药抗炎研究省份合作关系

4. 作者分布及作者合作关系图

①作者分布图7-4显示了发表中药抗炎研究的作者出现频次及数目，作者总数高达9240位，但高产作者数量不多。发文量大于10篇的作者主要来自高等院校的附属医院和三甲医院。

②作者合作关系图分析发文6篇及以上的中药抗炎研究作者的社会关系（图7-5），可将作者分为6个主要的研究团体：第一个研究团体（A）主

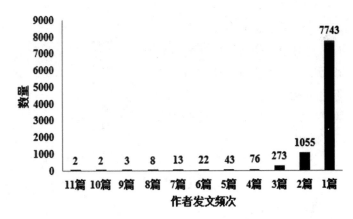

图 7-4　中药抗炎文献作者出现频次与数量分布

要由来自山东省潍坊市人民医院的王秀军、孙丽萍、刘长山、刘海霞、柳林组成；第二个研究团队（B）主要由来自东部战区总医院的常文静、赵智明、赵凌杰、蔡辉组成；第三个研究团队（C）主要由来自河北省人民医院、河北北方学院附属第一医院和河北省沧县医院、济南市中心医院的张哲、刘欣、徐涛、王锦鹏组成；第四个团队（D）主要由来自兰州军区兰州总医院的何春峰、杨桂兰、杜华组成；第五个团队（E）主要由来自南京大学医学院附属鼓楼医院的张苗、孙玠和蒋春明组成；第六个团队（F）主要由来自齐齐哈尔医学院的李莉、李林、张晓杰组成。

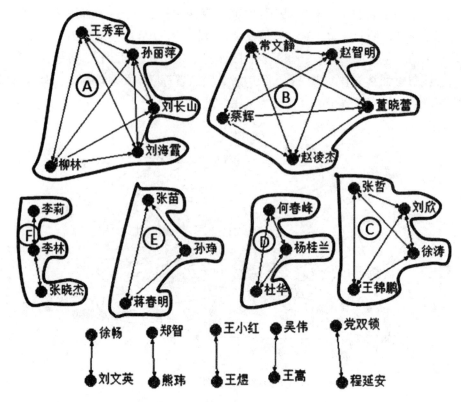

图 7-5　6 篇及以上中药抗炎文献作者的合作关系

5. 作者单位

①作者单位分布图 7-6 显示了发表中药抗炎研究的作者单位出现频次及其数量，研究抗炎中药的机构多达 3307 个，研究力量较为分散，长期从事抗炎中药研究的机构较少。

②作者单位合作关系发文 7 篇及以上的作者的社会关系如图 7-7 所示，可将作者单位分为 6 个主要的研究团体：第一个合作团体（A）以北京中医药大学为

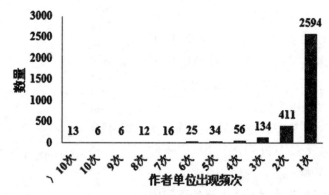

图 7-6　中药抗炎研究作者单位出现频次与数量分布

中心；第二个（B）以重庆医科大学附属第二医院和华中科技大学同济医学院附属协和医院为中心；第三个（C）以河北省人民医院为中心；第四个（D）为郑州大学第一附属医院、河南中医学院、河南中医学院第一附属医院等 5 家机构依次排列；第五个（E）以中山大学为中心；第六个（F）为四川省人民医院、四川省医学科学院、四川大学华西医院的三角排列。

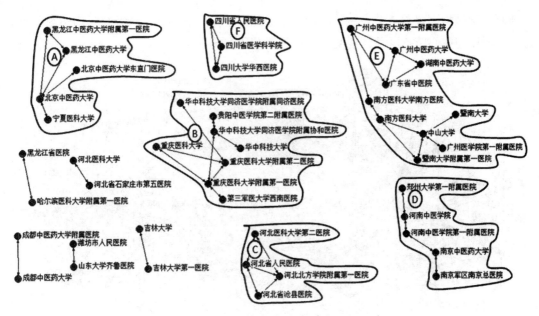

图 7-7 中药抗炎研究作者单位网络分析

6. 发表杂志

纳入研究的文章发表于 1841本杂志，但载文量高的期刊数量并不多，包括中国医药指南（92篇）、中国药房（86 篇）和中国实用医药（76 篇）、现代中西医结合杂志（58 篇）和中国皮肤性病学杂志（54 篇），其余杂志刊文量均在 50 篇以下。见图 7-8。

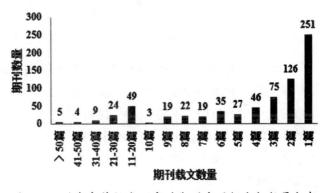

图 7-8 刊载中药抗炎研究的期刊出现频次与数量分布

7. 主要关键词

①主要关键词分布：纳入研究共有 4325 个关键词，累计出现 13417 次（图 7-9），低频率使用的关键词最多，表明研究重点较为分散。

②主要关键词社会网络分析：对出现频率大于 23 的 64 个研究的关键词进行社会网络分析，复方甘草酸苷、临床疗效、丹参酮、异甘草酸、丹参酮ⅡA、丹参酮ⅡA磺酸钠和慢性乙型肝炎处于中心（图 7-10）。其中复方甘草酸苷中介中心度最大，与其他主要关键词共同出现在同一篇文献中的频次最多，是最重要的节点，

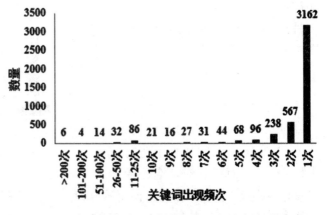

图 7-9 中药抗炎文献关键词出现频次与数量分布

其他研究领域均围绕着该节点展开。而处于边缘的节点，联系相对较稀疏，但边缘节点通过中间节点与中心节点联系，说明它们也是当前研究热点。

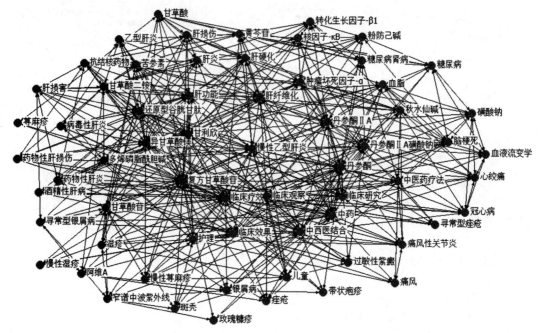

图 7-10　中药抗炎文献主要关键词社会网络分析

③主要关键词聚类分析：对 64 个主要关键词构建 64×64 的矩阵，并进行聚类分析。结果显示研究领域主要涉及 4 个主题。主题 1：丹参酮和秋水仙碱在痤疮或寻常型痤疮、湿疹和痛风中的应用；主题 2：甘草酸及复方甘草酸在治疗荨麻疹、银屑病、带状疱疹、过敏性紫癜中的临床疗效；主题 3：丹参酮、丹参酮ⅡA、丹参酮ⅡA磺酸钠、粉防己碱、黄芩苷在治疗心绞痛、糖尿病、脑梗死中的作用；主题 4：甘草酸二胺、异甘草酸镁在肝脏损伤性疾病（慢性肝炎、酒精肝、药物性肝损伤）中的应用。

8. 基金资助情况

中药抗炎研究的基金资助包括国家级项目 163 项，省部级 267 项，市厅级 420 项，院校级项目 68 项和其他项目 35 项。见图 7-11。

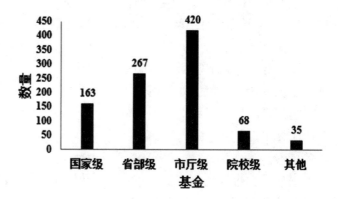

图 7-11　中药抗炎文献基金资助级别及数量

（三）讨论

本研究呈现了 9240 名作者（共出现 11547 次，人均 1.25 次）在 1980~2016 年期间从事中药抗炎相关研究，而其中 8798 名作者只参与 1 篇或 2 篇文章撰写，说明研究力量分散，长期从事中药抗炎研究的作者并不多。另外，虽然目前中国从事中药抗炎研究的人员众多，但是其产出成果的级别有待加强。作者分为6个主要的研究团体，其中有2个团体作者数量相对较多，其余研究团队相对较少，大多不足5人。说明在中药抗炎研究方面，各个机构的合作有待进一步加强。

在中药抗炎药研究地区分布方面，以广东省、江苏省、陕西省、湖北省、河北省、吉林省多个节点为中心。边缘节点联系相对较稀疏，但他们都与中心节点有所联系，说明在中药抗炎药的研究方面，各省份的合作较为紧密。同时，研究机构主要以北京中医药大学、重庆医科大学附属第二医院、华中科技大学、同济医学院附属协和医院和河北省人民医院为主，说明以上机构在中药抗炎方面的研究较多。

借助聚类分析方法对中国学者发表中药抗炎的研究主题进行了详细分析，发现研究领域主要涉及4个主题，包括丹参酮和秋水仙碱在痤疮或寻常型痤疮、湿疹和痛风中的应用；甘草酸和复方甘草酸在治疗荨麻疹、银屑病、带状疱疹、过敏性紫癜中的临床疗效；丹参酮、丹参酮ⅡA、丹参酮ⅡA磺酸钠、粉防己碱、黄芩苷在治疗心绞痛、糖尿病、脑梗死中的作用；甘草酸二胺、异甘草酸镁在肝脏损伤性疾病（慢性肝炎、酒精肝、药物性肝损伤）中的应用，对中药抗炎的临床应用以及其临床疗效关注较少。

本研究以期刊发表的中药抗炎研究为载体，利用可视化的方法，初步分析了中药抗炎研究现状，但也存在一些不足之处：①由于只纳入国内有关中药抗炎的期刊论文，导致在数据选择上可能存在偏倚。②个别研究者的姓名可能存在误写或重名，虽经我们仔细校对，但难免会出现个别的误差。③尽管本文对关键词进行了规范和重新选择，但是仍然不如主题词更能够准确代表某一研究方向。

综上所述，我国中药抗炎药的研究数量在2014年达到高峰，近年逐渐呈现递减趋势，尽管参与中药抗炎研究的作者和研究机构众多，但核心作者和研究机构数量少，且协同创新有待加强。

二、中药治疗放射性肺损伤研究主题及合作情况可视化分析

放射性肺损伤是胸部恶性肿瘤放射治疗引起的并发症，多见于肺癌、乳腺癌、食管癌、纵隔恶性肿瘤放疗过程。据文献报道，胸部肿瘤放疗过程中，放射性肺损伤的发生率约为10%~20%。症状多在放疗结束后2~4周内发生，少数在放疗结束半年内发生，主要为干咳、少痰、吞咽困难、胸闷、胸痛，严重者呼吸困难、低热，抗生素治疗无效。放射性肺损伤作为放疗的一种常见并发症，严重影响患者生活质量，因此其治疗和预防受到越来越多医疗工作者关注。

近年来，中药防治放射性肺损伤的研究逐步开展，并从不同防治方案观察了中药的疗效。本研究采用可视化方法，对我国中药治疗放射性肺损伤研究进行整体分析，从而了解该领域研究现状，为今后研究提供参考。

（一）资料与方法

1. 数据来源

计算机检索中国知识资源总库（CNKI）、中国学术期刊数据库（万方数据）、中国生物医学文献数据库（CBM）、中文科技期刊数据库（维普网）。选择题名、关键词和摘要为检索字段，以"放射性肺炎 OR 放射性肺损伤 OR 辐射性肺炎 OR 放射性肺纤维化"为检

索词进行主题词检索及高级检索。检索时间范围均为建库至 2017 年 9 月 24 日。

2. 纳入与排除标准

纳入所有已发表在期刊的中药防治放射性肺损伤的研究，排除动物实验、综述、会议摘要、消息、资讯和新闻报道。

3. 数据录入

2 名研究者同时独立进行检索，利用 Endnote X7 去重，人工阅读所获文献题目和摘要，去重和排除明显不符合纳入标准的研究，并交叉核对纳入试验的结果，对有分歧而难以确定其是否纳入的研究通过讨论或由第 3 位研究者决定。同时对作者单位、期刊名称等进行统一。

4. 数据分析

采用 BICOMS（书目信息共现挖掘系统）分析软件对关键词、作者、作者单位和年代、出处等信息进行抽取和整理，并对高频关键词、作者、作者单位生成共现矩阵。采用 Ucinet6.0 软件中的 NetDraw 按照中心度排列各关键词、作者、作者单位之间的关系，并绘制社会网络图谱。采用 Gcluto 进行聚类分析，根据实际聚类效果，最终选择将关键词聚为 4 类，并生成可视化曲面图。

（二）结果

1. 检索结果

初检获取文献 9440 篇，在阅读题目和摘要基础上，排除与本研究纳入标准不符的文献 3368 篇，最后共纳入文献 552 篇。

2. 发表年份

1959 年之前中药治疗放射性肺损伤相关研究未见报道，1959~2000 年每年发文量不足 10 篇，随后 10 余年呈现迅速增长趋势，至 2014 年发文量达 53 篇，2017 年发文较少可能与数据未完全上传有关，见图 7-12。

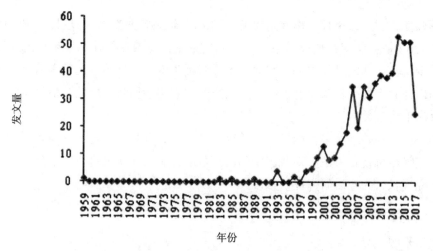

图 7-12　552 篇中药治疗放射性肺损伤研究年份分布

3. 来源期刊

552 篇中药治疗放射性肺损伤的研究论文来源于 218 种期刊，其中刊载 10~15 篇的期刊有 7 种、5~9 篇的 26 种、1~4 篇的 185 种。篇数＞6 的期刊见表 7-1。

表 7-1　552 篇中药治疗放射性肺损伤研究来源期刊（篇数＞6）

序号	期刊名称	篇数	百分比 /%
1	陕西中医	15	2.75
2	中国中医急症	14	2.57
3	新中医	14	2.57
4	中国实验方剂学杂志	14	2.57
5	现代中西医结合杂志	13	2.39
6	中国中西医结合杂志	12	2.20
7	辽宁中医杂志	10	1.83
8	河南中医	9	1.65
9	光明中医	9	1.65
10	湖南中医杂志	8	1.47
11	中医杂志	8	1.47
12	江苏中医药	8	1.47
13	实用中医内科杂志	7	1.28
14	临床肺科杂志	7	1.28
15	中医学报	7	1.28
16	中国实用医药	7	1.28

4. 作者分布及合作关系

共 1492 位作者于 1959~2017 年 9 月从事中药治疗放射性损伤的相关研究（假设所有出现在纳入文献中的作者皆从事中药治疗放射性肺损伤研究），共出现 1832 次。发表论文数目最多者为沈伟生和张霆，分别发表 9 篇论文，其次为贾英杰和王炳胜，分别发表 8 篇论文，以上 4 位作者分别来自东南大学医学院附属江阴医院、浙江省武警总院杭州医院、天津中医药大学第一附属医院、解放军第 251 医院；参与发表 7、6、5、4、3、2、1 篇论文的作者数量分别为 1、5、6、10、38、149、1279 人，由此可见，研究中药治疗放射性肺损伤的人员众多，但高产作者却不多。其中发文量 4~9 篇的 26 名作者合作社会关系见图 7-13。

由图 7-13 可知，这些作者中，来自甘肃省肿瘤医院的王小虎和河南省肿瘤医院的杨峰与其他作者无合作关系。剩余 24 位作者形成了 6 个独立的合作团体，其中 2 个只含 2 名成员，分别为来自唐山市人民医院的房丽和河北联合大学的王红阳、西安市精神卫生中心的张蕊和刘瑜。其余 4 个团队分别含有 3、4、5、8 名成员，依次为：唐山市人民医院的张瑞娟、王晓红和杨俊泉；东南大学医学院附属江阴医院的奚蕾、夏德洪、沈伟生和周剑波；解放军第 251 医院的王炳胜、张秀丽、刘秀芳、张海和雒书朋；武警浙江省总队杭州医院肿瘤中心的张霆、岳建华和潘晓婵，浙江省肿瘤医院的马胜林、邓清华和汤忠祝，天津中医药大学第一附属医院的贾英杰和天津医科大学附属肿瘤医院的谢广茹。可以看出，有4个团队内部人员均属同一单位，1个团队是省内合作，跨省合作的团队有且仅有1个，表明作者合作范围相对局限，不同单位及省份的作者间缺乏合作交流。

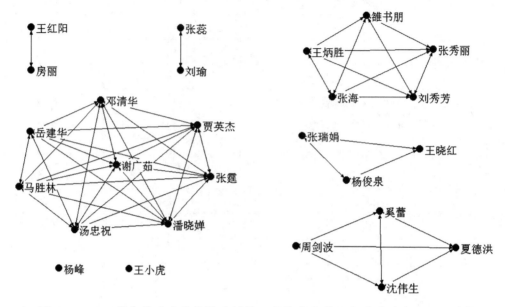

图7-13　552篇中药治疗放射性肺损伤研究作者合作社会关系（发文4~9篇）

5. 作者机构分布及合作关系

共502个机构参与了552篇中药治疗放射性肺损伤研究论文，共出现741次。发表论文数目最多机构为浙江省肿瘤医院、唐山市人民医院、河南省肿瘤医院和浙江省武警总院杭州医院，分别发表17篇、13篇、12篇和10篇论文，参与发表9、8、7、6、5、4、3、2、1篇的机构数量分别为1、1、2、2、4、10、19、70、389个。

这502个机构地域分布为：华东地区6个省、直辖市，江苏、山东、浙江、安徽、上海、福建省的参与机构分别为60、59、31、16、6个，共计176个；华中地区4个省，河南、湖北、湖南、江西分别为53、23、13、11个，共计100个；华北地区5个省、自治区、直辖市，河北、北京、山西、内蒙古、天津分别为40、21、14、5、5个，共计85个；西南地区4个省、直辖市，四川、重庆、贵州、云南分别为24、9、7、7个，共计47个；西北地区5个省、自治区，陕西、甘肃、宁夏、新疆、青海分别为16、15、2、2、1个，共计36个；东北3省辽宁、黑龙江、吉林分别为15、7、4个，共计26个。

图7-14为发文量介于4~17篇的25个作者机构合作社会关系图，由图可知仅有13个机构形成了4个独立的合作团队：河北省人民医院和河北省迁安市人民医院；陕西省肿瘤医院和西安市精神卫生中心；南京中医药大学、湖南中医药大学和湖南省中医药研究院附属医院；浙江省肿瘤医院、天津中医药大学第一附属医院、天津医科大学附属肿瘤医院、浙江省武警总院杭州医院、天津中医药大学和浙江省中医院。而其余12个机构与其他机构并无合作关系。由此可见，机构间有一定的跨省合作，但是合作相对较少。

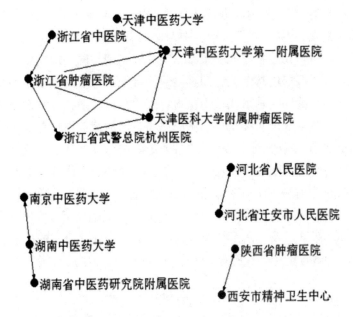

图 7-14　552 篇中药治疗放射性肺损伤研究作者机构合作社会关系（发文 4~17 篇）

6. 关键词分析

552 篇中药治疗放射性肺损伤的研究共有 629 个关键词。由表 7-2 可知，在前 16 位的关键词中主要为放射性肺损伤的病因、类型及治疗方法。

表 7-2　552 篇中药治疗放射性肺损伤研究关键词（前 16 位）

序号	关键词	频次	百分比 /%
1	放射性肺炎	332	14.04
2	放疗	160	6.77
3	中药治疗	112	4.74
4	放射性肺损伤	83	3.51
5	中西医结合	78	3.30
6	疗效	69	2.92
7	非小细胞性肺癌	68	2.88
8	痰热清	65	2.75
9	肺癌	60	2.54
10	治疗	39	1.65
11	胸部肿瘤	29	1.23
12	转化生长因子	27	1.14
13	食管癌	26	1.10
14	放射性肺纤维化	25	1.06
15	激素	20	0.85
16	肺损伤	19	0.80

对出现频次＞8 的 45 个关键词进行社会网络分析，结果见图 7-15。放射性肺炎、放射性肺损伤、非小细胞肺癌、中药治疗、中西医结合、放疗、疗效均处于网络的中心位置，网络线密集，说明与其他关键词联系紧密，共同出现在同一篇文献中的次数最多，在网络中处于主要地位，根据这几个关键词直接或间接地展开了其他领域的研究。处于网络边缘的关键词与核心关键词的网络线较为稀疏，表明直接联系少，它们更多的是通过中间节点作为桥梁与核心节点取得间接联系，从而说明中药治疗放射性肺损伤的研究方向。对出现频次＞8 的 45 个关键词构建 45×45 的共现矩阵进行聚类分析，结果显示，当前中药治疗放射性肺损伤的研究范围主要涉及 3 个主题：①血必净注射液、艾迪注射液、复方苦参注射液和参芪扶正注射液在食管癌和非小细胞肺癌放疗中的防护价值；②参麦注射液、沙参麦冬汤、痰热清、清燥救肺汤、川芎嗪注射液、白细胞介素 6、肿瘤坏死因子、转化生长因子、抗生素、激素以及中西医结合在预防胸部肿瘤放疗引起的放射性肺炎和肺纤维化中的作用；③清热解毒类中药在肺炎和放射性肺损伤治疗中的价值。

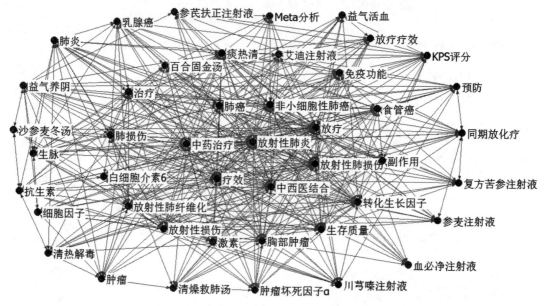

图 7-15　552 篇中药治疗放射性肺损伤研究高频关键词社会网络

（三）讨论

本研究检索 4 大中文数据库，纳入国内发表的中药治疗放射性肺损伤文献，分析国内中药治疗放射性肺损伤的研究现状。基于文献计量学方法结合信息可视化手段，采用 3 种可视化软件分别对中药治疗放射性肺损伤的研究进行了可视化对比分析，即用书目信息共现挖掘系统分析软件简洁、直观地展示中药治疗放射性肺损伤的年代分布、期刊分布，并生成高频作者、作者单位、关键词的共现矩阵；用 Netdraw 软件制作高频作者、作者单位、关键词的共现图谱，通过网络线的疏密程度及周围节点与核心节点距离的远近可清晰看出各个节点之间的亲疏关系；用 Gcluto 软件对关键词进行聚类分析，将研究主题分类，简单明了地揭示此研究的结构与变化。

本研究结果显示，中药治疗放射性肺损伤相关论文在 1959~2000 年每年发表数量不足 10 篇，2001 年首次超过 10 篇后又呈下降趋势，2003 年研究数量开始迅速增长，2006~2013 年处于波动状态，2014 年到达高峰（53 篇）后数量基本趋于平稳。全国 34 个省、自治区和直辖市除海南省、台湾省、西藏自治区、香港和澳门特别行政区外其他地区均有研究成果发表，所有 502 个研究单位中，华东、华北、华中三大地区的研究单位分别有 176、85、100 个，而西南地区、西北地区、华南地区和东北地区仅分别为 47、36、32 和 26 个，明显存在地域不平衡性。参与中药治疗放射性肺损伤的作者众多，但高产作者不多，且主要聚集于华东及华北地区的个别单位。论文作为科研成果的表现形式之一，在一定程度上可反映作者的研究能力，这说明长期从事中药治疗放射性肺损伤研究的作者相对较少且研究能力有很大的提升空间。通过网络图谱可发现作者及单位之间虽有合作却不甚紧密，尤其是不同地域之间的合作。结果显示，当前中药治疗放射性肺损伤的研究范围主要涉及中药注射液、汤剂及中西医结合治疗在胸部放疗患者的放射性肺炎和肺纤维化防治中的价值。可以看出，放疗不良反应的中药治疗和患者生存质量是目前重点研究领域，今后可从放疗本身，如放疗方式、放射剂量等方面研究如何预防放射性肺损伤的发生，同时也可探讨联合利用其他干预手段如护理等，以拓展研究领域。

与关键词相比，主题词更能准确代表研究方向。因此，采用关键词进行聚类分析可能导致研究主题的分析结果存在偏差。建议今后撰写科研论文应认真选择关键词，并以主题词表为主要依据。另外，由于中药名称、种类及炮制方式等形式多样，故不便选词或易造成漏检，因此本研究无中药相关检索。

综上，尽管中药治疗放射性肺损伤的研究不断增多，但研究人员及单位之间的合作不甚紧密，未来应重点加强地域之间的联系，以降低地域间的不平衡性，同时也有利于不同地区研究机构的交流合作及研究结果的传播。长期从事中药治疗放射性肺损伤研究的作者较少，建议今后坚持此类研究，为发现、解决相关疑难问题奠定基础。目前研究方向多以治疗为主，今后可将研究重心转移到预防领域，以提高患者生活质量。

三、"中医传承辅助系统和中医药百科全书"数据平台

（一）中医传承辅助系统的开发与应用

中医药的传承经过了口传心授、纸质文献、电子文献的过程，但这些传承路径尚不能有效满足传承的需要。中医传承包括丰富的内容，有多种传承模式，无论何种模式，收集整理临床医案是必不可缺的，因此，基于临床数据的循证传承是核心模式。进行中医传承研究，首要问题是解决医生个体医案的信息化管理问题，其次对医案进行数据挖掘，发现规律。为此，中国中医科学院中药研究所与中国科学院自动化研究所联合开发了中医传承辅助系统（Traditional Chinese Medicine Inheritance Support System）软件。

1. 中医传承辅助系统软件概述

中医药信息非标准化与个性化的特点，是中医的一大特色，但同时也是中医药传承信息化工作面临的重要瓶颈。数据的零散性与非标准性，从根本上制约了中医药传承信息化工作的效率与质量，也对本系统的研发工作提出了重要的挑战。为此，我们在全面客观地对中医药传承模式及方法特点进行分析的基础上，采用基于个性化需求的自助式服务平台的构建思路进行系统架构，以人工智能、数据挖掘、网络科学等学科的方法和技术为支

撑，围绕临床诊疗和中医传承工作中的继承、发展、传播和创新四个方面的核心需求，分别构建面向临床数据的中医诊疗信息采集模块、面向中医药本体的知识管理和服务模块以及面向传承创新的隐性知识挖掘模块等几大功能模块，有效地解决了上述问题，从而保证了系统功能需求的有效实现。本系统是计算机科学和中医药学的有机结合，它以智能信息处理方面的研究成果为支撑，遵循基于临床数据的循证传承理念，围绕名老中医学术思想总结和经验传承、中药新药处方筛选与处方发现等方面的信息处理进行了积极的探索。

2. 中医传承辅助系统软件的功能

本系统围绕着中医药继承、发展、传播和创新四个核心问题，采用人工智能、数据挖掘、网络科学等学科的方法和技术，结合中医药特点，辅以临床实际情况，建立以中医数据分析为核心，体现中医传承特色的中医传承辅助系统，解决中医传承过程中的数据管理、分析等关键问题。该系统实现了疾病信息、证候信息、中药信息、方剂信息、医案及其相关信息的管理、检索、分析等功能，在中医临床经验传承与学习、新药研发等领域具有重要的应用价值。整个系统分为四个层级：本体知识层、访问控制层、核心方法层和应用系统层，具体如图7-16所示。

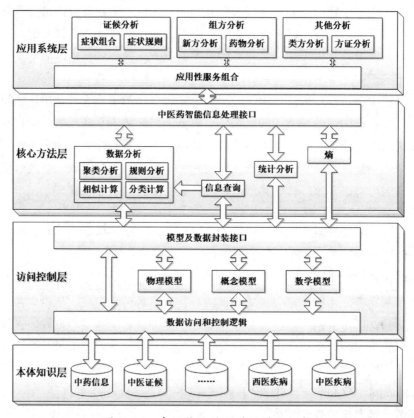

图 7-16 中医传承辅助系统总体框架

①中医临床诊疗采集功能：中医医案是医师们智慧的结晶，具有极其重要的价值。因此对中医医案的采集、保存等是进行中医传承的首要工作。中医医案不仅涉及四诊信息，还包含中医基础理论。然而医案存在记录形式不统一，诊断用语不一致等问题，这制约着中医传承的继承性以及数据分析的效果。本系统建立面向个性化设置的中医诊疗采集功

能，包括的信息主要有病人基本信息、四诊信息、实验室指标信息、诊断信息、中医处方等。其中病人基本信息主要记录病人的姓名、性别、就诊次数、职业等信息；四诊信息包括问诊、望诊、闻诊、切诊内容，问诊记录主诉、现病史、既往史、个人史、婚育史等信息，望诊记录神色形态、头部五官、胸腹、皮肤毛发、舌诊等，四诊摘要进一步阐述了四诊中可结构化内容；实验室指标信息主要包括血常规、尿常规、心电图等信息；诊断信息记录临床诊断结果，包括中医疾病诊断、中医证候诊断、西医疾病诊断和中医治法诊断，四个全部为结构化数据，为数据分析奠定基础，图 7-17 为系统的诊断结果截图。

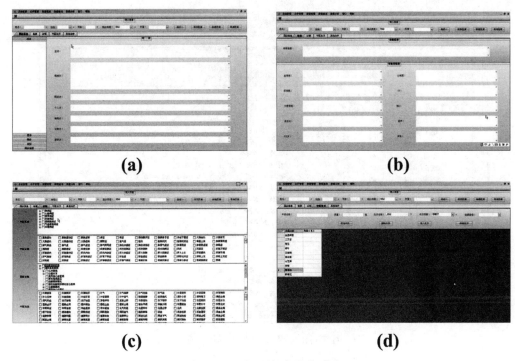

图 7-17　中医诊疗信息采集

注：（a）四诊信息；（b）实验室指标；（c）诊断信息；（d）处方信息

②中医药本体知识管理功能：对于中医知识既要用联系的观点看待问题，又要看到其宏观背景，更需要以发展的观点看到中医本体知识。中医药本体知识管理是构建一个可以对中医药知识进行共享、存取、更新的系统，以达到中医药知识不断创新的目的。本系统共创建了中医疾病、西医疾病、证候、症状、舌诊、脉诊、方剂、功效、主治、中药、化学成分、药理作用等共 12 类本体知识。

③中医药信息检索功能：为了方便迅速获取知识，本系统构建了中医药信息检索功能，以中药、方剂和医案为对象，多种方式相融合的信息检索。中药信息检索以药材名称、药材类别、药理作用、化学成分、主治功能等多种方式进行查询，方剂信息检索以名称、类别、功效、中医疾病、指定中药等多种方式进行查询，医案信息检索可以通过病人姓名、处方名称、中医疾病、中医证候等进行查询。

④中医药数据分析功能：中医传承的目的不仅仅是原有知识的记录、保存，更重要的是需要进行分析挖掘，包括证候分析、方剂分析、类方分析、用量分析、方证分析等方

面。本系统以方剂分析为突破点，集成关联规则分析、改进的互信息法、复杂系统熵聚类、无监督的熵层次聚类等数据挖掘方法，可实现"数据录入→数据管理→数据查询→数据分析→分析结果输出→网络可视化展示"等功能。方剂分析主要体现在两个方面：一是根据方剂数据集发现用药规律，另一个是根据方剂数据集使用数据挖掘算法获取一个新的方剂，即新方生成。方剂用药规律以规则分析为核心处理算法，能够根据支持度个数和置信度，确定用药模式和用药规则。新方生成使用信息熵为度量，同时又针对中医特点进行了进一步的改进，能够确定药物之间的关联系数，采用聚类算法，最终生成新方。软件界面如图7-18和图7-19所示。

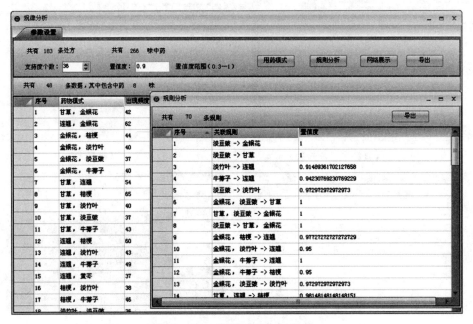

图 7-18　用药规则分析界面

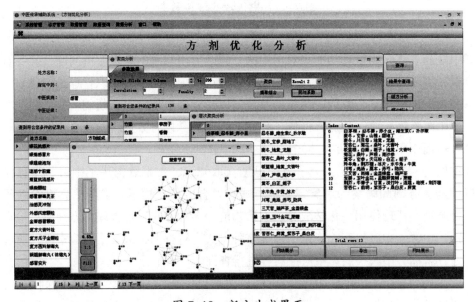

图 7-19　新方生成界面

3. 中医传承辅助平台应用进展

①当代名老中医经验总结：做好当代名老中医经验传承，培养优秀中青年医师，是中医传承的重点，也是中医药事业发展的根本。名老中医的临床数据是中医传承研究中最基础、最可靠的信息，是名老中医经验总结的有效载体，也是中医特色疗法有效性的直接证据。本软件采取本文数据与结构化数据相结合的方式，实现名老中医医案信息的有效管理，而且，可以从临床诊断与用药规律等方面进行系统分析，辅助名老中医经验传承。目前已经应用该软件对国医大师颜正华教授、名老中医黄春林教授、李世增教授、刘云山教授、卢尚岭教授、杨文华教授等临床用药经验进行了总结，其中，对国医大师颜正华教授的临床经验总结最为全面，系统分析了颜老治疗胸痹、胃痛、心悸、失眠、呃逆等疾病的诊疗经验和用药特色，为名老中医临床经验总结提供了很好的范例，具有重要的参考价值。

②文献医案整理与分析：以文献医案记载为数据来源，对名医的用药经验进行分析总结，可以有效地继承其学术思想和诊治规律，对中医药临床经验的传承具有很好的指导作用。文献医案来源主要是名医经验辑要、医案医话集等，应用中医传承辅助平台对其进行收集，加以分析总结，对继承和发扬名医名家的学术思想和用药经验具有重要意义。如以《孟河四家医案医话集》中的医案数据为处方来源，分析孟河医家马培之治疗痢疾、遗精、中风、咯血、痰饮等的用药规律；以叶天士《临证指南医案》为数据来源，分析叶天士治疗痹病、温病的用药规律，从而进一步提炼其学术思想，梳理其学术特色，为名医学术思想研究提供了思路和借鉴。

③疾病用药规律研究：从疾病的角度研究用药规律，利于总结疾病层面用药的共性特征，对于更好地发掘疾病防治规律具有重要意义。借助中医传承辅助平台，以古代和近现代文献数据为主要来源，对于疾病 - 药物的相关性做了较多有意义的探索。如以《中医方剂大辞典》收录方剂为来源，总结了肺痿、哮病、失眠、胃痛、黄疸、水肿、虚劳、痹病等常见内科疾病及湿疹、荨麻疹等皮肤疾病的用药规律。以现代疾病为纲，借助期刊数据库 CNKI、万方、维普等收录的方剂，对老年高血压、老年痴呆、脂肪肝、糖尿病足，膝骨关节炎等中医用药规律进行了挖掘。还有学者利用各种科研、教育机构数据库，如借助辽宁中医药大学癌痛数据库，对癌痛的内服、外用方剂的组方规律进行了挖掘分析。这些研究对探索疾病的用药规律有重要意义。

④中药应用规律总结：中药是中医临床辨证论治的落脚点，中药在疾病、方剂配伍中的应用规律研究，不仅能够更好地指导临床实践，并且为药物资源的开发和利用提供参考。中国中医科学院课题组以《中华人民共和国卫生部药品标准——中药成方制剂》为数据源，构建了 4000 余种已上市的中成药数据库，基于中医传承辅助平台对常用药物的疾病分布、组方规律、核心药物组合等进行较深入的研究。如总结分析了中药大品种如人参、当归、川芎、黄芩、金银花等应用规律，此研究对于药物的临床应用和原料资源的深入开发均有指导意义。

⑤新药研发及处方筛选研究：组方用药规律研究是中医药传承和发展的核心内容之一，通过对疾病、证候、名老中医以及中医临床医生本人用药规律的分析，可以阐明和总结药物应用的一般规律，直接指导临床实践；同时，通过用药规律的分析，还可以为中药

新药的创制提供处方来源，指导新药研发。应用中医传承辅助平台不仅可以总结某一疾病治疗方剂的组方用药规律，还可以发现潜在的药物组合和候选新方，为临床和实验的进一步筛选提供处方参考和指导。如收集中药辅助放化疗有效的方剂，应用该软件建立数据库，分析获得一个候选新方，再结合临床经验组成处方安泰口服液，对其抑制肿瘤、免疫调节等作用进行了实验研究，显示了该软件方法的可靠性。

4. 展望

名老中医是中医理论与临床经验的重要载体，是联系传统和现代的纽带。传承名老中医学术思想与临床经验，不仅对推动中医药学术进步具有重大意义，也是造就新一代名中医的重要途径之一。中医传承经过了口传心授、纸质文献、电子文献的过程，应该说现代信息技术在中医传承中发挥了一定的作用，但是，一直没有对中医传承模式变革起到实质性推动作用。究其原因，固然存在中医工作者未能很好应用信息技术的问题，更重要的是，常规信息技术不能有效满足中医传承的需求。

中医传承辅助平台软件将一般统计法、文本挖掘、关联规则、复杂系统熵方法等挖掘分析方法进行了集成，已经在名医医案数据挖掘、疾病方剂用药规律分析等方面得到了广泛的应用。软件将信息资料录入、保存、提取、统计和分析等功能融为一体，为名老中医经验总结、医案整理和分析、疾病用药防治规律分析、中药应用规律、新药研发及处方筛选等提供了便利的有效工具。随着软件的完善及其应用的推广，该软件还将在证候分析，症状聚类，病－证－症－方－药等其他相关研究中体现出广阔的应用前景和实用价值。

（二）"中医药数据平台——中医药百科全书"的开发与应用

中国中医科学院中药研究所、中国中医科学院中药资源中心与中国科学院遗传与发育生物学研究所、北京大学药学院等单位共同合作，开发了共享的中医药数据平台——中医药百科全书（ETCM：an encyclopaedia of traditional Chinese medicine，http://www.nrc.ac.cn：9090/ETCM）。ETCM 将开源技术、数据生态理念与中医药数据资源相融合，构建中医药大数据生态社区，相关研究工作已在国际著名期刊《Nucleic Acids Research》（2018 年影响因子 11.561）发表。ETCM 作为开放共享的整合数据平台，将 403 味中草药、3962 首中药成方制剂、7274 个草药成分、2266 个已验证的或预测的药物靶点、3027 种相关疾病等信息有机整合，见图 7-20。其中，中草药信息包括性味归经、资源分布、采集时间、鉴别图片，以及化学成分、含量限度和靶标等信息；中药成方制剂信息包括方剂名称、类型、组成、服用剂量、中医证候等信息，并提供国家药品监督管理局外部链接来获得更详细的信息；另外，还有从文献系统收集 403 味中草药的 7274 个成分信息（成分名称、分子式、分子量、二维结构等），并提供与国际知名公共数据库（ChEMBL、PubChem 等）外部链接查询；靶点信息和疾病信息来自国际权威生物信息数据库，可以提供从疾病靶标和药物靶标反向查找中药成分、中草药和中药方剂，促进中西医的融合发展。

ETCM 作为一个智能化数据平台，嵌合了物理化学性质、成药性评价、靶标预测等多种权威算法，以及药物靶标和疾病靶标相关功能和通路的系统分析功能，提供从"中草药→方剂→成分→靶标基因→功能／通路→疾病"之间的交叉检索、多维智能化网络构建和可视化，全面解析中药复杂系统与机体分子网络之间相互作用关系，见图 7-21。ETCM 为中医药理论的科学内涵、中药质量控制、中药作用原理揭示、中药新药研发，尤其是现代药物组合发现和优化等，提供了强有力的数据基础和分析平台。

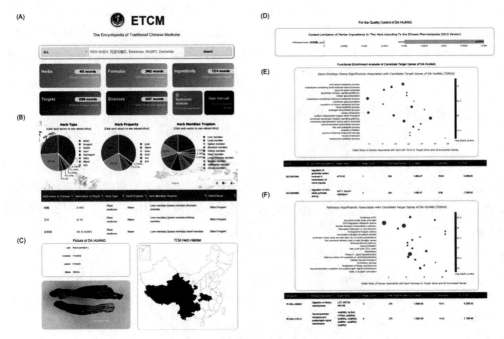

图 7-20　ETCM 的主要功能说明

注：(A) ETCM 的功能摘要；(B) ETCM 内的草药概述：点击饼图中的任何部分，就能在下面的列表中找到相应的草药；(C) 大黄的图片和产地地图；(D) 大黄的质量控制标准；(E) 大黄的假定靶基因的丰富和 GO 术语列表；(F) 富含大黄假定靶基因的途径。

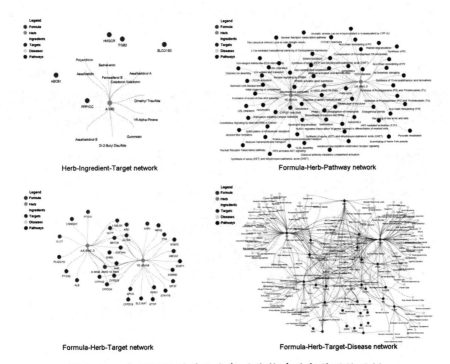

图 7-21　由 ETCM 的系统分析功能构建的各种网络示例

ETCM 作为一个开源数据生态社区，对全国乃至全世界的中医药临床和科研优势团队免费开发共享。在进一步的开发完善过程中，ETCM 将充分借鉴数据生态社区共享知识库的理念，采用包括数据库工程、自动知识库构建在内的多项大数据构建新技术，充分整合最新科研成果和临床数据，共建高质量的中医药大数据生态；同时创新面向复杂系统的知识挖掘和数学建模方法，基于大数据和人工智能实现具有国家知识产权的中医药创新成果集群，揭示中医药原创理论的科学价值，促进中医药行业和产业的发展。

四、中医药临床证据数据库

（一）概述

随着卫生管理循证决策的不断完善，缺乏高质量疗效证据的中药产品将不能进入相应的临床指南、基本药物目录和医保药物目录。有一批中药品种因为临床疗效证据不充分被列入"辅助用药"名单，导致中药临床应用范围和市场逐渐被挤压，这不仅阻碍中医药临床服务能力的提升，也会影响中药产业和健康服务业的发展。

临床随机对照试验及其系统评价是高级别证据的来源。目前，每年有数千篇中医药"RCT"和数百篇系统评价 /Meta 分析发表，但利用效率和证据转化效率不高，未能成为临床决策可用的证据。中医药系统评价 /Meta 分析存在低水平重复问题，同一个 RCT 被多个系统评价纳入分析，在资料提取、质量评价、数据分析等环节造成了大量的低水平重复；系统评价研究者技术水平参差不齐，导致系统评价引入了更多的偏倚和混杂，大大降低了研究结果的价值；中文发表的 RCT 不能被国内外相关研究获取利用。针对此问题，张俊华教授团队创建了中医药临床研究证据库（EVDS），网站链接 http://tcmevd.com/evidence/index，第一版界面如图 7-22。

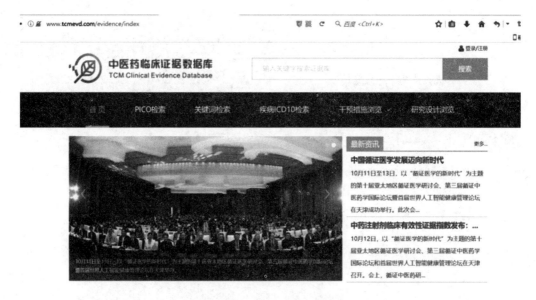

图 7-22　中医药临床证据数据库首页

（二）架构与内容

中医药 EVDS 包括了中药临床有效性证据库、中药临床安全性证据库、针灸临床评价证据库和中药临床指南数据库。中药临床有效性证据库收录中英文发表的中医药随机对照试验、系统评价/Meta 分析；中药临床安全性证据库收集所有中药相关的安全性报告，包括个案报告、队列研究、横断面调查、集中监测研究及国家药品不良反应年度通报等数据。针灸临床证据库收集中英文发表的针灸随机对照临床试验的数据。中药临床指南数据集将各学会及分支机构发布的临床诊疗指南和临床路径进行收集和整理。

（三）平台的技术实现

1. 功能模块设计

本系统主要以 java 语言，javaEE 标准来开发，目的主要是提供给用户一个注册和查询中医药临床证据数据以及证据关键信息提取的平台。以中药临床有效性证据库为例，包括五个主要功能模块：①权限管理模块　实现了用户、角色、权限的管理，主要包括角色管理，分组管理，用户管理的功能；②数据挖掘模块　实现了数据挖掘的功能，主要包括利用 Kmeans 聚类算法进行特性向量分析，Apriori 算法进行关联规则分析，生成在相关治疗领域具有一定参考意义的文档；③系统管理模块　实现了对系统参数的配置和公告的管理，主要包括通知管理、系统参数配置、数据字典管理、系统日志管理等功能；④网站管理模块　实现了对中医药证据数据库网站的管理，主要包括首页轮播管理，资讯管理，干预措施，会员管理等功能；⑤证据管理模块　实现了对后台证据数据库信息的管理，主要包括对 Meta 分析，随机对照试验关键数据信息的提取功能和证据审核功能。为了提高证据提取的质量，采用双录双核的模式，即每篇文献至少两个人分别进行提取信息，最后阶段对数据审核时，根据差异比较，选择提取质量好的进行提交。这样有效提高了证据数据库的证据质量。

2. 数据库设计

①用户数据和权限相关表包含的内容：用户基本信息表、功能菜单的基本信息表和用户所拥有权限的信息表，通过 user_id、role_id、group_id、function_id 主键关联，实现用户认证、权限管理的功能。

②网站相关表包含的内容：疾病 ICD 分类表、干预措施分类表，发布信息表、网站用户搜索关键词历史表、动态维护字段表等，通过这些表，维护和提供了前端用户界面。

③证据信息相关类包含的内容：证据信息表、证据关键词表等相关表，提供了录入论文的基本信息的功能。

④模板类相关表包含的内容：评价标准/报告规范分类表、评价标准/报告规范模板表、模板选项表等，灵活地提供了论文评价标准/报告规范信息的功能。

⑤受试者相关表和指标相关表提供的内容：受试者信息表、受试者分组表、受试者对照组表、结局指标表、计数指标表、分组指标明细表、Meta 分析的指标表等，实现了维护提取随机对照试验的相关信息和 Meta 分析相关信息的功能，是提高用户搜索质量的基础。

⑥数据挖掘相关表包含的内容：证据库表、数据信息表等，实现了数据挖掘的功能。

⑦其他信息类包括的内容有：邮件信息表、发送的短信表、日志表、全国城市地址

表、字典表等。

（四）文献数据采集方法

EVDS 的数据对中医药 RCT 及 Meta 分析包含的所有研究信息进行结构化的提取，建立双录入核查原则和标准操作规程保证数据提取和质量评价的准确性，同时进行方法学和报告质量的评价。

1. 检索中医药 RCT 及系统评价

遵循先成药再汤剂，从基本药物目录、中药注射剂、社保目录到其他中成药的顺序，逐步完善完成文献检索。原始数据来源于 CNKI、VIP、万方、SinoMed、PubMed、Embase、Cochrane library 和 Web of Science。文献检索由文献信息学专家完成。

2. 文献查重与筛选

将检索得到的题录导入 ENDNOTE X7 并进行查重。两名研究者独自进行文献筛选，只纳入随机对照试验和系统评价 /Meta 分析，其余文献均排除。筛选完成后进行交叉核对，对于不一致的文献经专家仔细鉴别后确定是否纳入。

3. 信息提取与录入

①随机对照试验：首先对纳入 RCT 进行编码。RCT 的录入信息包括发表信息、受试者信息、干预措施、结局指标四部分。发表信息包括中文标题、英文标题、中文关键词、英文关键词、工作单位所在省份、工作单位、邮编、E-mail、发表期刊、年卷期页、基金资助、语言、全文附件及备注等。受试者信息包括受试者来源、入组时间、试验注册、方案审批、知情同意、样本量估算、基线资料、西医诊断标准、中医诊断标准、纳入标准、排除标准等。干预措施包括臂数、干预措施名称、干预措施分类、药物名称、给药途径、溶媒（若为中药注射剂）、用药频次、剂量、疗程、合并用药、基础用药等。结局指标分为计数指标和计量指标，计数指标包括指标名称、分级数量（如治愈、显效、有效、无效等）、每级对应例数等；计量指标包括指标名称、病例数、治疗前后数值（均数 ± 标准差）；结局指标部分还包括不良反应、脱落、死亡病例数的统计及具体描述。

除了对文献信息进行结构化的提取，对文献方法学质量及报告质量的评价亦十分关键。EVDS 采用 Cochrane Handbook 推荐的偏倚风险评价工具（Risk of bias）及 CONSORT 对纳入 RCT 进行方法学质量及报告质量评价。Risk of bias 包括随机分组、分配隐藏、盲法、数据完整性、选择性报告结果及其他偏倚等 6 个条目，每个条目均有 3 个选项：存在偏倚的可能性小、存在偏倚的可能性中等、存在偏倚的可能性大，并附有备注栏目，用以填写判断的依据。CONSORT 包括 25 个条目，每个条目亦有 3 个选项：完全报告、部分报告和未报告，并附有备注栏目填写判断依据。

② Meta 分析：首先对 Meta 分析进行编码，方法同 RCT。Meta 分析的录入信息包括发表信息和 Meta 分析信息，其中发表信息同 RCT。Meta 分析信息包括指标数目、指标名称、干预措施数量、干预措施名称及效应量信息，效应量信息包括效应量（RR、OR、RD、HR、WMD、SMD 等）、效应值及效应区间。EVDS 采用 AMSTAR 及 PRISMA 量表对纳入 Meta 分析进行方法学质量及报告质量评价。

③数据双录入核查：为了保障数据提取和质量评价的可靠性和真实性，不仅对数据提

取的工作人员进行方法学一致性培训，更重要的是执行双录入审核和修订。

（五）证据检索与应用

EVDS 具有"PICO"检索、关键词检索、ICD-10 疾病目录检索、结局指标索引检索等功能，可提高检索效率。检索平台亦设有逻辑运算符（AND、OR），可进行高级检索，可提高检索的精确度。检索到相应文献后，可直接查看每篇文献的结构化信息，以及方法学质量和报告质量，并可直接将结构化的信息导出为 Excel 及其他文档格式，可以用于系统评价及 Overview 研究。

EVDS 不仅是收集中医药 RCT 和 Meta 分析文献供检索使用，更重要的是开发成为证据生产和转化服务平台。目前已经完成对基本药物、中药注射剂 8 万例 RCT 数据的提取和归档，并实现了中医药临床系统评价／Meta 分析自动化，并实现证据可视化展示，为临床指南、专家共识、医保目录遴选提供快速、可靠的证据，并可为新的临床研究的开展提供基线参数。相关技术的建立和完善，使所有中医药的随机对照试验和系统评价的数据得到共享，将使系统评价／Meta 分析的制作时间从数月缩短到数天，大大提高证据转化应用效率，减少证据使用不足和低水平重复劳动，减少研究浪费。

五、中医智能问答机器人原型构建

（一）中医智能问答机器人框架结构

中医智能问答机器人的框架主要包括自然语言录入、语义解析、用户引导、知识搜索以及智能展示等多个模块。其中自然语言录入模块主要负责用户症状信息的输入、存储等；语义解析模块主要负责对用户输入症状信息进行关键词抽取、症状术语标准化、语义模式识别等；用户引导模块是为了获得更多与用户相关的症状信息而设计的；知识搜索模块则针对系统获取的用户症状相关信息，在知识库中进行知识搜索、查找和排序；最终经搜索得到的诊疗相关信息由智能展示模块在系统中进行展示。

当用户在自然语言录入模块中输入症状信息后，系统会首先对输入的症状信息进行语义解析，在该模块中系统会进行症状关键词抽取、症状术语标准化和语义模式识别等操作。语义解析结束后，为了更充分获取和利用用户输入的症状信息，系统接下来会对用户进行智能引导，以便对用户的症状做出精确的判断或获取更深层次的症状信息。在该模块中，系统会根据解析后的症状信息与知识库进行交互，然后根据交互后得到的信息来对用户进行引导。在对用户进行多次引导并确定无法获取更多与用户症状相关的信息时，表明系统获取用户症状信息结束。接着系统会利用获取的用户症状信息在知识库中进行知识搜索，主要采用基于 Word2vec 的中医文本特征构建方法对所获取的患者症状信息进行表示，然后在知识库中进行相关搜索。最后，系统根据搜索得到的关于用户症状的相关治疗信息在系统中进行智能展示。

同时，由于现阶段该中医智能问答机器人所应用的知识库相对较小，因此在系统的开发过程中还同步研发了古籍自动添加工具、论文智能解析助手、名医验案手动添加工具等多个工具定期或不定期对知识库进行扩充。

由于基于 Flask 的 Web 开发框架具有轻量级、简单易学、设计人性化等优点，在该中医智能问答机器人的开发过程中采用基于 Flask 的开发框架。同时，MongoDB 数据库相对于传统关系型数据库具有拓展性强和弱一致性等优点，在本系统的开发过程中将 MongoDB 作为本系统的主要数据库，采用 Python 作为该系统的后端开发语言。

（二）中医智能问答机器人功能模块

中医智能问答机器人主要包括自然语言录入、语义解析、用户引导、知识搜索以及智能展示等模块，下面将依次对这些模块进行介绍。

1. 自然语言录入模块

中医智能问答机器人的主界面和自然语言录入模块如图 7-23 所示。

当用户输入症状信息并点击"发送"按钮后，系统会自动按照 Flask 框架传输协议，将用户输入的症状信息以 JSON 包的形式发送到后端服务器。后端服务器首先将 JSON 包解析后将用户症状信息存储在 MongoDB 数据库，以便进行后续操作。

用户可在该模块中输入症状术语，如"头痛""发热"等，也可以直接输入症状描述句，如"我今天感觉头痛，同时伴有发热等症状出现"，系统都能进行自动识别和后续处理。

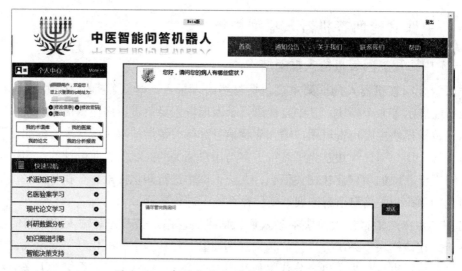

图 7-23　中医智能问答机器人系统界面图

2. 语义解析模块

当用户输入症状信息后，系统首先需要对输入的症状进行语义解析，该模块的具体流程图如图 7-24 所示，主要包括结束检测、关键词抽取、症状术语标准化等环节。

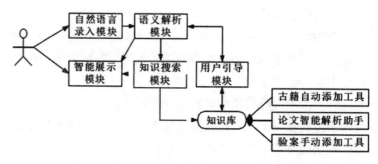

图 7-24　中医智能问答机器人语义解析流程图

当获取到用户输入的症状信息后，语义解析模块首先需判断该输入是否为用户症状输入的结束符。若系统判断本次输入为症状输入的结束，则系统直接进入知识搜索模块；若系统判断用户症状输入不是症状输入的结束，则系统会首先对输入的症状信息进行关键词抽取，然后对抽取的关键词利用 PK-MFI 算法进行术语标准化处理，对标准化后的症状信息在知识库中利用用户引导模块进行相关性分析，并进行后续的操作。

3. 用户引导模块

用户引导模块主要是根据中医智能问答机器人已获取的用户症状信息对用户进行深层次的引导，希望进而获取更多更详细的与用户症状相关的信息，该模块的具体形式如图 7-25 所示。

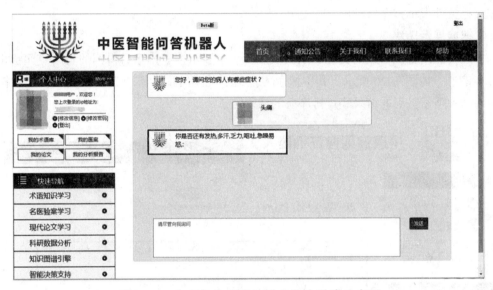

图 7-25　中医智能问答机器人用户引导示意图

从图 7-25 中可以看出，黑色方框内展示的部分即是系统用户引导模块。当用户输入"头痛"并点击"发送"按钮后，系统会首先对其进行语义解析，根据语义解析后的结果在知识库中进行相关症状搜索，然后将搜索结果在系统中进行返回。以图 7-25 中的实例为例，当用户输入"头痛"后，系统会自动回复"你是否还有发热，多汗，乏力，呕吐，急躁易怒"。在这一过程中，当中医智能问答机器人获取用户输入的症状信息并进行语义解析后，该系统会根据输入的症状信息，利用关联规则等数据挖掘算法挖掘其他中医临床症状术语与该输入症状间的内在联系，并返回联系较密切的其他中医症状，从而达到对用户进行智能引导的目的，帮助该中医智能问答机器人获取更多与患者相关的症状信息。在本实例中，当用户输入"头痛"并点击发送按钮后，中医智能问答机器人在知识库进行相关性分析。分析结束后，中医智能问答机器人发现"发热""多汗""乏力""急躁易怒"等症状与"头痛"间的相关性较大，于是中医智能问答机器人将这些症状信息在系统中返回并展示。

4. 知识搜索模块

知识搜索模块主要包括训练词向量、构建文本特征、知识搜索等环节。其中词向量的训练采用的是 Google 开源的 Word2vec 工具，文本特征构建采用的是基于 Word2vec 的中医文本特征构建方法，而知识搜索采用的是余弦相似度进行症状文本间的相似度计算。

在中医智能问答机器人的运行过程中，系统将中医症状术语的词向量离线存储在 MongoDB 数据库中，并利用 Word2vec 的中医文本特征构建方法构建中医临床文本的特征。同时，中医智能问答机器人定期利用知识库和 Word2vec 工具对中医症状术语词向量进行更新，并在得到更新后的症状词向量后，自动利用基于 Word2vec 的中医文本特征构建方法构建知识库中已有临床文本的特征向量，将其离线存储在 MongoDB 数据库中。在中医智能问答机器人完全获取用户的症状信息后，知识搜索模块首先利用基于 Word2vec 的中医文本特征构建方法对用户描述症状信息进行向量表示，并利用构建的用户症状特征向量与 MongoDB 数据库中离线存储的临床文本特征向量进行相关性分析，并将搜索得到的信息按照相关性大小排序后输出。

5. 智能展示模块

中医智能问答机器人的智能展示模块主要负责展示搜索排序后得到的与用户症状相关的诊疗信息，如图 7-26 所示。其中黑色方框所示的是智能问答机器人根据知识搜索模块在知识库中搜索得到的结果经过排序后的结果。

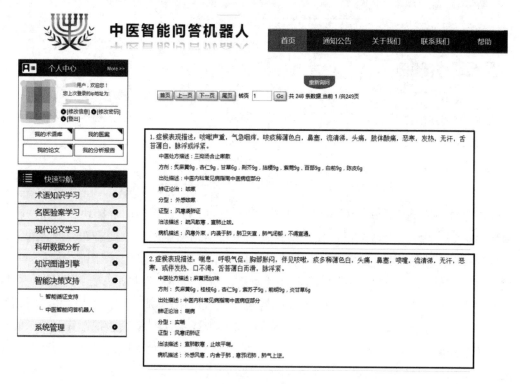

图 7-26　中医智能问答机器人检索结果展示图

从图 7-26 中可以看出，当中医智能问答机器人从用户得到的症状信息是"发热、头痛"时，中医智能问答机器人在知识库中经过计算后找到 248 条相关的信息，每条信息中包括可能的症候表现描述、中医处方描述、方剂、出处描述等信息，以便患者或医生针对症状做出相应的中医诊断并给出治疗方法。

（三）知识库和数据结构

本部分将对中医智能问答机器人开发过程中应用的知识库和数据结构进行简要介绍。在中医智能问答机器人开发过程中，采用类似于维基数据 Wikidata 的数据存储模式，其数据结构如图 7-27 所示。从图 7-27 中可以看出，存储在 MongoDB 中的知识库的数据主要由标签、唯一识别符、别名、证型细分和描述组等部分构成；其中，描述组又可细分为方名、方剂、出处、治法描述和症状描述等不同的属性。同时，由于数据安全等多方面因素的影响，中医临床数据获取较困难，现阶段系统中采用的知识库还相对较小。因此，在中医智能问答机器人的开发过程中，还同步开发了"古籍自动添加工具""论文智能解析助手""验案手动添加工具"等多个工具来自动或手动对知识库进行扩充。其中，"古籍自动添加工具"能自动从给定的网站上爬取指定主题的古籍文献，并将其解析成系统所需的数据格式；"论文智能解析助手"能自动从知网等数据库中爬取特定主题的论文文献，并自动根据爬取的论文格式将其解析成与系统匹配的数据形式，添加到知识库中，同时该助手也可将手动上传的论文进行智能解析后存储到知识库中；"验案手动添加工具"使用户能手动将名医验案添加到知识库中。以上三个工具能够在很大程度上对现有知识库进行扩容。

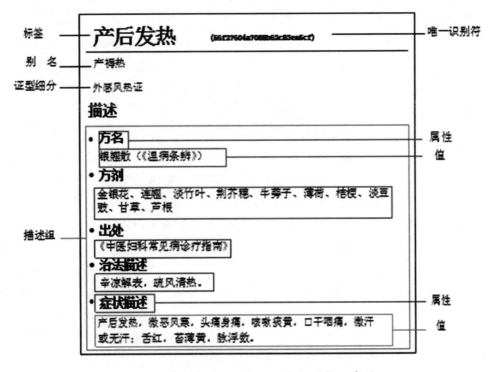

图 7-27　中医智能问答机器人数据结构示意图

（四）实例展示

前面介绍了中医智能问答机器人中的主要功能模块和数据结构等，下面对该中医智能问答机器人进行实例展示。中医智能问答机器人在症状信息获取过程中与用户间的交互过程如图 7-28 和图 7-29 所示。从图 7-28 中可以看出，在用户进入中医智能问答机器人界面之初，系统会提示"请问您的病人有哪些症状"来获取患者的症状信息；用户首先输入"发热"，系统经过计算后对用户进行智能引导，在屏幕上显示"你是否还有头痛，后重，里急后重，口渴"；然后用户根据系统智能引导的信息，再次输入"有头痛"；系统将再次以"发热、头痛"为患者的症状信息，利用关联规则在知识库中进行搜索，并再次在界面上进行智能引导"你是否还有恶寒，自汗，身热，口渴"；

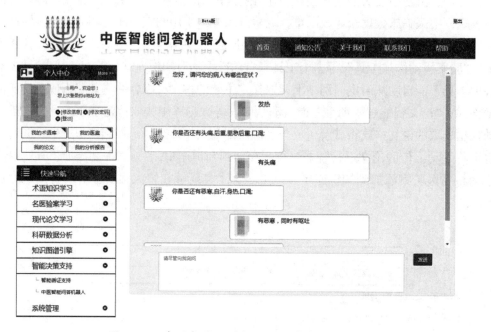

图 7-28　中医智能问答机器人用户交互示意图 1

　　用户再次输入"有恶寒，同时有呕吐"，结合用户的这次症状输入，系统以"发热、头痛、恶寒、呕吐"患者现有症状，利用关联规则在知识库中进行相关性计算，发现没有更多的相关症状信息。于是，中医智能问答机器人以"发热""头痛""恶寒""呕吐"为患者输入症状，在知识库中进行知识搜索，并将搜索的结果经排序后在系统上显示。

　　如图 7-29 所示，系统提示"本轮问答结束，与症状有关的知识有 6 条"。即经过知识搜索后，在知识库中找到 6 条与患者症状相关的诊疗信息。

　　图 7-30 中展示的是中医智能问答机器人对用户的输入症状信息在知识库中进行搜索后排名前两位的诊疗信息。从图 7-30 中可以发现，中医智能问答机器人展示的诊疗信息主要包括中药处方描述、方剂、出处、辨证论治等。利用基于 Word2vec 的中医文本特征构建方法，对于输入的患者症状信息，中医智能问答机器人以最大的概率将其诊断为外邪犯胃证，以第二高的概率将其诊断为流行性脑脊髓膜炎。

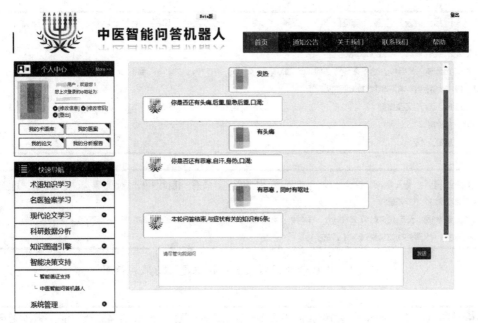

图 7-29　中医智能问答机器人用户交互示意图 2

1.症候表现描述：突发呕吐，脘腹满闷，如感受风寒，可兼有发热恶寒，头痛，周身酸楚或酸痛，舌苔薄白，脉浮紧；如感受风热，可兼有恶风，头痛身疼，汗出，舌尖红，苔薄白或薄黄，脉浮数；如感受暑湿，可兼有胸脘痞闷，身热心烦，口渴，舌质红，苔黄腻，脉濡数。

　　中医处方描述：外感风寒，藿香正气散加减

　　方剂：广藿香9g，紫苏9g，白芷9g，姜半夏9g，陈皮6g，生姜3g，厚朴9g，白术9g，茯苓12g

　　出处：中医内科常见病指南中医病症部分

　　辨证论治：呕吐

　　证型：外邪犯胃证

　　治法描述：解表疏邪，和胃降逆。

　　病机描述：外邪犯胃，胃失和降。

2.症候表现描述：发热恶寒，咽喉肿痛，头痛项强，烦躁不安，恶心呕吐，或可见皮肤斑疹，舌尖红，苔薄白或黄，脉滑数

　　中医处方描述：白虎汤合银翘散加减

　　方剂：石膏30g，知母10g，金银花15g，连翘10g，薄荷6g，竹叶10g，荆芥10g，钩藤10g，僵蚕10g，芦根15g

　　出处：中医内科常见病诊疗指南西医疾病部分

　　辨证论治：流行性脑脊髓膜炎

　　分型：普通型

　　证型：卫气同病证

　　治法描述：清气和卫，解表透邪

图 7-30　中医智能问答机器人知识搜索结果展示图 1

　　图 7-31 中展示的是排序后与患者症状相关的位列第三、四的诊疗信息，图 7-32 中展示的是位列最后两名的诊疗信息。从上述三张图可以看出，中医智能问答机器人给出的症状诊疗信息与患者输入的症状信息具有一定的相关性。因此，通过上述实例可以看出，症状标准化算法 PK-MFI 和基于 Word2vec 的中医文本特征构建方法在中医智能问答机器人中能取得较好的实际效果。

3.症候表现描述：发热较高，或微有恶寒，头痛，颈项强直，恶心呕吐，口渴，倦怠及嗜睡，舌质红，苔微黄，脉浮数

    中医处方描述：白虎汤合银翘散加减

    方剂：石膏30g，知母10g，金银花15g，连翘10g，薄荷6g，竹叶10g，荆芥10g，钩藤10g，僵蚕10g，芦根15g

    出处描述：中医内科常见病诊疗指南西医疾病部分

    辨证论治：流行性乙型脑炎

    分期：急性期

    证型：暑犯卫气证

4.症候表现描述：暑天贪凉，饮食冰冷，发热恶寒，头痛无汗，烦闷，精神困倦，急性肠胃炎，呕吐下利，腹痛。

    中医处方描述：金衣祛暑丸

    方剂：藿香1两，云苓'两5钱，丁香1钱5分，甘草7钱，木瓜2钱5分，苏叶2钱5分，薏仁5钱，朱砂5钱，香薷5钱，檀香5钱。

    出处描述：《全国中药成药处方集》（西安方）。

图 7-31　中医智能问答机器人知识搜索结果展示图 2

5.症候表现描述：　感冒寒邪，头疼身痛项强，拘急恶寒，呕吐腹痛；及伤寒发热，头痛恶风，内伤生冷，外感风寒，并寒湿客于经络，腰脚酸疼；及妇人经脉不调及腹痛带下。

    中医处方描述：熟料五积散

    方剂：白正3分，川芎3分，芍药3分，甘草3分，茯苓3分，当归3分，肉桂3分，陈皮6分，麻黄6分，厚朴4分，干姜4分，桔梗1分半，枳壳5分，半夏2分，苍术7分半。

    出处描述：《医学入门》卷八。

6.症候表现描述：发热，不恶寒，反恶热，大汗出，大烦渴，头痛，项强，面赤，轻度嗜睡，呕吐，舌质红苔黄，脉滑数

    中医处方描述：白虎汤加减

    方剂：石膏30g，知母10g，甘草6g，芦根20g，金银花15g，连翘10g，大青叶10g，滑石15g

    出处描述：中医内科常见病诊疗指南西医疾病部分

    辨证论治：流行性乙型脑炎

    证型：暑犯气分证

    治法描述：清气解毒，泄热生津

图 7-32　中医智能问答机器人知识搜索结果展示图 3

参 考 文 献

［1］吴嘉瑞，张冰．中药注射剂临床应用系统评价研究［M］．北京：人民卫生出版社，2018.

［2］吴嘉瑞，张冰．中药注射剂不良反应与安全应用［M］．北京：人民卫生出版社，2012.

［3］吴嘉瑞，张冰．国医大师颜正华临床经验实录［M］．北京：中国医药科技出版社，2011.

［4］王永华，李燕．系统药理学原理、方法及应用［M］．大连：大连理工大学出版社，2016.

［5］张俊华，孙鑫．循证中医药学［M］．上海：上海科学技术出版社，2018.

［6］王家良．临床流行病学——临床科研设计、测量与评价［M］．4 版．上海：上海科学技术出版社，2014.

［7］李幼平．循证医学［M］．北京：人民卫生出版社，2014.

［8］曾宪涛，任学群．应用 STATA 做 Meta 分析［M］．2 版．北京：中国协和医科大学出版社，2017.

［9］Pang-Ning Tan, Michael Steinbach 著．数据挖掘概念与技术［M］．范明，孟小峰，译．北京：机械工业出版社．

［10］Jiawei Han, Micheline Kamber 著．数据挖掘导论［M］．范明，范宏建等，译．北京：人民邮电出版社．

［11］Margaret H. Dunham 著．数据挖掘教程［M］．郭崇慧，田凤占，靳晓明等，译．北京：清华大学出版社．

［12］吴嘉瑞，唐仕欢，郭位先，等．基于数据挖掘的名老中医经验传承研究述评［J］．中国中药杂志，2014，39（4）：614-617.

［13］吴嘉瑞，郭位先，张冰，等．基于数据挖掘的国医大师颜正华含陈皮处方用药规律研究［J］．中国中药杂志，2014，39（4）：618-622.

［14］吴嘉瑞，郭位先，张晓朦，等．基于数据挖掘的国医大师颜正华治疗咳嗽用药规律研究［J］．中国中药杂志，2014，9（4）：623-626.

［15］吴嘉瑞，郭位先，张冰，等．基于关联规则和复杂系统熵聚类的颜正华教授治疗风湿痹证用药规律研究［J］．中华中医药杂志，2014，29（3）：696-699.

［16］吴嘉瑞，宋京美，张冰，等．基于数据挖掘的国家级名老中医治疗肝病用药规律研究［J］．中国中医药信息杂志，2014，21（6）：30-33.

［17］宋京美，吴嘉瑞，姜迪．基于数据挖掘的国家级名老中医治疗肿瘤用药规律研究［J］．中国中医药信息杂志，2015，22（6）：50-53.

［18］吴嘉瑞，郭位先，张晓朦，等．基于数据挖掘的国医大师颜正华含香附处方用药规律研究［J］．中华中医药杂志，2015，30（6）：1953-1956.

［19］吴嘉瑞，郭位先，张晓朦，等．基于数据挖掘的国医大师颜正华含甘草处方用药规律研

究 [J]. 中华中医药杂志, 2016, 31 (6): 2313-2315.

[20] 吴嘉瑞, 张冰. 试论数据挖掘方法在药品不良反应评价领域的应用 [J]. 中药新药与临床药理, 2007, 18 (6): 485-487.

[21] 吴嘉瑞, 张冰. 试论数据挖掘决策树方法在药物警戒研究中的应用 [J]. 中国药物警戒杂志, 2012, 9 (1): 29-32.

[22] 吴嘉瑞, 张冰, 杨冰, 等. 基于关联规则和熵聚类算法的颜正华教授治疗心悸用药规律研究 [J]. 中国中医药信息杂志, 2013, 20 (4): 25-27.

[23] Ziqi Meng, Xinkui Liu, Jiarui Wu, et al. Mechanisms of Compound Kushen Injection for the Treatment of Lung Cancer Based on Network Pharmacology [J]. Evidence-Based Complementary and Alternative Medicine, 2019May 28; 2019: 4637839. doi: 10. 1155/2019/4637839. eCollection 2019.

[24] Dan Zhang, Jiarui Wu, Shi Liu, et al. Network meta-analysis of Chinese herbal injections combined with the chemotherapy for the treatment of pancreatic cancer [J]. Medicine, 2017May; 96 (21): e7005. doi: 10. 1097/MD. 0000000000007005.

[25] Kaihuan Wang, Dan Zhang, Jiarui Wu, et al. A comparative study of Danhong injection and Salvia miltiorrhiza injection in the treatment of cerebral infarction: A systematic review and meta-analysis [J]. Medicine. 2017Jun; 96 (22): e7079. doi: 10. 1097/MD. 0000000000007079.

[26] Dan Zhang, Jiewen Zheng, Mengwei Ni, et al. Comparative efficacy and safety of Chinese herbal injections combined with the FOLFOX regimen for treating gastric cancer in China: a network meta-analysis [J]. Oncotarget, 2017Aug 18; 8 (40): 68873-68889. doi: 10. 18632/ oncotarget. 20320. eCollection 2017Sep 15.

[27] Kai-Huan Wang, Jia-Rui Wu, Dan Zhang, et al. Comparative efficacy of Chinese herbal injections for treating chronic heart failure: a network meta-analysis [J]. BMC Complementary and Alternative Medicine, 2018Jan 31; 18 (1): 41. doi: 10. 1186/s12906-018-2090-3.

[28] Xinkui Liu, Jiarui Wu, Dan Zhang, et al. A Network Pharmacology Approach to Uncover the Multiple Mechanisms of Hedyotis diffusa Willd. on Colorectal Cancer [J]. Evidence-Based Complementary and Alternative Medicine, 2018Feb 12; 2018: 6517034. doi: 10. 1155/2018/6517034. eCollection 2018.

[29] Di Tan, Jiarui Wu, Shi Liu, et al. Injections of ginkgo in the treatment of cerebral infarction: a systematic review and network Meta-analysis [J]. 中医杂志: 英文版, 2018, 38 (1): 1-11.

[30] Dan Zhang, Jiarui Wu, Kaihuan Wang, et al. Which are the best Chinese herbal injections combined with XELOX regimen for gastric cancer? A PRISMA-compliant network meta-analysis [J]. Medicine, 2018Mar; 97 (12): e0127. doi: 10. 1097/MD. 0000000000010127.

[31] Xinkui Liu, Jiarui Wu, Dan Zhang, et al. Network Pharmacology-Based Approach to Investigate the Mechanisms of Hedyotis diffusa Willd. in the Treatment of Gastric Cancer [J]. Evidence-Based Complementary and Alternative Medicine, 2018May 2; 2018: 7802639. doi: 10. 1155/2018/7802639. eCollection 2018.

［32］ Xinkui Liu, Jiarui Wu, Dan Zhang, et al. Identification of Potential Key Genes Associated With the Pathogenesis and Prognosis of Gastric Cancer Based on Integrated Bioinformatics Analysis ［J］. Front. Genet. 2018Jul 17；9：265. doi：10. 3389/fgene. 2018. 00265. eCollection 2018.

［33］ Xiaojiao Duan, Jiarui Wu, Xingyue Huang, et al. Comparative Efficacy of Chinese Herbal Injections for Treating Acute Exacerbation of Chronic Obstructive Pulmonary Disease：A Bayesian Network Meta-Analysis of Randomized Controlled Trials ［J］. Evidence-Based Complementary and Alternative Medicine, 2018Jul 17；2018：7942936. doi：10. 1155/2018/7942936. eCollection 2018.

［34］ Dan Zhang, Mengwei Ni, Jiarui Wu, et al. The Optimal Chinese Herbal Injections for Use With Radiotherapy to Treat Esophageal Cancer：A Systematic Review and Bayesian Network Meta-Analysis ［J］. Front. Pharmacol., 2019Jan 4；9：1470. doi：10. 3389/fphar.2018. 01470. eCollection 2018.

［35］ Wang Kaihuan, Wu Jiarui, Duan Xiaojiao, et al. Comparative efficacy of Chinese herbal injections for angina pectoris：A Bayesian network meta-analysis of randomized controlled trials ［J］. Complementary Therapies in Medicine, 2019Apr；43：208-217. doi：10. 1016/j.ctim.2019. 01. 019. Epub 2019Feb 8.

［36］ Xiaojiao Duan, Kaihuan Wang, Jiarui Wu, et al. Comparative efficacy of Chinese herbal injections combined with azithromycin for mycoplasma pneumonia in children：A Bayesian network meta analysis of randomized controlled trials ［J］. Journal of Clinical Pharmacy and Therapeutics, 2019Oct；44（5）：675-684. doi：10. 1111/jcpt.12855. Epub 2019May 22.

［37］ Ernst E. Adverse effects of herbal drugs in dermatology ［J］. British Journal of Dermatology, 2000, 143（5）：923-929.

［38］ Ernst E. Adverse effects of unconventional therapies in the elderly：A systematic review of the recent literature ［J］. Journal of the American Aging Association, 2002, 25（1）：11-20.

［39］ Ernst E. Serious adverse effects of unconventional therapies for children and adolescents：a systematic review of recent evidence ［J］. European Journal of Pediatrics, 2003, 162（2）：72-80.

［40］ Ernst E, Coon J T. Heavy metals in traditional Chinese medicines：A systematic review ［J］. Clinical Pharmacology & Therapeutics, 2001, 70（6）：497-504.

［41］ Fugh-Berman A, Ernst E. Herb-drug interactions：Review and assessment of report reliability ［J］. British Journal of Clinical Pharmacology, 2001, 52（5）：587-595.

［42］ Pittler M H, Ernst E. Systematic review：hepatotoxic events associated with herbal medicinal products ［J］. Alimentary Pharmacology & Therapeutics, 2003, 18（5）：451-471.

［43］ Armstrong N C, Ernst E. The treatment of eczema with Chinese herbs：a systematic review of randomized clinical trials ［J］. British Journal of Clinical Pharmacology, 1999, 48（2）：262-264.

［44］ Huntley A, Ernst E. Herbal medicines for asthma：a systematic review ［J］. Thorax, 2000, 55（11）：925-929.

［45］Park J, Hopwood V, White A R, et al. Effectiveness of acupuncture for stroke：A systematic review［J］. Journal of Neurology, 2001, 248（7）：558-563.

［46］黎海清, 李国正. 基于多目标回归的药物疗效预测和组合优化研究［D］. 上海：同济大学, 2017.

［47］朱威, 李国正. 适于中医文本分析的特征构建方法研究［D］. 上海：同济大学, 2017.

［48］田金徽, 李伦, 葛龙, 等. 网状 Meta 分析检索实施情况调查分析［J］. 中国药物评价, 2015, 32（6）：321-326.

［49］田金徽, 李伦, 赵晔, 等. 网状 Meta 分析现状［J］. 中国药物评价, 2014, 31（3）：129-133.

［50］田金徽, 李伦, 赵晔, 等. 网状 Meta 分析的撰写与报告［J］. 中国药物评价, 2013, 30（6）：321-323, 333.

［51］黄义弘, 黄文钰. 数据库系统原理与设计［M］. 北京：清华大学出版社, 2005.

［52］王珊, 张孝, 李翠平. 数据库技术与应用［M］. 北京：清华大学出版社, 2005.

［53］胡燕. 数据库技术及应用［M］. 北京：清华大学出版社, 2005.

［54］王秀英, 籍淑丽, 郭凤英. 数据库原理与应用［M］. 北京：清华大学出版社, 2005.

［55］安淑芝. 数据仓库与数据挖掘［M］. 北京：清华大学出版社, 2005.

［56］S. K. Singh 著. 数据库系统概念、设计及应用［M］. 何玉洁, 王晓波, 车蕾, 译. 北京：机械工业出版社, 2010.

［57］刘俊宏, 刘杏实, 刘丹. 贵州省中药资源普查数据库构建研究［J］. 贵州科学, 2018, 36（6）：99-105.

［58］刘湾. 中药不良反应病案数据库的建立与分析［D］. 开封：河南大学, 2015.

［59］王雅, 陈斌, 孙克伟. 中医黄疸病专题文献数据库建设的理论与实践探讨［J］. 世界科学技术 - 中医药现代化, 2013, 15（5）：848-851.

［60］刘姗, 李聪华, 李秋爽. 血液病专题文献数据库建设的难点及解决办法［J］. 中医药管理杂志, 2013, 21（11）：1160-1161.

［61］陈丽平, 李建生, 蔡永敏. 中医肺病数据库构建及挖掘的思路与方法［J］. 中华中医药杂志, 2017, 32（12）：5530-5534.

［62］王进进. 熊磊教授小儿感冒诊疗病案数据库录入与查询系统的初步建立及临床经验总结［D］. 昆明：云南中医学院, 2013.

［63］陈玲玲, 张晨, 刘诗发, 等. 针灸经穴三维数字模型及数据库的开发与应用［J］. 中医文献杂志, 2017, 35（5）：32-35.

［64］费琳, 赵璟, 冷家豪. 民国针灸文献全文数据库的探索与构建［J］. 中国针灸, 2017, 37（10）：1127-1131.

［65］徐蕴. 基于中国科学引文数据库的中医学论文计量分析［J］. 中国中医药信息杂志, 2017, 24（5）：95-98.

［66］宋长红, 徐乃伟, 姜玥. 中国期刊全文数据库中医膳食类文献计量学研究［J］. 护理研究, 2017, 31（13）：1605-1608.

［67］连超杰, 康帅, 于健东, 等. 基于 CNKI 期刊数据库的国内数字化标本文献分析［J］. 中

国药事，2017，31（4）：374–380.

［68］梁培干. 现代岭南名医肺系医案收集整理及肺胀证治规律与临床观察研究［D］. 广州：广州中医药大学，2016.

［69］李明虎. 基于慢性阻塞性肺疾病古今医案证治规律数据分析探讨"肺损络伤"学说的建立［D］. 哈尔滨：黑龙江中医药大学，2018.

［70］齐彪，胡小勤，杜正彩，等.《中华本草》收载通络类中药药性规律研究［J］. 山东中医杂志，2018，37（8）：655–657，661.

［71］李清云，卢宪媛，董雅倩，等. 党参–黄芪药对不同配比的中医应用数据分析［J］. 云南中医中药杂志，2018，39（8）：20–25.

［72］齐放. 中医补益方数据库的构建及其数据挖掘［D］. 北京：北京中医药大学，2014.

［73］袁长胜，陈文. 基于TCMSP对玫瑰花黄酮和挥发油防治心血管疾病的协同作用及其机制研究［J］. 石河子大学学报（自然科学版），2016，34（6）：731–738.

［74］刘笋峰. 基于数据挖掘的肺络病用药规律研究［D］. 沈阳：辽宁中医药大学，2017.

［75］管咏梅，曾照亿，聂鹤云，等. 中药外用治疗膝骨性关节炎用药统计分析［J］. 江西中医药大学学报，2016，28（3）：33–35.

［76］关珊珊，张鹏，王科军. 基于古代医案数据分析小儿喘证方药规律的研究［J］. 陕西中医，2017，38（3）：401–403.

［77］张丹丹，马锦地，李建生，等. 基于现代名老中医经验的风温肺热病病因病机及证素规律研究［J］. 中医学报，2018，33（11）：2072–2075.

［78］刘子晴. 邓铁涛学术理论文献传播复杂网络构建及文本主题分析［D］. 广州：广州中医药大学，2017.

［79］薛燕星. 基于信息挖掘技术的蒲辅周外感热病辨治规律及传承研究［D］. 北京：中国中医科学院，2012.

［80］刘会霞，刘丽莎，袁秀丽，等. 基于数据挖掘针灸治疗2型糖尿病选穴规律探析［J］. 四川中医，2019，37（1）：210–213.

［81］贾红玲，张兴镇，张永臣. 清代以前对合谷穴应用的文献研究［J］. 河南中医，2015，35（2）：430–436.

［82］潘秋银，马良宵，杨洋，等. 基于数据挖掘方法的针刺得气与疗效的关系分析［J］. 中国针灸，2017，37（6）：668–672.

［83］王丽芬，查青林. 痛经的中医健康状态辨识与调理知识库构建初探［J］. 江西中医药，2019，50（2）：12–14.

［84］陈文伟. 数据仓库与数据挖掘教程（第2版）［M］. 北京：清华大学出版社，2011.

［85］张承江. 医学数据仓库与数据挖掘［M］. 北京：人民卫生出版社，2008.

［86］王倩，生慧，金卫. 中医药领域数据挖掘技术的研究与应用概况［J］. 湖南中医杂志，2015，31（3）：186.

［87］胡雅凌，游强华，王萍. 基于数据挖掘方法的小柴胡汤类方配伍规律分析［J］. 新中医，2012，44（1）：103.

［88］彭平，孙立新，郑玉光，等. 数据挖掘及其在中医药领域的应用［J］. 河北中医，2009，

31（7）：1072.

［89］李崑，宋姚屏，陈云惠，等. 数据挖掘技术在药对配伍规律研究中的应用［J］. 辽宁中医杂志，2006，33（7）：773.

［90］杜建强，聂斌. 数据挖掘在中医药领域应用研究进展［J］. 中国中医药信息杂志，2003，20（6）：109.

［91］姚美村，袁月梅，艾路，等. 数据挖掘及其在中医药现代化研究中的应用［J］. 北京中医药大学学报，2002，25（5）：20.

［92］张春生，图雅，李艳. 基于决策树的蒙医方剂药物与主治的关系研究［J］. 中国中医基础医学杂志，2018，24（9）：1299.

［93］郭永坤，章新友，刘莉萍，等. 基于神经网络的中药方剂功效预测系统研究［J］. 时珍国医国药，2019，30（2）：493.

［94］孙梅，闫丽，孙瑶，等. 基于数据挖掘的6种疼痛病方剂用药规律比较研究［J］. 中国中药杂志，2019，44（8）：1682.

［95］陈建平，杨宜民，张会章，等. 一种基于GMDH模型的神经网络学习算法［J］. 云南大学学报：自然科学版，2008，30（6）：569.

［96］辛基梁. 人工神经网络在中医临床辨证模型研究中的应用［D］. 福州：福建中医药大学，2017.

［97］谢铮桂，韦玉科，钟少丹. 基于免疫聚类的RBF神经网络在中医舌诊诊断中的应用［J］. 计算机应用与软件，2009，26（4）：42.

［98］吴芸，周昌乐，张志枫. 中医舌诊神经网络的优化遗传算法［J］. 计算机应用研究，2017，24（9）：50.

［99］周金海，杨涛，沈大庆，等. 基于ANN的中医舌诊八纲辨证知识库构建与应用［J］. 计算机应用研究，2010，27（5）：1771.

［100］周鲁，唐向阳，付超，等. 解表类中药的模糊聚类分析［J］. 华西药学杂志，2004，19（5）：339.

［101］唐雪春，陈小燕. 150例支气管扩张住院患者中医证候分布规律的回顾性研究［J］. 辽宁中医杂志，2008，36（8）：1157.

［102］薛亚静. 基于贝叶斯网络技术对焦虑抑郁共病中医证候学规律研究［D］. 北京：北京中医药大学，2018.

［103］关心，任慧，潘宇，等. 基于Logistic回归分析的医院感染风险评估模型应用研究［J］. 中国医院管理，2018，38（10）：54.

［104］沈波，吴勉华，李国春. Logistic回归分析在中医药研究中的应用［J］. 辽宁中医杂志，2010，37（10）：2076.

［105］苏翀，任瞳，王国品，等. 利用决策树建立慢性阻塞性肺病中医诊断模型［J］. 计算机工程与应用. 2018.

［106］刘冲，杨磊，李娜. ID3分类及其剪枝算法研究［J］. 软件导刊，2016，15（12）：33.

［107］夏修臣. 基于余弦相似度和加权剪枝策略的改进C4.5算法研究［D］. 青岛：青岛科技大学，2017

［108］薛亚静. 基于贝叶斯网络技术对焦虑抑郁共病中医证候学规律研究［D］. 北京：北京
中医药大学，2018

［109］辛基梁. 人工神经网络在中医临床辨证模型研究中的应用［D］. 福州：福建中医药大
学，2017

［110］周金海，杨涛，沈大庆，等. 基于 ANN 的中医舌诊八纲辨证知识库构建与应用［J］.
计算机应用研究，2010，27（5）：1771

［111］王永炎. 概念时代应重视中医学原创思维的传承与发展［J］. 中华中医药学，2008，26
（4）：677.

［112］杨洪军，赵亚丽，唐仕欢，等. 基于熵方法分析中风病方剂中药物之间的关联度［J］.
中国中医基础医学杂志，2005，11（9）：706.

［113］唐仕欢，陈建新，杨洪军，等. 基于复杂系统熵聚类方法的中药新药处方发现研究思路
［J］. 世界科学技术－中医药现代化，2009，11（2）：225.

［114］李健，卢朋，唐仕欢，等. 基于中医传承辅助系统的治疗肺痈方剂组方规律分析［J］.
中国实验方剂学杂志，2012，18（2）：254.

［115］王映辉，姜在旸，刘保延，等. 基于信息和数据挖掘技术的名老中医临床诊疗经验研究
思路［J］. 世界科学技术——中医药现代化，2005，7（1）：98-105.

［116］周春祥. 名老中医经验总结与传承过程中的问题与思考［J］. 江苏中医药，2004，25
（12）：1-4.

［117］唐仕欢，杨洪军. 中医组方用药规律研究进展述评［J］. 中国实验方剂学杂志，2013，
19（5）：278-282

［118］卢朋，李健，唐仕欢，等. 中医传承辅助系统软件开发与应用［J］. 中国实验方剂学杂
志，2012，18（9）：1-4.

［119］唐仕欢，陈建新，杨洪军，等. 基于复杂系统熵聚堆方法的中药新药处方发现研究思路
［J］. 世界科学技术－中医药现代化，2009，11（2）：225.

［120］黎元元，雷蕾，谢雁鸣. 31724 例灯盏细辛注射液安全性医院集中监测研究［J］. 中国
中药杂志，2015，40（24）：4757.

［121］王乐，陈晨，张洪峰等. 康莱特注射液上市后临床安全性医院集中监测研究［J］. 环球
中医药，2016，9（3）：372.

［122］于倩，赵阿娜，付秀娟. 多中心非干预前瞻性开放的 3000 例苦碟子注射液应用情况及
不良反应集中监测［J］. 中国药物应用与监测，2015，12（3）：167.

［123］张庆丽，王忠，荆志伟等. 清开灵注射液上市后安全性医院集中监测 5800 例［J］. 中
国药物警戒，2015，12（7）：417.

［124］常艳鹏，萧伟，杨伟等. 热毒宁注射液医院集中监测不良反应特征分析［J］. 中医杂志
2014，55（9）：791.

［125］王志飞，赵维，张寅. 基于大型前瞻性安全性监测的参附注射液不良反应影响因素分析
［J］. 中国中药杂志，2015，40（24）：4746.

［126］王连心，谢雁鸣，艾青华等. 参麦注射液上市后临床安全性主动监测与被动监测大数据
综合评估［J］. 中国中药杂志，2015，40（24）：4752.

［127］王连心，谢雁鸣，艾青华，等. 医院集中监测嵌套巢式病例对照设计的30026例参芪扶正注射液上市后临床安全性研究［J］. 中国中药杂志，2015，40（24）：4739.

［128］唐进法，徐涛，孟菲. 合并用药对丹红注射液安全性的影响［J］. 中国实验方剂学杂志，2013，19（13）：294.

［129］王元培. 痰热清注射液的配伍禁忌［J］. 中国药物与临床，2010，10（10）：1149.

［130］李廷谦. 中药注射剂不良反应及临床合理用药［J］. 中国循证医学杂志，2010，10（2）：111.

［131］李学林，唐进法，孟菲等. 10409例丹红注射液上市后安全性医院集中监测研究［J］. 中国中药杂志，2011，36（20）：2783.

［132］王志飞，赵维，张寅等. 基于大型前瞻性安全性监测的参附注射液不良反应影响因素分析［J］. 中国中药杂志，2015，40（24）：4746.

［133］张俊华，任经天，胡镜清. 中药注射剂临床安全性集中监测研究设计与实施专家共识［J］. 中国中药杂志，2017，42（1）：6.

第一章　基于循证医学的临床大数据研究方法

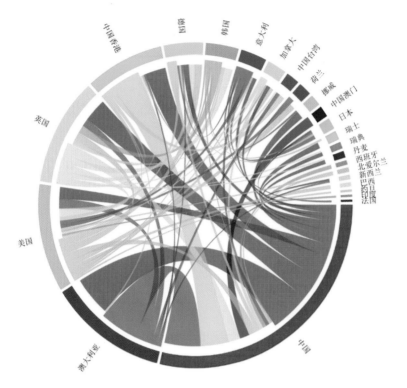

彩图 1-1　英文中医药系统评价 Meta 分析全球合作关系图

第二章　基于系统药理学的生物信息大数据研究方法

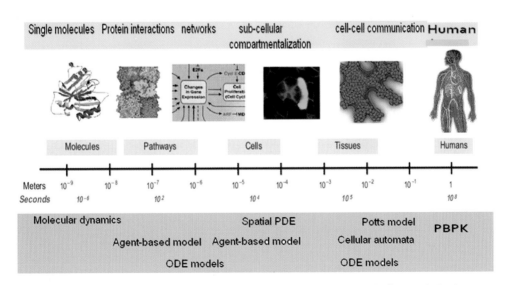

彩图 2-1　细胞内分子、生化网络到细胞间相互作用的多尺度特征和技术模型

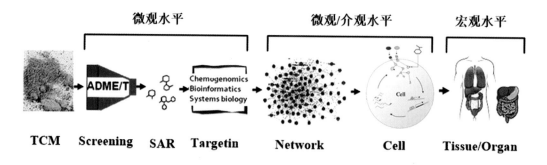

彩图 2-2　多尺度下的中药和人体的作用描述

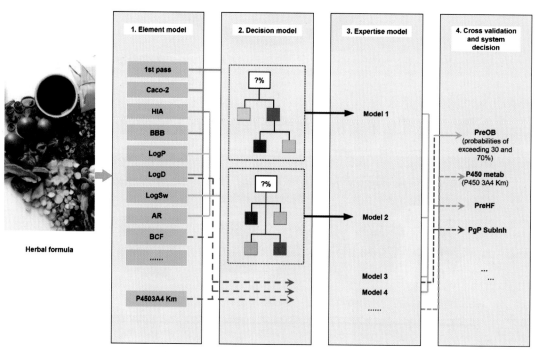

彩图 2-3　中药的活性成分筛选方法 SysADME/T 系统示意图

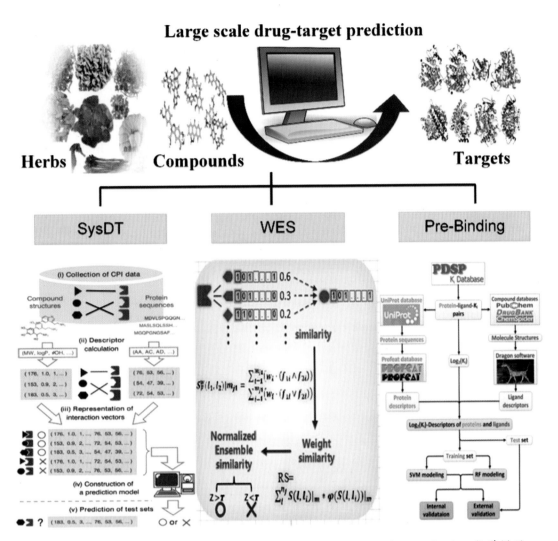

彩图 2-4　药物靶标识别方法：药物靶点识别的 SysDT、WES 和 Pred-binding 数学模型

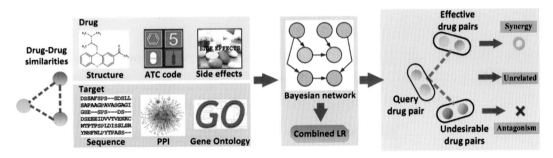

彩图 2-5　复杂生物网络结构和动力学分析新方法（药物组合 PEA 算法设计路线图）

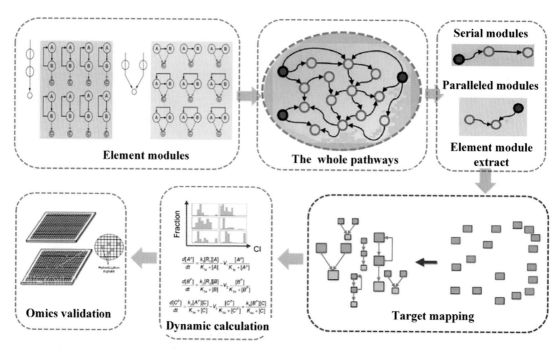

彩图 2-6 复杂生物网络结构和动力学分析新方法（基元动力学模块分析技术（NetSyner）流程图）

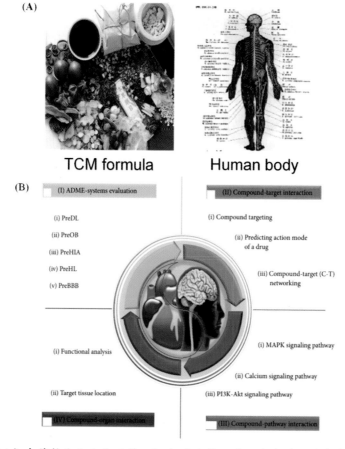

彩图 2-7 （A）中药整体和人体互作；（B）系统药理学研究中药治疗复杂疾病的思路

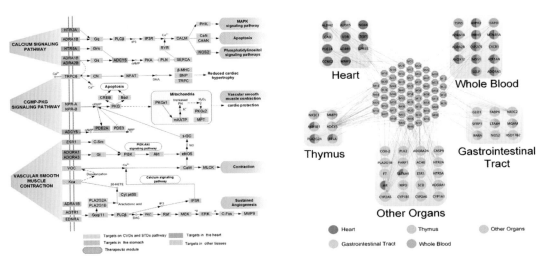

彩图 2-8 （A）心血管疾病－胃病通路和治疗模块；（B）靶标器官定位图，节点代表了靶标所在的器官

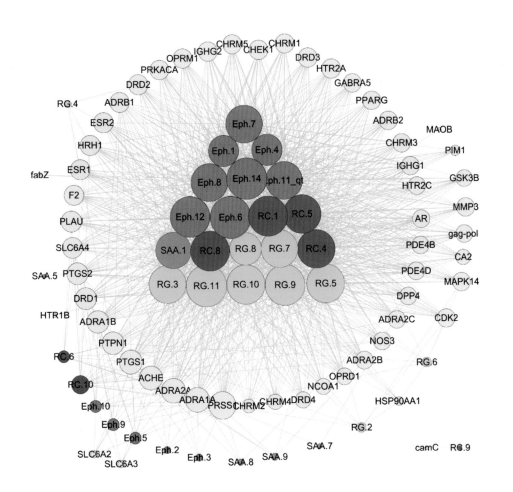

彩图 2-9 复方麻黄汤的君臣佐使配伍机制的解析（麻黄汤中的君臣佐使配伍原则示意图）

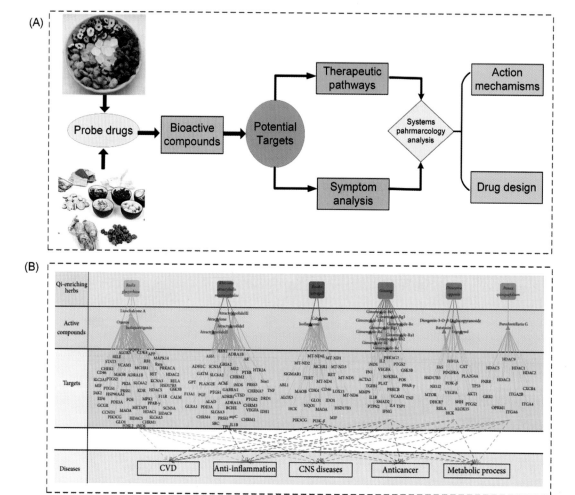

彩图 2-10 补气中药活性成分－靶点－疾病网络图

第五章 基于生物信息大数据的中药临床作用机制研究实例

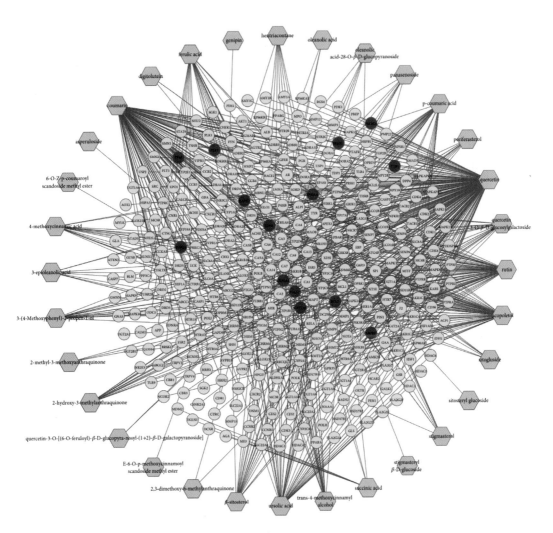

彩图 5-1 白花蛇舌草化合物与对应靶点网络

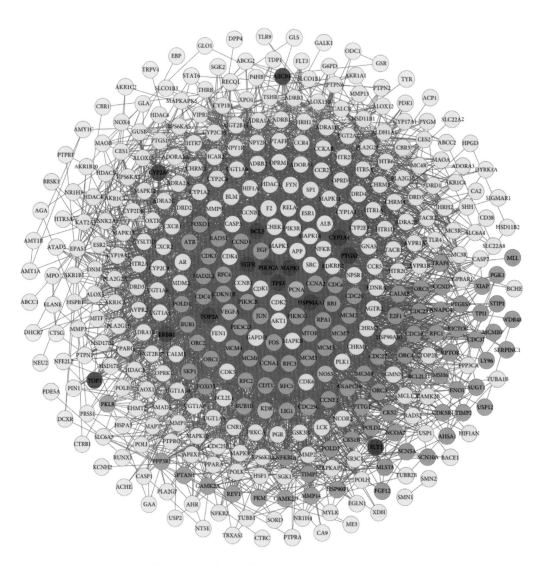

彩图 5-2 白花蛇舌草化合物靶点蛋白互作网络

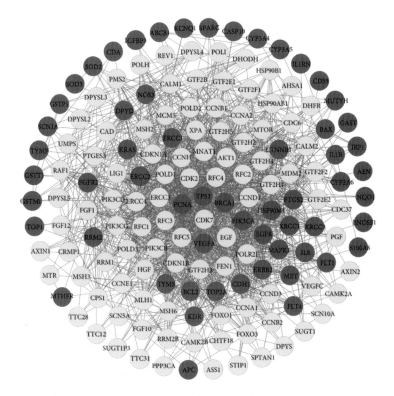

彩图 5-3　胃癌蛋白互作网络

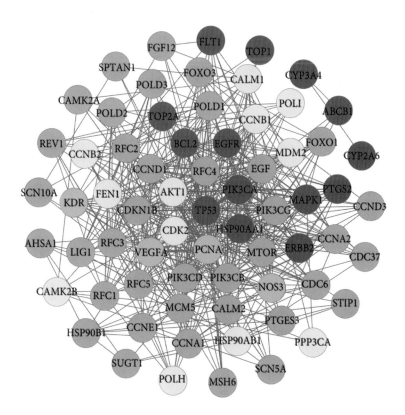

彩图 5-4　白花蛇舌草化合物靶点 - 胃癌靶点蛋白互作网络

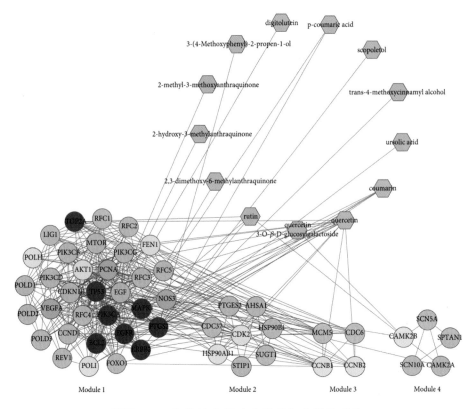

彩图 5-5　白花蛇舌草治疗胃癌靶点模块网络

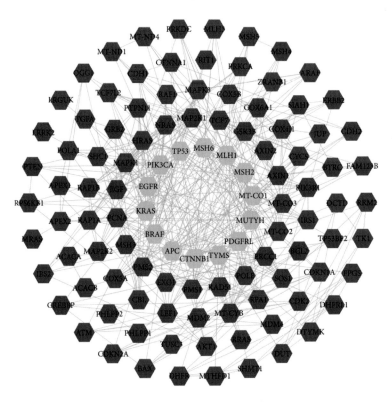

彩图 5-6　结直肠癌蛋白互作网络

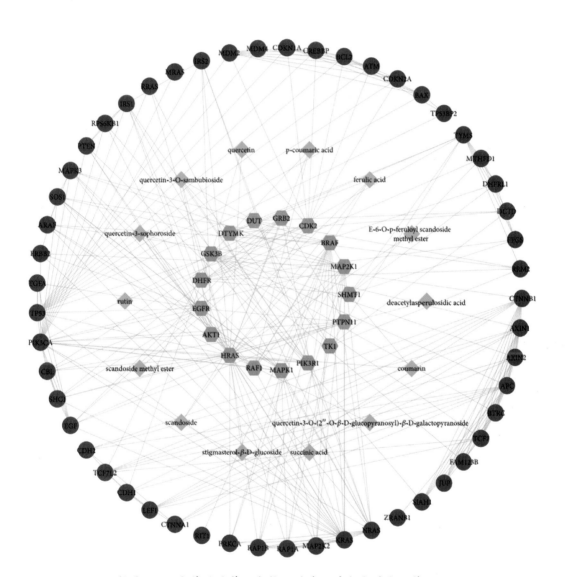

彩图 5-7　白花蛇舌草化合物 – 结直肠癌靶点蛋白互作网络

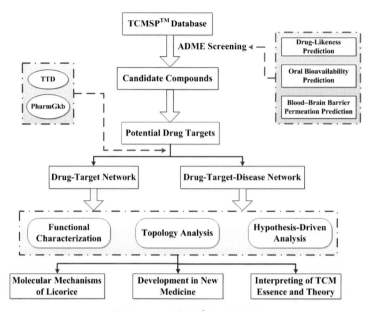

彩图 5-8　模型建立流程图

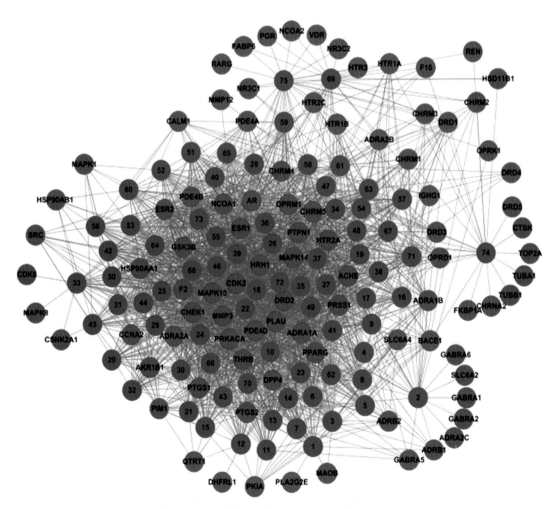

彩图 5-9　甘草化合物－靶标相互作用网络图。

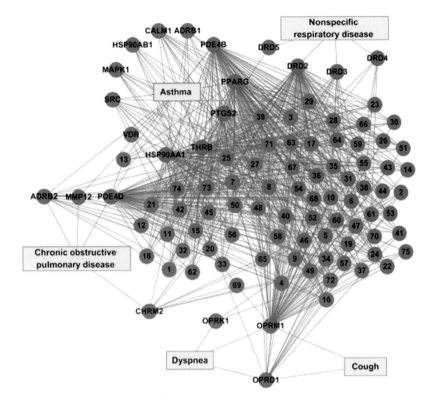

彩图 5-10　甘草化合物－靶标－呼吸系统疾病网络图

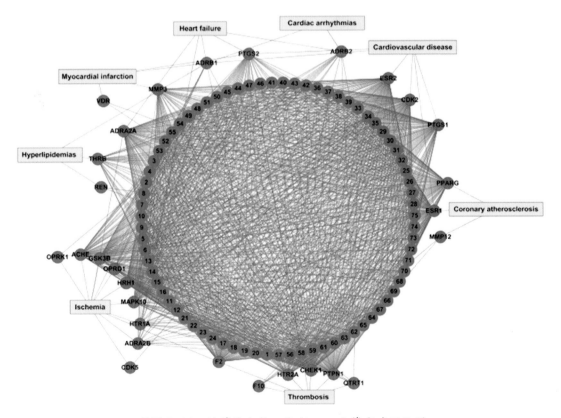

彩图 5-11　甘草化合物－靶标－心血管疾病网络图

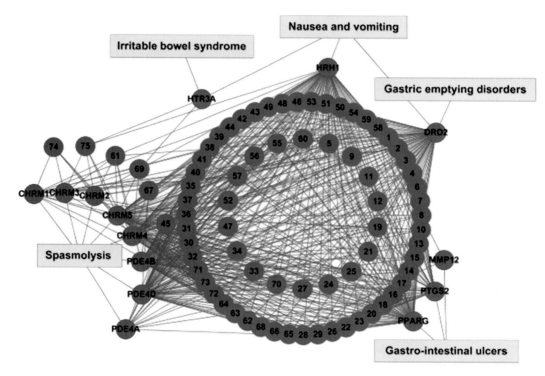

彩图 5-12　甘草化合物 – 靶标 – 消化系统疾病网络图

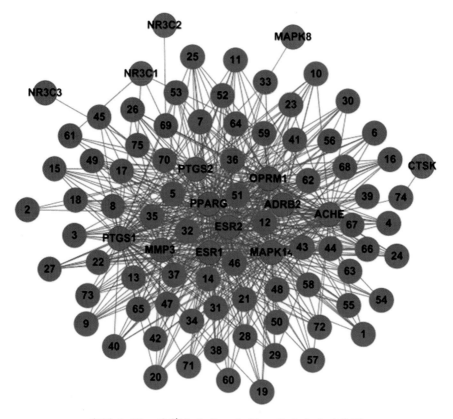

彩图 5-13　甘草化合物 – 靶标 – 炎症疾病网络图

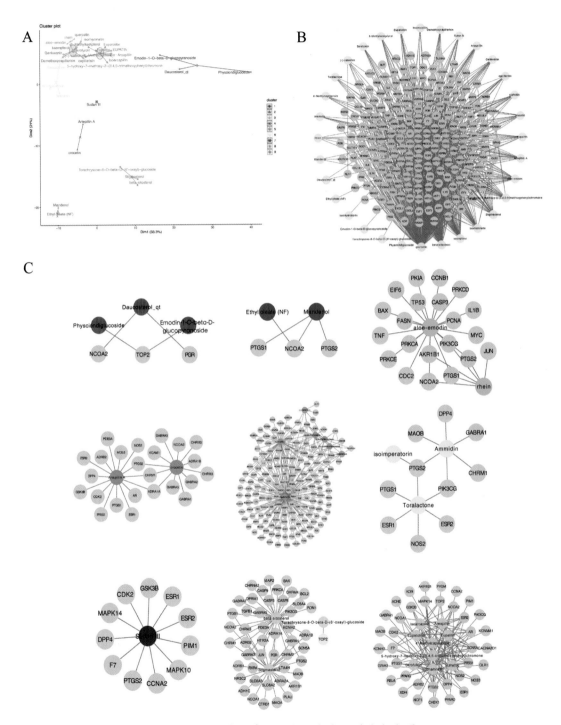

彩图 5-14　茵陈蒿汤化合物聚类及对应靶点图

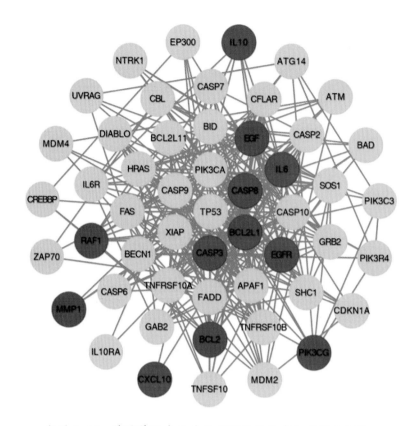

彩图 5-15 茵陈蒿汤中治疗丙型肝炎的潜在靶点蛋白网络

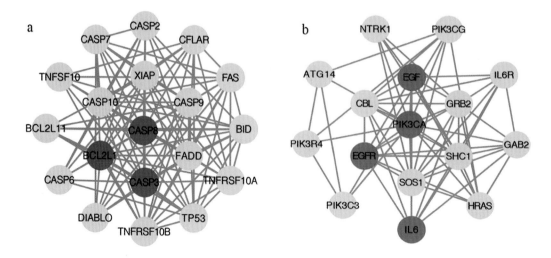

彩图 5-16 茵陈蒿汤治疗丙型肝炎靶点模块分析

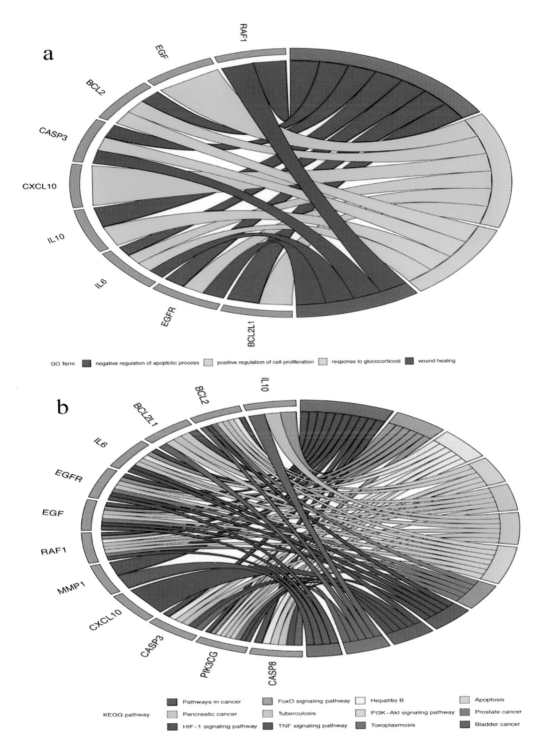

彩图 5-17 茵陈蒿汤治疗丙型肝炎潜在靶点的 GO 和 KEGG 富集分析

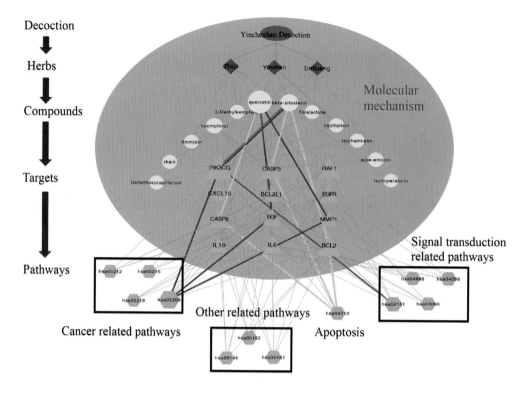

彩图 5-18　茵陈蒿汤治疗丙型肝炎化合物 - 靶点 - 通路网络

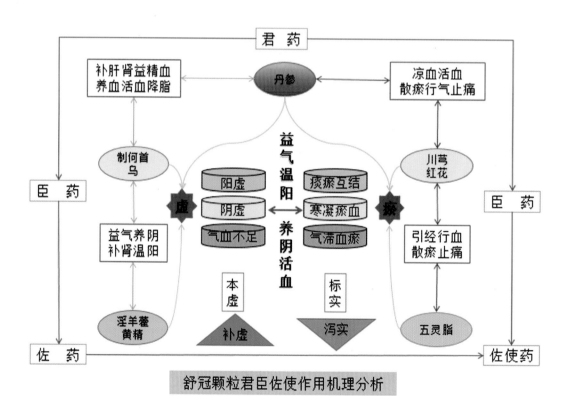

彩图 5-19　舒冠颗粒君臣佐使作用机制分析

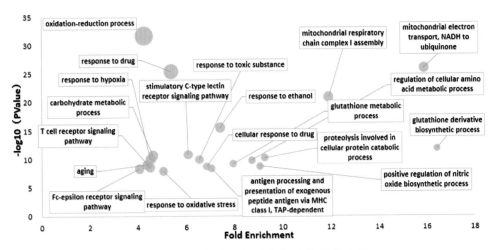

彩图 5-20　舒冠颗粒的靶标功能富集分析

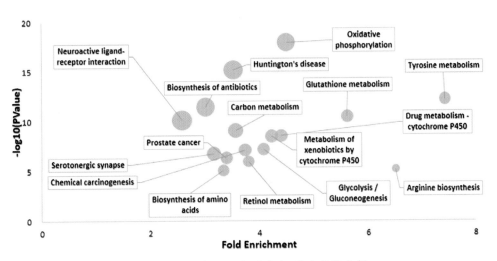

彩图 5-21　舒冠颗粒的靶标通路富集分析

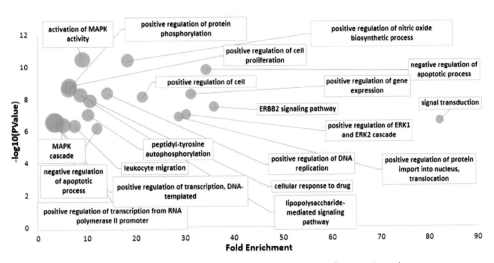

彩图 5-22　舒冠颗粒治疗心绞痛关键靶标基因功能信息

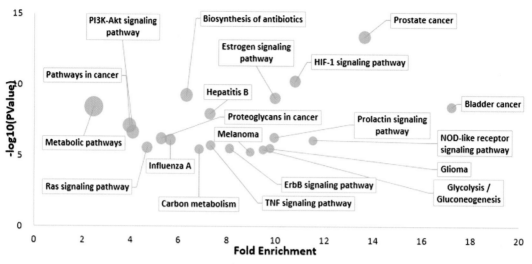

彩图 5-23 舒冠颗粒治疗心绞痛关键靶标通路富集分析

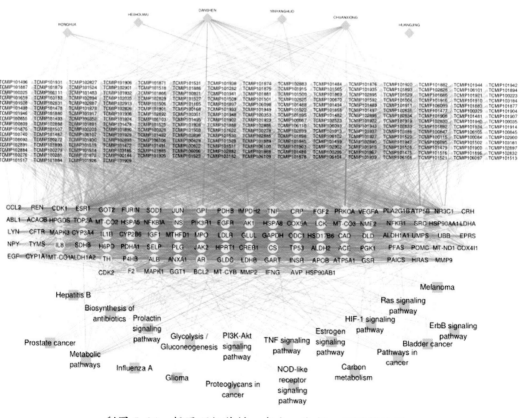

彩图 5-24 舒冠颗粒药材 – 成分 – 靶标 – 通路网络图

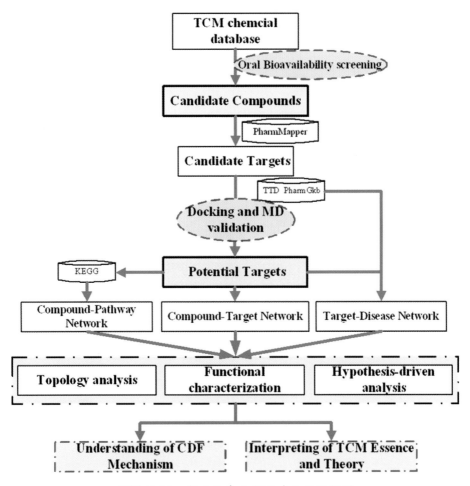

彩图 5-25　复方丹参方模型建立的流程图

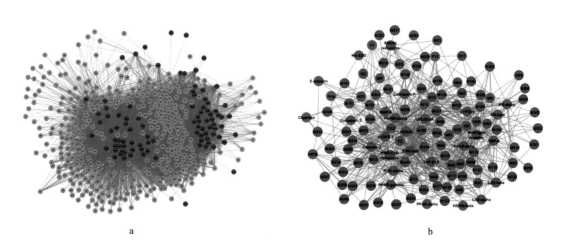

彩图 5-26　复方丹参方的化合物 – 靶点网络

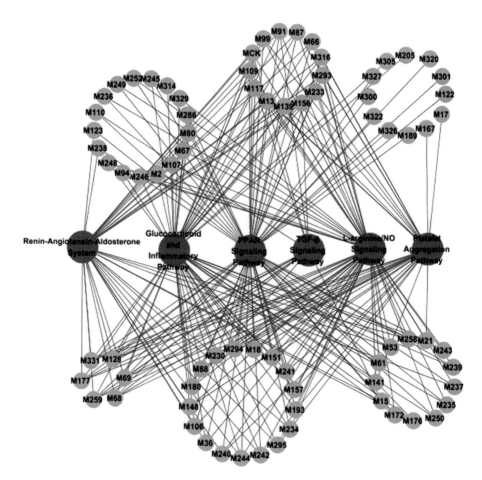

彩图 5-27 复方丹参方的化合物 – 信号通路（C-P）网络

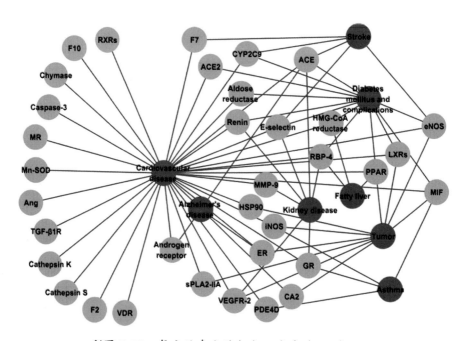

彩图 5-28 复方丹参方的靶点 – 疾病（C-D）网络

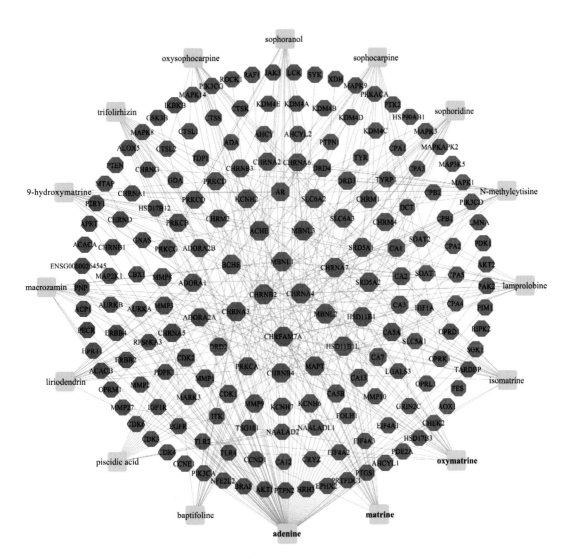

彩图 5-29 复方苦参注射液的化合物 – 预测靶点网络

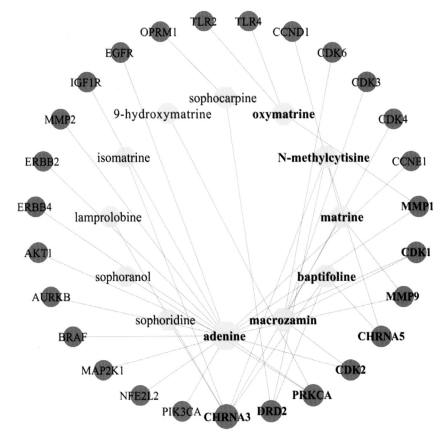

彩图 5-30 化合物 – 肺癌靶点网络

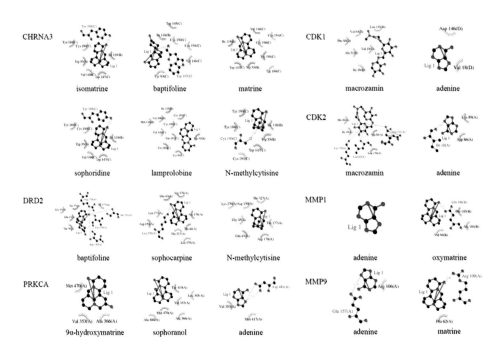

彩图 5-31 复方苦参注射液治疗肺癌靶点 – 化合物分子对接模拟

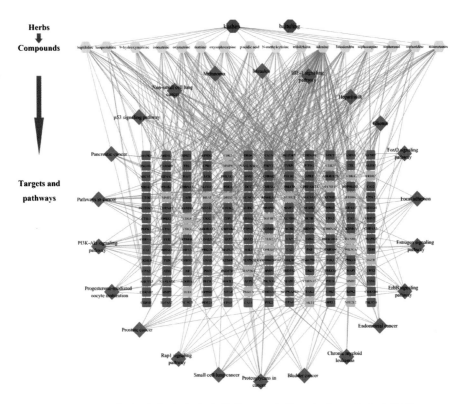

彩图 5-32　复方苦参治疗肺癌药物 – 化合物 – 靶点 – 通路网络图

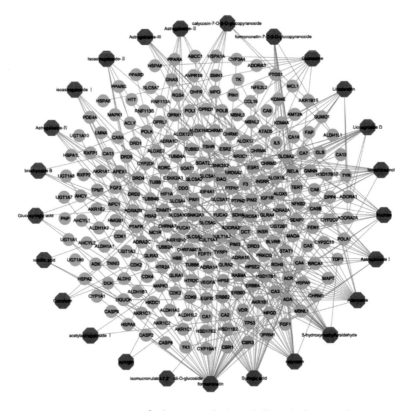

彩图 5-33　参芪扶正注射液化合物 – 靶点网络图

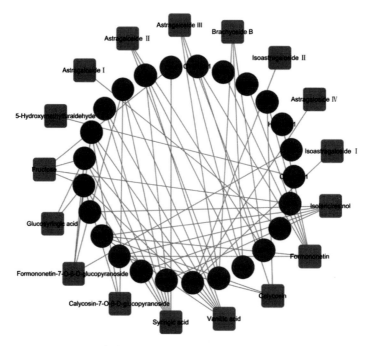

彩图 5-34　参芪扶正注射液化合物 – 乳腺癌靶点网络图

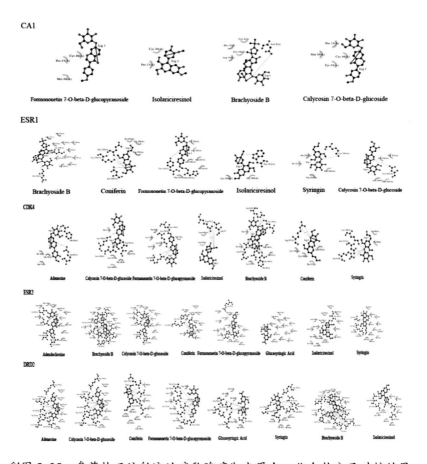

彩图 5-35　参芪扶正注射液治疗乳腺癌靶点蛋白 – 化合物分子对接结果

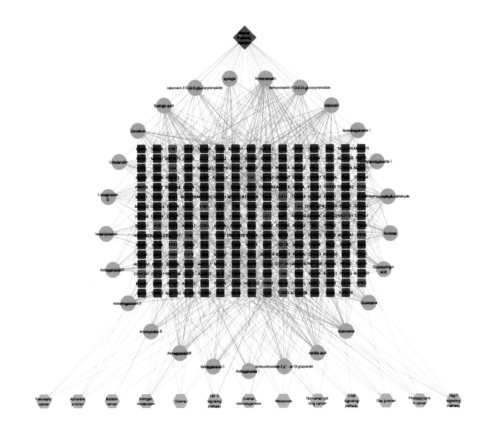

彩图 5-36　参芪扶正注射液治疗乳腺癌化合物 – 靶点 – 通路网络图

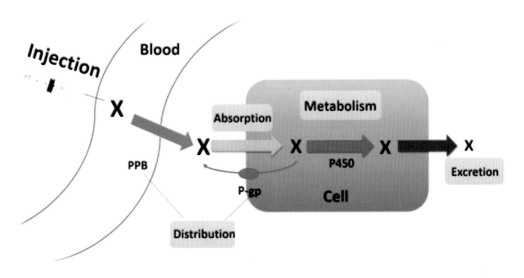

彩图 5-37　热毒宁注射液的 ADME 预测模型

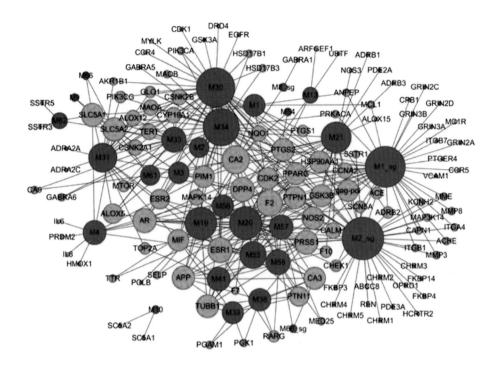

彩图 5-38 热毒宁注射液的药物 – 靶标网络（Drug–target network）

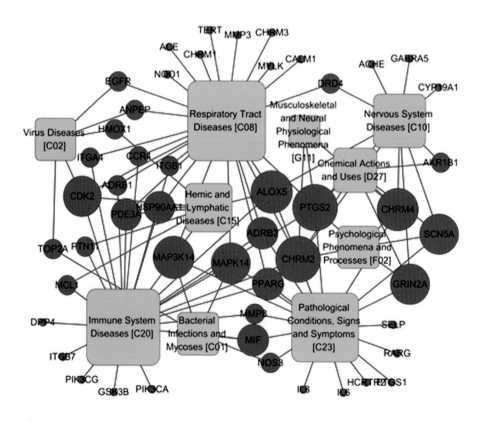

彩图 5-39 热毒宁注射液的靶标 – 疾病网络（Target–disease network）

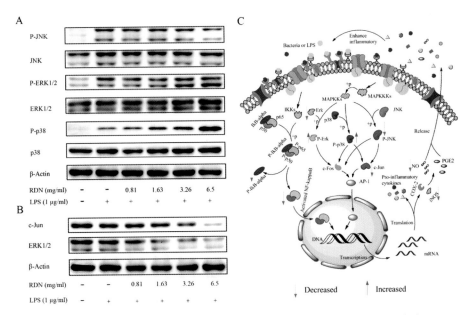

彩图 5-40　热毒宁注射液对 NF-κB 和 MAPKs 信号通路的调节作用

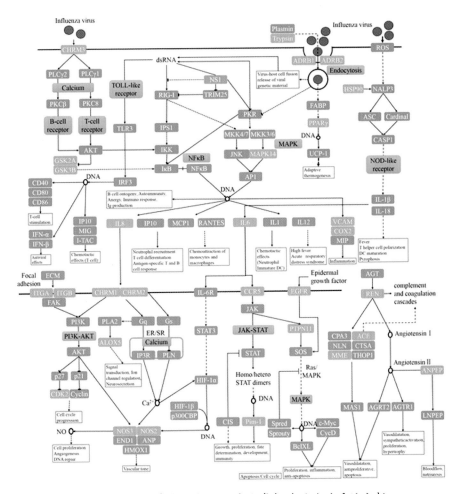

彩图 5-41　热毒宁注射液治疗流感相关通路的系统分析

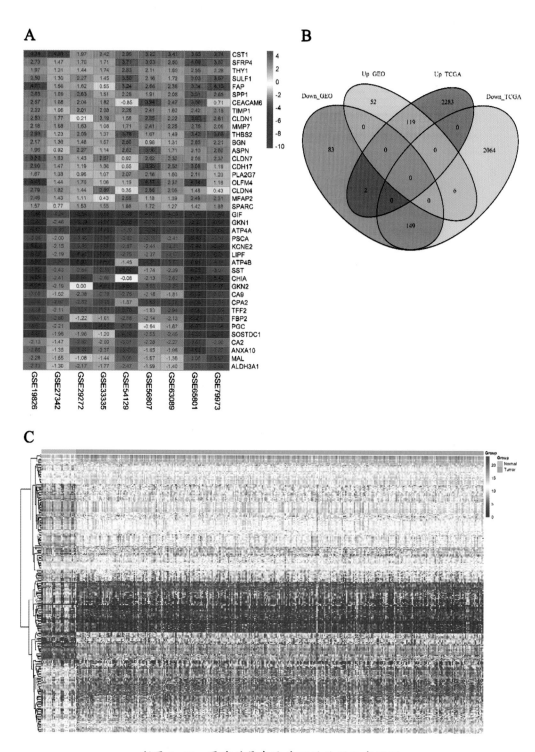

彩图 5-42 胃癌差异表达基因的热图和韦恩图

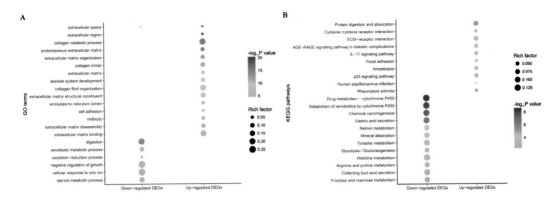

彩图 5-43　胃癌差异基因 GO 和 KEGG 通路富集分析

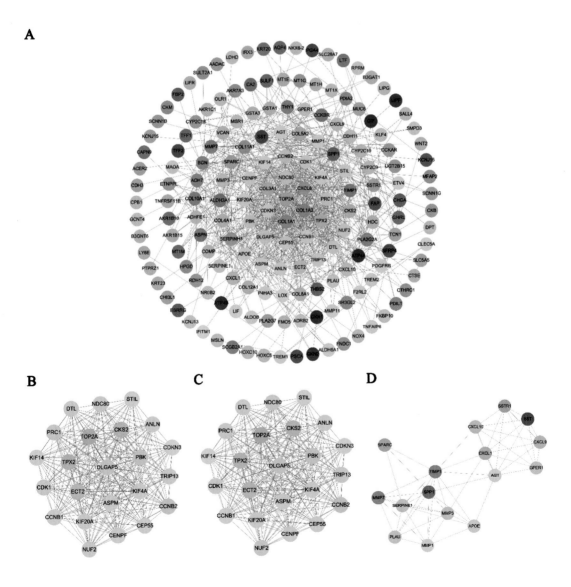

彩图 5-44　胃癌差异基因蛋白互作网络和核心聚类模块

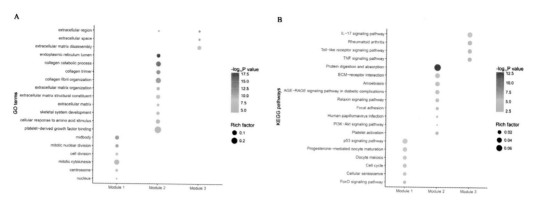

彩图 5-45 模块基因 GO 和 KEGG 通路富集分析

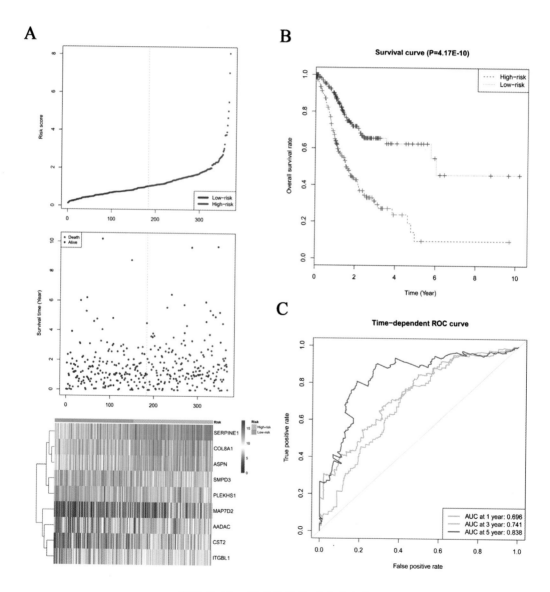

彩图 5-46 胃癌差异基因生存分析

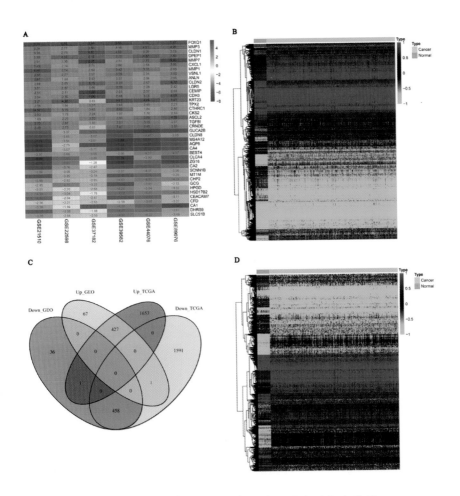

彩图 5-47　结直肠癌差异表达基因的热图和韦恩图

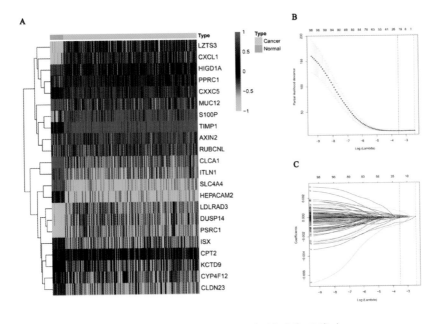

彩图 5-48　LASSO Cox 回归模型基因筛选

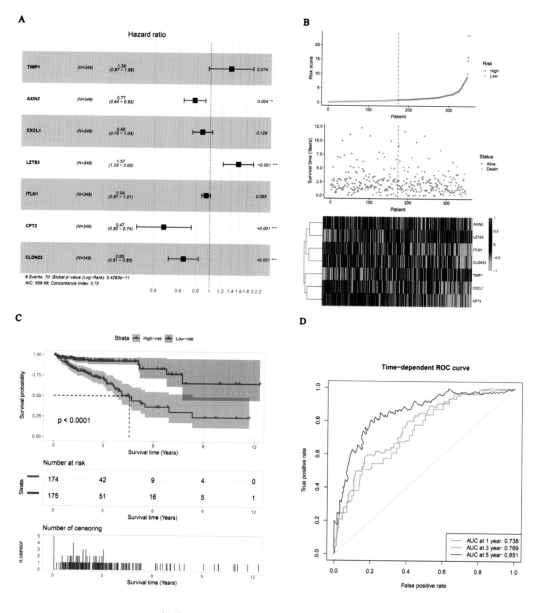

彩图 5-49　结直肠癌差异基因生存分析

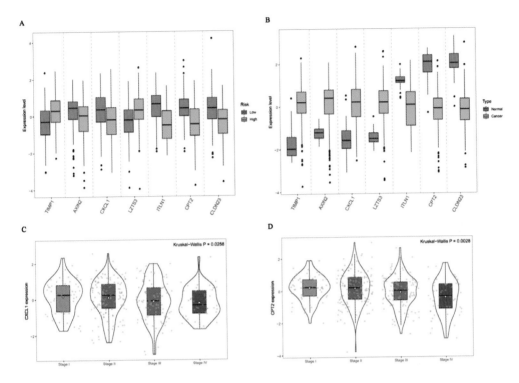

彩图 5-50 结直肠癌预后基因表达水平分布

第六章 基于经典数据挖掘方法的中药组方规律研究实例

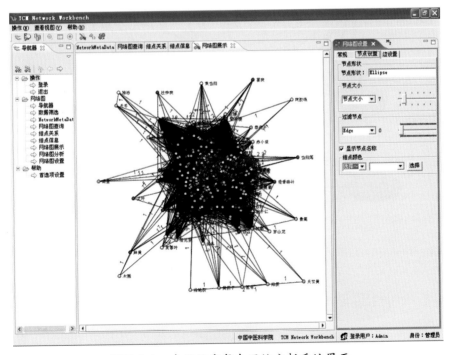

彩图 6-1 中医临床复杂网络分析系统界面

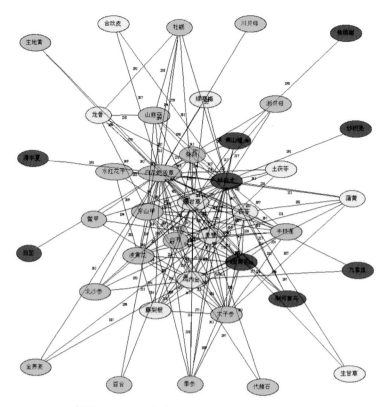

彩图 6-2　孙桂芝教授治疗肿瘤的核心药物

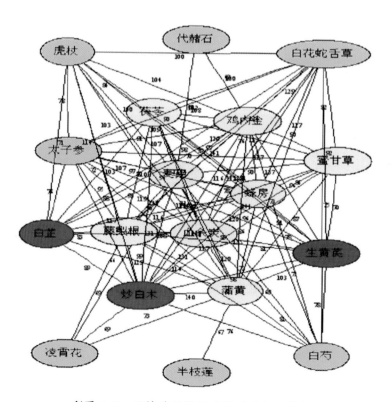

彩图 6-3　孙桂芝教授治疗胃癌的核心药物

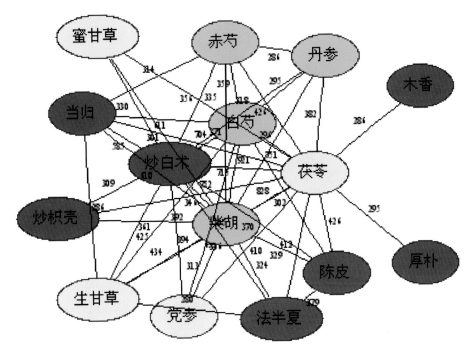

彩图 6-4 肝脾不调证核心处方无尺度网络图

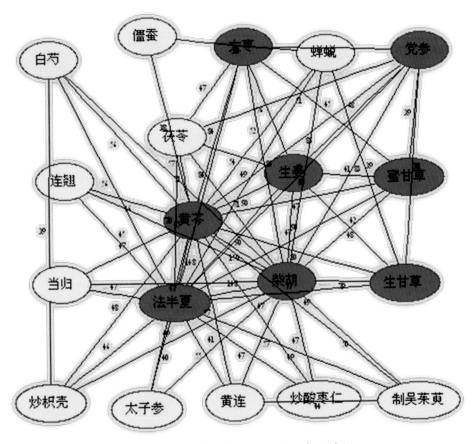

彩图 6-5 小柴胡汤加减方临床常用药物

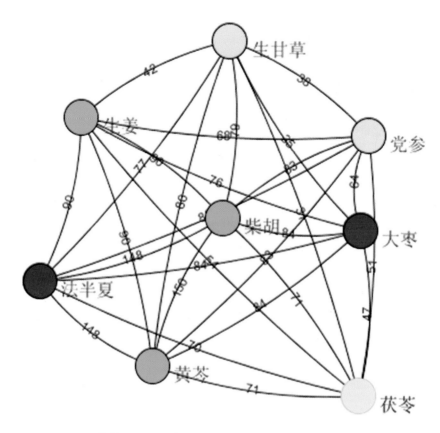

彩图 6-6 小柴胡汤加减方最常用的八味药物

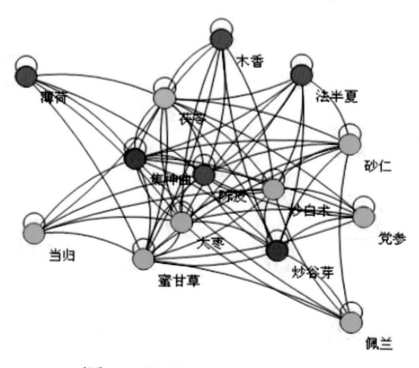

彩图 6-7 方和谦教授治疗慢性胃炎核心处方

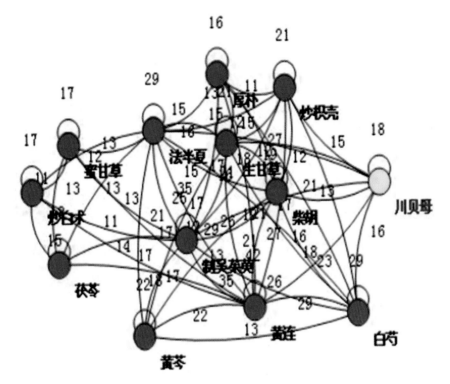

彩图 6-8 薛伯寿治疗慢性胃炎核心处方

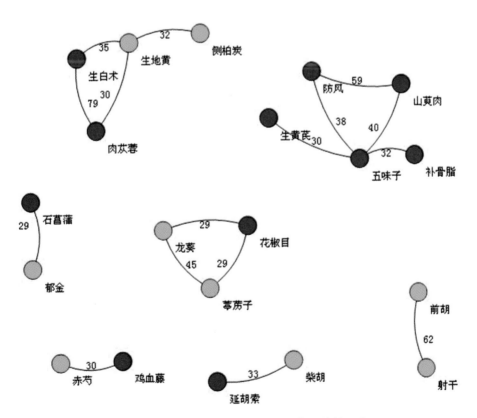

彩图 6-9 朴炳奎教授治疗肺癌的药物配伍